U0340987

Brain Tumor Imaging
脑肿瘤高级成像

原　著　[美] Rajan Jain
　　　　[加] Marco Essig
主　译　张　明　刘红娟
副主译　牛　晨　闵志刚
译　者　（以姓氏笔画为序）

　　　　丁　墩　马雪英　王卓楠　牛　晨
　　　　牛　璇　令　潇　师美娟　刘红娟
　　　　杨　玲　杨　晶　李文菲　李海宁
　　　　闵志刚　张　明　张秋丽　张桂荣
　　　　张静平　徐小玲　郭丽萍　梁丰丽
　　　　敦旺欢

世界图书出版公司

西安　北京　广州　上海

图书在版编目（CIP）数据

脑肿瘤高级成像/（美）拉詹·杰恩（Rajan Jain），（加）马可·埃西格（Marco Essig）著；张明，刘红娟主译.—西安：世界图书出版西安有限公司，2017.11

书名原文：Brain Tumor Imaging

ISBN 978-7-5192-3881-0

Ⅰ.①脑…　Ⅱ.①拉…②马…③张…④刘…　Ⅲ.①脑肿瘤—影像诊断　Ⅳ.①R739.41

中国版本图书馆 CIP 数据核字（2017）第 271140 号

Copyright © 2016 of the original English language edition by Thieme Medical Publishers, Inc., New York, USA.
（由美国纽约 Thieme Medical 公司 2016 年英文原版授权）
Original title（原书名）: Brain Tumor Imaging
By（原著者）Rajan Jain/ Marco Essig

书　　名	脑肿瘤高级成像
	Naozhongliu Gaoji Chengxiang
原　　著	Rajan Jain, Marco Essig
主　　译	张　明　刘红娟
责任编辑	杨　菲
装帧设计	绝色设计
出版发行	世界图书出版西安有限公司
地　　址	西安市北大街 85 号
邮　　编	710003
电　　话	029-87214941　87233647（市场营销部）
	029-87234767（总编室）
网　　址	http://www.wpcxa.com
邮　　箱	xast@wpcxa.com
经　　销	新华书店
印　　刷	陕西金和印务有限公司
开　　本	889mm×1194mm　1/16
印　　张	19.25
字　　数	360 千字
版　　次	2017 年 11 月第 1 版　2017 年 11 月第 1 次印刷
版权登记	25-2017-0023
国际书号	ISBN 978-7-5192-3881-0
定　　价	218.00 元

感谢所有编者,如果没有他们的帮助,这本书是无法完成的!同样,我们带着感激之情将这本书献给我们的所有患者!

——RJ,ME

我还想把这本书献给我的父母和我的家人,特别是我的妻子Ruchika,她帮助我平衡了繁荣充实的职业生活与幸福健康的家庭生活!

——RJ

我还想把这本书献给我的家人:我的孩子Nicolai、Alicia和Luca,我的妻子Jutta,特别是Jutta。感谢他们在我的职业和个人生活中对我始终如一的爱和支持!

——ME

译者简介

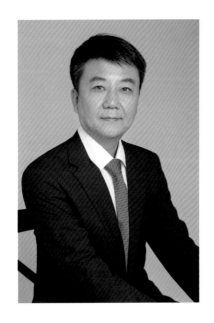

张明，博士／博士后，教授，博士生导师。现任西安交通大学医学部人才培养处处长。

主要学术任职：中国教育学会医学教育分会副秘书长，中国器官系统整合教材联盟秘书长，中国生物物理学会分子影像学专业委员会常委，中国老年学会心脑血管专业委员会委员，中国医学装备协会第一届CT应用专业委员会常务委员，中华医学会医学教育分会医学教育管理与评价学组委员，中华医学会放射学分会神经放射学专业委员会委员，中华放射学会质量与安全专业委员会委员，全国高等医学教育学会临床医学教育研究会常务理事，西北医学教育联盟秘书长，陕西省放射学会副主任委员，西安市放射学会副主任委员。《实用放射学杂志》及《中国临床医学影像杂志》常务编委，《国外医学临床放射学分册》《现代肿瘤医学》《中国中西医结合影像学杂志》《中国医学影像技术》《西北医学教育》《中国医学教育技术》编委，《中华医学杂志》（英文版）《武汉大学学报》（医学版）《西安交通大学学报》（医学版）特约审稿专家。

科研方向与成果：中枢神经系统磁共振新技术临床应用研究及脑功能成像研究。培养博士46名，硕士56名。主编、参编专著6部。发表论文200余篇，其中SCI收录43篇。主持国科金4项，国家出版基金1项，博士后基金1项，指导博士获得国科金3项。

原著作者 /Contributors

Meser M. Ali, PhD

Assistant Scientist

Department of Neurology

Henry Ford Hospital

Detroit, Michigan

Samuel E. Almodóvar, MD

Assistant Professor of Radiology

Division of Molecular Imaging and Therapeutics

Chief of Clinical PET

University of Alabama at Birmingham

Birmingham, Alabama

Ali S. Arbab, MD, PhD

Professor

Department of Biochemistry and Molecular Biology

Leader of Tumor Angiogenesis Initiative, Cancer Center

Georgia Regents University

Augusta, Georgia

Asim K. Bag, MD

Assistant Professor, Department of Radiology

Section of Neuroradiology

University of Alabama at Birmingham School of
  Medicine

Birmingham, Alabama

Isabella M Björkman-Burtscher, MD, PhD

Associate Professor, Radiology

Clinical Sciences Lund, Lund University, Sweden

Staff Neuroradiologist

Department of Medical Imaging and Physiology

Skane University Hospital

Lund, Sweden

Cem Calli, MD

Ege University Medical Faculty

Department of radiology

Chief of Neuroradiology Section

Bornova, Izmir, Turkey

Victor Chang, MD

Department of Neurosurgery, Henry Ford
  Hospital

Director of Spine Research

Co-Director of Minimally Invasive and Deformity
  Spine Surgery

Detroit, Michigan

Wilson Chwang, MD, PhD

Fellow, Neuroradiology

Stanford University School of Medicine

Stanford, California

Rivka R. Colen, MD
Assistant Professor (tenure-track), Radiology
Section of Neuroradiology, Department of
  Diagnostic Radiology
Co-Director, Quantitative Imaging Analysis Core
UT MD Anderson Cancer Center
Houston, Texas

Benjamin M. Ellingson, PhD, MS
Assistant Professor of Radiology, Biomedical
  Physics, Psychiatry and Bioengineering
Director, UCLA Brain Tumor Imaging Laboratory
  (BTIL)
David Geffen School of Medicine at UCLA
Los Angeles, California

Marco Essig, MD, PhD, FRCPC
Professor and Chairman
Department of Radiology
University of Manitoba
Medical Director
Winnipeg Regional Health Authority
Winnipeg, Manitoba, Canada

Girish M. Fatterpekar, MBBS
Associate Professor, Radiology
Division of Neuroradiology
NYU School of Medicine
New York, New York

David Fussell, MD
Division of Neuroradiology
Medical Director, Los Gatos Imaging Center

Valley Radiology Medical Associates
Los Gatos, California

Brent Griffith, MD
Senior Staff Neuroradiologist
Henry Ford Health System
Detroit, Michigan

Rajan Jain, MD
Associate Professor, Radiology
Division of Neuroradiology, NYU Langone
  Medical Center
Clinical Co-Director, Center for Advanced
  Imaging Innovation and Research
NYU School of Medicine
New York, New York

Anna Knobel, MD
Radiology Resident at Lenox Hill Hospital, North
  Shore-LIJ Health System
Clinical Research Assistant at Memorial Sloan
  Kettering Cancer Center
New York, New York

Sanath Kumar, MD
Department of Radiation Oncology
Henry Ford Hospital
Detroit, Michigan

Ian Lee, MD
Staff Neurosurgeon
Department of Neurosurgery
Hermelin Brain Tumor Center

Henry Ford Health System
Detroit, Michigan

Tom Mikkelsen, MD, FRCP (C)
Professor of Neurology, Wayne State University
Co-Director, Hermelin Brain Tumor Center
Departments of Neurology & Neurosurgery
Henry Ford Hospital
Detroit, Michigan

Suyash Mohan MD, PDCC
Assistant Professor of Radiology
Department of Radiology, Division of Neuroradiology
University of Pennsylvania School of Medicine
Philadelphia, Pennsylvania

S. Ali Nabavizadeh, MD
Clinical Instructor
Division of Neuroradiology,
Hospital of University of Pennsylvania
Philadelphia, Pennsylvania

Prashant Nagpal, MBBS, MD
Department of Radiology
Brigham and Women's Hospital
Harvard Medical School
Boston, Massachusetts
Department of Medicine
Westchester Medical Center
New York Medical College
Valhalla, New York

Peter Neher, PhD
German Cancer Research Center (DKFZ)
Division Medical and Biological Informatics
Juniorgroup Medical Image Computing
Heidelberg, Germany

Inna Nutanson, MD
Clinical Fellow, Neuroradiology
Division of Neuroradiology, NYU Langone
    Medical Center
New York, New York

Jeffrey M. Pollock, MD
Associate Professor, Radiology
Division of Neuroradiology, Oregon Health and
    Science University
Director of MRI and Functional MRI
Portland, Oregon

Whitney Pope, MD, PhD
Associate Professor, Radiology
David Geffen School of Medicine at UCLA
Los Angeles, California

Josep Puig, MD, PhD
Associated Professor, Radiology
Faculty of Medicine, University of Girona
Staff Researcher, Girona Biomedical Research
    Institute, IDIBGI
Department of Radiology and Diagnostic Imaging
    Institute
Dr Josep Trueta University Hospital
Girona, Spain

Alexander Radbruch, MD, JD
Dr. med. Assessor juris
Groupleader Neurooncologic Imaging
Department of Neuroradiology, University of
Heidelberg
German Cancer Research Center (DKFZ)
Heidelberg, Germany

Steffen Sammet, MD, PhD, DABR, FAMP
Associate Professor
Director of Clinical MR Physics
Physician and Medical Physicist
University of Chicago Medical Center
Department of Radiology
Chicago, Illinois

Bram Stieltjes, MD, PhD
Research Coordinator
Department of Radiology and Nuclear Medicine
University Hospital Basel
Basel, Switzerland

Pia C. Sundgren, MD, PhD
Professor of Radiology
Clinical Sciences Lund, Lund University, Sweden
Staff Neuroradiologist
Department of Medical Imaging and Physiology
Skane University Hospital
Lund, Sweden

Faisal Tai, MD
Resident, Psychiatry

University of Iowa Hospitals and Clinics
Iowa City, Iowa

Tobias Walbert, MD, PhD, MPH
Neuro-Oncologist
Medical Co-Director Hermelin Brain Tumor
Center
Henry Ford Health System Detroit
Detroit, Michigan

Bryan Yoo, MD
Assistant Professor, Radiology
David Geffen School of Medicine at UCLA
Los Angeles, California

Robert J. Young, MD
Assistant Professor, Radiology
New York Presbyterian Hospital/Weill Cornell
Medical College
Director, 3T MRI Neuroradiology
Assistant Attending, Neuroradiology Service,
Radiology
Memorial Sloan Kettering Cancer Center
New York, New York

Pascal O. Zinn, MD, PhD
Department of Neurosurgery
Baylor College of Medicine
Houston, Texas

译者序 /Preface

　　脑肿瘤是发生于颅内的一大类肿瘤的总称，尽管可以通过手术进行切除或者采用放射治疗、化学治疗进行治疗，但很多脑肿瘤患者的预后仍很差。影像学检查不仅能够在术前提供无创性的诊断，并且越来越多地参与到治疗、随访过程中，这对改善脑肿瘤患者的预后意义非凡。随着磁共振功能成像技术日新月异的发展，越来越多的新技术显示出其在脑肿瘤诊断、治疗中的价值。这对参与临床工作的影像科以及神经内、外科医生提出了新的技术要求。Rajan Jain 和 Marco Essig 编写的这本书恰好满足了国内医生在这方面的需求，而据我们所知，国内目前尚无如此全面系统地介绍脑肿瘤相关成像技术的著作。因此，我们将这部著作翻译并介绍给国内的同行，希望有助于各位同行更加全面、深入地了解脑肿瘤成像的新技术及临床应用，并应用这些技术更好地服务患者。

　　本书介绍的成像技术多样，涉及的知识面广泛，有些名词在中文中很少出现，我们尽可能多地参阅相关文献，力求准确表达作者的原意，但因翻译水平有限，错漏缺点在所难免，欢迎读者批评指正。

张　明

2017.10

原 序/Preface

感谢 Rajan Jain 和 Marco Essig 为我们呈现的脑肿瘤影像的精彩内容。本书的编撰人员来自世界各地，不同地区的诊疗模式或多或少存在差异，因此这样的编写团队令人印象特别深刻。鉴于此，本书确实为读者提供了一个全球性的视角，当然，这应当也是 Essig 教授所预期的。Essig 教授曾在德国、美国工作过，现在在加拿大曼尼托巴大学任放射系主任。据我所知，这个地方当比我居住的圣地亚哥靠北一些，更冷一点吧！

正如预期，本书 19 章中的大部分内容均涉及磁共振成像（MRI）及其主要应用：形态学成像、扩散成像、扩散张量成像、动态对比增强灌注成像（T1WI-DCE）、动态磁敏感性对比灌注成像（T2WI-DSC）、动脉自旋标记灌注成像（不使用造影剂）、功能成像、DTI 功能成像、波谱（包括化学交换饱和转移）、术中 MRI、超高场强 MRI。Stark 和 Bradley 1987 年主编了《磁共振成像》（第 1 版），该书 47 章中仅有 2 章的内容涉及脑肿瘤，很明显，目前有关脑肿瘤的 MRI 技术已经取得了长足进展。本书内容也涉及 CT、正电子发射计算机断层成像（PET）及单光子发射计算机断层成像（SPECT），但借用第 1 章的标题，"主力"仍是 MRI。

仅有上述 MRI 内容即可成书了，但很明显，Jain 和 Essig 教授都曾在一线工作，有着丰富的神经放射科工作经验，因此，本书的内容也包括神经肿瘤学修订评估（RANO）标准、副瘤综合征及治疗效果（如放射性坏死）。

我特别喜欢"展望"这几章：超高场强 MRI、肿瘤基因组学、新对比剂及分子影像，对这些新技术的展望使本书可沿用多年，盛行不衰。本书最主要的受益者将是神经放射学家。但我敢肯定，神经科专家、神经外科医生及新兴的"分子影像师"同样会从中受益无穷。

加利福尼亚大学放射系教授、主任

美国放射学会会员

William G. Bradley, Jr., MD, PhD

前　言/Foreword

脑肿瘤在欧洲及北美地区都列肿瘤相关性死亡的首位病因。根据组织起源不同脑肿瘤可分为原发性或继发性脑肿瘤，根据生长部位不同可分为脑内或脑外肿瘤。最常见的原发性脑内肿瘤是神经上皮源性的肿瘤，包括星形细胞瘤、少突胶质细胞瘤、混合性胶质瘤及其他罕见的神经元–神经胶质肿瘤。在所有的原发性脑内肿瘤中，最常见的是多形性胶质母细胞瘤。原发性脑外肿瘤中，最常见的是脑膜瘤，约占所有脑肿瘤的20%。继发性、转移性脑肿瘤远多于原发性肿瘤，在一些系统性肿瘤如肺癌及乳腺癌中发病率较高。

脑肿瘤神经成像的目标和要求越来越多样化，不仅涉及诊断和鉴别诊断，也涉及对患者的治疗进行准确的分级。神经影像还用于制订治疗方案、精确的手术计划或放疗计划。治疗后，神经影像技术对于监测疾病复发以及发现和处理治疗不良反应是必不可少的。

神经影像可用于制订精确的手术或非手术治疗计划，是疾病治疗决策程序中除病理检查外必不可少的一个环节。在神经外科手术中，神经影像可以精确地界定肿瘤的位置、准确地勾画病变。在放射治疗中，神经影像可以辅助确定治疗区，为靶向治疗确定边界。

在所有影像学诊断方法中，CT和MRI被认为是诊断脑肿瘤最敏感的方法。

CT常是病因不明及以急性神经症状起病的患者的首选诊断方法。由于其几何精度高，CT已成为制订放射治疗计划的必选参照。

MRI有着组织对比度高和无创的特点，可以准确地识别肿瘤，确定肿瘤的范围及周围组织是否受累。这需要中枢神经系统与病变间有很高的对比度，这种高对比度依赖于病变与周围正常脑组织的信号强度。而且，肿瘤内部形态学的细节信息对于肿瘤的鉴别诊断、分级以及治疗计划的选择至关重要。对于大部分疾病及当前多种功能MRI技术，MRI对比剂是必须使用的。中枢神经系统MRI使用对比剂的标准剂量是0.1mmol/kg，然而多项研究显示，使用更高剂量的对比剂及专用序列可提高病变的检出率。对比增强MRI也有助于鉴别肿瘤和其他病变，显示肿瘤对治疗反应的一些基本特征，如大小、形态、强化程度的改变。

最初人们致力于应用神经影像提高神经组织的对比和空间分辨率，使精确的形态学分析成为可能。但近期的发展主要集中于评估其与附加功能评价的联系。利用生理或病理生理特征来描述肿瘤的特性一直是正电子发射计算机断层成像（PET）的研究领域。

尽管PET显著提高了我们对中枢神经系统病理生理特点的理解，但随着对比剂的应以用及CT、MRI快速成像方法的发展，进一步非侵袭性地显示生理组织和疾病的特点已成为可能。功能信息可以反映微血管结构、血脑屏障的破坏所致的对比剂渗出及组织灌注。神经功能磁共振（nfMRI）是一种新兴技术，可提高神经疾病的诊断能力，而磁共振波谱技术，如化学位移成像（CSI）可以详尽地分析病理组织或神经元的代谢信息。

中枢神经系统肿瘤的功能神经影像的总体诊断目标是最好地描述肿瘤的特性，强调提高良、恶性肿瘤的鉴别特异性。特异性的特征可使最合适的治疗计划的选择变得简单。中枢神经系统肿瘤的功能神经影像还可以进一步扩展到监测肿瘤治疗效果及早期发现治疗不良反应。通过治疗效果预估及治疗进程监控来指导治疗是当前中枢神经系统肿瘤治疗中面临的主要挑战。

本书对当前可用的各种脑肿瘤诊断方法进行了整体回顾。引言章节讨论了有关患者处理和疗效评估的临床要求，并概述了传统及高级脑肿瘤成像技术的发展趋势。读者可借此了解脑肿瘤的成像特点及各种成像技术最主要的差别。

本书对当前使用的功能成像技术，包括CT、PET和MRI，均有详尽的描述。读者可了解功能成像技术的适应证、技术需求、面临的挑战，以及它们对脑肿瘤患者治疗的影响。"展望"章节讨论了目前尚处于临床前期及临床研究的检查方法，这些对脑肿瘤患者的评价存在潜在重要影响。

总之，本书展示了脑肿瘤成像方面振奋人心的进展，这些进展对脑肿瘤患者的治疗将会产生实质性的影响。

目 录/Contents

第 1 章　传统形态学成像："主力"仍是 MRI

Benjamin Cohen, Inna Nutanson, Girish M. Fatterpekar

1.1　引　言

脑肿瘤一词是一大类肿瘤的合称，每种肿瘤都有其自身的生物学、影像特征、治疗及预后特点[1]。本章概述了常见颅内肿瘤，尤其是脑内肿瘤的磁共振成像（magnetic resonance imaging, MRI）特点。

为便于讨论，我们将本章涉及的颅内肿瘤按细胞起源分类如下：

- 神经上皮组织起源肿瘤
  - 星形细胞瘤
  - 少突胶质细胞起源肿瘤 / 少突星形胶质细胞瘤
  - 神经元及混合性神经元 – 神经胶质瘤
  - 胚胎性肿瘤
- 淋巴瘤
- 转移瘤

1.2　神经上皮组织肿瘤

1.2.1　星形细胞肿瘤

根据组织病理特征，星形细胞瘤可分为 8 类：

- 毛细胞型星形细胞瘤
- 室管膜下巨细胞型星形细胞瘤（subependymal giant cell astrocytoma, SEGA）
- 多形性黄色星形细胞瘤（pleomorphic xanthoastrocytoma, PXA）
- 弥漫性星形细胞瘤
- 间变性星形细胞瘤
- 胶质母细胞瘤
- 胶质肉瘤
- 大脑胶质瘤病

毛细胞型星形细胞瘤

毛细胞型星形细胞瘤是儿童最常见的中枢神经系统（central nervous system, CNS）神经胶质肿瘤[2]，具有良性肿瘤的生物学特点，为世界卫生组织（WHO）Ⅰ级，10 年生存率高达 94%，是神经胶质瘤中预后最好的。肿瘤可发生于脑和脊髓的任何部位，好发于小脑、视神经、视交叉及下丘脑。脑膜转移少见。肿瘤多数发生在 20 岁之前，临床症状及体征与发病部位有关，通常持续数月。

典型 MRI 表现为局限性缓慢生长的以囊性成分为主的肿瘤（图 1.1）。对比增强后肿瘤有多种强化方式。最常见的强化方式是明显强化的壁结节及无强化的囊（50% 的病例）。囊壁偶可强化。其他的强化模式包括不均匀强化及实性均匀强化[3]。周围血管源性水肿少见。该磁敏感灶可能与钙化有关，可见于 20% 的病例。出血罕见。肿块常导致梗阻性脑积水。

室管膜下巨细胞型星形细胞瘤

室管膜下巨细胞型星形细胞瘤 （SEGA）是起源于室间孔附近脑室壁的胶质神经元肿瘤。它是结节性硬化患者中最常见的脑内肿瘤。肿瘤的特点是生长缓慢，具有良性生物学行为（WHO Ⅰ级）。

MRI 表现为边界清楚的分叶状不均质肿块，有明显强化（图 1.2），有时可见钙化相关的磁敏感灶，典型者无脑膜播散[4]。

多形性黄色星形细胞瘤

多形性黄色星形细胞瘤（PXA）是一种少见的、通常为良性的脑肿瘤，几乎仅见于儿童和青少年，为 WHO Ⅱ级肿瘤。98% 的肿瘤位于幕上。肿瘤最常累及颞叶的浅层皮质，也常累及软脑膜。

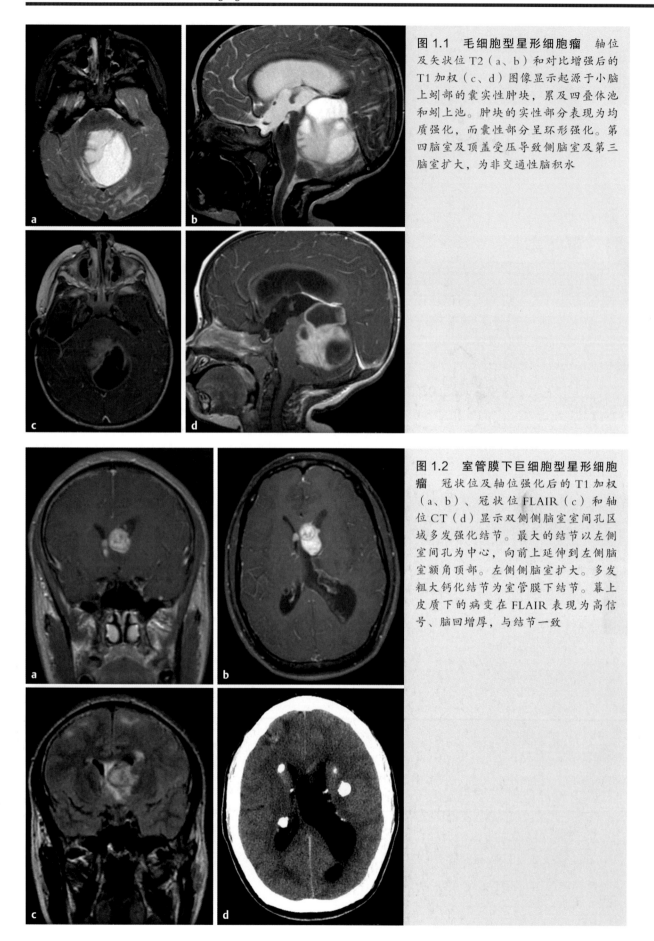

图 1.1　毛细胞型星形细胞瘤　轴位及矢状位 T2（a、b）和对比增强后的 T1 加权（c、d）图像显示起源于小脑上蚓部的囊实性肿块，累及四叠体池和蚓上池。肿块的实性部分表现为均质强化，而囊性部分呈环形强化。第四脑室及顶盖受压导致侧脑室及第三脑室扩大，为非交通性脑积水

图 1.2　室管膜下巨细胞型星形细胞瘤　冠状位及轴位强化后的 T1 加权（a、b）、冠状位 FLAIR（c）和轴位 CT（d）显示双侧侧脑室室间孔区域多发强化结节。最大的结节以左侧室间孔为中心，向前上延伸到左侧脑室额角顶部。左侧侧脑室扩大。多发粗大钙化结节为室管膜下结节。幕上皮质下的病变在 FLAIR 表现为高信号、脑回增厚，与结节一致

MRI 表现为圆形或卵圆形、以囊性为主的皮质肿块，伴有强化的壁结节（图 1.3）。强化结节紧邻软脑膜表面[5]。邻近脑膜强化和硬脑膜尾征常见。轻微瘤周水肿、钙化、出血及颅骨浸润少见。

弥漫性星形细胞瘤

弥漫性星形细胞瘤是分化良好，但呈弥漫、浸润性生长的原发性星形细胞起源的脑肿瘤，为 WHO II 级，约占星形细胞瘤的 10%~15%。肿瘤好发于青年人，峰值年龄为 20~40 岁，有恶变为间变性星形细胞瘤，甚至胶质母细胞瘤的趋势[6]。

弥漫性星形细胞瘤为白质肿瘤，但可向皮质浸润。额、颞叶是最常受累的部位。约 20%

可累及深部灰质结构、丘脑及基底节。脊髓受累少见。儿童和青少年以脑干（主要是脑桥和延髓）受累最多见。

MRI 表现为边界不清的肿块，在 T1 加权（T1-weighted imaging, T1WI）上表现为相对脑灰质的等或低信号，T2WI 上为高信号（图1.4）。轻微瘤周水肿偶可见。囊变、钙化及出血少见，一般不存在扩散受限。肿瘤多不强化。事实上，出现强化则提示肿瘤进展为高级别肿瘤[7]。

间变性星形细胞瘤

间变性星形细胞瘤是一种弥漫、浸润性生长的星形细胞瘤，伴有灶状或弥漫性间变及显著的增殖潜力。肿瘤为 WHO III 级，约占所有

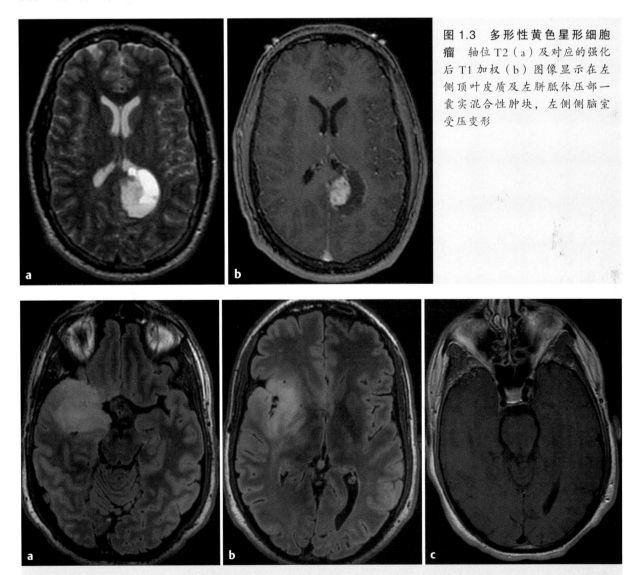

图 1.3　多形性黄色星形细胞瘤　轴位 T2（a）及对应的强化后 T1 加权（b）图像显示在左侧顶叶皮质及左胼胝体压部一囊实混合性肿块，左侧侧脑室受压变形

图 1.4　弥漫性星形细胞瘤　轴位 FLAIR（a、b）及强化后 T1 加权（c）图像显示右前、下颞叶无强化，T2 异常高信号的浸润性肿块影，累及额下回、岛叶皮质、颞叶岛盖、颞动脉干以及内侧的海马和豆状核

星形细胞瘤的25%。间变性星形细胞瘤好发于大脑半球的白质，以额、颞叶多见，脑干和脊髓受累较为少见。当肿瘤发生在儿童时，可累及脑桥和丘脑。

MRI表现为边界不清的肿块，在T1WI上为相对于脑灰质的等或低信号，T2WI为高信号。有时可见轻微的瘤周水肿。如有强化则主要表现为局灶性、斑片状和不均匀的强化方式。囊变、钙化及出血少见。一般不存在扩散受限。如出现明显的流空信号和环形强化的特征，提示肿瘤进展为胶质母细胞瘤[7]。

胶质母细胞瘤

胶质母细胞瘤是最常见的脑内原发恶性肿瘤，占所有颅内肿瘤的12%~15%。胶质母细胞瘤为WHO IV级肿瘤，占所有星形细胞肿瘤的60%~75%。峰值年龄为45~70岁，好发于大脑半球。胶质母细胞瘤容易复发。原发性胶质母细胞瘤的平均发病年龄是55岁。胶质母细胞瘤也可由星形细胞瘤进展而来，这种继发性的胶质母细胞瘤发病年龄较轻（平均年龄40岁），特征是临床病程较长[8-9]。

胶质母细胞瘤是一种生长迅速的恶性星形细胞肿瘤，肿瘤的特点是坏死和新生血管形成。胶质母细胞瘤常累及幕上脑白质，以额叶、颞叶及顶叶最多见，枕叶相对少见。胶质母细胞瘤常表现为大脑半球弥漫、浸润性生长的、边界不清伴有坏死的肿块。肿瘤可沿白质束扩展到对侧大脑半球，常通过胼胝体播散（"蝶翼征"），也可累及前、后联合（图1.5）。肿瘤可为多灶性或多中心性。

影像上常表现为强化不均匀的部分坏死肿块，伴有瘤周水肿和占位效应[9]。根据不同的基因表达，影像表现各异。肿瘤实性成分由于细胞密集常表现为扩散受限。肿瘤出血常见。钙化常与低级别肿瘤退变有关，因此在胶质母细胞瘤中少见。液体衰减反转恢复（fluid attenuated inversion recovery，FLAIR）序列显示的瘤周异常信号提示水肿和肿瘤浸润，实际上病变范围远超过信号异常的区域[9]。

胶质肉瘤

胶质肉瘤是一种少见的原发性脑肿瘤，由肿瘤性胶质细胞混合梭形细胞肉瘤成分所组成（WHO IV级）。肉瘤成分被认为是胶质母细胞瘤内的血管成分癌变而来。胶质肉瘤好发于50~70岁，颞叶常见。影像学和临床表现不易与胶质母细胞瘤鉴别。硬脑膜受累可能提示为胶质肉瘤[10]。

大脑胶质瘤病

根据新的脑肿瘤WHO分类，大脑胶质瘤病是一种特殊的来源未定的恶性神经上皮肿瘤[11]。大多数肿瘤的总体生物学行为为WHO III级。大脑胶质瘤病主要累及大脑半球的白质结构，常伴有邻近皮质受累。可弥漫浸润3个或3个以上脑叶，也可累及基底节、丘脑（75%）、胼胝体（50%）、脑干和脊髓（10%~15%）。其中有10%的病例可累及小脑。该肿瘤浸润并使累及结构肿胀。但脑的基本结构常是完整的[12]。肿瘤常发生于20~40岁人群，但从新生儿到老年人的任何年龄均可发病，无性别差异。

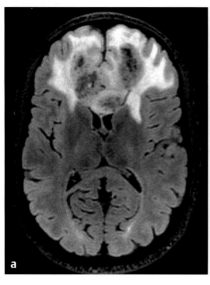
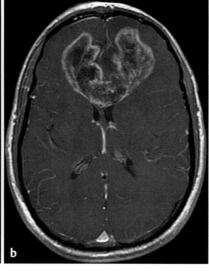

图1.5 胶质母细胞瘤 轴位FLAIR（a）和强化后T1加权（b）图像显示以双侧额叶为中心的不规则、不均匀强化肿块，并通过胼胝体膝部跨越中线，侵及侧脑室额角。在FLAIR可见双侧额叶白质弥漫、浸润性的异常信号

影像上可见边界不清、无强化、累及 3 个或 3 个以上脑叶的病变，灰白质界限模糊，脑实质肿胀（图 1.6）。占位效应常见，但通常小于肿瘤体积所对应的占位效应。强化可能提示恶性进展或为恶性胶质瘤灶。弥散加权（diffusion-weighted imaging, DWI）上常无异常的扩散受限[13]。

1.2.2 少突胶质细胞/少突星形细胞瘤

少突胶质细胞瘤

少突胶质细胞瘤是第三位常见的神经胶质肿瘤，占原发性脑肿瘤的 2%~5%，占神经胶质肿瘤的 5%~18%[14]，男性更为多见，发病峰值年龄为 40~60 岁。

组织病理学当前可识别两种主要的肿瘤类型：分化良好的少突胶质细胞瘤（WHO Ⅱ级）和间变性少突胶质细胞瘤（WHO Ⅲ级）。少突神经胶质与星形细胞成分混合存在较少见。那些同时具有分化良好和间变性特征的被称为少突星形细胞瘤[15]。

尽管肿瘤好发于额叶，其他部位包括颞叶、顶叶及枕叶也可累及。颅后窝受累少见。约 1%~10% 的患者脑室内可出现少突胶质细胞瘤[14-15]。

影像表现为皮质下白质内不均匀肿块，向周围皮质浸润（图 1.7）。病变信号不均匀主要与钙化（70%~90%）、囊变（20%）及少见的出血成分有关。瘤周可见轻度水肿。肿瘤可膨胀、重塑或侵蚀邻近的颅骨。额叶肿瘤偶可跨胼胝体生长形成"蝶翼征"。病变扩散不受限。强化常提示肿瘤级别升高。这种强化在低级别

少突胶质细胞瘤中不常见。但无强化不一定代表是低级别肿瘤。确诊有赖于组织病理学[15]。

1p 和 19q 染色体臂缺失的肿瘤有特征性的影像表现。它们在 T1WI 上更可能出现钙化及肿瘤边界不清[16]。它们更好发于额叶，比没有缺失 1p 和 19q 染色体臂的肿瘤更易跨越中线，而后者常见于颞叶、岛叶和中脑[17]。

混合少突星形细胞瘤

在神经影像方面没有特异性的征象可以鉴别混合少突星形细胞瘤与少突胶质细胞瘤[18-19]。相对而言，其强化比单纯的少突胶质细胞瘤更常见（50%），而钙化相对少见（14%）[20-22]。

1.2.3 神经元及混合性神经元-神经胶质肿瘤

神经元肿瘤指中枢神经系统内包含异常神经元成分的肿瘤。这些肿瘤约占所有脑肿瘤的 1%。它们的临床预后良好，一般单纯手术即可治愈。神经元肿瘤可分为单纯神经细胞肿瘤［神经节细胞瘤、Lhermitte-Duclos 病（小脑发育不良性神经节细胞瘤）、中枢神经细胞瘤］及混合性神经元-神经胶质肿瘤（节细胞胶质瘤，婴儿促纤维增生型节细胞胶质瘤，胚胎发育不良性神经上皮瘤）[23]。

神经节细胞瘤

神经节细胞瘤是一系列起源于神经细胞谱系的罕见肿瘤[24]。这类肿瘤除了含有神经元群外，还可见高度可变的非肿瘤性神经胶质细胞网[25]。这一点可以用来鉴别神经节细胞瘤与节细胞胶质瘤，后者包含未分化的神经胶质细胞。但在病理学上，两者并不总是存在这样

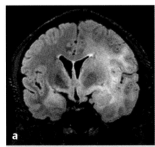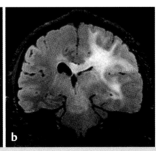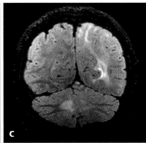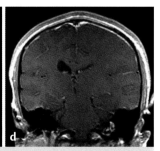

图 1.6 大脑胶质瘤病 冠状位 FLAIR（a~c）及强化后 T1 加权（d）图像：FLAIR 上表现为与肿瘤浸润一致的弥漫性肿块样的高信号，主要累及左额叶、颞叶和顶叶白质，并通过胼胝体压部侵及右顶叶辐射冠。向后可沿左视束侵及左枕叶。向内侵及左基底节、丘脑、脑岛及岛叶下白质。右侧丘脑和双侧前内侧颞叶也有累及，以左侧为著。肿瘤向下侵及中脑、背侧脑桥、小脑中脚和小脑。未见异常强化。肿块有占位效应，左侧侧脑室受压，中线轻度右移

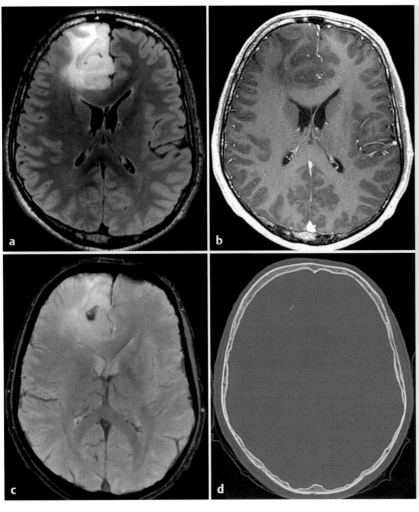

图 1.7　少突神经胶质瘤　轴位 FLAIR（a）、强化后 T1 加权（b）、磁敏感加权（c）和 CT（d）图像显示：右侧扣带回和右额上回皮质及皮质下肿胀，不伴有强化。弧线样磁敏感信号缺失与 CT 所见钙化有关

明确的界限。因此，偶尔可使用神经节细胞肿瘤一词来说明这两种肿瘤。从本质上来说，神经节细胞瘤和节细胞胶质瘤代表了神经节细胞肿瘤分化谱的两端。

　　根据 WHO 分级，神经节细胞瘤是 WHO Ⅰ级。多数病变在儿童和青少年期出现临床症状。最常发生的部位是大脑半球和颈胸段脊髓。在大脑半球内，颞叶是常受累的部位，也可合并额叶或顶叶受累[24-25]。根据肿瘤的位置，患者通常会出现癫痫或局灶性神经症状。

　　在影像学上，肿瘤表现为皮质区伴壁结节强化的囊性肿块，偶可表现为局限性的实性肿块或多囊肿块。有时可见钙化。有些病灶可伴有硬脑膜强化，亦称为硬脑膜尾征[23]。

Lhermitte-Duclos 病

　　Lhermitte-Duclos 病亦称为小脑发育不良性神经节细胞瘤。关于该病的病因有不少争议：可能起源于错构瘤、肿瘤或先天畸形。临床证据及其与多发性错构瘤综合征（Cowden

病）的密切相关性更支持错构瘤起源[26]。多数 Lhermitte-Duclos 病发生在青少年，无明显的性别差异。小脑半球是其典型的发病部位，偶可侵及蚓部。由于占位效应和第四脑室受压可出现脑积水或空洞。

　　特征性的 MRI 表现为小脑半球无强化的肿块，在 T1WI 及 T2WI 上分别呈等、低和等、高信号交替的条纹。这种交替的条带状图形亦称为叠层、灯芯绒、叠片或叶片[27]。MRI 上特征性的条纹信号代表的是异常增厚的小脑小叶。钙化、强化很少见。DWI 上的高信号反映了 T2 穿透效应。

中枢神经细胞瘤

　　中枢神经细胞瘤是一种伴神经分化的脑室内神经上皮肿瘤，为 WHO Ⅱ级。占颅内肿瘤的比例不到 1%（0.25%~0.5%）。该肿瘤主要发生于青年人，预后良好，无明显性别差异。病灶常位于侧脑室内室间孔附近，附着于透明隔。大多数患者因梗阻性脑积水表现为颅内压升高的症状。

影像学表现为中度强化、边界清楚的分叶状、信号不均匀的（囊实混合性）肿块（图1.8）[28]。出血和血管流空偶可见，钙化可见于约半数的患者。

节细胞胶质瘤

节细胞胶质瘤是中枢神经系统最常见的混合性神经元－神经胶质肿瘤[23]。节细胞胶质瘤最主要的组织病理特征是不典型神经节细胞和肿瘤性的胶质细胞以不同比例混合。大多数的节细胞胶质瘤为 WHO Ⅰ 级，当表现出变性特征时则为 WHO Ⅱ 级。多数节细胞胶质瘤发生于儿童及青少年，且大多数位于颞叶。大部分患者伴有部分复杂性发作难治性癫痫。

影像学上，节细胞胶质瘤主要有 3 种表现形式，最常见的是边界清楚伴壁结节的囊性肿块（图 1.9）[29]。壁结节常均匀强化，但有时也可出现散在的或环状强化。其他形式包括实性肿块伴邻近皮质增质肿肤，不常见的形式表现为边界不清的肿块。钙化见于约 30% 的节细胞胶质瘤。

脑膜强化很少见。占位效应或瘤周血管源性水肿轻微。

婴儿促纤维增生型节细胞胶质瘤

婴儿促纤维增生型节细胞胶质瘤是节细胞胶质瘤的一种不常见的变异，好发于 1 岁以内，为 WHO Ⅰ 级的良性肿瘤。其典型表现为大的囊性部分加上较小的实性部分。实性部分常与

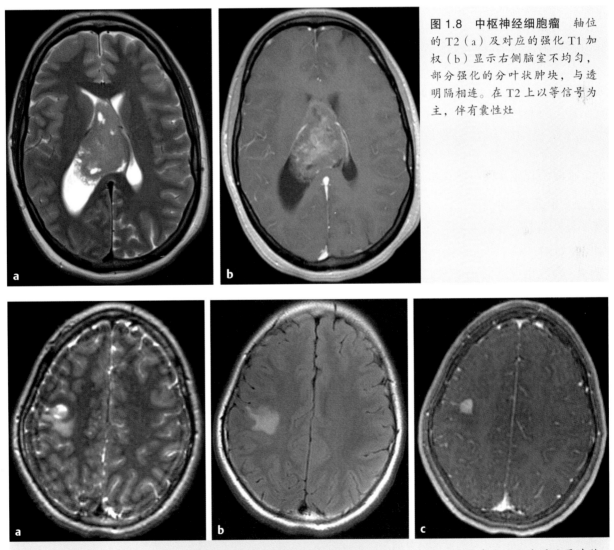

图 1.8　中枢神经细胞瘤　轴位的 T2（a）及对应的强化 T1 加权（b）显示右侧脑室不均匀，部分强化的分叶状肿块，与透明隔相连。在 T2 上以等信号为主，伴有囊性灶

图 1.9　节细胞胶质瘤　轴位 T2 加权（a）、FLAIR（b）和强化 T1 加权（c）显示右中央后回皮质边界清楚的 T2 高信号病变，均匀强化，瘤周环绕的长 T2 信号符合血管源性水肿

促纤维增生性反应有关，通常位于邻近软脑膜和硬脑膜[30]。

影像显示为周围有实性成分的囊性肿块，对比增强后有明显强化。其强化部分可延伸到软脑膜，与肿块的实性部分紧贴硬脑膜有关[31]。

胚胎发育不良性神经上皮瘤

胚胎发育不良性神经上皮瘤（dysembryoplastic neuroepithelial tumor, DNET）是起源于皮质或深部灰质的生长缓慢的良性肿瘤（WHO Ⅰ级）。这类肿瘤大部分以皮质为中心，起源于二次生发层，常伴有皮质发育不良（可高达80%）。颞叶、杏仁核和海马是最常见的发生部位（占50%～60%），其次为额叶（30%）。肿瘤典型表现为难治性局灶发作性癫痫。

影像学上，肿瘤表现为边界清楚的皮质内多囊肿块，使颅骨内板受压变形（44%～60%），尖端指向脑室（30%）[32-33]。肿块在T1WI上相对于脑灰质为低信号，T2WI上为高信号，无强化（图1.10）。病变在最初的CT扫描上可能类似于脑梗死，但不随时间出现萎缩。FLAIR上可见"亮环"。占位效应轻或无，瘤周水肿缺乏。钙化发生率20%～36%。DNET出血少见但可出现，可能与微血管异常有关。肿瘤通常没有异常的扩散受限。

1.2.4 胚胎性肿瘤

胚胎性肿瘤是一组独特的分化不良性恶性肿瘤（WHO Ⅳ级），有向整个神经轴播散的倾向，表现出侵袭性的临床行为[34]。因此，有必要对整个脑脊髓成像以完整地评价胚胎性肿瘤。胚胎性肿瘤最常发生在幼儿，约占儿童原发性中枢神经系统肿瘤的25%。这些肿瘤可分为髓母细胞瘤（占所有胚胎性肿瘤的绝大多数）、中枢神经系统原始神经外胚层肿瘤和非

典型畸胎瘤样/横纹肌样瘤[35]。

髓母细胞瘤

髓母细胞瘤是小脑的恶性神经上皮肿瘤。髓母细胞瘤约占儿童中枢神经系统肿瘤的25%，占儿童颅后窝肿瘤的40%，占所有成人中枢神经系统肿瘤的0.4%～1%[36]。在男性中更多见，男女比例为（2～4）：1。中位诊断年龄是9岁。如成人发生，多见于20～40岁，发生位置多不典型。发生在成人及大龄儿童的髓母细胞瘤预后较好。

小脑蚓部是髓母细胞瘤最常发生的部位（75%）。肿瘤发生于大龄儿童、青少年及成人时常位于小脑半球的外侧部[36]。这种位置的变化被认为与未分化细胞由后髓帆向外、上方迁移有关。

大多数患者会出现头痛、呕吐，症状持续往往不到3个月，反映了肿瘤的侵袭性生物学行为。共济失调是最常见的客观临床症状，为小脑蚓部结构破坏所致，常伴有痉挛。癫痫不常见，但可提示肿瘤转移性播散。

髓母细胞瘤在影像上表现为边界清楚的肿块，T1WI上相对于脑灰质为等、低信号，T2WI为等、低信号。扩散受限是该肿瘤的特征，反映了细胞密集的特点[37]。增强后肿瘤呈均匀强化（图1.11）。瘤周血管源性水肿及脑积水常见。囊变（40%～60%）和钙化（20%）也可出现。高达1/3的患者在初诊时即出现蛛网膜下腔转移。

成人的髓母细胞瘤组织学类型多为促纤维增生型。影像学上可见沿小脑半球外侧生长的外周性肿块，可长入桥小脑角池。在T1WI及T2WI上，肿瘤都表现为明显不均匀信号，可见斑片状扩散受限。肿瘤内囊变常见。轻度强化是促纤维增生型髓母细胞瘤的典型表现[37]。

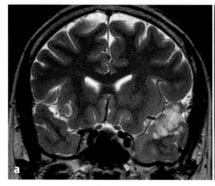
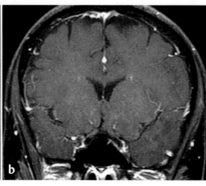

图1.10 胚胎发育不良性神经上皮瘤 冠状位T2（a）及对应的强化T1WI（b）显示左颞上回皮质囊样异常高信号，累及颞中回。未见异常对比增强

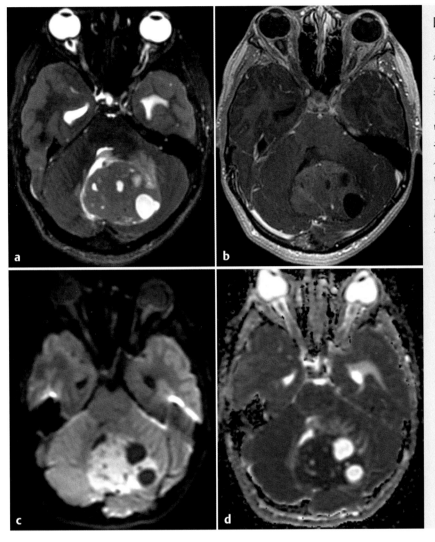

图 1.11 髓母细胞瘤 轴位 T2（a）、强化 T1（b）和扩散加权（c）及表观扩散系数图（d）显示以小脑中线左侧为中心的、边界清楚、以实性成分为主伴多发囊性成分的、不均匀强化的巨大肿块。肿瘤的实性部分扩散受限，提示细胞较密集。在小脑半球近中央处可见轻度的瘤周水肿。肿块占位效应明显使第四脑室受压出现梗阻性脑积水。视神经鞘明显扩张及杯状视盘，提示视盘水肿

中枢神经系统原始神经外胚层肿瘤

中枢神经系统原始神经外胚层肿瘤（primitive neuroectodermal tumors, PNET）是一组由未分化或分化不良的神经上皮细胞组成的异质性肿瘤，最常累及大脑半球，其次为脑干或脊髓[38]。这些肿瘤好发于 10 岁之前，男性偏多。临床症状无特异性，有颅内压升高、癫痫和局灶性神经功能障碍。

影像学表现为囊实混合性的不均质肿块[39]。钙化（50%~70%）、出血和坏死常见。鉴于肿瘤的大小和侵袭性特点，瘤周血管源性水肿的程度非常轻。异常的扩散受限常见。强化后表现为明显不均匀的强化（图 1.12）。柔脑膜及蛛网膜下腔转移常见。

非典型畸胎瘤样 / 横纹肌样瘤

非典型畸胎瘤样 / 横纹肌样瘤（atypical teratoid/rhabdoid tumors, AT/RT）为好发于 3 岁以下儿童的肿瘤，男性多见[40]。幕上肿瘤比幕下多见。临床表现无特异性，可有颅内压升高、癫痫及局灶性的神经功能缺失症状。

影像学表现与 PNET 相似[41]。

1.3 淋巴瘤

原发性中枢神经系统淋巴瘤（primary central nervous lymphoma, PCNSL）是由 B 淋巴细胞组成的累及脑脊髓神经轴的恶性肿瘤，在初诊时无中枢神经系统外转移的证据。PCNSL 占脑肿瘤的 1%~5%，约占所有非霍奇金淋巴瘤的 1%，在免疫缺陷人群中更为常见。但最近 10 年，由于高效抗反转录病毒疗法（highly active antiretroviral therapy, HAART）的应用，感染人类免疫缺陷病毒（human immunodeficiency virus, HIV）人群的 PCNSL 发病率有所下降[42]。

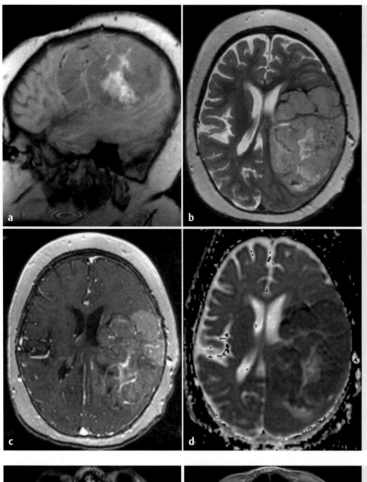

图1.12 原始神经外胚层肿瘤 矢状位T1（a）、轴位T2（b）和轴位强化T1加权（c）及轴位表观扩散系数图（d）显示以左侧额叶为中心并侵及左顶叶、颞叶的不均匀的分叶状肿块。肿块内部可见短T1信号，在T2上出现磁敏感效应，与出血相符。肿块不规则强化，无明显的瘤周水肿。中线轻度右移。头皮脂肪广泛增厚可能与使用外源性激素有关

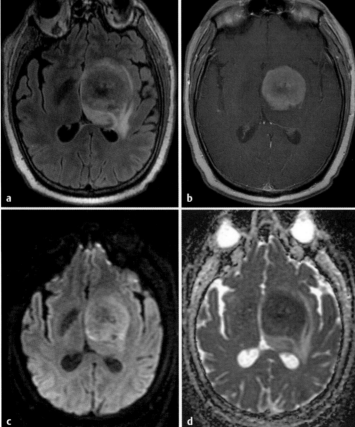

图1.13 淋巴瘤 轴位FLAIR（a）、强化T1加权（b）和扩散加权图像（c）及表观扩散系数图（d）显示以左侧基底节为中心的明显强化的肿块。扩散受限与细胞密集有关。肿块局部的占位效应导致左侧侧脑室及第三脑室受压，中线轻度右移

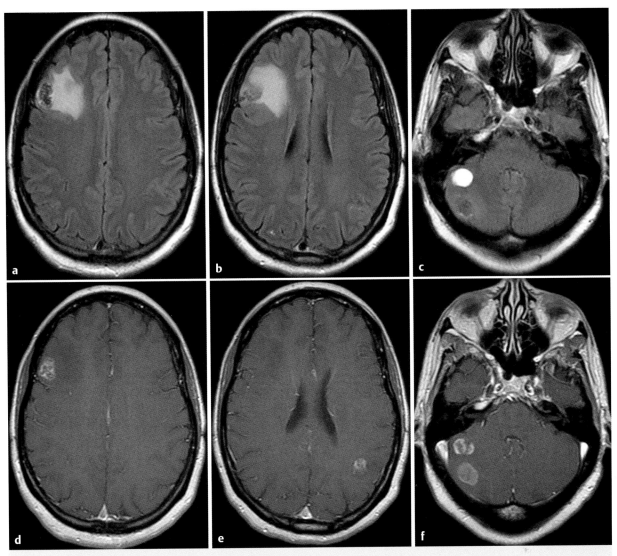

图1.14 转移瘤 *轴位FLAIR（a~c）及强化后T1加权（d~f）图像显示多发的脑实质强化病灶，瘤周FLAIR上表现为不同程度的高信号，为血管源性水肿*

免疫缺陷和免疫功能正常人群的PCNSL影像学表现不同[43-44]。在免疫缺陷的患者中，病灶中心坏死，周围强化。侧脑室旁区域是HIV阳性患者最常受累的部位。沿血管周围间隙的强化强烈提示PCNSL。有时可见多个这样的病灶。一般没有出血和钙化。在免疫功能正常的患者中，肿瘤表现为实性肿块，在T1WI上为相对脑灰质的等信号，T2WI为低信号。多数病变可出现扩散受限，反映肿瘤细胞成分密集。增强后肿瘤均匀强化。多数病变位于基底节或大脑半球白质内，包括胼胝体（图1.13）。邻近脑膜的表浅区也是常见发生部位。

1.4 转移瘤

脑实质内的转移瘤是最常见的颅内肿瘤，发生率约为神经胶质瘤的10倍，可见于20%~25%的其他系统肿瘤患者。脑转移瘤中60%为肺癌来源，约25%的肺癌患者会出现脑转移[45]。其他常见的原发肿瘤包括乳腺癌和黑素瘤。转移瘤好发的部位是灰质白质交界区。

脑转移瘤可单发或多发。影像表现多样，可为结节状的强化，也可为较大的实性肿块或中心坏死外周强化（图1.14）。瘤周水肿常见。某些系统原发性肿瘤，包括甲状腺癌、肾癌和绒毛膜上皮癌，转移到脑常会发生出血。当T1WI肿块内存在高信号时，在排除出血后，应该考虑黑素瘤可能。当转移瘤为孤立病灶时，单从影像学上与脑内原发肿瘤鉴别较困难。原发肿瘤的病史及先进的成像技术如动态磁敏感性对比灌注成像和磁共振波谱的应用有助于原发肿瘤和转移瘤的鉴别[46]。

（张桂荣 张 明 译，刘红娟 审校）

参考文献

[1] DeAngelis LM. Brain tumors. N Engl J Med, 2001, 344: 114–123

[2] Ohgaki H, Kleihues P. Population-based studies on incidence, survival rates, and genetic alterations in astrocytic and oligodendroglial gliomas. J Neuropathol Exp Neurol, 2005, 64: 479–489

[3] Koeller KK, Rushing EJ. From the archives of the AFIP: pilocytic astrocytoma: radiologic-pathologic correlation. Radiographics, 2004, 24: 1693–1708

[4] Koeller KK, Sandberg GD Armed Forces Institute of Pathology. From the archives of the AFIP. Cerebral intraventricular neoplasms: radiologic-pathologic correlation. Radiographics, 2002, 22: 1473–1505

[5] Tien RD, Cardenas CA, Rajagopalan S. Pleomorphic xanthoastrocytoma of the brain: MR findings in six patients. AJR Am J Roentgenol, 1992, 159: 1287–1290

[6] Brasil Caseiras G, Ciccarelli O, Altmann DR, et al. Low-grade gliomas: six-month tumor growth predicts patient outcome better than admission tumor volume, relative cerebral blood volume, and apparent diffusion coefficient. Radiology, 2009, 253: 505–512

[7] Pierallini A, Bonamini M, Bozzao A, et al. Supratentorial diffuse astrocytic tumours: proposal of an MRI classification. Eur Radiol, 1997, 7: 395–399

[8] Kleihues P, Louis DN, Scheithauer BW, et al. The WHO classification of tumors of the nervous system. J Neuropathol Exp Neurol, 2002, 61: 215–225, discussion 226–229

[9] Altman DA, Atkinson DS Jr, Brat DJ. Best cases from the AFIP: glioblastoma multiforme. Radiographics, 2007, 27: 883–888

[10] Han L, Zhang X, Qiu S, et al. Magnetic resonance imaging of primary cerebral gliosarcoma: a report of 15 cases. Acta Radiol, 2008, 49: 1058–1067

[11] Kleihues P, Cavenee WK. Pathology and Genetics of Tumors of the Nervous System. Lyon, France: IARC, 2000

[12] McLendon RE, Enterline DS, Tien RD, et al. Pathologic anatomy: tumors of central neuroepithelial origin//Bigner DD, Mclendon RE. Bruner JM. Russel and Rubinstein's Pathology of Tumors of the Nervous System. 6th ed. London, England: Arnold, 1998: 340–342

[13] Yip M, Fisch C, Lamarche JB. AFIP archives: gliomatosis cerebri affecting the entire neuraxis. Radiographics, 2003, 23: 247–253

[14] Reifenberger G, Kros JM, Burger PC, et al. Oligodendroglioma//Kleihues P, Cavenee WK. Pathology and Genetics of Tumours of the Nervous System. Lyon, France: IARC Press, 2000: 56–61

[15] Koeller KK, Rushing EJ. From the archives of the AFIP: Oligodendroglioma and its variants: radiologic-pathologic correlation. Radiographics, 2005, 25: 1669–1688

[16] Megyesi JF, Kachur E, Lee DH, et al. Imaging correlates of molecular signatures in oligodendrogliomas. Clin Cancer Res, 2004, 10: 4303–4306

[17] Zlatescu MC, TehraniYazdi A, Sasaki H, et al. Tumor location and growth pattern correlate with genetic signature in oligodendroglial neoplasms. Cancer Res, 2001, 61: 6713–6715

[18] Behin A, Hoang-Xuan K, Carpentier AF, et al. Primary brain tumours in adults. Lancet, 2003, 361: 323–331

[19] Beckmann MJ, Prayson RA. A clinicopathologic study of 30 cases of oligoastrocytoma including p53 immunohistochemistry. Pathology, 1997, 29: 159–164

[20] Ricci PE, Dungan DH. Imaging of low-and intermediate-grade gliomas. Semin Radiat Oncol, 2001, 11: 103–112

[21] Shaw EG, Scheithauer BW, O'Fallon JR, et al. Mixed oligoastrocytomas: a survival and prognostic factor analysis. Neurosurgery, 1994, 34: 577–582, discussion 582

[22] Lee YY, Van Tassel P. Intracranial oligodendrogliomas: imaging findings in 35 untreated cases. AJR Am J Roentgenol, 1989, 152: 361–369

[23] Shin JH, Lee HK, Khang SK, et al. Neuronal tumors of the central nervous system: radiologic findings and pathologic correlation. Radiographics, 2002, 22: 1177–1189

[24] Lantos PL, Vandenberg SR, Kleihues P. Tumours of the nervous system//Graham DI, Lantos PL. Greenfield's Neuropathology. 6th ed. London, England: Arnold, 1997: 583–879

[25] Russo CP, Katz DS, Corona RJ, et al. Gangliocytoma of the cervicothoracic spinal cord. AJNR Am J Neuroradiol, 1995, 16 Suppl: 889–891

[26] Padberg GW, Schot JD, Vielvoye GJ, et al. Lhermitte-Duclos disease and Cowden disease: a single phakomatosis. Ann Neurol, 1991, 29: 517–523

[27] Meltzer CC, Smirniotopoulos JG, Jones RV. The striated cerebellum: an MR imaging sign in Lhermitte-Duclos disease (dysplastic gangliocytoma). Radiology, 1995, 194: 699–703

[28] Chang KH, Han MH, Kim DC, et al. MR appearance of central neurocytoma. Acta Radiol, 1993, 34: 520–526

[29] Castillo M, Davis PC, Takei Y, et al. Intracranial ganglioglioma: MR, CT, and clinical findings in 18 patients. AJNR Am J Neuroradiol, 1990, 11: 109–114

[30] Paulus W, Schlote W, Perentes E, et al. Desmoplastic supratentorial neuroepithelial tumours of infancy. Histopathology, 1992, 21: 43–49

[31] Tenreiro-Picon OR, Kamath SV, Knorr JR, et al. Desmoplastic infantile ganglioglioma: CT and MRI features. Pediatr Radiol, 1995, 25: 540–543

[32] Fernandez C, Girard N, Paz Paredes A, et al. The usefulness of MR imaging in the diagnosis of dysembryoplastic neuroepithelial tumor in children: a study of 14 cases. AJNR Am J Neuroradiol, 2003, 24: 829–834

[33] Ostertun B, Wolf HK, Campos MG, et al. Dysembryoplastic neuroepithelial tumors: MR and CT evaluation. AJNR Am J Neuroradiol, 1996, 17: 419–430

[34] Louis DN, Ohgaki H, Wiestler OD, et al. The 2007 WHO classification of tumours of the central nervous system. Acta Neuropathol, 2007, 114: 97–109

[35] Pomeroy SL, Tamayo P, Gaasenbeek M, et al. Prediction of central nervous system embryonal tumour outcome based on gene expression. Nature, 2002, 415: 436–442

[36] Roberts RO, Lynch CF, Jones MP, et al. Medulloblastoma: a population-based study of 532 cases. J Neuropathol Exp Neurol, 1991, 50: 134–144

[37] Koeller KK, Rushing EJ. From the archives of the AFIP: medulloblastoma: a comprehensive review with radiologic-pathologic correlation. Radiographics, 2003, 23: 1613–1637

[38] Altman N, Fitz CR, Chuang S, et al. Radiologic characteristics of primitive neuroectodermal tumors in children. AJNR Am J Neuroradiol, 1985, 6: 15–18

[39] Borja MJ, Plaza MJ, Altman N, et al. Conventional and advanced MRI features of pediatric intracranial tumors: supratentorial tumors. AJR Am J Roentgenol, 2013, 200: W483–503

[40] Biegel JA. Molecular genetics of atypical teratoid/rhabdoid tumor. Neurosurg Focus, 2006, 20: E11

[41] Meyers SP, Khademian ZP, Biegel JA, et al. Primary intracranial atypical teratoid/rhabdoid tumors of infancy and childhood. MRI features and patient outcomes. AJNR Am J Neuroradiol, 2006, 27: 962–971

[42] Grogg KL, Miller RF, Dogan A. HIV infection and lymphoma. J Clin Pathol, 2007, 60: 1365–1372

[43] Erdag N, Bhorade RM, Alberico RA, et al. Primary lymphoma of the central nervous system: typical and atypical CT and MR imaging appearances. AJR Am J Roentgenol, 2001, 176: 1319–1326

[44] Haque S, Law M, Abrey LE, et al. Imaging of lymphoma of the central nervous system, spine, and orbit. Radiol Clin North Am, 2008, 46: 339–361, ix

[45] Norden AD, Wen PY, Kesari S. Brain metastases. Curr Opin Neurol, 2005, 18: 654–661

[46] Fink KR, Fink JR. Imaging of brain metastases. Surg Neurol Int, 2013, 4 Suppl 4: S209–S219

第 2 章　神经肿瘤学治疗反应评价

Tom Mikkelsen, Tobias Walbert

2.1　引　言

衡量肿瘤学和脑肿瘤治疗结果的金标准是总生存期。除了生存期的改善，像无进展生存期（progression-free survival, PFS）及脑肿瘤治疗后的影像学改善等，都可以作为临床研究中的替代指标。正如其他实体肿瘤一样，在脑肿瘤的临床研究中，影像学的变化已经成为最重要的终点。肿瘤体积的减小传统上被视为生活质量改善、生存期延长以及总体临床获益的一项重要的关联指标[1]。临床研究对高级别胶质瘤（high-grade glioma, HGG）患者肿瘤负荷的评价是基于 CT 或 MRI 上测量的造影剂外渗。在细胞毒性化疗时代这种二维平面测量发挥了很好的作用，但脑肿瘤抗血管生成药物如贝伐单抗的开发已开始挑战这种模式，而且引发了对新的影像终点指标的需求和研究。2010 年，神经肿瘤治疗反应评价（Response Assessment in Neuro-Oncology, RANO）工作组针对上述问题提出了新的治疗反应评价标准[2]。

2.2　脑肿瘤的传统评价

早在 20 世纪 70 年代，当 CT 扫描第一次用于评价脑肿瘤患者的进展时，就已经开始了对 HGG 患者治疗标准化影像学评价的尝试[3]。1990 年，Macdonald 标准的发展和建立取代了 Levin 标准，首次建立了一组客观的影像学和临床治疗反应评价标准，对脑肿瘤的治疗反应进行标准化评价[4]。它们为临床评价肿瘤治疗反应提供了一个标准化影像学评价工具，以肿瘤对比增强的二维测量（肿瘤最大垂直直径的乘积之和）为基础（表 2.1）。除了成像特性，Macdonald 标准也考虑到了类固醇激素的影响

和患者神经功能状态的变化。这个新的标准使临床研究中的治疗反应标准化，并已广泛应用于临床研究。虽然 Macdonald 标准最初是用于 CT 扫描，但现在也成功地用于 MRI。不论 CT 还是 MRI，对图像的解读都是以血脑屏障的破坏

表 2.1　恶性胶质瘤的 Macdonald 治疗反应标准

治疗反应	定义
完全反应	需要满足以下所有条件：
	所有强化的可测和不可测病灶完全消失，且持续 4 周以上
	无新发病灶
	停用类固醇激素
	临床表现稳定或好转
部分反应	需要满足以下所有条件：
	所有可测强化病灶相互垂直直径的乘积之和减小至少 50%，且持续 4 周以上
	无新发病灶
	类固醇激素用量不变或减少
	临床表现稳定或好转
疾病稳定	需要满足以下所有条件：
	不符合完全缓解、部分缓解或病变进展的要求
	临床表现稳定
疾病进展	满足以下任意一条：
	强化病灶相互垂直直径的乘积之和增加至少 25%
	出现任何新发病灶
	临床表现恶化

经许可，引自 Macdonald DR, Cascino TL, Schold SC Jr, et al. Response criteria for phase Ⅱ studies of supratentorial malignant glioma. J Clin Oncol, 1990, 8(7): 1277-1280

和造影剂外渗进入肿瘤旁的脑组织为基础的。

　　在同一时期内，实体肿瘤的一维评价成为评价肿瘤治疗反应的标准。实体肿瘤治疗反应评价标准（Response Evaluation Criteria in Solid Tumors, RECIST）在 2000 年首次公开发表[5]，并于 2009 年进行了修订[6]。一维的 RECIST 现已广泛应用于全身性癌症。尽管在 HGG 的回顾性研究中发现 RECIST 与二维及体积评价有相关性[7-8]，但它们都不及三维评价。在这一点上，RECIST 在脑肿瘤评价中的有效性还未得到前瞻性的验证，Macdonald 标准依然是使用最广泛的脑肿瘤成像评价标准。

2.3　Macdonald 标准的局限性

　　Macdonald 标准有一些局限性（具体见 van den Bent 等的综述[9]），其中最突出的是其定义肿瘤的进展需要依靠病变的对比增强[9]。脑内的对比增强可反映血脑屏障，但不具有特异性。

尽管这种现象在 HGG 中比较常见，但也可由一些其他非肿瘤性改变引起，比如术后改变[10]、局部缺血[11]、癫痫发作[12]、辐射导致的假性进展或者放射性坏死[13]。对形状不规则的肿瘤进行准确测量有一定的难度，并且可能增加观察者间的差异，这又产生了另一个复杂的问题。对比增强本身也会受到类固醇和抗血管生成药物的影响[14]。抗血管生成药物的应用会引起所谓的假性治疗反应，这促使了新的成像技术标准的进一步发展。

2.4　假性进展和辐射效应

　　胶质母细胞瘤的标准治疗包括最大限度地安全切除肿瘤、术后放疗及替莫唑胺辅助化疗（图 2.1）[15]。放疗后首次 MRI 检查发现有 1/3 的患者出现强化，这些病变最终在未修改治疗方案的情况下逐渐消失[16-17]。研究认为这是由于辐射引起的血管通透性短暂升高所致，

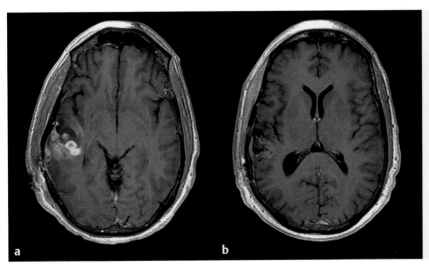

图 2.1　肿瘤反应　（a）使用放疗联合替莫唑胺和另一种临床试验药物治疗后的肿瘤反应情况。（b）治疗 3 个月后完全反应

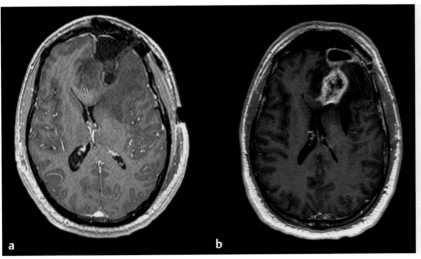

图 2.2　假性进展　（a）一名 54 岁行胶质母细胞瘤全切术的患者。（b）在经放疗联合替莫唑胺和其他临床试验药物治疗后，强化和水肿有所增加。患者进行了二次手术，病理未发现任何肿瘤组织

这种改变通常被称为假性进展。在对胶质母细胞瘤进行放疗时，通常选用替莫唑胺作为放射致敏剂[18]。而假性进展的发生率似乎随着放疗过程中该药的使用而逐渐升高，这与O6-甲基鸟嘌呤-DNA甲基转移酶（MGMT）基因启动子的甲基化有关[19]。这种治疗反应尽管对患者的处理和治疗评价都有影响，但是还未正式纳入Macdonald标准中。虽然新的影像学评价手段在不断发展，如灌注成像[20-21]，但尚无可靠的成像技术来区分真正的肿瘤进展和假性进展（图2.2）。此外，相较于单纯的放疗，化疗与放疗的结合似乎使放射性坏死出现得更早、更频繁[22]。无法有效区分假性进展、放射性坏死和肿瘤进展限制了以无进展生存作为临床研究主要终点的有效性。假性进展的患者被纳入肿瘤复发的临床研究会导致假的高治疗反应率和高生存率。尽管大部分的临床研究以放射治疗后90d的最小间期为进入临床试验的标准，但Macdonald标准并未就这一问题正式说明。

2.5 局部治疗后的强化

在术后及局部注射治疗后可以观察到强化效应的增加。由于术后48~72h经常会出现手术腔壁的强化，所以术后MRI检查应尽量安排在24~48h，以便进行对比[10]。同时，应选用弥散加权成像来评价术后的缺血情况。化疗晶片、免疫治疗及局部基因和病毒治疗等局部治疗手段使单纯依据强化来判断肿瘤的进展变得更加复杂[9,23]。

2.6 抗血管生成药物带来的假性治疗反应

针对血管内皮生长因子（vascular endothelial growth factor, VEGF）及其受体的靶向抗血管生成药物可以显著降低强化（图2.3）。使用贝伐单抗和西地尼布可以在开始治疗后1~2d有效减轻组织肿胀及强化，文献报道该药物的影像学治疗反应率为25%~60%，而在日常临床实践中我们也观察到了这种情况[24-26]。这种对治疗快速的"反应"被认为可能是血脑屏障的稳定造成的，其原理在于对VEGF（以前也被称为血管通透因子）的特异性抑制。基于最初的Macdonald标准，抗血管生成治疗可获得显著的高反应率，但到目前为止，这种高反应率尚不能表明总生存期可明显延长[24,27]。

2.7 未强化的肿瘤

Macdonald标准的另一个局限性在于HGG的浸润特性并非总是破坏血脑屏障而表现出强化效应[28]。Macdonald标准没有对未强化肿瘤体积的大小做出说明，这部分肿块一般在液体衰减反转恢复（fluid-attenuated inversion recovery, FLAIR）序列和T2加权上均呈现为高信号。尽管FLAIR对脑组织新出现的变化很敏感，但这种变化解释起来却很困难，原因是这种变化不仅可由肿瘤进展引起，还可能是瘤周水肿或放射导致的脑白质变化所致。Macdonald标准在低级

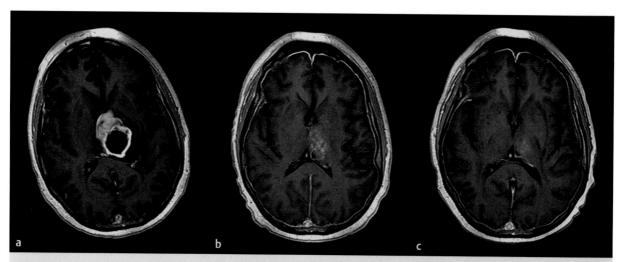

图2.3 对贝伐单抗的治疗反应 （a）一名41岁胶质母细胞瘤复发的男性患者。（b）2个月后可观察到部分反应。（c）贝伐单抗治疗6个月后完全反应

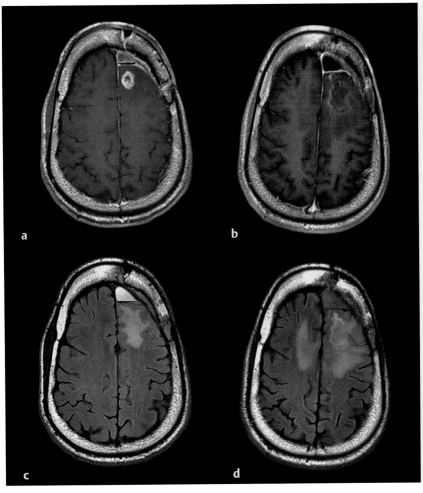

图 2.4　疾病进展　（a~d）FLAIR 成像显示贝伐单抗治疗期间疾病进展。（b）治疗 6 个月后对比增强显示有持续反应。（c、d）胶质母细胞瘤复发患者。（d）同期 FLAIR 成像显示病情进展

别（WHO Ⅱ级）和间变性肿瘤（WHO Ⅲ级）方面的应用受到限制，因为这类肿瘤的血脑屏障常完整，不表现出任何强化。多项研究表明，最初对抗血管生成治疗有效的一组患者，之后在 FLAIR 序列上可观察到未强化的浸润性病变范围增大（图 2.4）。已有研究表明 VEGF 靶向药物会导致血供减少以及大中型血管的减少。与此同时，脑肿瘤浸润入脑实质的范围增大，相应的 FLAIR 高信号范围也增大。这种现象被认为反映了肿瘤细胞对现有血管的利用增加，导致更多肿瘤细胞侵犯，在 FLAIR 序列上显示为未强化病变范围的增大 [29-30]。

2.8　神经肿瘤治疗反应评价标准的发展

上述 Macdonald 标准的局限性促成了神经肿瘤界的国际性合作，以制定更具体的标准来定义临床试验中 HGG 患者的治疗反应。当 Macdonald 标准明显不足以有效、客观、重复和全面地评价脑肿瘤时（而这些方面都是监管所需的），人们启动了国际合作小组。RANO 工作组由国际神经肿瘤领域的专家组成，包括神经肿瘤学家、神经外科医生、肿瘤放疗医生、神经放射学家和神经心理学家，还包括评价生活质量的专家 [2]。RANO 工作组包括的成员都是领导美国和欧洲主要研究合作组的。成员的选择作为非正式程序的一部分，患者代表组的输入未作描述。工作组在 2010 年和 2011 年分别发布了关于如何评价 HGG 和低级别胶质瘤治疗反应的指南，在 2012 年发布了手术治疗评价的指南 [2,23,31]。RANO 工作组的建议应当看作是一个进行中的工作，而并非最终的结论，其目的是更好地定义恶性肿瘤患者的治疗反应，不仅是在临床试验而且要在日常工作中。

2.9　RANO 标准

RANO 工作组的新 HGG 治疗反应标准是对 Macdonald 标准的进一步发展，也是基于

对特定病变的连续评价；不同的是，除了强化的病变，它对未强化的肿瘤部分也可进行评价（表 2.2）。与既往相同，对比增强病变的大小评估采用的是最大横截面直径的乘积[2]。与 Macdonald 标准类似，可测的强化病变必须至少有两个相互垂直的直径，并且每个直径至少是 10mm，在 MRI 5mm 层厚扫描的情况下可出现两层或更多层。测量时不包括囊性部分和手术腔。将仅能一维测量（例如，肿块无清晰

的边界或者其中一个垂直直径 <10mm）的病变定义为不可测量的强化病变。手术全切患者只能以疾病稳定作为最佳影像学结局，不可测量病变的患者不能参与以治疗反应率作为主要结局指标的研究；但当研究的主要终点是肿瘤控制至疾病进展的时间时，则可纳入这类患者。

2.9.1 多发病灶的评价

在有超过一个强化病变的情况下，最少

表 2.2 神经肿瘤治疗反应评价 RANO 工作组治疗反应标准

治疗反应	定义
完全反应（CR）	需要满足以下所有条件：
	所有强化的可测和不可测病灶完全消失，且持续 4 周以上
	无新发强化病灶
	无强化（T2/FLAIR）病灶稳定或好转
	类固醇激素停用
	临床表现稳定或好转
	仅有不可测量病灶的患者，不能归入 CR：最好的治疗反应是 SD
部分反应（PR）	需要满足以下所有条件：
	所有可测量的强化病灶较前减小至少 50%，且持续 4 周以上
	不可测量的病变无进展
	无新发强化病灶
	无强化（T2/FLAIR）病灶稳定或好转
	类固醇激素用量不变或减少
	临床表现稳定或好转
疾病稳定（SD）	需要满足以下所有条件：
	不符合 CR、PR、PD 的要求
	无新发病变
	无强化（T2/FLAIR）病灶稳定
	类固醇激素用量不变或稍减少
	临床表现稳定或好转
疾病进展（PD）	满足以下任意一条：
	与基线图像（若无缩小）或治疗反应最好的图像相比，测量的最小肿瘤强化病灶增加至少 25%
	在 T2/FLAIR 上，无强化病灶与基线图像或最好治疗反应的图像相比有显著增加
	出现任何新发病灶
	类固醇激素用量不变或增加时仍出现以上图像变化
	明显的临床状况恶化并归因于肿瘤或类固醇激素用量变化
	由于患者死亡、恶化失访，或不可测量病灶有明显进展

FLAIR＝液体衰减反转恢复。经许可，引自 Wen PY, Macdonald DR, Reardon OA, et al. Updated response assessment criteria for high-grade gliomas: response assessment in neuro-oncology working group. J Clin Oncol, 2010, 28(11):1963-1972

测量 2 个最大的病变，最多测量 5 个病变。与 RECIST 类似，我们应计算这些病变相互垂直直径的乘积之和[6]。RANO 工作组认为，如果一个小病灶比大病灶被测量得更准确，那么我们优先选择那个小病灶。当评价的多个病灶并未全部增大时，应该选择增大的病灶进行治疗反应评价。

2.9.2　假性进展的预防措施

如前所述，大约有 30% 的接受放疗加化疗的患者会出现假性进展[16-17]。这种放疗所致的短暂性血管通透性增加在放疗结束后的前 3 个月内最常见。因此，RANO 工作组建议排除放疗后 90d 内出现新强化病灶的患者，除非新发的强化病灶在高剂量照射区域外。这个建议只是正式确认了目前的做法，因为现在多数临床试验已经排除了这段时间窗内的患者。

2.9.3　影像学反应

影像学反应通过比较连续的 MRI 图像进行评价。为获得最佳结果，所有图像均应使用同样的技术参数采集。在复查 MRI 时，如果无法使用同样的 MRI 设备，至少应保证在相同场强下进行采集。当无法清楚地识别疾病进展或 MRI 不能清楚地显示疾病进展，仅显示有可疑病变进展时，RANO 标准允许维持当前的治疗方案 4 周，然后再复查 MRI。如果之后的复查明确病变有进展，记录的进展日期应该是前一次 MRI 扫描的时间。由于使用抗血管生成药物会对我们确定病变进展产生影响，所以 MRI 随访应在开始抗血管生成治疗 4 周后进行。以治疗前或基线 MRI 图像作为参照，采用 RANO 标准区分为完全反应（CR）、部

分反应（PR）、疾病稳定（SD）及疾病进展（PD）（表 2.3）。

2.9.4　完全反应

完全反应的定义为所有强化的可测量和不可测量病变完全消失，而且必须持续至少 4 周。同时没有新病变出现，T2/FLAIR 上无强化的病变保持稳定或者有所改善。在不使用类固醇激素或在生理替代剂量的情况下，患者临床症状应无变化或有所改善。

2.9.5　部分反应

根据 RANO 标准，部分反应患者的 MRI 图像必须显示所有可测量强化病变的相互垂直直径的乘积之和减少 50% 以上，且持续至少 4 周。同时，无强化病变或不可测量的病变保持稳定，且患者使用的类固醇剂量不能高于基线。复查 MRI 必须在 4 周内完成，以满足部分反应的定义，否则治疗反应应该被归为疾病稳定。

对于多灶性肿瘤，部分反应则被定义为所有可测量病变相互垂直直径的乘积之和至少减少 50%。与单发病变类似，这种治疗反应也必须满足不增加类固醇的剂量，且持续时间在 4 周以上。

2.9.6　疾病进展

有多种变化可被定义为疾病进展。与基线相比，强化病变垂直直径的乘积之和增加 25% 以上被定义为疾病进展。如果最近激素用量减少，即使强化病变有增加，也不能判定为疾病进展。如激素用量不变或增加，与基线 MRI 扫描或治疗开始后的最佳治疗反应相比，T2/FLAIR 上观察到无强化病变较之前显著增

表 2.3　神经肿瘤治疗反应评价标准的简要总结

标准	完全反应（CR）	部分反应（PR）	疾病稳定（SD）	疾病进展（PD）
T1 强化	无	≥ 50% ↓	< 50% ↓，但 < 25% ↑	≥ 25% ↑
T2/FLAIR	↔↓	↔↓	↔↓	↑——满足 PD 的定义
新发病变	无	无	无	有——满足 PD 的定义
类固醇激素	无	↔↓	↔↓	不满足 PD 的定义
临床状况	↔↑	↔↑	↔↑	↓——满足 PD 的定义
满足条件	全部	全部	全部	任意一个

FLAIR＝液体衰减反转恢复。经许可，引自 Wen PY, Macdonald DR, Reardon OA, et al. Updated response assessment criteria for high-grade gliomas: response assessment in neurooncology working group. J Clin Oncol, 2010, 28(11):1963-1972

加也被认为是疾病进展。关键是要理解这里使用的显著一词是相对而言，具体有赖于临床医生的解释。不可测量病变的明确进展或出现任何新发强化灶也可归为疾病进展。

除了肿瘤外不能归因于其他原因的明确临床恶化要考虑为疾病进展。这一点特别排除了由于类固醇激素用量减少而引起的临床恶化。

对多发病变，如所有可测量病变垂直直径的乘积之和增加至少 25%，则归为疾病进展。与单发病变类似，图像应该与治疗开始后的最小测量值比较。新增病灶应归为疾病进展。最开始有强化的不可测量病变的患者，如果病变扩大到或者超过上述可测量病变的定义（两个直径均 ≥ 10mm，且 5mm 层厚的情况下至少出现 2 层），则要考虑疾病进展。患者如有任何疑为疾病进展之处，RANO 标准一般建议继续当前的治疗 4~8 周后再复查 MRI。

患者由于临床恶化或死亡失访则归为疾病进展。

2.9.7 疾病稳定

随访 MRI 图像发现如不满足完全反应、部分反应或疾病进展的标准，或未强化（FLAIR/T2）病变保持稳定，则考虑疾病稳定。进行图像对比时，疾病稳定的判定需要患者满足临床病情稳定及不增加类固醇激素用量。

2.9.8 定义标准下的类固醇激素使用

在 RANO 标准中，类固醇激素的角色相当复杂。根据 RANO 标准评价影像学反应，除列出的影像学标准外一定要考虑到类固醇激素的使用。在类固醇激素的治疗中，如果没有详尽了解可能发生的变化，就不能解释影像的变化，能认识到这一点十分重要。只要患者仍在使用类固醇激素，就不能认定为完全反应。要认定患者是部分反应或疾病稳定，一定要满足类固醇激素剂量保持不变或减少。然而，如果没有神经学症状的加重而只有类固醇激素的增加，也不足以认定是疾病进展。这些患者应该密切随访，如果类固醇激素的剂量可以减少到基线水平，那我们可以认定是疾病稳定。如果因为肿瘤的缘故使神经学症状更加明显，那么也要认定是疾病进展。在这种情况下，病变进展的时间应该是类固醇激素增加的时间。

2.9.9 临床评价

RANO 标准并未明确定义临床评价，但临床评价的作用非常重要。如果患者的基线 Karnofsky 功能状态量表（KPS）评分为 90~100 分这一区间，现在降到 70 分或 70 分以下；或者基线 KPS 评分为 90 分现在降低了 20 分，且不能归因为任何非肿瘤相关因素，临床医生应考虑其为显著性恶化。在使用 RANO 标准时，当评分从任意基线水平下降到 50 分甚至更低时，也要考虑为显著恶化。美国东部肿瘤协作组或 WHO 状态评分使用类似的指南，评分分别从 0 或 1 增加到 2，或从 2 增加到 3 时则要考虑临床恶化。因此，根据 RANO 标准评价治疗反应时，临床状态改变即使不伴有影像学改变也可以作为一个决定性因素。

尽管新标准中加强了患者功能状态的重要性，但 RANO 工作组不推荐使用神经认知、生活质量或症状评估来评价疾病进展。

2.9.10 影像学新技术的作用

RANO 标准的制定者认为肿瘤的二维评价有明显的缺陷。尽管对三维成像的科研兴趣日益增长，但由于缺乏标准且无法在特定的研究中心外使用，从而阻碍了体积测量在临床工作中的应用。

类似的还有其他新兴的 MRI 技术，例如动态磁敏感 MRI（灌注成像）、动态对比增强 MRI（渗透成像）、扩散成像、磁共振波谱以及正电子发射计算机断层成像。尽管其中的一些先进技术在有经验的机构可能会对临床决策有所帮助，但还需要在多个临床中心进行更多的研究和标准化，以将其作为评价治疗反应的标准。

2.9.11 局限性

新的 RANO 标准对规范 HGG 治疗反应标准是非常重要的一步（表 2.4）。抗血管生成药物的使用暴露了主要依赖对比增强表现的疾病负荷来定义治疗反应的缺陷。虽然肿瘤的这些 MRI 特征相对缺乏特异性，会受水肿、治疗反应及其他病理的影响，但整合 FLAIR/T2 图像为评价疾病负荷增加了一个重要的特征。尽管通过结合其他 MRI 特征扩充标准带来了一定的好处，但当前的 RANO 标准依然存在局

表 2.4　Macdonald 标准和 RANO 标准的比较

	Macdonald 标准	RANO 标准
完全反应（CR）	需要满足以下所有条件：	需要满足以下所有条件：
	所有强化的可测量和不可测量病灶完全消失，且持续 4 周以上	所有强化的可测量和不可测量病灶完全消失，且持续 4 周以上
	无新发强化病灶	无新发强化病灶
		无强化（T2/FLAIR）病灶保持稳定或好转
	停用类固醇激素	停用类固醇激素
	临床表现稳定或好转	临床表现稳定或好转
部分反应（PR）	需要满足以下所有条件：	需要满足以下所有条件：
	所有可测量的强化病灶垂直直径的乘积之和与之前相比下降至少 50%，且持续 4 周以上	所有可测量的强化病灶与之前相比减小至少 50%，且持续 4 周以上
	无新发强化病灶	不可测量病灶无进展
		无新发强化病灶
		无强化（T2/FLAIR）病灶保持稳定或好转
	类固醇激素剂量不变或减少	类固醇激素剂量不变或减少
	临床表现稳定或好转	临床表现稳定或好转
疾病稳定（SD）	需要满足以下所有条件：	需要满足以下所有条件：
	不满足 CR、PR、PD	不满足 CR、PR、PD
		无新发病变
		无强化（T2/FLAIR）病灶保持稳定
		类固醇激素剂量不变或减少
	临床表现稳定	临床表现稳定或好转
疾病进展（PD）	满足以下任意一条：	满足以下任意一条：
	强化病灶垂直直径的乘积和增加至少 25%	与基线图像（若无缩小）或最佳治疗反应图像上测量的最小肿瘤相比，强化病灶增加至少 25%
		在 T2/FLAIR 上，无强化病灶与基线图像或治疗开始后最佳治疗反应图像相比有显著增加
	出现任何新发病灶	出现任何新发病灶
		类固醇激素用量不变或增加的情况下，出现上述图像变化
	临床出现恶化	由肿瘤或类固醇激素用量变化引起的临床状况明显恶化
		由于患者死亡、恶化而失访，或不可测量病灶有明显进展

FLAIR＝液体衰减反转恢复。经许可，引自 Macdonald DR, Cascino TL, Schold SC Jr, et al. Response criteria for phase Ⅱ studies of supratentorial malignant glioma. J Clin Oncol, 1990, 8(7):1277-1280. Wen P, Macdonald DR, Reardon DA, et al. Updated response assessment criteria for high-grade gliomas: Response Assessment in NeuroOncology Working Group. J Clin Oncol, 2010 28(11):1963-1972

限性。首先，标准提到 FLAIR 信号的"显著"改变，但是未对显著做任何界定，原因在于工作组认为评价无强化的肿瘤是很有难度的。其次，缺乏对临床症状的明确定义是存在问题的。有明确的证据显示，对脑肿瘤患者功能状态的评价如果没有一定的标准会产生局限性[32]。KPS 评分在脑肿瘤患者中的有效性和可靠性是值得怀疑的，因为该评分不包含如记忆力减退、语言障碍及癫痫发作等神经症状[33-34]。当然，功能状态评价对定义疾病进展非常重要，尤其

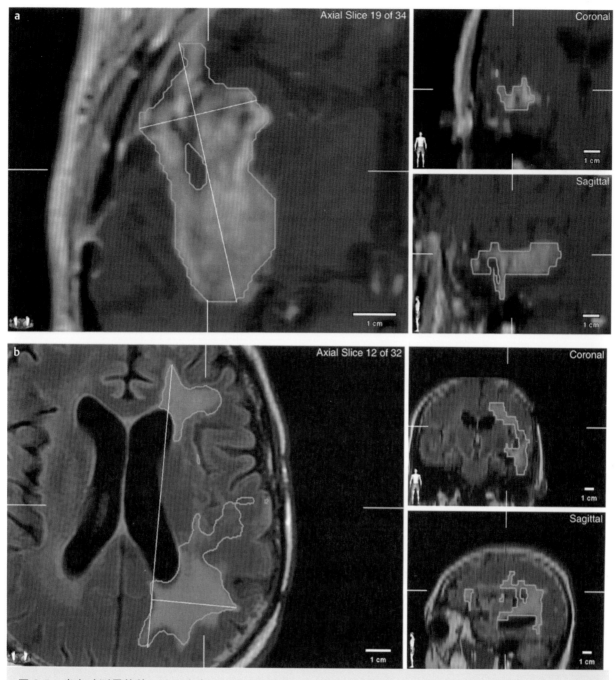

图2.5 半自动测量软件 使用半自动的测量软件可以对图像进行重复性更好和不依赖于观察者的评价，但其仍需进一步开发。（a）一个成功的例子。（b）新的自动软件的缺陷

是在需要考虑使用类固醇激素来控制症状时。

当然，我们必须明白，RANO尚未经过任何的严格测试，而这对于任何一个即将应用于临床工作的新的实验室检测都是必需的。因此，这些标准预测生存或真实临床恶化的有效性仍然不明确。不可否认，这是一项尚未完成的工作，这个标准解决了Macdonald标准的主要局限性，即在抗血管生成治疗后显示出来的局限性。

RANO的建议解决了神经肿瘤科医生的许多临床实践问题，但影像科医生会面临一些难题。当怀疑疾病进展并在必要时回顾之前的MRI扫描以决定治疗是否继续，从临床医生的角度看这是比较实用的，但这种回顾性的方法在临床试验条件下难以实现，因为临床试验时试验或队列是否继续或扩展需要对疾病进展进行即时评价。此外，影像科医生很少直接知道患者的临床状况和类固醇激素用量。

客观来讲，即使采用强化扫描和 FLAIR 图像仍存在许多难以被评价的临床情况。关于多灶性的问题，通过同一层面上划分两个独立区域合计的方法听起来比较客观，但实际操作起来并非如此，需要注意确定强化时边缘的异质性，或邻近的强化灶可能被认为是单个病灶的一部分或一个独立的病灶。有时会出现混合性反应，可能是对可测量病变或不可测量病变的反应，采用或排除哪一个常是比较随意的。

类似的，临床状况的定义是一个长期存在的问题，没有好的客观神经量表，主要依靠临床医生的主观印象，不同观察者可能得到不同的评价结果。安德森脑肿瘤症状评价（M.D. Anderson Symptom Inventory Brain Tumor, MDASI-BT）等症状评价量表在将来可为临床功能缺陷的定量和定性评价提供重要的方法[35]。

另外，当前的 RANO 标准力求适用于大多数常规 MRI 方法，这必然会将许多 MRI 新序列的潜在价值被排除在外，包括动态磁敏感强化或动态对比增强灌注、弥散加权成像、磁敏感加权成像、磁共振波谱以及其他新技术，这些新技术可以显著提高包括 T1 强化和 FLAIR 在内的常规 MRI 序列发现变化的特异性。

最后，一组特征一旦被定义，例如 FLAIR 和 T1 强化，使用半自动的测量软件会相对简单，其优势在于重复性更好，受观察人员的主观影响较小（图 2.5）。

（令　潇　闵志刚　译，刘红娟　审校）

参考文献

[1] Reardon DA, Galanis E, DeGroot JF, et al. Clinical trial end points for high-grade glioma: the evolving landscape. Neurooncol, 2011, 13: 353–361

[2] Wen PY, Macdonald DR, Reardon DA, et al. Updated response assessment criteria for high-grade gliomas: response assessment in neurooncology working group. J Clin Oncol, 2010, 28: 1963–1972

[3] Levin VA, Crafts DC, Norman DM, et al. Criteria for evaluating patients undergoing chemotherapy for malignant brain tumors. J Neurosurg, 1977, 47: 329–335

[4] Macdonald DR, Cascino TL, Schold SC Jr, et al. Response criteria for phase II studies of supratentorial malignant glioma. J Clin Oncol, 1990, 8: 1277–1280

[5] Therasse P, Arbuck SG, Eisenhauer EA, et al. New guidelines to evaluate the response to treatment in solid tumors. European Organization for Research and Treatment of Cancer, National Cancer Institute of the United States, National Cancer Institute of Canada. J Natl Cancer Inst, 2000, 92: 205–216

[6] Eisenhauer EA, Therasse P, Bogaerts J, et al. New response evaluation criteria in solid tumours: revised RECIST guideline (version 1. 1). Eur J Cancer, 2009, 45: 228–247

[7] Shah GD, Kesari S, Xu R, et al. Comparison of linear and volumetric criteria in assessing tumor response in adult high-grade gliomas. Neurooncol, 2006, 8: 38–46

[8] Galanis E, Buckner JC, Maurer MJ, et al. Validation of neuroradiologic response assessment in gliomas: measurement by RECIST, two-dimensional, computer-assisted tumor area, and computer-assisted tumor volume methods. Neurooncol, 2006, 8: 156–165

[9] van den Bent MJ, Vogelbaum MA, Wen PY, et al. End point assessment in gliomas: novel treatments limit usefulness of classical Macdonald's Criteria. J Clin Oncol, 2009, 27: 2905–2908

[10] Cairncross JG, Pexman JH, Rathbone MP, et al. Postoperative contrast enhancement in patients with brain tumor. Ann Neurol, 1985, 17: 570–572

[11] McMillan KM, Rogers BP, Field AS, et al. Physiologic characterisation of glioblastoma multiforme using MRI-based hypoxia mapping, chemical shift imaging, perfusion and diffusion maps. J Clin Neurosci, 2006, 13: 811–817

[12] Finn MA, Blumenthal DT, Salzman KL, et al. Transient postictal MRI changes in patients with brain tumors may mimic disease progression. Surg Neurol, 2007, 67: 246–250, discussion 250

[13] Kumar AJ, Leeds NE, Fuller GN et al. Malignant gliomas: MR imaging spectrum of radiation therapy- and chemotherapy-induced necrosis of the brain after treatment. Radiology, 2000, 217: 377–384

[14] Cairncross JG, Macdonald DR, Pexman JH, et al. Steroid-induced CT changes in patients with recurrent malignant glioma. Neurology, 1988, 38: 724–726

[15] Stupp R, Mason WP, van den Bent MJ, et al. European Organisation for Research and Treatment of Cancer Brain Tumor and Radiotherapy Groups, National Cancer Institute of Canada Clinical Trials Group. Radiotherapy plus concomitant and adjuvant temozolomide for glioblastoma. N Engl J Med, 2005, 352: 987–996

[16] Brandsma D, Stalpers L, Taal W, et al. Clinical features, mechanisms, and management of pseudoprogression in malignant gliomas. Lancet Oncol, 2008, 9: 453–461

[17] Taal W, Brandsma D, de Bruin HG, et al. Incidence

of early pseudo-progression in a cohort of malignant glioma patients treated with chemoirradiation with temozolomide. Cancer, 2008, 113: 405–410

[18] Zhai GG, Malhotra R, Delaney M, et al. Radiation enhances the invasive potential of primary glioblastoma cells via activation of the Rho signaling pathway. J Neurooncol, 2006, 76: 227–237

[19] Brandes AA, Franceschi E, Tosoni A, et al. MGMT promoter methylation status can predict the incidence and outcome of pseudoprogression after concomitant radiochemotherapy in newly diagnosed glioblastoma patients. J Clin Oncol, 2008, 26: 2192–2197

[20] Hu LS, Eschbacher JM, Heiserman JE, et al. Reevaluating the imaging definition of tumor progression: perfusion MRI quantifies recurrent glioblastoma tumor fraction, pseudoprogression, and radiation necrosis to predict survival. Neurooncol, 2012, 14: 919–930

[21] Narang J, Jain R, Arbab AS, et al. Differentiating treatment-induced necrosis from recurrent/progressive brain tumor using nonmodel-based semi-quantitative indices derived from dynamic contrast-enhanced T1-weighted MR perfusion. Neurooncol, 2011, 13: 1037–1046

[22] Chamberlain MC, Glantz MJ, Chalmers L, et al. Early necrosis following concurrent Temodar and radiotherapy in patients with glioblastoma. J Neurooncol, 2007, 82: 81–83

[23] Vogelbaum MA, Jost S, Aghi MK, et al. Application of novel response/progression measures for surgically delivered therapies for gliomas: Response Assessment in Neuro-Oncology (RANO) Working Group. Neurosurgery, 2012, 70: 234–243, discussion 243–244

[24] Vredenburgh JJ, Desjardins A, Herndon JE, et al. Bevacizumab plus irinote-can in recurrent glioblastoma multiforme. J Clin Oncol, 2007, 25: 4722–4729

[25] Batchelor TT, Sorensen AG, di Tomaso E, et al. AZD2171, a pan-VEGF receptor tyrosine kinase inhibitor, normalizes tumor vasculature and alleviates edema in glioblastoma patients. Cancer Cell, 2007, 11: 83–95

[26] Friedman HS, Prados MD, Wen PY, et al. Bevacizumab alone and in combination with irinotecan in recurrent glioblastoma. J Clin Oncol, 2009, 27: 4733–4740

[27] Batchelor TT, Duda DG, di Tomaso E, et al. Phase II study of cediranib, an oral pan-vascular endothelial growth factor receptor tyrosine kinase inhibitor, in patients with recurrent glioblastoma. J Clin Oncol, 2010, 28: 2817–2823

[28] Scott JN, Brasher PM, Sevick RJ, et al. How often are nonenhancing supratentorial gliomas malignant? A population study. Neurology, 2002, 59: 947–949

[29] Keunen O, Johansson M, Oudin A, et al. Anti-VEGF treatment reduces blood supply and increases tumor cell invasion in glioblastoma. Proc Natl Acad Sci USA, 2011, 108: 3749–3754

[30] de Groot JF, Fuller G, Kumar AJ, et al. Tumor invasion after treatment of glioblastoma with bevacizumab: radiographic and pathologic correlation in humans and mice. Neurooncol, 2010, 12: 233–242

[31] van den Bent MJ, Wefel JS, Schiff D, et al. Response assessment in neuro-oncology (a report of the RANO group): assessment of outcome in trials of diffuse low-grade gliomas. Lancet Oncol, 2011, 12: 583–593

[32] Cheng JX, Liu BL, Zhang X, et al. The validation of the standard Chinese version of the European Organization for Research and Treatment of Cancer Quality of Life Core Questionnaire 30 (EORTC QLQ-C30) in pre-operative patients with brain tumor in China. BMC Med Res Methodol, 2011, 11: 56

[33] Mackworth N, Fobair P, Prados MD. Quality of life self-reports from 200 brain tumor patients: comparisons with Karnofsky performance scores. J Neurooncol, 1992, 14: 243–253

[34] Heimans JJ, Taphoorn MJ. Impact of brain tumour treatment on quality of life. J Neurol, 2002, 249: 955–960

[35] Armstrong TS, Mendoza T, Gning I, et al. Validation of the M. D. Anderson Symptom Inventory Brain Tumor Module (MDASI-BT). J Neurooncol, 2006, 80(1): 27–35, 37

第 3 章　超越传统的形态学成像：功能性成像技术概述

Marco Essig, Cem Calli

3.1　引　言

脑肿瘤成像的目的和要求是做出准确的诊断或（和）鉴别诊断，并在对肿瘤进行描述和风险评估时能够提供准确的分级和边界划分。在治疗方案决策过程及后续详细的手术或放疗计划制订中，影像学检查也起着不可忽视的作用，不论是手术还是放疗，都要建立在最佳的病变检测和病变划分基础上。治疗后，神经成像技术对监测病变及识别和监测可能出现的治疗相关不良反应也是必要的。

最初对磁共振成像（MRI）的关注点集中在是否具有极佳的神经组织对比度和空间分辨力，从而能够进行详细的形态学分析。然而，最近的技术发展除关注对比度和空间分辨率外，还十分注重其功能评价。肿瘤的生理学或病理生理学特征研究长期以来一直是通过正电子发射断层扫描（positron-emission tomography，PET）开展的。

PET 技术显著提高了人们对中枢神经系统的病理生理学认识，MRI 造影剂和改良的 MR 快速成像序列的使用能让我们进一步无创地研究正常组织和病变。MR 功能性成像可以反映大血管结构、血脑屏障破坏导致的造影剂外渗及组织灌注情况。神经功能性磁共振成像（neurofunctional magnetic resonance imaging，nfMRI）是一种新兴的影像学技术，它提高了人们在神经科学方面的诊断潜力，而 MR-波谱技术，如化学位移成像（chemical shift imaging，CSI）能让我们对神经元或病理组织进行详尽的代谢分析。

中枢神经系统肿瘤功能性神经成像的总体诊断目的是为了最好地获取肿瘤的特征，重点在于提高良恶性肿瘤鉴别的特异性。掌握了这些特异性的表现有利于制订最佳的治疗方案。此外，中枢神经系统肿瘤功能性神经成像还可用作监测正在治疗的情况并早期发现治疗引起的不良作用。预估疗效和监测当下的治疗来指导后续治疗是目前中枢神经系统肿瘤治疗面临的主要挑战。本章主要介绍了现有的功能性神经成像方法及其在肿瘤的发现、监测和治疗干预中的应用，并详尽讲述了每项技术及其临床应用。

3.2　磁共振波谱

磁共振波谱（magnetic resonance spectroscopy，MRS）或波谱成像是最早的功能性成像技术之一，能提供形态特征之外的详尽的肿瘤信息。该方法已成为常用的临床技术，特别是在肿瘤的诊断及与正常或生理性神经组织改变的鉴别诊断方面。

人体中有多种元素可进行波谱特征分析，其中氢质子的含量最丰富，信噪比最好，因此氢质子波谱是临床上最常用的波谱技术。大脑异常的波谱特征分析主要依赖于计算主要质子代谢物之间的比例，特别是神经元标志物 N-乙酰天冬氨酸（N-acetylaspartate，NAA）、细胞膜更新标志物含胆碱复合物（Choline-containing compounds，Cho）、肌酸（Creatine，Cr）（含磷酸肌酸复合物），以及可能存在的脂质和乳酸[1-6]。脑肿瘤普遍存在 NAA 的丢失和 Cho 的升高（图 3.1）。MRS 也可用于区分非肿瘤性病变，如鉴别错构瘤和神经胶质瘤[7-8]。有研究报道，错构瘤的共振频谱波峰与正常脑组织或生理性改变无明显差别，但是神经胶质瘤在 MRS 上的 NAA：Cr、Cr：Cho 和 NAA：Cho 比值下降（图 3.2）。在癫痫患者中，

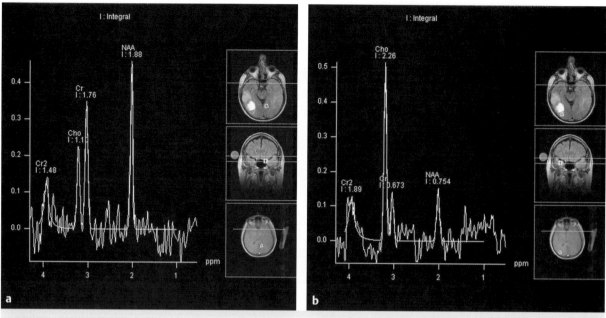

图 3.1　36 岁间变性星形细胞瘤患者的磁共振波谱　（a）对侧正常组织，N- 乙酰天冬氨酸（NAA）峰值最高，代表正常神经组织；其次是肌酸（Cr）峰，代表能量代谢；胆碱（Cho）峰在正常组织中较低，因为正常组织没有大量的细胞膜更新。正常谱线中不显示乳酸峰和脂质峰。（b）肿瘤的特点是 Cho 峰升高，表明细胞膜更新率较高。因正常神经组织被肿瘤组织取代，NAA 峰降低或缺失。肿瘤的恶性程度越高，NAA 峰降低越明显，并出现代表无氧酵解的乳酸峰和脂质峰

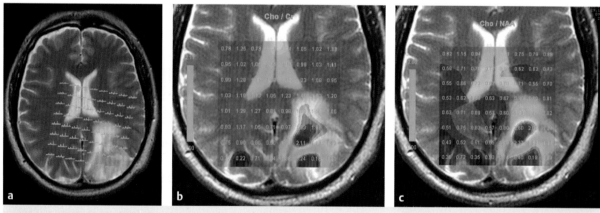

图 3.2　间变性星形细胞患者的波谱成像 [化学位移成像（CSI）]　T2 加权（a）显示左顶枕叶一不均质肿瘤。胆碱（Cho）与肌酸（Cr）比值（b）或 Cho 与 N- 乙酰天冬氨酸（NAA）比值（c）的 CSI 图显示肿瘤前部的热区，表明此处的肿瘤组织具有高增殖性和侵袭性

区分肿瘤性病变和瘢痕组织对患者之后的治疗有重要意义。Vuori 等[6] 使用 MRS 研究癫痫患者 MRI 扫描发现的皮质病灶，通过代谢物比例分析，将病灶核心的代谢物信号与对侧半卵圆中心和对照组的相应部位进行比较，分别获得 NAA、Cho 和 Cr 的变化。研究纳入了 10 例低级别胶质瘤（3 例少突胶质细胞瘤、3 例少突星形细胞瘤、3 例星形细胞瘤和 1 例毛细胞型星形细胞瘤）和 8 例局灶性皮质发育畸形（5

例局灶性皮质发育不良和 3 例胚胎发育不良性神经上皮瘤）。研究者发现，低级别胶质瘤的 NAA 降低和 Cho 升高较皮质发育畸形更显著。MRS 也能够鉴别胶质瘤的亚型。

Law 等[9] 的一项研究联合使用 MRS 和后文所述的磁共振灌注，与传统的对比增强 MRI 相比，这两种方法在肿瘤的分级上都有更高的灵敏度和阳性预测值。众所周知，高级别恶性肿瘤中有相当一部分并不会引起血脑屏障破

坏，反之亦然。对活检计划和治疗决策及治疗方案来说，从那些形态学上常表现为同质性的肿瘤中确定出级别最高的部分十分必要。研究者也提供了诊断高级别肿瘤的代谢物比值的阈值。回顾文献，考虑到 MRS 技术在选择回波时间（echo time，TE）和确定代谢物比值方法等方面的不同，表明研究[1.7] 所获得的 Cho ∶ Cr 和 Cho ∶ NAA 平均最大比值及 NAA ∶ Cr 平均最小比值对鉴别高级别和低级别胶质瘤与此前发表的研究数据相当。

与许多功能性技术一样，标准化的数据采集和后处理是 MRS 面临的挑战之一。在数据

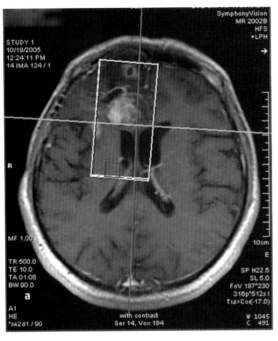
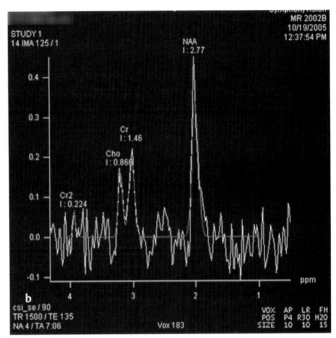
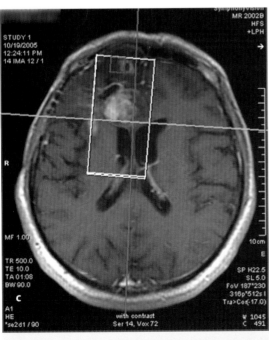
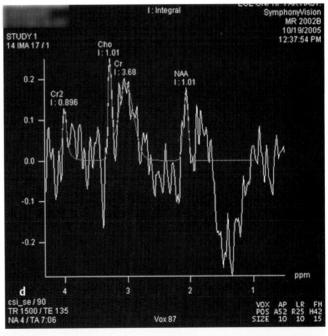

图 3.3　高级别胶质瘤患者放疗后的磁共振波谱（MRS）　患者手术和放疗后的随访使用二维化学位移成像（CSI）MRS。取样框置于正常脑组织区域（a）（体素以 CSI 取样框中的蓝色方块表示）。显示为正常的脑 MRS（b）。取样框置于前部的小环形强化病灶。（c）获得的波谱显示，所有代谢产物水平下降，使用中等的回波时间（TE=135ms）于 1.3ppm（d）（编者注：此处原图为 ppm，为便于读者阅读，仍旧保留此单位）处可见明显倒置的乳酸双峰（d）。这一区域代表放射性坏死

采集时应当使用相同的 TE，同时还应获取病灶对侧正常的脑白质数据。在 MRS 的长 TE 和短 TE 的对比研究中发现，短 TE 对肿瘤的分类能力略优于长 TE[10-11]。根据 Majos 等的研究，长 TE 采集只对脑膜瘤的分类有利[12]。

现代扫描设备使用的技术可测量多个体素的波谱数据。二维或三维 MRS（2D 或 3D CSI）能够从多个小体素中采集数据，提供更多关于病变异质性的详细信息（图 3.2）。体素信息可用来计算代谢物的比例，并可将其进行彩色编码，叠加在解剖图像上，以便更好地观察（例如肿瘤内的热点）。

MRS 在脑肿瘤的随访评估方面很具前景。肿瘤体积和对比增强范围的扩大常常是肿瘤进展的表现，但也可反映治疗引起的变化。同理，术后改变也是如此。在治疗后的组织中常可观察到微出血灶，从而导致局部磁场不均匀，这是 MRS 的一个技术难题（图 3.3）。然而，通过分析代谢物的比例，MRS 可为常规 MRI 扫描上的病变提供有关病变范围和性质的补充信息（图 3.3）。与治疗效应区相比，肿瘤区 Cho 与正常 Cr 的比值常明显升高。事实上，治疗效应一般是通过所有细胞内 Cho、Cr 和 NAA 的代谢物峰显著降低来反映的。然而，如果病灶组织学较混杂，坏死和肿瘤都存在，那么仅靠 MRS 或许不能帮助我们做出准确的判断。由于这种异质性和较低的空间分辨率，MRS 显示的 Cho 和 NAA 波峰低于正常范围可能提示不同的组织学变化，包括放射性坏死、胶质细胞增生、巨噬细胞浸润以及包含一些肿瘤的混合组织。选择合适的体素位置并结合其他影像和临床表现来解释结果，对于区别肿瘤和治疗相关改变至关重要。此外，进一步的研究还需要使用图像引导采集组织来验证影像和生物学的相关性。

3.3　脑肿瘤对比增强灌注磁共振成像

目前可使用 MRI 的几种技术来评估灌注的情况，这些技术被称为灌注加权成像（perfusion-weighted imaging，PWI），主要应用于 3 个领域：鉴别诊断、活检计划和治疗监测[13]。在神经肿瘤方面，最常用的灌注评价技术是首过动态磁敏感加权对比增强（dynamic susceptibility-weighted contrast-enhanced，DSC）MR 平面回波成像，它采用的是造影剂稀释理论模型[14-15]。新的灌注成像方法如动脉自旋标记（arterial spin labeling，ASL）不需要外源性造影剂，而使用血液作为内源性造影剂[16]。由于脑肿瘤成像时要常规注入造影剂，所以多数临床中心倾向于使用 DSC-MRI（使用相同的造影剂）来进行灌注成像。

由于缺乏特征性，有时常规 MRI 不能鉴别胶质母细胞瘤、孤立性转移瘤、中枢神经系统淋巴瘤或其他肿瘤，因此，新的成像方法如灌注 MRI 将发挥越来越重要的作用。文献中的研究结果（研究的患者数都相对较少）表明，DSC-MRI 灌注已被证明是胶质瘤（图 3.4）、中枢神经系统淋巴瘤和孤立性转移瘤治疗前检查的一个很有用的诊断工具，对鉴别肿瘤性病变与感染、肿瘤样脱髓鞘也同样有效[15,17-19]。大量关于脑肿瘤鉴别的研究发现，与波谱成像和动态对比增强（dynamic contrast-enhanced，DCE）PWI 相比，DSC-MRI 灌注在胶质瘤分级（图 3.4）、提供随访信息（图 3.5）以及区分胶质瘤和其他原发或继发性肿瘤中有较高的诊断价值[19]。

几项研究显示，和中枢神经系统淋巴瘤相比，胶质母细胞瘤有明显更高的肿瘤灌注，以相对脑血容量（relative cerebral blood volume，rCBV）1.4 为阈值，获得的灵敏度、特异性、阳性预测值和阴性预测值分别为 100%、50%、90% 和 100%。采用动脉自旋标记技术显示，淋巴瘤的相对脑血流量（relative cerebral blood flow，rCBF）明显低于高级别胶质瘤（图 3.6）。

在常规 MRI 上，孤立性转移瘤与原发性高级别胶质瘤有时具有相似的特征，但 MRI 灌注成像和 MRS 能将两者区分开[19-20]。尽管瘤体内代谢物比例、rCBV 或 rCBF 无法鉴别孤立性转移瘤和原发性高级别胶质瘤，但通过分析瘤周的 T2 加权高信号区域可以区分高级别胶质瘤和转移瘤，因为胶质母细胞瘤周无强化 T2 加权高信号区域的脑血容量显著高于转移瘤。因此，在鉴别胶质瘤与转移瘤时，瘤周高灌注高度特异地代表胶质瘤；或在脑膜瘤的鉴别中代表 WHO Ⅲ 级脑膜瘤。因此，相比传

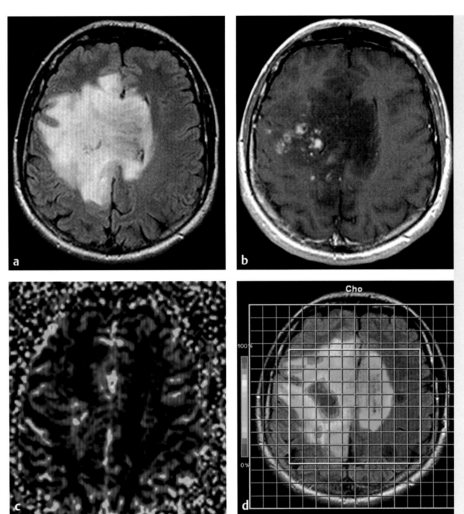

图 3.4　间变性星形细胞瘤患者（WHO Ⅲ 级）MRI 检查　包括磁共振波谱（MRS）与动态磁敏感对比（DSC）灌注 MRI。液体衰减反转恢复（FLAIR）序列（a）显示一个巨大的跨越中线的浸润性肿瘤。造影剂注入后（b）在肿瘤的右侧出现多发不均匀强化区，代表血脑屏障的破坏。DSC 灌注的相对脑血容量图（c）显示与肿瘤强化区一致的灌注升高区。化学位移成像（CSI）中的胆碱（Cho）（d）证实该区域的增殖比其他肿瘤区更强

统 MRI 上显示的模糊解剖学边界，PWI 能更确切地显示肿瘤的范围。

　　胶质瘤的准确分级有重要的临床意义，因为高级别胶质瘤术后常需给予辅助性治疗，而低级别胶质瘤则不需要。作为金标准的组织病理学依赖于活检采样，而在异质性肿瘤中存在固有的抽样误差，因此也带来了一定的局限性。一些研究报道[17]，高级别胶质瘤的相对局部脑血容量和脑血流量值较低级别胶质瘤高，而胶质母细胞瘤在所有级别的胶质瘤中灌注最高。但是，在高、低级别胶质瘤之间的肿瘤灌注有明显的重叠，这可能是胶质瘤固有的异质性或活检采样误差引起的。这种重叠导致特异性降低，尤其是在鉴别 WHO Ⅲ 级和 Ⅱ 级胶质瘤的时候。因此，PWI 在对个体患者做特异性诊断时具有一定的局限性，但在指导活检取材方面具有重要的临床价值，因为胶质瘤可能存在异质性，高级别成分可能散布于低级别成分之中。虽然 PWI 在肿瘤鉴别上的诊断性能优于常规

MRI，但还无法取代活检和组织学的确诊，现代治疗方案还要考虑肿瘤细胞的基因突变。

　　除了指导穿刺活检之外，PWI 在低级别胶质瘤的治疗监控方面也有巨大的优势（图 3.5）。当肿瘤的血脑屏障完整时，对灌注进行有效的定量评价是可行的。在血脑屏障破坏的情况下，造影剂从肿瘤血管渗漏会导致肿瘤的脑血容量值被低估[20]。在低级别胶质瘤中，相对局部脑血流量的测定可用于预测临床反应。最近一项研究发现，随访中进展较快的低级别胶质瘤（平均进展时间为 245d）的脑血容量明显高于肿瘤稳定者（平均进展时间为 4620d）。该作者认为相对局部脑血容量值 > 1.75 表明有恶性转化的倾向[21]。出现这一结果可能的原因是——如在活检中一样——PWI 显示的局部区域内低级别胶质细胞瘤尚未引起血脑屏障的破坏，在常规 MRI 上出现强化。这同样适用于放疗后的低级别胶质瘤。PWI 还发现了一组肿瘤脑血容量更高、无进展生存期更短的患者[22]。因此，

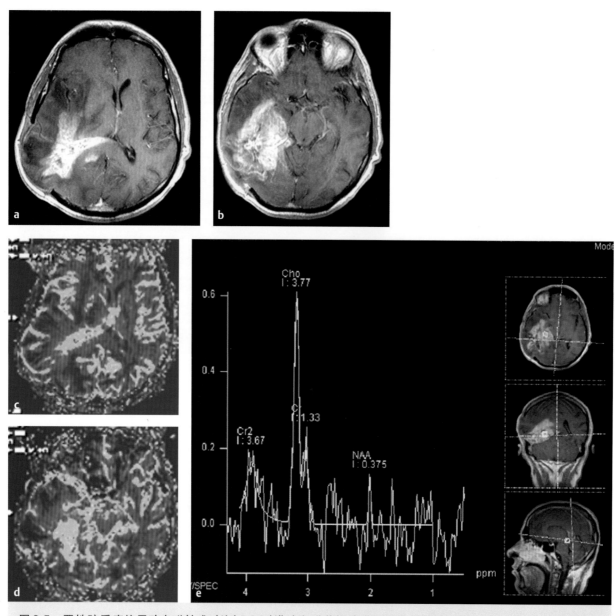

图3.5 恶性胶质瘤使用动态磁敏感对比（DSC）灌注和磁共振波谱（MRS）的随访评价　强化后T1加权像（a、b）示大脑右半球内显著强化区域。相应层面的DSC灌注加权成像（PWI）的相对脑血容量图（c、d）显示强化区内高、低灌注同时存在。高灌注区代表肿瘤复发，而强化的低灌注区代表治疗相关的变化。高灌注区的MRS显示胆碱（Cho）峰显著升高，N-乙酰天冬氨酸（NAA）峰明显降低，与肿瘤复发相符（e）

PWI能比常规MRI更有效地预测放疗后的预后。此外，在胶质瘤经抗血管生成治疗后，与常规MRI测定体积相比，PWI显示了更好的预测治疗结局的潜力[23]。对于其他脑内病变，如脑转移瘤[24-25]，PWI也显示能比肿瘤体积更好地预测治疗结局。脑血容量的降低高度提示有治疗反应，而脑血容量升高则预示治疗无反应。在脑外病变，如脑膜瘤中，动态对比增强MRI（dynamic contrast-enhanced MRI，DCE-MRI）可能是替代DSC-MRI监测治疗的优选

方案，因为它不像DSC-MRI那样易产生由骨和空气所致的磁敏感伪影。

总之，通过提供正常或异常大脑局部微血管变化图，PWI比常规MRI有更高的预测价值。由于相对较短的成像和数据处理时间以及使用标准剂量的造影剂，PWI很容易被整合作为颅内占位性病变常规临床评价的一部分。因此，PWI结合常规MRI应作为脑肿瘤的诊断和治疗前、治疗中及治疗后监测的一种检查方法。在某些情况下，结合不同的灌注MRI技术——

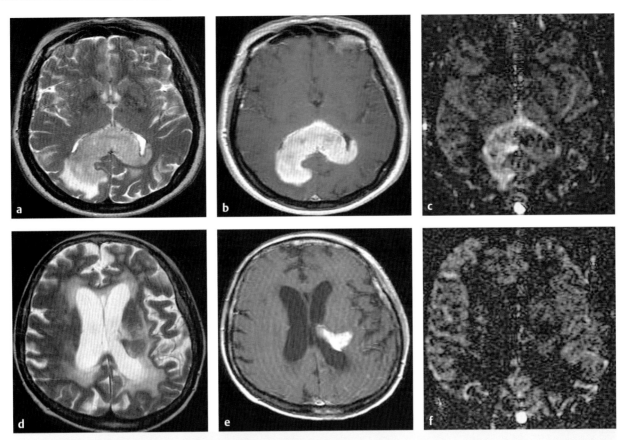

图 3.6　胶质母细胞瘤（a~c）和淋巴瘤（d~f）患者的 MRI 检查　在 T2 加权像（a、d）上，两者均显示为较大的肿瘤伴周围水肿和浸润特性。两种肿瘤均表现为明显匀称强化（b、e）。肿瘤在动脉自旋标记灌注上明显不同，胶质母细胞瘤呈高灌注（c），淋巴瘤灌注正常或偏低（f）

主要是 DCE-MRI 和 DSC-MRI——可能是有益处的，可以对疾病的病理有更全面的了解。

3.4　动态对比增强 MRI（DCE-MRI）

DCE-MRI 是第二种最常用的灌注评价方法，通过动态采集注射细胞外低分子量 MRI 造影剂前、中、后的系列图像进行。由此获得的肿瘤信号强度可以反映肿瘤灌注、血管通透性和血管外 / 细胞外间隙等情况[26-27]。

该技术已被用于研究一系列的临床肿瘤学问题，包括脑肿瘤特征的检测、准确的分期、治疗反应评估[28,30]以及随访，特别是现代抗血管生成治疗后的随访。DCE-MRI 测量血管通透性及其异常，而微血管密度只能提供组织微血管组织的病理组织学部分的信息。此外，肿瘤的微血管密度有异质性的特点，并受组织病理取样部位的限制，一般表示为热点值。在肿瘤的诊断过程中，微血管被发现与预后因素，如肿瘤级别、微血管密度和血管内皮生长因子

（vascular endothelial growth factor, VEGF）的表达有关，与复发和生存结局也有关系[31]。

此外，在治疗期间的随访研究中，DCE-MRI 的变化显示与临床结局相关[32]，提示 DCE-MRI 可作为一项预测指标。

与传统的强化 MRI（静态 T1 加权强化）只在一个时间点上成像不同，DCE-MRI 能更全面地描绘肿瘤内造影剂流入、流出的动力学变化，从而让我们能更加深入地在微血管水平了解肿块的组织学特性。

在药物开发（特别是抗血管生成药物试验开展以来）中，迫切需要确定一种生物标志来无创性地评价动物和人体研究中肿瘤的微血管特性，而 DCE-MRI 看起来在这一方面是一种最具吸引力的成像生物标志。

DCE-MRI 提供的信息可用于改善活检和治疗计划（图 3.7），也可用来监测治疗干预（例如化疗或放疗）。事实证明，动态信息能反映血管生成状况和肿瘤的异质性（图 3.8）。

Shiroishi 等研究发现，放疗前和放疗期间

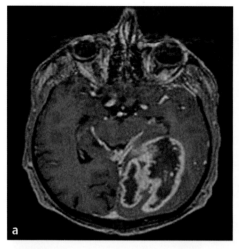

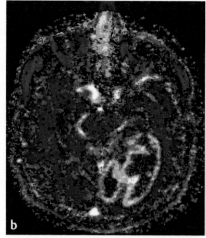

图 3.7 恶性胶质瘤患者的动态对比增强 MRI（DCE-MRI）灌注检查 T1 对比增强 MRI（a）示肿瘤位于枕叶和顶叶，中央坏死，边缘呈均匀环状强化。DCE-MRI 的药代动力学图（b）显示肿瘤异质性更明显，存在高低不等的增殖和血管分布区

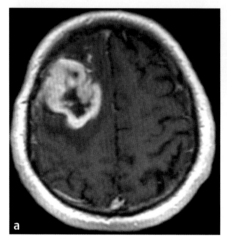

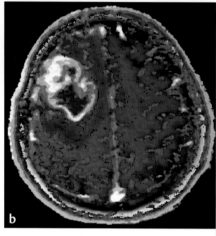

图 3.8 恶性胶质瘤患者的动态对比增强 MRI（DCE-MRI）灌注检查 T1 对比增强 MRI（a）示肿瘤位于右侧额叶，中央坏死，边缘呈均匀环状强化。靶向穿刺活检时，根据药代动力学图（b）对肿瘤不同部位的组织进行取样。组织学显示病灶前部血管密度更高，并有更高的血管生长因子，如血管内皮生长因子和肝细胞生长因子（HGF）表达

行 DCE-MRI 有助于在结构改变之前发现病变的特征性改变，并预测治疗反应[32]。

此外，DCE-MRI 结合 DSC-MRI 有助于评估功能性的肿瘤反应，这与 WHO 胶质瘤分级的要求相符，还有助于区别胶质瘤和其他脑肿瘤[33-34]。

血管通透性和 VEGF/ 血管通透性因子（vascular permeability factor, VPF）（VEGF/VPF）的存在是除血管生成外重要的脑肿瘤生长介质，基于此，联合应用不同的 MRI 灌注和通透性测量能以创伤最小的方式测量这些重要的病理生理参数，并将其与这些重要的标志如 VEGF 关联起来。由于 DSC-MRI T2* PWI技术更容易实现和进行后处理，因此大多数临床医生和研究人员目前更倾向于使用该技术进行脑肿瘤灌注 MRI。

有研究证明，DCE-MRI 对评价脑膜瘤也有价值。脑膜瘤是最常见的非胶质原发性肿瘤和最常见的颅内脑外肿瘤。几乎所有的脑膜瘤

在注入造影剂后都特征性地表现为快速明显强化[35]。然而，强化程度并不能区分典型和非典型肿瘤。Yang 等[34]报道，DCE 获得的交换率参数可用于区分典型与非典型脑膜瘤，且不依赖于强化表现，其他评估参数未显示有统计学差异。虽然脑膜瘤通常生长缓慢，但其对放疗的反应往往难以评估，DCE-MRI 结果显示其有望用于放疗反应的评价。治疗后很容易测量肿瘤体积的变化，从而显示出肿瘤的改变，但不能提供肿瘤微循环的信息。这些额外的信息可通过 DCE-MRI 技术进行药代动力学分析进行评估。

3.5 扩散加权成像及扩散张量成像

扩散加权成像（diffusion weighted imaging, DWI）常规应用于脑梗死和感染性疾病的评价。DWI 和扩散张量成像（diffusion tensor imaging, DTI）在脑肿瘤的诊断和监测方面发挥着重要作用[36]。胶质瘤的信号从高、等到低

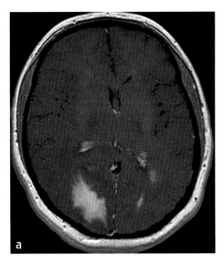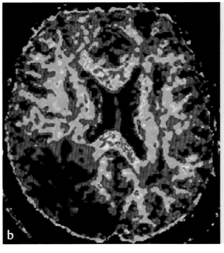

图 3.9　恶性胶质瘤患者的扩散加权成像（DWI）　右侧顶枕区肿瘤不均匀强化（a），在 DWI 的表观扩散系数（ADC）图上呈低信号（b）。ADC 降低与细胞密度升高有关

信号不等。扩散信号主要取决于病变的细胞构成，也受到坏死程度、含水量和出血的影响。多数胶质瘤在 DWI 上呈高信号，表观扩散系数（apparent diffusion coefficient, ADC）降低（图3.9）。对于某个具体病例，ADC 值不能用来可靠地区分胶质瘤类型[37-39]。Kono 等[36]的研究中，联合使用常规图像和 ADC 值可获得最高的预测值。Gauvain 等[39]研究发现，通过测量 ADC 值，低级别胶质瘤和胚胎性肿瘤显示出明显的区别，但仍无法区分胶质瘤和瘤周水肿[41]。转移瘤病灶中的非坏死成分的信号强度在 DWI 上差异较大[40]。坏死成分在 DWI 上显示为明显的低信号及 ADC 值升高，这可能与自由水分子增多有关。DWI 上高信号和 ADC 值降低的病灶少见，但可能在出血的病变中出现[41]。

其他脑肿瘤在 DWI 上的信号强度也是变化多样的，无法用来鉴别良恶性病变。但有一些研究报道，非典型或恶性脑膜瘤的信号比典型脑膜瘤更强[42]。

淋巴瘤在 DWI 上呈典型的高信号[43]。然而，由于其他实体肿瘤信号强度的多变性，依据 DWI 来鉴别淋巴瘤与转移瘤或胶质肿瘤还是难以实现。

DWI 在表皮样肿瘤的评价中有明确的作用。因为这些肿瘤很难用传统的成像技术准确地发现和描绘，但它们在 DWI 上呈明显高信号，很容易与其他病变，特别是蛛网膜囊肿进行鉴别[44]。表皮样囊肿和蛛网膜囊肿在 DWI 上的鉴别诊断简单明了。表皮样囊肿呈高信号，而蛛网膜囊肿呈低信号。

扩散实际上是一个三维进程，组织内分子的运动是各向异性的，如在脑白质中。DTI 可以充分提取、描述并利用扩散各向异性效应，提供更加丰富的组织微结构细节。最先进的应用当然是大脑的纤维束示踪（图 3.10），它与其他的功能性 MRI 技术相结合，可能为重要的神经连接问题打开了一扇窗。DTI 技术也可用来显示多种疾病（包括卒中、多发性硬化、诵读障碍和精神分裂症）的细微异常，目前已用于许多常规的临床规程。

DTI 最近被证明是评估颅内肿瘤的有效诊断工具[45-46]。Lu 等[44]近期的一项研究指出，瘤周扩散张量指标不能用来区分脑内和脑外病变，也不能用于术前确定胶质瘤级别。然而，

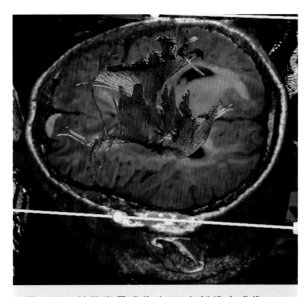

图 3.10　扩散张量成像（DTI）纤维束成像　双侧的皮质脊髓束显示并叠加在三维解剖图像上。一侧大脑半球的肿瘤向前压迫在同侧皮质脊髓束上。皮质脊髓纤维束未见破坏

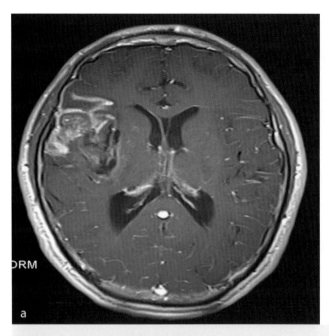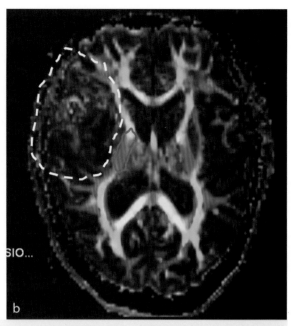

图3.11　纤维束成像在手术计划中的应用　轴位T1加权强化图像示右侧额叶不均匀强化肿瘤（b图中白线勾画区域），看起来非常接近内囊后肢（a）。扩散张量成像（DTI）后获得的轴位彩色编码部分各向异性图显示通过内囊后肢的皮质脊髓束是完整的（b中的红线勾画区），但十分靠近肿瘤，这对制订手术方案十分重要

有报道指出，瘤周DTI指标对区分胶质瘤和孤立性脑内转移灶有帮助。此外，该方法还能区分假定的肿瘤浸润性水肿和单纯由细胞外水组成的血管源性水肿。DTI的这些功能在当前的诊断中是很有用的，可以想象将来会有更广泛的应用。

Stieltjes等[45]采用基于概率的体素分类模型对DTI参数进行独立于使用者的分析。此定量评价方法被证明在健康对照和患者中均具有高度的可重复性。使用这种定量评价方法对胼胝体中纤维的完整性进行测量，与常规成像比较，部分各向异性的描绘为原发性脑肿瘤的浸润范围提供了更多的信息（图3.11）。这会为原发性脑肿瘤患者可疑对侧病灶的性质提供额外信息。结果表明，DTI参数不仅具有可重复性，而且对评价原发性脑肿瘤的对侧扩散有重要影响。最近的一项研究也证明，该方法能使研究者预测胶质瘤的复发模式[47]。

（杨　玲　牛　晨　译，张　明　审校）

参考文献

[1] Alger JR, Frank JA, Bizzi A, et al. Metabolism of human gliomas: assessment with H-l MR spectroscopy and F-18 fluorodeoxyglucosePET. Radiology, 1990, 177: 633–641

[2] Negendank WG, Sauter R, Brown TR, et al. Proton magnetic resonance spectroscopy in patients with glial tumors: a multicenter study. J Neurosurg, 1996, 84: 449–458

[3] Meyerand ME, Pipas JM, Mamourian A, et al. Classification of biopsy-confirmed brain tumors using single-voxel MR spectroscopy. AJNR Am J Neuroradiol, 1999, 20: 117–123

[4] Dowling C, Bollen AW, Noworolski SM, et al. Preoperative proton MR spectroscopic imaging of brain tumors: correlation with histopathologic analysis of resection specimens. AJNR Am J Neuroradiol, 2001, 22: 604–612

[5] Demaerel P, Johannik K, Van Hecke P, et al. Localized 1 H NMR spectroscopy in fifty cases of newly diagnosed intracranial tumors. J Comput Assist Tomogr, 1991, 15: 67–76

[6] Vuori K, Kankaanranta L, H?kkinen AM, et al. Low-grade gliomas and focal cortical developmental malformations: differentiation with proton MR spectroscopy. Radiology, 2004, 230: 703–708

[7] Wilson M, Cummins CL, Macpherson L, et al. Magnetic resonance spectroscopy metabolite profiles predict survival in paediatric brain tumours. Eur J Cancer, 2013, 49: 457–464

[8] NorfrayJF, Darling C, Byrd S, et al. Short TE proton MRS and neurofibromatosis type 1 intracranial lesions. J Comput Assist Tomogr, 1999, 23: 994–1003

[9] Law M. MR spectroscopy of brain tumors. Top Magn

Reson Imaging, 2004, 15: 291–313

[10] Delorme S, Weber MA. Applications of MRS in the evaluation of focal malignant brain lesions. Cancer Imaging, 2006, 6: 95–99

[11] Galanaud D, Nicoli F, Chinot O, et al. Noninvasive diagnostic assessment of brain tumors using combined in vivo MR imaging and spectroscopy. Magn Reson Med, 2006, 55: 1236–1245

[12] Majós C, Julià-Sapé M, Alonso J, et al. Brain tumor classification by proton MR spectroscopy: comparison of diagnostic accuracy at short and long TE. AJNR Am J Neuroradiol, 2004, 25: 1696–1704

[13] Provenzale JM, Mukundan S, Barboriak DP. Diffusion-weighted and perfusion MR imaging for brain tumor characterization and assessment of treatment response. Radiology, 2006, 239: 632–649

[14] Cha S, Knopp EA, Johnson G, et al. Intracranial mass lesions: dynamic contrast-enhanced susceptibility-weighted echo-planar perfusion MR imaging. Radiology, 2002, 223: 11–29

[15] Essig M, Nguyen TB, Shiroishi MS, et al. Perfusion MRI: the five most frequently asked clinical questions. AJR Am J Roentgenol, 2013, 201: W495–510

[16] Barbier EL, Lamalle L, Décorps M. Methodology of brain perfusion imaging. J Magn Reson Imaging, 2001, 13: 496–520

[17] Law M, Yang S, Wang H, et al. Glioma grading: sensitivity, specificity, and predictive values of perfusion MR imaging and proton MR spectroscopic imaging compared with conventional MR imaging. AJNR Am J Neuroradiol, 2003, 24: 1989–1998

[18] Weber MA, Zoubaa S, Schlieter M, et al. Diagnostic performance of spectroscopic and perfusion MRI for distinction of brain tumors. Neurology, 2006, 66: 1899–1906

[19] Uematsu H, Maeda M. Double-echo perfusion-weighted MR imaging: basic concepts and application in brain tumors for the assessment of tumor blood volume and vascular permeability. Eur Radiol, 2006, 16: 180–186

[20] Law M, Oh S, Babb JS, et al. Low-grade gliomas: dynamic susceptibility-weighted contrast-enhanced perfusion MR imaging-prediction of patient clinical response. Radiology, 2006, 238: 658–667

[21] Fuss M, Wenz F, Essig M, et al. Tumor angiogenesis of low-grade astrocytomas measured by dynamic susceptibility contrast-enhanced MRI (DSC-MRI) is predictive of local tumor control after radiation therapy. Int J Radiat Oncol Biol Phys, 2001, 51: 478–482

[22] Thompson EM, Guillaume DJ, Dósa E, et al. Dual contrast perfusion MRI in a single imaging session for assessment of pediatric brain tumors. J Neurooncol, 2012, 109: 105–114

[23] Essig M, Waschkies M, Wenz F, et al. Assessment of brain metastases with dynamic susceptibility-weighted contrast-enhanced MR imaging: initial results. Radiology, 2003, 228: 193–199

[24] Weber MA, Thilmann C, Lichy MP, et al. Assessment of irradiated brain metastases by means of arterial spin-labeling and dynamic susceptibility-weighted contrast-enhanced perfusion MRI: initial results. Invest Radiol, 2004, 39: 277–287

[25] Brix G, Semmler W, Port R, et al. Pharmacokinetic parameters in CNS Gd-DTPA enhanced MR imaging. J Comput Assist Tomogr, 1991, 15: 621–628

[26] Tofts PS, Kermode AG. Measurement of the blood-brain barrier permeability and leakage space using dynamic MR imaging. 1. Fundamental concepts. Magn Reson Med, 1991, 17: 357–367

[27] Padhani AR, Husband JE. Dynamic contrast-enhanced MRI studies in oncology with an emphasis on quantification, validation and human studies. Clin Radiol, 2001, 56: 607–620

[28] Awasthi R, Rathore RK, Soni P, et al. Discriminant analysis to classify glioma grading using dynamic contrast-enhanced MRI and immunohistochemical markers. Neuroradiology, 2012, 54: 205–213

[29] Weber MA, Henze M, Tüttenberg J, et al. Biopsy targeting gliomas: do functional imaging techniques identify similar target areas? Invest Radiol, 2010, 45: 755–768

[30] de Lussanet QG, Langereis S, Beets-Tan RG, et al. Dynamic contrast-enhanced MR imaging kinetic parameters and molecular weight of dendritic contrast agents in tumor angiogenesis in mice. Radiology, 2005, 235: 65–72

[31] Giesel FL, Bischoff H, von Tengg-Kobligk H, et al. Dynamic contrast-enhanced MRI of malignant pleural mesothelioma: a feasibility study of noninvasive assessment, therapeutic follow-up, and possible predictor of improved outcome. Chest, 2006, 129: 1570–1576

[32] Shiroishi MS, Booker MT, Agarwal M, et al. Posttreatment evaluation of central nervous system gliomas. MagnReson Imaging Clin N Am, 2013, 21: 241–268

[33] Lacerda S, Law M. Magnetic resonance perfusion and permeability imaging in brain tumors. Neuroimaging Clin N Am, 2009, 19: 527–557

[34] Yang S, Law M, Zagzag D, et al. Dynamic contrast-enhanced perfusion MR imaging measurements of endothelial permeability: differentiation between

atypical and typical meningiomas. AJNR Am J Neuroradiol, 2003, 24: 1554–1559

[35] Stadnik TW, Demaerel P, Luypaert RR, et al. Imaging tutorial: differential diagnosis of bright lesions on diffusion-weighted MR images. Radiographics, 2003, 23: e7

[36] Kono K, Inoue Y, Nakayama K, et al. The role of diffusion-weighted imaging in patients with brain tumors. AJNR Am J Neuroradiol, 2001, 22: 1081–1088

[37] Stadnik TW, Chaskis C, Michotte A, et al. Diffusion-weighted MR imaging of intracerebral masses: comparison with conventional MR imaging and histologic findings. AJNR Am J Neuroradiol, 2001, 22: 969–976

[38] Sugahara T, Korogi Y, Kochi M, et al. Usefulness of diffusion-weighted MRI with echo-planar technique in the evaluation of cellularity in gliomas. J Magn Reson Imaging, 1999, 9: 53–60

[39] Gauvain KM, McKinstry RC, Mukherjee P, et al. Evaluating pediatric brain tumor cellularity with diffusion-tensor imaging. AJR Am J Roentgenol, 2001, 177: 449–454

[40] Krabbe K, Gideon P, WagnP, et al. MR diffusion imaging of human intracranial tumours. Neuroradiology, 1997, 39: 483–489

[41] Hartmann M, Jansen O, Heiland S, et al. Restricted diffusion within ring enhancement is not pathognomonic for brain abscess. AJNR Am J Neuroradiol, 2001, 22: 1738–1742

[42] Johnson BA, Fram EK, Johnson PC, et al. The variable MR appearance of primary lymphoma of the central nervous system: comparison with histopathologic features. AJNR Am J Neuroradiol, 1997, 18: 563–572

[43] Chen S, Ikawa F, Kurisu K, et al. Quantitative MR evaluation of intracranial epidermoid tumors by fast fluid-attenuated inversion recovery imaging and echo-planar diffusion-weighted imaging. AJNR Am J Neuroradiol, 2001, 22: 1089–1096

[44] Lu S, Ahn D, Johnson G, et al. Diffusion-tensor MR imaging of intracranial neoplasia and associated peritumoral edema: introduction of the tumor infiltration index. Radiology, 2004, 232: 221–228

[45] Stieltjes B, Schlüter M, Didinger B, et al. Diffusion tensor imaging in primary brain tumors: reproducible quantitative analysis of corpus callosum infiltration and contralateral involvement using a probabilistic mixture model. Neuroimage, 2006, 31: 531–542

[46] Price SJ, Jena R, Burnet NG, et al. Predicting patterns of glioma recurrence using diffusion tensor imaging. Eur Radiol, 2007, 17: 1675–1684

[47] FinkJR, Carr RB, Matsusue E, et al. Comparison of 3 Tesla proton MR spectroscopy, MR perfusion and MR diffusion for distinguishing glioma recurrence from posttreatment effects. J Magn Reson Imaging, 2012, 35: 56–63

第 4 章　灌注成像：动态磁敏感对比磁共振灌注成像

Marco Essig, Josep Puig, Cem Calli

4.1　引　言

磁共振成像（MRI）是脑肿瘤患者诊疗过程中常用的影像学检查方法。由于其优良的组织对比及对解剖细节的良好显示，MRI 在中枢神经系统肿瘤的诊断工作中具有至关重要的作用，包括发现病变以及鉴别诊断。但仅采用常规 MRI 技术很难对肿瘤的恶性潜能进行评估，尤其是常规成像所能评估的肿瘤组织血供及血脑屏障完整性相关特征对于评价肿瘤的恶性程度或恶性潜能而言，只是一些轻度特异性指标。其他特征只能采用现代功能成像或生理成像技术评估。比如，与胶质瘤级别升高相关的肿瘤血管生成程度，高级别胶质瘤即可表现为血管生成标志物水平升高及新生血管增多。

这一信息亦可被用来改良治疗决策及方案，尤其是在调整治疗方案方面。

患者经过治疗后，功能成像技术可用于病情监测，并可鉴别治疗相关效应与肿瘤相关改变，后者可出现新生血管，而治疗相关效应表现为血脑屏障破坏但无新生血管。

在前面章节中提到的功能成像技术中，磁共振灌注成像最适用于评价肿瘤血管生成特征相关的特异性病理生理参数[1-2]。

一般来说，灌注可使用 3 种不同的 MRI 技术来评价，即动态磁敏感对比（dynamic susceptibility contrast, DSC）、动态对比增强（dynamic contrast-enhanced, DCE）以及动脉自旋标记（arterial spin labeling, ASL）磁共振灌注成像（magnetic resonance perfusion, MRP）。

4.1.1　动态磁敏感对比磁共振灌注成像（DSC-MRP）

DSC-MRP 通过动态连续采集实现，在含

钆对比剂团首次通过感兴趣区时，采用一系列重 T2 或 T2* 加权 MRI 扫描进行连续监测。

外源性示踪剂造成的信号（磁场）变化可引起组织信号短暂性的显著降低。根据 1994年 Rempp 等[3] 首次描述的原理，每个像素内的信号信息可转换为对比剂的浓度–时间曲线。

根据指示剂稀释理论，脑血容量（cerebral blood volume, CBV）及脑血流量（cerebral blood flow, CBF）参数图可从对比剂浓度信息中获得。局部脑血容量及脑血流量值可通过感兴趣区分析或采用其他后处理方法获得[4]。

4.1.2　动态对比增强磁共振灌注成像（DCE-MRP）

DCE-MRP 或药代动力学 MRI 是通过采集注射含钆对比剂前、中、后的系列 T1 加权图像实现的。常用序列包括二维或三维梯度回波成像。所得到的信号强度–时间曲线是组织灌注、血管通透性及血管外–细胞外间隙的综合反映[5-6]。

这种方法能够对强化进行时间分辨分析，从而在微血管水平洞察血脑屏障的完整性。采用药代动力学模型，临床常用的为双室模型（血浆及血管外–细胞外间隙），可得到若干参数：转移常数（transfer constant, K^{trans}）、血管外–细胞外间隙容积分数（fractional volume of the extravascular-extracellular space, v_e）、速率常数（rate constant, kev= K^{trans}/v_e）和血浆容积分数（fractional volume of the plasma space, V_p）[7-8]。

4.1.3　动脉自旋标记磁共振灌注成像（ASL-MRP）

ASL 是一种不使用外源性示踪剂，而将磁

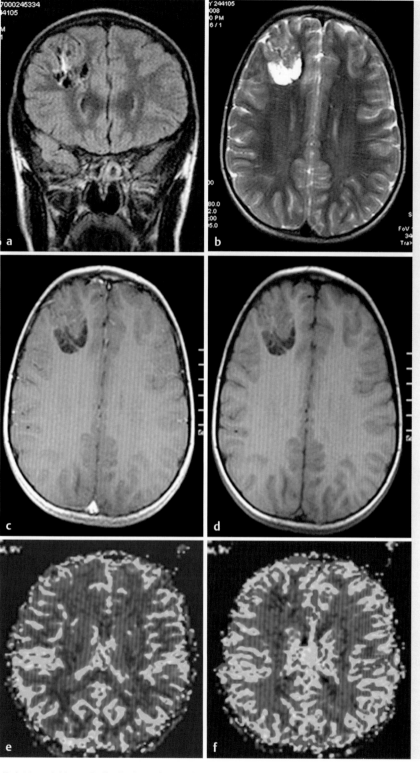

图 4.1　动态磁敏感对比磁共振灌注（DSC-MRP）在鉴别诊断中的应用　冠状位液体衰减反转恢复序列（FLAIR，a）及轴位 T2 加权序列图像（b）示右额叶肿块伴囊性变。在 T1 加权图像（d）上，肿块呈不均匀低信号且静脉注射钆对比剂后病灶未见强化（c）。在 DSC 灌注脑血容量图（e、f）上，病灶与对侧正常脑白质相比呈等或低灌注。手术证实为局灶性脑皮质发育不良

化标记后的血液作为内源性示踪剂的磁共振灌注成像方法。目前已经有多种 ASL 方法。

最佳的组织对比可通过采用长射频脉冲的连续 ASL 获得，其通过连续标记感兴趣区下方层面内的动脉血液水分子使其达到磁化饱和状态[9]。

脉冲式 ASL 在技术上较为简单[10-11]。在某个时间点，使用一个短射频脉冲标记较厚体层的动脉血液水分子，延迟一段时间至标记血液流入感兴趣区组织时进行成像。两种 ASL 方法都只能够获得脑血流量值，而不能获得在肿瘤中最常用的脑血容量值。

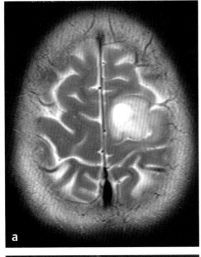
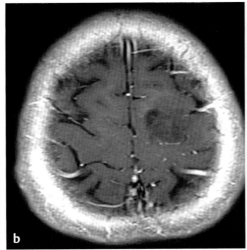
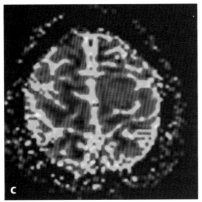

图 4.2 低级别星形细胞瘤的动态磁敏感对比磁共振灌注（DSC-MRP） 患者的左额顶叶肿块疑为星形细胞瘤。T2 加权（a）及 T1 增强（b）图像显示病灶呈均匀信号，未见病理性强化或富血供征象。DSC-MRP（c）示与对侧正常脑白质及灰质相比，病灶区血容量无明显升高。组织学证实为纤维性星形细胞瘤（WHO Ⅱ 级）

本章节内容主要关注 DSC-MRP 在脑肿瘤患者临床诊疗中的应用。

4.1.4 动态磁敏感对比磁共振灌注成像（DSC-MRP）推荐规范

采集用于 DSC-MRP 分析的图像数据不需要特殊的硬件设施。

磁共振仪的场强大小实际上并不影响灌注成像的质量，但必须能够进行平面回波成像。对比剂的磁敏感效应依赖于场强的大小，因此要求在 1.5T 以下场强时使用更高剂量的对比剂。

钆类对比剂静脉团注需在 DSC-MRP 序列开始后延迟约 20s（范围 5~30s）进行。为了使对比剂能够稳定聚集到达脑组织，先前推荐的钆类对比剂最低注射速率为 4mL/s（范围 3~5ml/s）[12]。随后，需以同样的速率注射 25mL（范围 10~30mL）生理盐水冲管以推动对比剂到达心脏。现在使用的 MRI 对比剂剂量达到 0.1mmol/kg 即可满足检查要求 [2]。只有在使用比较旧的 MRI 技术时才推荐使用更高的剂量。在灌注成像同时合并其他对比增强技术如对比

增强磁共振血管成像或 DCE-MRP 时，对比剂整体用量可高于单独灌注成像时的剂量。

按照最新的文献推荐 [1-2]，如果需要同时行 DSC 及 DCE 灌注成像（可在一个 MRI 扫描方案中完成），建议先开始 DSC 序列扫描，接着进行 DCE 序列扫描。首次注射的对比剂有两个功能：第一是可作为预负荷以补偿 DSC 成像时的对比剂漏出，起到校正作用；第二是为计算渗透参数提供动态数据。因为推荐的两次注射之间有约 5~8min 的时间间隔，故而在此间隔内可插入采集扩散加权成像或液体衰减反转恢复（FLAIR）序列。如果同时行 DSC-MRP 及 DCE-MRP 扫描，对比剂应按总量等分为两次注射量，并分别以最少 10mL 生理盐水冲管。

4.1.5 灌注 MRI 的后处理

目前有多种方法可用于分析灌注成像数据，然而尚缺乏后处理的统一标准 [7,13-15]。尽管如此，我们仍可给出一些一般性的建议。后处理方法的选择取决于是要解决常规临床问题

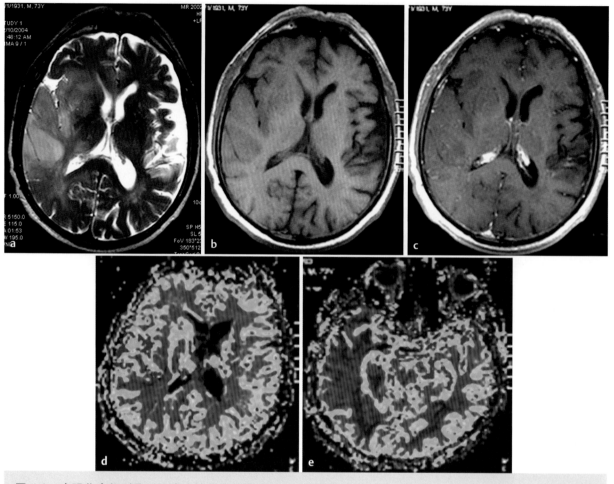

图 4.3　未强化高级别星形细胞瘤的动态磁敏感对比磁共振灌注（DSC-MRP）　轴位 T2 加权图像（a）示右侧大脑半球高信号浸润性病变。在 T1 加权图像上病变呈稍低信号（b），且未见明显强化（c）。尽管常规 MRI 表现提示为低级别浸润性胶质瘤，但 DSC 灌注脑血容量图（d）显示在病变区可见高灌注区（以红色和绿色表示），提示病灶可能是高级别胶质瘤，病变下方蓝色区域表示低灌注（e），这是胶质瘤结构不均匀的典型表现（单个病变内即可包含低级别和高级别肿瘤细胞）。手术证实病变为 WHO Ⅲ 级星形细胞瘤

还是要进行临床研究，临床研究中常需要用半定量甚或定量的方法。在常规临床工作中，只观察彩色参数图即足以检测出正常及异常区域。尽管这种分析方法不能定量评估灌注参数，但在临床上依然十分有用[16]。

如果需要半定量数据，通常人为定义感兴趣区（regions of interest, ROI）放置于感兴趣组织（病变）以及对侧表现正常的脑组织内，或根据病变位置选择表现正常的脑白质或脑灰质[17]。

尽管多点放置 ROI 是最常见的分析方法，但这种方法仍然具有不可避免的主观因素影响，其他一些方法如直方图分析被证实能够提供有意义的灌注参数[18-19]。直方图可以展示出 ROI 的不均一性，缺点是空间特异性不足[20]。反应参数图（parametric response mapping, PRM）

是另一种较为先进的分析方法，其中参数图被配准到系列检查上，对治疗前后进行基于体素的对比[21-22]。

当计算相对脑血容量（rCBV）等以自身对照（如表现正常的脑白质）为基准的参数的总体统计值时，通常不需要确定动脉输入函数（arterial input function, AIF），由此可简化后处理流程。根据 Wetzel、Weber 及其同事的研究，基于彩图，在认为是 rCBV 最高的区域内放置最少 4 个小 ROI，并记录 rCBV 最大值（$rCBV_{max}$），这种方法显示，所得结果的可重复性在同一观察者的每次不同观察及在不同观察者之间都是最好的[23-24]。观察 ROI 所在区域的信号强度 - 时间曲线也可作为一种定性评价方法。曲线下面积增加代表肿瘤，而面积

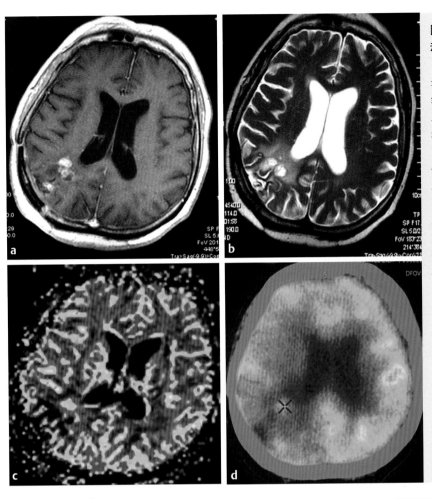

图 4.4　间变性星形细胞瘤的动态磁敏感对比磁共振灌注（DSC-MRP）　一名 60 岁患者，组织学证实为间变性星形细胞瘤。在 T_1 增强序列上肿瘤呈两个明显强化的结节（a），结节周围可见不均匀 T2 高信号区（b）。DSC-MRP 图像示仅位于前部的结节呈高相对脑血容量（c），与正电子发射断层图像上高活性摄取区一致（d）。这一区域的高代谢意味着这是肿瘤更具侵袭性的部分。这些信息有助于改善活检靶点的选择，或可用于适形调强放疗

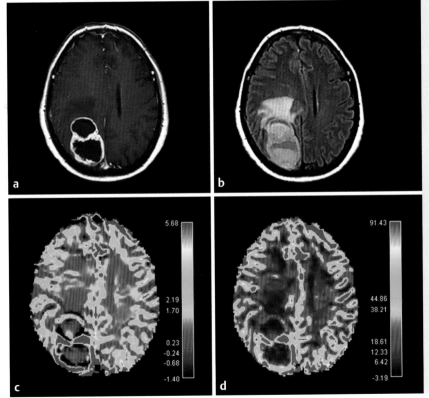

图 4.5　脑转移瘤患者的动态磁敏感对比磁共振灌注（DSC-MRP）　一名 67 岁女性患者，左侧肢体无力。轴位增强 T1 加权图像显示右顶叶肿瘤呈不规则环形强化（a）。液体衰减反转恢复（FLAIR）序列图像（b）显示肿瘤囊腔内坏死部分呈高信号，肿瘤实性部分信号不均，注意周围水肿亦呈高信号。灌注彩色图像示肿瘤边缘升高的相对脑血容量（c）及脑血流量（d）。活检证实为肺癌脑转移

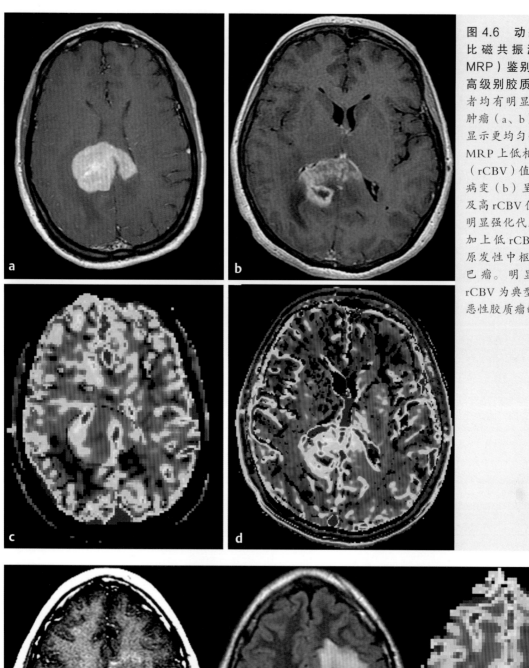

图4.6　动态磁敏感对比磁共振灌注（DSC-MRP）鉴别脑淋巴瘤与高级别胶质瘤　两例患者均有明显强化的脑内肿瘤（a、b）。病变（a）显示更均匀强化及DSC-MRP上低相对脑血容量（rCBV）值（1.3，c）。病变（b）呈现环形强化及高rCBV值（3.9，d）。明显强化代表高渗透性，加上低rCBV是典型的原发性中枢神经系统淋巴瘤。明显强化且高rCBV为典型的间变性或恶性胶质瘤的表现

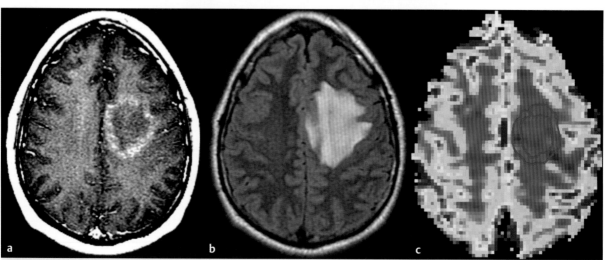

图4.7　动态磁敏感对比磁共振灌注（DSC-MRP）鉴别肿瘤样脱髓鞘　一名45岁患者，左额叶环形强化病灶（a），并可见占位效应及周围水肿（b）。尽管强化程度较低，但基于解剖学成像依然很难与高级别胶质瘤、脑转移瘤或非肿瘤样病变鉴别。DSC-MRP显示该肿瘤呈低灌注，感兴趣区内平均rCBV值为1.1（c）。组织学证实为肿瘤样脱髓鞘病变

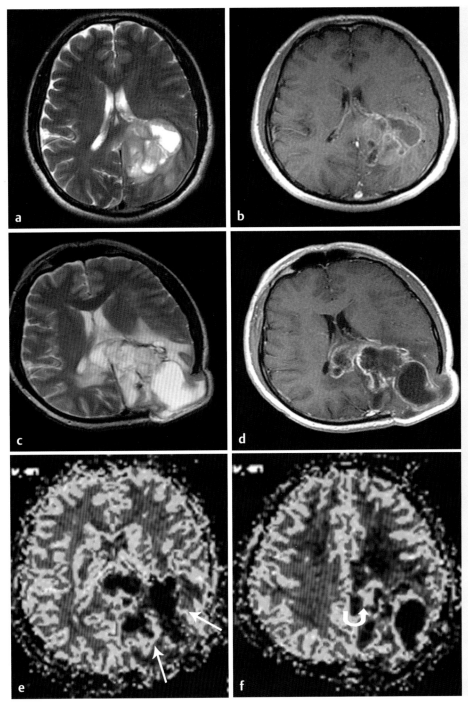

图 4.8 动态磁敏感对比磁共振灌注（DSC-MRP）鉴别肿瘤复发 一名 49 岁男性患者，左顶枕叶 WHO Ⅳ 级星形细胞-胶质母细胞瘤（a、b）。肿瘤切除术后、替莫唑胺化放疗后 6 个月复查，在原肿瘤病灶区可见一囊性肿瘤样病灶向手术后残腔生长（c、d）。尽管大部分原肿瘤病灶区的强化在 DSC-MRP 图像上未呈现高灌注（e、f，箭头），但一些区域可见升高的相对脑血容量（弯曲箭头），而这一区域经正电子发射断层扫描及组织学证实为肿瘤复发

减少代表放射性坏死或非肿瘤成分。绝对定量分析 DSC-MRI 获得的 CBV 和 CBF 需要通过动脉输入函数对组织中对比剂浓度进行去卷积计算。但这种方法尚面临着技术上的难题，也是目前研究的热点 [25-27]。

4.2 灌注在脑肿瘤成像中的价值

近年来，脑肿瘤 MRI 灌注成像的使用已经积累了不少临床经验。MRI 灌注成像在主要的临床决策中都发挥着重要的作用，包括肿瘤检出、鉴别诊断、治疗及治疗后随访等。

这些都基于这样的事实，即 rCBV 值在评估肿瘤血管密度上与传统血管造影结果相关，在评估肿瘤新生血管及肿瘤级别上与组织学评估结果相关 [17,24,28-29]。

除外 rCBV，DSC-MRI 衍生的其他相关参数也被用于脑肿瘤的评估。信号强度恢复分数（percentage of signal intensity recovery, PSR）是一种相对简单的评估微血管通透性

43

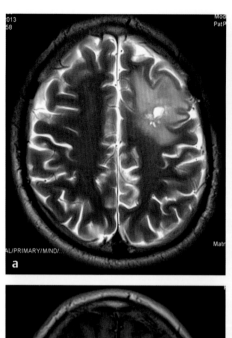
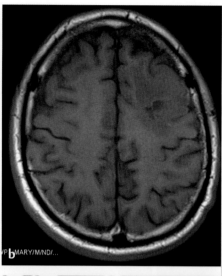
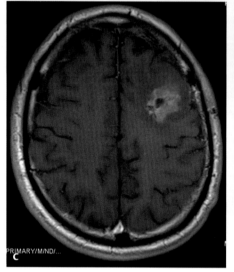
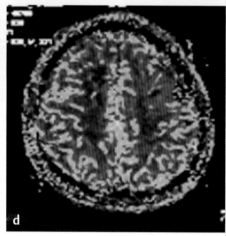

图 4.9 多形性胶质母细胞瘤患者放疗 1 年后的 MRI 轴位 T2 加权图像（a）显示左额叶高信号病灶。静脉注射钆对比剂后病灶有强化（b、c），提示肿瘤复发。但动态磁敏感脑血容量图（d）示病灶强化部分呈现低灌注，符合放射性坏死

的备选参数，可从 DSC-MRI 信号强度 – 时间曲线中获得[30-31]。峰高值是另一种可从 DSC-MRI 信号强度 – 时间曲线中获得的备选参数，与 rCBV 高度相关[32]。

4.3 DSC-MRP 在脑肿瘤患者诊断与鉴别诊断中的应用

4.3.1 胶质瘤分级

除了鉴别恶性及非恶性病变外（图 4.1），许多研究表明胶质瘤级别与 DSC-MRI 的 CBV 值之间有很强的相关性（图 4.2、图 4.3）[18,24,28]。DCE-MRP 的参数同样表现出与胶质瘤级别相关，但 rCBV 与胶质瘤级别之间的相关性更强[33]。文献中的 rCBV 值及阈值各有不同，很可能是由于图像采集、后处理及解释的不同造成的。

Bisdas 等的研究表明，在星形细胞瘤中（不包括含有少突胶质细胞瘤成分的），$rCBV_{max}>4.2$ 通常预示肿瘤复发，$rCBV_{max} \leq 3.8$ 则预示 1 年的生存期[34]。这些数值高于之前 Lev 等（1.5）和 Law 等（1.75）所报道的，这可能与成像技术不同、肿瘤类型不同及方法学的差异有关[33,35]。Law 等研究表明，rCBV 阈值为 1.75 时可不依赖组织病理学结果预测中位进展时间[36]。在低级别胶质瘤的恶变中，rCBV 最早可在常规 MRI 检查显示对比增强前 12 个月即出现升高[37]。

4.3.2 鉴别诊断：原发性胶质瘤与单发脑转移瘤

原发性胶质瘤与单发脑转移瘤的常规影像表现可十分相似，二者的鉴别诊断较为困难。检测肿瘤周围组织的 rCBV 或可提高鉴别此类病变的能力。高级别胶质瘤周围组织的 rCBV

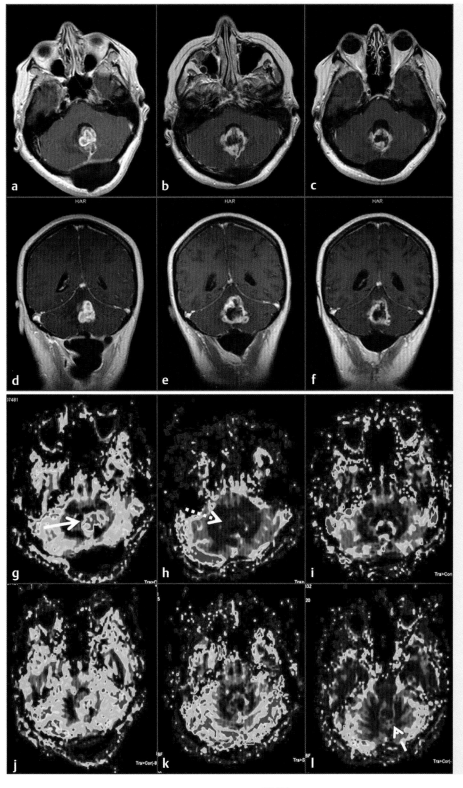

图 4.10 动态磁敏感对比磁共振灌注（DSC-MRP）识别放化疗后假性进展 在联合替莫唑胺化、放疗后，原后颅窝肿瘤（WHO Ⅳ 级星形细胞瘤）（a、d）呈现出明显的体积增大（b、e）。3 个月后复查可见这些变化保持不变（c、f）。在首次复诊后确诊为假性进展。灌注成像可见最初灌注良好的肿瘤（g、j，实线箭头），尽管体积有所增大，但灌注明显减低（h、k，虚线箭头）证实当时已有治疗反应。3 个月后复诊时，肿瘤大小及强化方式未见显著变化（c、f）。灌注模式亦稳定呈低灌注（i、l，短箭头）

可明显高于单发脑转移瘤（图 4.4、图 4.5）[17,38]。另一方面，高级别胶质瘤的瘤周区域由血管源性水肿及浸润性肿瘤组成，其范围可远超过瘤周区的 T2 高信号边缘[39-40]。

其他灌注成像技术如 ASL 同样也可显示胶质母细胞瘤瘤周区的脑血流量明显高于转移瘤[24]。

4.3.3 原发性胶质瘤与淋巴瘤

在常规增强 MRI 上，原发性脑淋巴瘤可与高级别胶质瘤或其他高级别肿瘤表现类似（图 4.6）[17]。由于缺乏像高级别胶质瘤那样明显的血管生成，淋巴瘤的 rCBV 常低于高级别胶质瘤[41-42]。

4.3.4 脑膜瘤、肿瘤样脱髓鞘病变及感染

尽管脑膜瘤一般来说都是良性的，但它们的rCBV比脑内肿瘤更高，这可能是由于脑膜瘤血供丰富及缺乏血脑屏障，因此会导致rCBV被高估或低估[17]。

肿瘤样脱髓鞘病变（tumefactive demyelinating lesions, TDL）在常规成像上与脑内肿瘤较难鉴别。由于没有明显的血管生成，TDLs的rCBV低于高级别肿瘤（图4.7）[17]。使用rCBV鉴别脓肿和囊性肿瘤的研究表明，脓肿环形强化部分的rCBV较囊性肿瘤的低[43-44]。

4.4 DSC-MRP在治疗计划中的应用

除了在治疗决策中的应用外，DSC-MRP等功能成像技术还可被用于制订治疗计划。它们可用于引导选择穿刺活检部位或用于神经导航和制订放疗计划。

4.4.1 引导活检

脑肿瘤活检通常是在增强CT或增强MRI引导下进行的[45]。取样误差是该项检查最大的缺陷，因为肿瘤恶性度最高的部分不一定会强化。据估计有38%的间变性星形细胞瘤没有明显的强化，导致高达25%的脑肿瘤级别被低估[46]。在一些医疗机构，rCBV图被用来在强化和不强化的肿瘤中优化选择最高级别区域作为活检靶点[17,47]。

4.5 DSC-MRI在治疗监测中的应用

4.5.1 鉴别肿瘤复发及迟发性治疗相关改变

肿瘤复发与放射性坏死的鉴别诊断十分关键，因为二者治疗方案迥异。肿瘤复发的患者可能需行进一步手术及放化疗，而迟发性放射性坏死则需行保守性类固醇激素治疗。在常规对比增强MRI图像上，治疗相关改变很难准确地与肿瘤复发相鉴别，因二者均可表现为强化的肿块伴周围组织水肿[48]。与治疗相关改变如放射性坏死等相比，肿瘤复发的患者常表现为

rCBV升高，这可能反映了复发肿瘤的血管增殖增加及毛细血管渗漏，而治疗相关改变如放射性坏死则由广泛的纤维性坏死、血管扩张、血管内皮细胞损伤构成（图4.8、图4.9）[30,32,49-50]。Barajas等近来报道，与治疗相关改变相比，复发的胶质母细胞瘤中rCBV升高而相对PSR降低[30]。

4.5.2 胶质母细胞瘤治疗后评估

Macdonald标准或之后的神经肿瘤治疗反应评估（Response Assessment in Neuro-Oncology, RANO）是最常用的评价高级别胶质瘤治疗反应的方法[51]；但是依赖于对比增强扫描的评估方法存在问题，因其并非是反映血脑屏障破坏的特异性表现，而血脑屏障破坏亦可见于治疗相关血脑屏障损伤。治疗后对比增强病灶不仅见于肿瘤，还可见于放射性坏死、术后改变、癫痫发作后改变及类固醇激素剂量相关性改变[48,52-53]。在胶质母细胞瘤相关文献中，假性进展及假性反应是备受关注的两个主要焦点。对于假性进展（图4.10），胶质母细胞瘤在放疗（标准替莫唑胺化放疗治疗方案的一部分）结束后最开始的3~6个月内可出现短暂的对比增强范围的增大[54-55]。常规增强MRI难以鉴别假性进展及真正的早期进展，而目前也没有其他成像技术被证实能够鉴别两者。近期的研究显示，与假性进展相比，真正的肿瘤进展中rCBV明显升高（图4.10）[56-57]。

对应用抗血管药物如贝伐单抗的复发性胶质母细胞瘤患者，采用常规增强MRI评估也存在问题。这些药物可导致高反应率及6个月无进展生存率，但似乎对总体生存期影响甚微[58]。

假性反应一词是指应用抗血管生成药物治疗后，肿瘤未明显缩小但强化范围明显缩小[59]。这种现象被归因于抗血管生成药物诱导的血脑屏障"正常化"所致的血管通透性下降[60]。

此外，这种血管正常化在需要间歇性停药的患者中会出现逆转[58]。应用MRI灌注成像技术的第一个研究结果提出的"血管正常化指数"（由K^{trans}、rCBV及循环胶原Ⅳ的变化构成），似乎与无进展生存期及总体生存期有关，最早可在抗血管生成药物治疗后1d出现[61]。

4.6 结 论

多数研究已经证实了 DSC-MRP 在肿瘤与非肿瘤性病变的鉴别诊断、预示肿瘤级别及预后或鉴别肿瘤复发与治疗相关改变之间的能力。

然而，尽管这种技术已经存在了 20 余年，但 MRI 灌注成像仍然未完全用于常规临床工作中，在很多医疗机构内依然基本属于研究工具，而不是脑肿瘤患者的标准评估手段。这有几个可能的原因。首先，灌注成像没有明确的医疗费用报销。其次，没有专用的钆类对比剂被批准用于 MRI 脑灌注成像。此外，目前尚缺乏采集及后处理灌注图像的标准，而且，最重要的可能是尚缺乏高质量数据证实其对神经肿瘤患者有真正的临床影响。

近来，针对这一问题开展了一项关于胶质瘤患者的单中心前瞻性研究[62]。该研究连续纳入 59 例胶质瘤患者，由 3 名神经影像医生共同评估，首先行常规 MRI 序列扫描，然后结合灌注图像（同时包括 DSC 及 ASL 灌注成像）定量分析。将这些图像数据与临床数据一起交由一个临床神经肿瘤小组采用多学科模式进行评估。专家组为每例患者前瞻性地制订模拟治疗计划，然后先行常规 MRI，再予以常规 MRI 结合 MRI 灌注成像。总的来说，该研究得出结论，加入 MRI 灌注成像似乎对神经影像医生及临床医生对肿瘤状态的认知有明显影响，同时也会影响临床处理流程。该研究开了先河，我们还需要更大规模，最好是多中心的验证研究。

（张静平 牛 晨 译，张 明 审校）

参考文献

[1] Essig M, Anzalone N, Combs SE, et al. MR imaging of neoplastic central nervous system lesions: review and recommendations for current practice. AJNR Am J Neuroradiol, 2012, 33: 803–817

[2] Essig M, Shiroishi MS, Nguyen TB, et al. Perfusion MRI: the five most frequently asked technical questions. AJR Am J Roentgenol, 2013, 200: 24–34

[3] Rempp KA, Brix G, Wenz F, et al. Quantification of regional cerebral blood flow and volume with dynamic susceptibility contrast-enhanced MR imaging. Radiology, 1994, 193: 637–641

[4] Lacerda S, Law M. Magnetic resonance perfusion and permeability imaging in brain tumors. Neuroimaging Clin N Am, 2009, 19: 527–557

[5] Brix G, Semmler W, Port R, et al. Pharmacokinetic parameters in CNS Gd-DTPA enhanced MR imaging. J Comput Assist Tomogr, 1991, 15: 621–628

[6] Tofts PS, Kermode AG. Measurement of the blood-brain barrier permeability and leakage space using dynamic MR imaging. 1. Fundamental concepts. Magn Reson Med, 1991, 17: 357–367

[7] Paldino MJ, Barboriak DP. Fundamentals of quantitative dynamic contrast-enhanced MR imaging. Magn Reson Imaging Clin N Am, 2009, 17: 277–289

[8] Tofts PS, Brix G, Buckley DL, et al. Estimating kinetic parameters from dynamic contrast-enhanced T(1)-weighted MRI of a diffusable tracer: standardized quantities and symbols. J Magn Reson Imaging, 1999, 10: 223–232

[9] Petersen ET, Zimine I, Ho YC, et al. Non-invasive measurement of perfusion: a critical review of arterial spin labelling techniques. Br J Radiol, 2006, 79: 688–701

[10] Golay X, Hendrikse J, Lim TC. Perfusion imaging using arterial spin labeling. Top Magn Reson Imaging, 2004, 15: 10–27

[11] Wang J, Alsop DC, Li L, et al. Comparison of quantitative perfusion imaging using arterial spin labeling at 1. 5 and 4. 0 tesla. Magn Reson Med, 2002, 48: 242–254

[12] Essig M, Nguyen TB, Shiroishi MS, et al. Perfusion MRI: the five most frequently asked clinical questions. AJR Am J Roentgenol, 2013, 201: W495–510

[13] Thompson G, Mills SJ, Stivaros SM, et al. Imaging of brain tumors: perfusion/permeability. Neuroimaging Clin N Am, 2010, 20: 337–353

[14] Shiroishi MS, Habibi M, Rajderkar D, et al. Perfusion and permeability MR imaging of gliomas. Technol Cancer Res Treat, 2011, 10: 59–71

[15] Quarles CC. Dynamic susceptibility MRI: data acquisition and analysis//I Yankeelov TE, Pickens D, Price RR. Quantitative MRI in Cancer. Boca Raton, FL: CRC Press, 2012

[16] Wintermark M, Sesay M, Barbier E, et al. Comparative overview of brain perfusion imaging techniques. Stroke, 2005, 36: e83–e99

[17] Cha S, Knopp EA, Johnson G, et al. Intracranial mass lesions: dynamic contrast-enhanced susceptibility-weighted echo-planar perfusion MR imaging. Radiology, 2002, 223: 11–29

[18] Law M, Young R, Babb J, et al. Histogram analysis versus region of interest analysis of dynamic susceptibility contrast perfusion MR imaging data in the grading of cerebral gliomas. AJNR Am J Neuroradiol, 2007, 28: 761–766

[19] Emblem KE, Scheie D, Due-TonnessenP, et al. Histogram analysis of MR imaging-derived cerebral blood volume maps: combined glioma grading and identification of low-grade oligodendroglial subtypes. AJNR Am J Neuroradiol, 2008, 29: 1664–1670

[20] Arlinghous L, Yankeelov TE. Diffusion-weighted MRI//Yankeelov TE, ed. Quantitative MRI in Cancer. London, England: Taylor & Francis, 2011

[21] Galban CJ, Chenevert TL, Meyer CR, et al. The parametric response map is an imaging biomarker for early cancer treatment outcome. Nat Med, 2009, 13: 572–576

[22] Moffat BA, Chenevert TL, Lawrence TS, et al. Functional diffusion map: a non-invasive MRI biomarker for early stratification of clinical brain tumor response. Proc Natl Acad Sci USA, 2005, 102: 5524–5529

[23] Wetzel SG, Cha S, Johnson G, et al. Relative cerebral blood volume measurerments in intracranial mass lesions: interobserver and intraobserver reproducibility study. Radiology, 2002, 224: 797-803

[24] Weber MA, Zoubaa S, Schlieter M, et al. Diagnostic performance of spectroscopic and perfusion MRI for distinction of brain tumors. Neurology, 2006, 66: 1899–1906

[25] Bleeker EJ, van Buchem MA, van Osch MJ. Optimal location for arterial input function measurements near the middle cerebral artery in first-pass perfusion MRI. J Cereb Blood Flow Metab, 2009, 29: 840–852

[26] Calamante F, M?rup M, Hansen LK. Defining a local arterial input function for perfusion MRI using independent component analysis. Magn Reson Med, 2004, 52: 789–797

[27] Østergaard L. Principles of cerebral perfusion imaging by bolus tracking. J Magn Reson Imaging, 2005, 22: 710–717

[28] Aronen HJ, Gazit IE, Louis DN, et al. Cerebral blood volume maps of gliomas: comparison with tumor grade and histologic findings. Radiology, 1994, 191: 41–51

[29] Sugahara T, Korogi Y, Kochi M, et al. Perfusion-sensitive MR imaging of gliomas: comparison between gradient-echo and spin-echo echo-planar echo-planar imaging techniques. AJNR Am J Neuroradiol, 2001, 22: 1306–1315

[30] Barajas RF Jr, Chang JS, Segal MR, et al. Differentiation of recurrent glioblastoma multiforme from radiation necrosis after external beam radiation therapy with dynamic susceptibility-weighted contrast-enhanced perfusion MR imaging. Radiology, 2009, 253: 486–496

[31] Cha S. Perfusion MR imaging of brain tumors. Top Magn Reson Imaging, 2004, 15: 279–289

[32] Barajas RF, Chang JS, Sneed PK, et al. Distinguishing recurrent intra-axial metastatic tumor from radiation necrosis following gamma knife radiosurgery using dynamic susceptibility-weighted contrast-enhanced perfusion MR imaging. AJNR Am J Neuroradiol, 2009, 30: 367–372

[33] Law M, Yang S, Babb JS, et al. Comparison of cerebral blood volume and vascular permeability from dynamic susceptibility contrast-enhanced perfusion MR imaging with glioma grade. AJNR Am J Neuroradiol, 2004, 25: 746–755

[34] Bisdas S, Kirkpatrick M, Giglio P, et al. Cerebral blood volume measurements by perfusion-weighted MR imaging in gliomas: ready for prime time in predicting short-term outcome and recurrent disease? AJNR Am J Neuroradiol, 2009, 30: 681–688

[35] Lev MH, Ozsunar Y, Henson JW, et al. Glial tumor grading and outcome prediction using dynamic spin-echo MR susceptibility mapping compared with conventional contrast-enhanced MR: confounding effect of elevated rCBV of oligodendrogliomas [corrected]. AJNR Am J Neuroradiol, 2004, 25: 214–221

[36] Law M, Young RJ, Babb JS, et al. Gliomas: predicting time to progression or survival with cerebral blood volume measurements at dynamic susceptibility-weighted contrast-enhanced perfusion MR imaging. Radiology, 2008, 247: 490–498

[37] Danchaivijitr N, Waldman AD, Tozer DJ, et al. Low-grade gliomas: do changes in rCBV measurements at longitudinal perfusion-weighted MR imaging predict malignant transformation? Radiology, 2008, 247: 170–178

[38] Law M, Oh S, Babb JS, et al. Low-grade gliomas: dynamic susceptibility-weighted contrast-enhanced perfusion MR imaging-prediction of patient clinical response. Radiology, 2006, 238: 658–667

[39] Strugar J, Rothbart D, Harrington W, et al. Vascular permeability factor in brain metastases: correlation with vasogenic brain edema and tumor angiogenesis. J Neurosurg, 1994, 81: 560–566

[40] Strugar JG, Criscuolo GR, Rothbart D, et al. Vascular endothelial growth/permeability factor expression in human glioma specimens: correlation with vasogenic brain edema and tumor-associated cysts. J Neurosurg, 1995, 83: 682–689

[41] Calli C, Kitis O, Yunten N, et al. Perfusion and diffusion MR imaging in enhancing malignant cerebral tumors. Eur J Radiol, 2006, 58: 394–403

[42] Sugahara T, Korogi Y, Shigematsu Y, et al. Perfusion-sensitive MRI of cerebral lymphomas: a preliminary report. J Comput Assist Tomogr, 1999, 23: 232–237

[43] Erdoga C, Hakyemez B, Yildirim N, et al. Brain abscess and cystic brain tumor: discrimination with dynamic susceptibility contrast perfusion-weighted MRI. J Comput Assist Tomogr, 2005, 29: 663–667

[44] Chan JH, Tsui EY, Chau LF, et al. Discrimination of an infected brain tumor from a cerebral abscess by combined MR perfusion and diffusion imaging. Comput Med Imaging Graph, 2002, 26: 19–23

[45] Kelly PJ, Daumas-Duport C, Kispert DB, et al. Imaging-based stereotaxic serial biopsies in untreated intracranial glial neoplasms. J Neurosurg, 1987, 66: 865–874

[46] Lev MH, Rosen BR. Clinical applications of intracranial perfusion MR imaging. Neuroimaging Clin N Am, 1999, 9: 309–331

[47] Essig M, Anzalone N, Combs SE, et al. MR Imaging of Neoplastic Central Nervous System Lesions: Review and Recommendations for Current Practice. AJNR Am J Neuroradiol, 2012, 33: 803–817

[48] Kumar AJ, Leeds NE, Fuller GN, et al. Malignant gliomas: MR imaging spectrum of radiation therapy- and chemotherapy-induced necrosis of the brain after treatment. Radiology, 2000, 217: 377–384

[49] Hu LS, Baxter LC, Smith KA, et al. Relative cerebral blood volume values to differentiate high-grade glioma recurrence from posttreatment radiation effect: direct correlation between image-guided tissue histopathology and localized dynamic susceptibility-weighted contrast-enhanced perfusion MR imaging measurements. AJNR Am J Neuroradiol, 2009, 30: 552–558

[50] Oh BC, Pagnini PG, Wang MY, et al. Stereotactic radiosurgery: adjacent tissue injury and response after high-dose single fraction radiation: Part I-Histology, imaging, and molecular events. Neurosurgery, 2007, 60: 31–44, discussion 44–45

[51] Macdonald DR, Cascino TL, Schold SC Jr, et al. Response criteria for phase II studies of supratentorial malignant glioma. J Clin Oncol, 1990, 8: 1277–1280

[52] Clarke JL, Chang S. Pseudoprogression and pseudoresponse: challenges in brain tumor imaging. Curr Neurol Neurosci Rep, 2009, 9: 241–246

[53] Finn MA, Blumenthal DT, Salzman KL, et al. Transient postictal MRI changes in patients with brain tumors may mimic disease progression. Surg Neurol, 2007, 67: 246–250, discussion 250

[54] Brandsma D, Stalpers L, Taal W, et al. Clinical features, mechanisms, and management of pseudoprogression in malignant gliomas. Lancet Oncol, 2008, 9: 453–461

[55] Brandes AA, Franceschi E, Tosoni A, et al. MGMT promoter methylation status can predict the incidence and outcome of pseudoprogression after concomitant radiochemotherapy in newly diagnosed glioblastoma patients. J Clin Oncol, 2008, 26: 2192–2197

[56] Kong DS, Kim ST, Kim EH et al. Diagnostic dilemma of pseudoprogression in the treatment of newly diagnosed glioblastomas: the role of assessing relative cerebral blood flow volume and oxygen-6-methylguanine-DNA methyl-transferase promoter methylation status. AJNR Am J Neuroradiol, 2011, 32: 382–387

[57] Mangla R, Singh G, Ziegelitz D, et al. Changes in relative cerebral blood volume 1 month after radiation-temozolomide therapy can help predict overall survival in patients with glioblastoma. Radiology, 2010, 256: 575-584

[58] Batchelor TT, Sorensen AG, di Tomaso E, et al. AZD2171, a pan-VEGF receptor tyrosine kinase inhibitor, normalizes tumor vasculature and alleviates edema in glioblastoma patients. Cancer Cell, 2007, 11: 83–95

[59] BrandsmaD, van den Bent MJ. Pseudoprogression and pseudoresponse in the treatment of gliomas. Curr Opin Neurol, 2009, 22: 633–638

[60] Gerstner ER, Sorensen AG. Diffusion and diffusion tensor imaging in brain cancer. Semin Radiat Oncol, 2011, 21: 141–146

[61] Sorensen AG, Batchelor TT, Zhang WT, et al. A "vascular normalization index" as potential mechanistic biomarker to predict survival after a single dose of cediranib in recurrent glioblastoma patients. Cancer Res, 2009, 69: 5296–5300

[62] Geer CP, Simonds J, Anvery A, et al. Does MR perfusion imaging impact management decisions for patients with brain tumors? A prospective study. AJNR Am J Neuroradiol, 2012, 33: 556–562

第5章 动态对比增强 T1 加权磁共振灌注成像

David Fussell, Robert J. Young

5.1 引 言

磁共振灌注成像的目的是从 MRI 中获取血流动力学信息。灌注成像技术包括动态磁敏感加权对比（dynamic susceptibility weighted contrast, DSC）、动脉自旋标记（arterial spin labeled, ASL）及本章的主题——动态对比增强 T1 加权磁共振灌注成像（dynamic contrast-enhanced T1-weighted perfusion MRI, DCE-MRI）。ASL 灌注 MRI 无须静脉内注射对比剂，具有完全无创性，可以在短时间内重复检查，无须等待钆剂清除。DSC-MRI 是在快速团注对比剂后对感兴趣区进行重复 T2* 加权扫描。DSC 灌注（第 4 章）和 ASL 灌注（第 6 章）在本书中另有论述。

DCE-MRI 灌注是在静脉内团注对比剂钆 – 二乙烯三胺五乙酸（diethylenetriamine pentaacetate, DTPA）前后，利用短间隔内获得的多个 T1 加权图像评估一些参数，如脑血浆容积和反映毛细血管渗漏的定量系数 K^{trans}。重复采集感兴趣区短回波时间（time-to-echo, TE）磁共振图像。然后使用 MR 信号强度衡量体素内钆对比剂浓度，数据被拟合到某个合适的药代动力学模型去评估血浆容积、K^{trans} 等参数。

在不同的病理状态下，包括原发性和继发性肿瘤、炎性疾病如多发性硬化、感染和癫痫，组织的血流动力学是不同的[1]。灌注成像有助于对这些病变的诊断及鉴别。例如，一个临床常见问题是如何鉴别肿瘤样脱髓鞘病变和脑肿瘤。灌注成像总是显示肿瘤的血浆容量高于肿瘤样脱髓鞘病变[2]。当原发性脑肿瘤的起源不能确定时，灌注测量参数有助于预测肿瘤的组织学级别，高级别的胶质瘤表现出高的灌注和毛细血管渗透性[3]。在此基础上，一些研究者

用 MR 灌注成像指导脑活检，以保证取样到脑胶质瘤侵袭性最强的部分。随着脑肿瘤新治疗方法的发展，灌注成像已被证明有助于鉴别放射损伤系列并发症和疾病的进展[4]。同样，在新抗血管生成疗法反应评估和个体化化疗方案制订方面，DCE-MRI 也显示出了很好的应用前景。

5.2 DCE-MRI 技术

5.2.1 总 则

DCE 灌注成像的目的是描绘感兴趣组织内的微血管环境特征，可以评估很多不同的参数（图 5.1、表 5.1）[5]。这些参数的评估依赖于准确测定静脉内对比剂在多个时间点通过感兴趣体素的浓度（称为团注示踪剂示踪模式）。DCE-MRI 中体素内的磁共振信号强度与其实际对比剂浓度之间的关系远比其在 DSC-MRI 中假设的线性关系复杂[6]。在 DCE-MRI 中，虽然钆剂的浓度和弛豫率（1/T1）是线性关系，但观察到的信号强度与弛豫率之间的关系依赖于强化前组织的弛豫率、反转角、重复时间（repetition time, TR）和质子密度[7]。强化前的弛豫率需要在静脉注射对比剂前成像建立组织基线 T1 值。

5.2.2 原理和药代动力学模型

多种血流动力学数据可从一系列随时间变化的对比剂浓度中提取。最简单直接的方法是观察信号 – 时间曲线，不需要将数据代入任何模型[8]。所谓的无模型测量，包括强化达峰时间（time to peak, TTP）、强化峰值或最大信号强度、对比剂流入速率和廓清速率[9]。另外一个方法是获得信号强度曲线下面

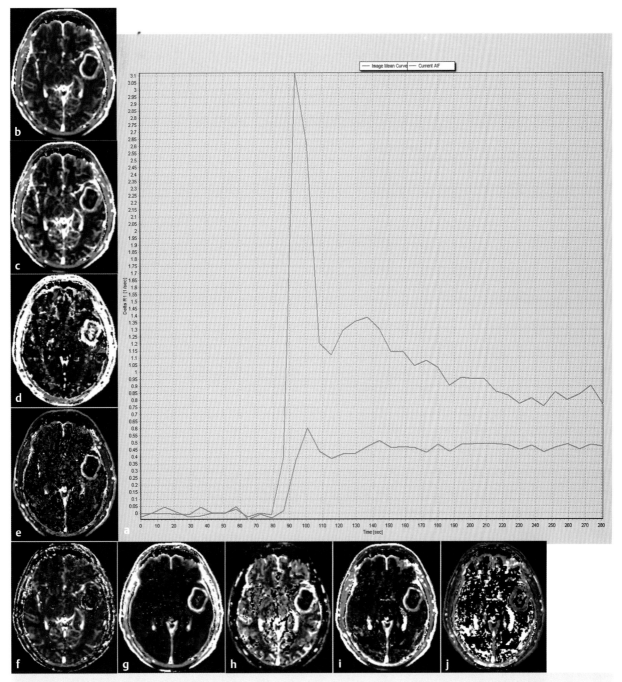

图 5.1　动态对比增强灌注磁共振成像（DCE-MRI）灌注图　（a）动态剂量 – 反应曲线。（b）曲线下面积（AUC）。（c）强化峰值。（d）达峰时间（TTP）。（e）流入。（f）廓清。（g）V_e。（h）V_p。（i）K^{trans}。（j）K_{ep}。术语的定义见表 5.1

积（integrated area under the signal intensity curve, IAUC 或 AUC）。信号强度曲线由对比剂开始到达至预定终止时间点（如对比剂到达 60s 后）构成[10]。虽然无模型测量已成功应用于区分胶质瘤的组织学级别[11]及鉴别治疗引起的坏死和肿瘤进展[12]，但其提供的描述指标缺乏明确的物理意义。例如，哪一个模型参数

与 IAUC 测量最为密切相关主要取决于血流动力学变量，如血流[13]。因此 IAUC 最准确的解释是，它仅仅代表了在测量时间间隔内运送并停留在感兴趣组织内的对比剂剂量[14]。

　　相比之下，基于模型测量的参数是通过把观察到的对比剂浓度变化拟合到局部组织微环境的数学模型中而获得的。通常情况下是使用

表 5.1　常用动态对比增强磁共振成像参数

参数	定义	单位
灌注曲线	信号强度的时间动态剂量反应灌注曲线	-
AUC	灌注曲线下面积	-
K_{ep}	K21，对比剂从 EES 到血浆的容积传递常数	/min
K^{trans}	K12，对比剂从血浆到 EES 的容积传递常数	/min
PE	强化峰值	-
TTP	强化达峰时间	s
V_e	EES 容积	-
V_p	每单位组织容积的血浆容积	mL/100g 或 %
对比剂流入速率	灌注曲线的初始上升	-
对比剂廓清速率	灌注曲线的下降	-

EES= 血管外细胞外间隙

一个简化的双室模型[15]。对比剂从一个大动脉流入，随后流进毛细血管系统。如果局部血脑屏障破坏，对比剂可以通过内皮细胞进入组织间隙。双室是指血浆容积和血管外 – 细胞外间隙（extravascular extracellular space, EES），血浆容积代表全血内对比剂分布分数，EES 代表对比剂进入组织的分数。因为钆剂不能穿过细胞膜，在模型中不考虑细胞内部分。在双室模型中，组织内对比剂的浓度取决于对比剂从血浆流入 EES 和从 EES 流回血浆，它们都和两个空间的浓度梯度有关。这生成了以下的微分方程：

$$\frac{dC_t}{dt} = K^{trans} \cdot C_p - K_{ep} \cdot C_t$$

其中 Cp 代表对比剂血浆浓度（IVPS），Ct 代表对比剂组织内浓度，V_e 是用来评估 EES 容积分数的组织内对比剂浓度。K^{trans} 和 K_{ep}（即 K^{trans}/V_e）是转运常数。扩展 Tofts 和 Kermode 模型给出了一个微分方程的解决方案，模型内包含了一项用于评价毛细血管内对比剂情况的内容[16]。

$$C_t(t) = v_p C_p(t) + K^{trans} \int_0^t C_p(\tau) \exp\left(\frac{-K^{trans}}{v_e}(t - \tau)\right) d\tau$$

基于模型的参数评估实际上相当于计算出使计算的和观察到的 Ct 测量值差异最小的参数 V_p（单位组织体积内的血浆容积）、K^{trans} 和 V_e。Bagher-Ebadian 等[17]也主张根据单一毛细血管模型或其嵌套的简化模型进行以体素

为单位的模型选择，用来对 K^{trans} 进行评估。

因为基于模型的参数依赖于组织内对比剂浓度 C_t 的精确测量，所以要限定每个时间点对比剂的流入量。这个定量也被称为动脉输入函数（arterial input function, AIF），可从脑底部的大动脉中直接测量，如颈内动脉或大脑中动脉。这对于模型拟合是理想的，因为单个患者的测量受个体因素的影响，如心输出量，它会影响对比剂向组织传递。然而，动脉信号强度的测量很困难，包括饱和效应相关的图像伪影和层面内动脉血流方向的影响。准确的采样需要极高的时间分辨率，接近每秒一幅图像[10]。另外一种选择是使用标准的 AIF，但它或许难以代表个体的动脉血流，从而可能在测量对比剂浓度时产生大的误差[18]。

5.2.3　DCE-MRI 的局限性

最主要的局限性与所有的 MRI 新技术相同，包括图像采集、后处理、分析和解释标准的缺乏。MRI 信号强度向对比剂浓度的转换、时间分辨率，以及对血管内和 EES 之间对比剂交换评估方面的不同会潜在影响灌注结果的准确性和精确性[19]。缺乏全脑覆盖对巨大或多灶肿瘤患者而言是另外一个局限性。除了很多可供选择的基于模型或无模型的数据分析方法，作为较新的技术，DCE-MRI 在肿瘤的最佳成像指标测量方面尚缺乏一致性。尽管有这些潜在的技术局限，并且不同机构之间的结果难以比较和推广，但我们一直使用 DCE-MRI

测量肿瘤患者的血浆容积和 K^{trans}，利用测量灌注和渗漏可能带来的收益，获得了有希望的早期结果。

5.3　临床应用

在颅内占位性病变的定位和鉴别诊断中，常规 MRI 是最有用的放射学检查方法。遗憾的是，原发病因大不相同的病变，其磁共振表现会有相当大的重叠。肿瘤、感染和脱髓鞘病变等，都可能表现为无特点的环形强化肿块。测定病灶的灌注特性可以帮助区分这些病灶，一般来说，脑肿瘤病灶中心呈显著高灌注，而其他病灶如脓肿则不会[20]。

迄今为止，大多数评估磁共振灌注显示脑内病灶特征有用性的研究采用了 DSC 灌注技术。正如本书中另一章描述的那样，DSC 灌注依赖于钆对比剂引起的 T2* 加权图像上信号强度的降低来评估灌注参数，如血流量、血容量和平均通过时间。这些研究强调了灌注成像在鉴别脓肿和感染性肿瘤或囊性肿瘤中的作用，以及描述多发性硬化患者的脱髓鞘病变和表现正常脑白质的特征的有用性[21-23]。一些 DCE-MRI 研究调查了感染性和脱髓鞘疾病的灌注和毛细血管渗透性。总之，DCE-MRI 已被证明在原发性脑肿瘤的诊断和分级中是非常有用的，而且在疑似治疗相关性改变或放射性损伤时可以作为一个解决问题的工具。

5.3.1　DCE-MRI 灌注在胶质瘤诊断和特征描述中的应用

DCE-MRI 已被广泛应用到中枢神经系统肿瘤，主要是胶质瘤的诊断和特征描述中。恶性胶质瘤在美国每年 22 500 例新诊断的原发性脑肿瘤中约占 70%，其中大约 14 000 例是胶质母细胞瘤[24]。世界卫生组织（WHO）将胶质瘤分为 4 级，Ⅲ级和Ⅳ级是恶性的。病理上，高级别的肿瘤特点是细胞结构增加，不典型细胞核更多，核分裂能力更强。临床上，高级别的胶质瘤预后更差：WHO Ⅱ级星形细胞瘤的中位生存时间是 6~8 年，而 WHO Ⅳ级肿瘤通常在大约 1 年内死亡[25]。目前，虽然常规的 MRI 可以提示肿瘤级别，但只有对脑组织有很大侵入性的活检可以提供明确的诊断。为了明确诊断和选择合适的治疗，我们非常需要

一种无创性的评估肿瘤级别和侵袭性的方法。

胶质瘤级别和肿瘤血管密度之间的关系已被公认[26-27]，更高级别的肿瘤有更丰富的血管。在组织内，氧气和其他重要营养物质仅能在一个相对较短的距离内扩散（1~2mm）。当一个肿瘤长大超过几毫米时，它必须诱导新血管生成来供应自身生长，这个过程被称为新血管生成或新生血管形成[28]。这个复杂的级联反应由缺氧刺激，并受一系列血管生长因子和其他分子调控[29]。其中，血管内皮生长因子（vascular endothelial growth factor, VEGF）在胶质瘤血管生成中最为重要[30]。VEGF 已被证明可刺激毛细血管从宿主血管[31]生长，增加微血管的渗透性[32]，并使正常宿主血管[33]舒张。*VEGF* 基因的表达与肿瘤级别直接相关[34]。VEGF 和其他血管生长因子已成为新的抗血管生成化疗中的主要靶标，后文将对此进行讨论。

相对于非病理性血管生成的新生血管（例如正常发育或创伤修复的一个阶段），肿瘤新生血管呈现不均匀、脆弱且混乱排列的特点[35]。在脑组织中，这意味着依赖于内皮细胞间紧密连接的血脑屏障不能维持。缺乏正常血脑屏障将导致 DCE-MRI 中 K^{trans} 值的升高。同样，胶质瘤血管密度的升高将表现为血浆容积的升高。DCE-MRI 主要目的是通过定量分析毛细血管的灌注和渗漏来弥补常规 MRI 的不足。

高灌注已被证明与更高级别的肿瘤和更具侵袭性的肿瘤生物学行为有关。迄今为止，多数研究应用 T2* 加权 DSC 灌注技术，通常脑血容量（cerebral blood volume, CBV）或相对 CBV（relative CBV, rCBV）是预测胶质瘤级别的最好指标[36-40]。DSC 灌注衍生的 rCBV 和 K^{trans} 是最好的独立预测胶质瘤级别的指标[39]。CT 灌注衍生的参数也和 WHO 分级和微血管密度相关[41-45]。早期关于 DCE-MRI 的文献也描述了类似的在预测胶质瘤级别中的成功应用。Nguyen 等[46]在 46 例新诊断的胶质瘤患者中进行 DCE-MRI，使用相位衍生的动脉输入函数并在注射对比剂前后进行"书立" T1 测量（在采集动态对比图像前后分别测量 T1 值，数据被用来校准和纠正动态成像的信号强度方程，提高 T1 值估算的准确性）。他们发现中位血浆容积从Ⅱ级（0.64mL/100g, *n*=9）到Ⅲ级（0.98mL/100g, *n*=9）到Ⅳ级

（2.16mL/100g, $n=28$）持续升高，Ⅲ级和Ⅳ级之间有显著差异（$P=0.015$），但Ⅱ级和Ⅲ级之间无显著差异（$P=0.15$）。中位 K^{trans} 值也从Ⅱ级（0.0041/min）到Ⅲ级（0.031/min）到Ⅳ级（0.088/min）升高，Ⅲ级和Ⅳ级之间有显著差异（$P=0.04$），但Ⅱ级和Ⅲ级之间无显著差异（$P=0.05$）。根据我们的经验，DCE-MRI获得的血浆容量（类似于CBV）和 K^{trans} 也表现出很好的相关性，这两个参数都随着胶质瘤级别的增加而增加（图5.2）。

还有其他一些研究探究了胶质瘤级别和DCE-MRI确定的毛细血管渗漏性之间的关系。早期研究[3,47-48]的结果并不一致，可能是因为使用了大量不同的模型去计算灌注参数。Pantakar 等[49]2005年进行的一项研究使用三维（3D）T1加权扰相梯度回波（spoiled gradient recalled, SPGR）图像和 Li 等[50]描述的首过分析方法，研究了39个 WHO Ⅱ至Ⅳ级胶质瘤患者的 K^{trans} 和 CBV。结果表明 K^{trans} 和 CBV 之间存在显著相关性（$r=0.688$），而不同级别肿瘤之间的 K^{trans} 与 CBV 均有显著差异。不同级别肿瘤之间的两两比较表明，除Ⅲ级和Ⅳ级外，其他不同级别间的 CBV 和 K^{trans} 均有显著差异。最后，模型对肿瘤分级的整体准确度约74.4%，区分低级别（WHO Ⅱ级）和高级别（WHO Ⅲ级和Ⅳ级）胶质瘤的灵敏度和特异性都在90%以上。作者认为，他们的模型在鉴别Ⅲ级和Ⅳ级胶质瘤时并不是很成功，因为很多Ⅳ级胶质瘤患者在成像时已经应用了类固醇激素治疗，而这种治疗会降低毛细血管渗漏。

Zhang 等[51]最近的一项关于胶质瘤DCE-MRI的研究使用扩展双室 Tofts 模型分析28个经组织病理分级的胶质瘤患者的5个灌注参数。不同级别肿瘤的 K^{trans} 和 V_e（EES 的容积分数）有显著差异。如 Pantakar 等的研究一样，K^{trans} 是一个鉴别Ⅱ级和Ⅲ级、Ⅳ级肿瘤重要的独立参数，但不能鉴别Ⅲ级和Ⅳ级肿瘤。K^{trans} 鉴别低级和高级别胶质瘤的灵敏度是92%，特异性是85%。K^{trans} 相比 CBV 在肿瘤分级中的优越性也在其他文献中被报道[52]。

如果 DCE-MRI 在肿瘤分级中是有用的，它应该也可用于识别某一个病灶内级别更高的区域。因为组织学分级反映的是肿瘤分化程度最差的部分，胶质瘤有显著的不均质性，理想情况下的活检应该针对肿瘤恶性度最高的部分。常规 MRI 已被用于指导活检，但是许多情况下不能提供足够的病变特征，尤其是在无强化的肿瘤中[53-55]。Weber 等[56]最近的研究在61个胶质瘤患者中应用 DCE-MRI、DSC-MRI 和 ASL 灌注成像，以及氟脱氧葡萄糖正电子发射体层扫描（fludeoxyglucose positron-emission tomography, FDG-PET）和 MR 波谱，这些病灶随后被切除或活检。K_{ep}（$=K^{trans}/V_e$，对比剂从 EES 扩散到血浆的速率常数）使用 Tofts 双室药代动力学模型进行评估。同时对强化曲线的幅度进行测量。作者发现 K^{trans} 和强化幅度与肿瘤级别均有显著相关性。关于选择肿瘤恶性程度最高的部分进行活检，作者发现不同的磁共振新技术在辨别肿瘤生物学活性最高的区域，也即最适合的活检点方面有很好的一致性。

5.3.2 DCE-MRI 灌注监测治疗后反应

恶性胶质瘤的初始治疗依赖于肿瘤级别。新诊胶质母细胞瘤（WHO Ⅳ级）患者的标准治疗包括手术、放疗和替莫唑胺辅助化疗[57]。间变性星形细胞瘤、间变性少突胶质细胞瘤和间变性混合胶质瘤或少突星形细胞瘤（WHO Ⅲ级）可以接受手术、放疗伴或不伴化疗，或只进行化疗。复发肿瘤可能需要再次手术和（或）一次或多次抗血管生成或实验性药物的治疗[58-61]。现在，多个化疗药物可用于治疗，准确评估治疗后反应至关重要，因为某个患者如果对某一药物治疗没有反应可以选择替代疗法[62]。

诊断肿瘤复发传统上依赖于肿块强化部分的增大，和（或）出现新的强化肿块[63]。影像学反应标准最近已经更新，反映出新的治疗方法带来的许多新挑战[64-65]。其中首要的是难以准确诊断肿瘤进展（也即治疗失败），因病灶增大或出现新的强化可能代表肿瘤复发和（或）放射性损伤。区别这两者可能对治疗决策和结局特征描述有深刻影响，例如，在临床试验中会使用无进展生存期作为主要的临床终点。

放射性损伤提示治疗并发症（如放射性坏死）或治疗有效（如假性进展）。脑放射性损伤根据治疗后发生的时间一般被分为3型：急性反应、早期迟发反应和晚期迟发反应[66]。在其他很多因素中，总剂量和实施计划（分配）是放射性损伤的决定性因素。急性反应发生在放射治疗期。早期迟发反应发生在放疗完成后几周至 3 个月，被认为代表少突胶质细胞损伤后的脱髓鞘，且经常是一过性的[67]。而晚期迟发放射性坏死，典型的发生在终止放疗后 6 个月至 3 年或者更长时间，且常是不可逆的[68]。

第 4 种情况被称为假性进展，包含早期迟发放射损伤时间窗内影像学上的恶化，可自行稳定或恢复，且常无症状[69-70]。该术语经常被用于近期治疗的高级别胶质瘤。假性进展在替莫唑胺治疗后加强，在这些患者中发生率可高达 30%[71-74]，但是在联合应用其他化疗药物后也有被描述。影像变化被认为代表了令人满意的放、化疗相关的肿瘤坏死；有证据表明假性进展是预后较好的标志[75-77]。假性进展的益处可能与它在 O（6）- 甲基鸟嘌呤 -DNA 甲基转移酶（MGMT）启动子甲基化状态胶质瘤患者中的发生率增加有关[77]。

5.3.3　DCE-MRI 灌注在肿瘤进展中的应用

现在多数临床试验使用的治疗缓解标准未纳入任何高级成像参数决定进展[64-65,78-79]。而进展常常被定义为肿块强化部分的直径增加 >25% 或者出现任何新强化的肿块，可能需综合考虑未强化病灶增大、类固醇用量增加或者临床恶化的情况。虽然仍被认为是"研究性的"，但 DCE-MRI、T2*-DSC 灌注成像、波谱、扩散和 PET/CT 等技术已普遍用于临床实践指导治疗决策。这些技术的潜在局限性是在最佳成像采集参数、后处理分析方法和灌注参数方面缺乏共识。肿瘤的进展通常涉及新生血管生成，DCE-MRI 上可检测到新的、不成熟的、渗漏性肿瘤血管。在大量可获得的参数中（图 5.1），我们只分析两种临床使用的图像：K^trans 和血浆容积。容积转移系数 K^trans 是测量对比剂从血浆转移到 EES 的指标，它受血流量和渗透表面积乘积的影响。血浆容积测量的是血容量或灌注。K^trans 和血浆容积被认为是独立的指标，一般在肿瘤进展中均会升高，除外直

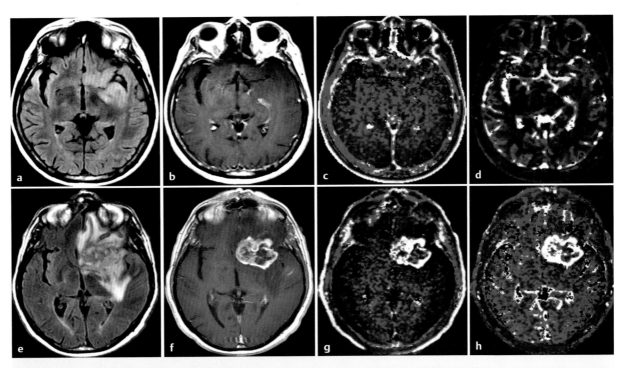

图 5.2 低级别胶质瘤（LGG）和高级别胶质瘤（HGG） （a）轴位液体衰减反转恢复（FLAIR）图像和（b）T1 强化图像显示左侧岛叶、基底节和额叶底部膨胀性的 FLAIR 高信号无强化肿瘤。（c）K^trans 和（d）血浆容积图显示此弥漫浸润性 WHO Ⅱ 级低级别星形细胞瘤的渗透性和灌注无升高。另一个患者相同序列的图像（e~h）显示一个不均匀强化的囊性 / 坏死性肿瘤，渗透性和灌注明显升高，病理证实是未甲基化的、异柠檬酸脱氢酶（IDH-1）阴性的胶质母细胞瘤

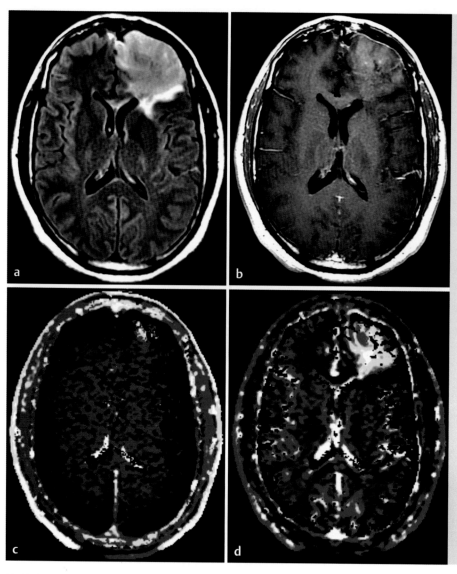

图 5.3 肿瘤进展 间变性少突胶质细胞瘤伴1p19q共同缺失，完成替莫唑胺辅助治疗1个月后。（a）液体衰减反转恢复（FLAIR）图像显示左额叶膨胀性的不均匀等低信号肿瘤，瘤周可见少量更高信号影。（b）T1强化图像显示轻度不均匀强化。（c）K^{trans}图显示渗透性仅轻度升高，而（d）血浆容积（VP）图显示整个病灶的灌注呈明显不成比例的升高。再次手术证实间变性少突胶质细胞瘤复发，每10个高倍镜视野中有5个以上核分裂象

接被抗血管生成治疗调节（图5.3）。在这两个参数中，由于K^{trans}在放疗中也可因血脑屏障破坏而升高，因此我们认为血浆容积的升高是最可靠的独立参数。随着经验的积累，我们对DCE-MRI参数的理解和应用将会不断发展。

5.3.4 DCE-MRI灌注在放射损伤中的应用

假性进展在常规MRI上与疾病的真正进展难以区分，因为两者都表现为团块状强化的扩大[69]。正如之前所讨论的，两者的鉴别对治疗决策至关重要，因为它们代表着相反的治疗反应。事实上，假性进展很可能在临床医生很想改变一个已经证实无效的治疗方案时发生[4]。通过在肿瘤进展中显示出相对更高的CBV[4,80-82]，DSC灌注在鉴别假性进展中的作用已基本确立。T1加权DCE-MRI的价值未能

得到如此广泛的研究。最近的一个研究[83]将DCE-MRI应用于7个不同种类脑肿瘤患儿，鉴别出4个假性进展。在这组小样本中计算获得的CBV和K^{trans}值是多变的，且单个肿瘤内也有不均质性，但髓母细胞瘤的确表现出CBV升高。

最近一些研究应用DCE-MRI鉴别治疗引起的坏死，这是一个包含假性进展和晚期迟发放射性坏死的综合称谓。Larsen等[84]研究了19例胶质瘤患者的DCE-MRI，其中18例患者是WHO Ⅲ级或Ⅳ级肿瘤，使用最大化切除、放疗和替莫唑胺治疗。患者在随访期间出现新的强化病灶，不能明确诊断为肿瘤进展或放射性坏死的，接受DCE-MRI和FDG-PET脑扫描。CBV、CBF和K^{trans}在无进展的病灶中均减低，作者得出结论认为，脑实质绝对血容

量达阈值 2.0mL/100g，可用来确定真性疾病进展。DCE-MRI 的表现与 FDG-PET 一样好或优于 FDG-PET。

Narang 等[12] 完成了一个类似的长期随访研究，纳入 29 例最大化治疗（25 例行手术切除和放化疗）后出现新强化病灶的胶质瘤患者。使用组织学证实或临床 / 影像随访，最终发现 9 例患者出现治疗相关坏死，20 例患者出现肿瘤复发。采用一个无模型分析提取 DCE-MRI 参数，包括强化曲线下面积（IAUC）、初始血管相强化曲线最大斜率（maximal slope of the enhancement curve in the initial vascular phase, MSIVP）和延迟平衡期强化曲线斜率（slope of the enhancement curve in the delayed equilibrium phase, SDEP）。所有计算出的灌注参数在治疗引起的坏死和肿瘤复发的患者中

明显不同，在肿瘤复发组表现为灌注升高。作者报道在鉴别治疗引起的坏死和肿瘤复发时应用 SDEP 的灵敏度和特异性分别为 85% 和 100%，应用 MSIVP 的灵敏度和特异性分别为 90% 和 100%。

在我们的机构中，我们常规在术前和每个高级别胶质瘤的随访，以及在怀疑辐射损伤的鉴别中进行 DCE-MRI 检查。分析使用一个双室模型，根据以体素为基础的测量重建一个动态剂量反应曲线。根据 Murase 等[85] 的工作使用一个 AIF 对组织的动态响应曲线去卷积，通过观察到的 MRI 信号强度的动态变化来评估对比剂浓度。我们定性解释临床病例的 K^{trans} 和血浆容积图。K^{trans} 通常在复发肿瘤中比在放射损伤中高，虽然它可能在两者中都升高。但血浆容积通常在复发肿瘤中升高，在放射损伤

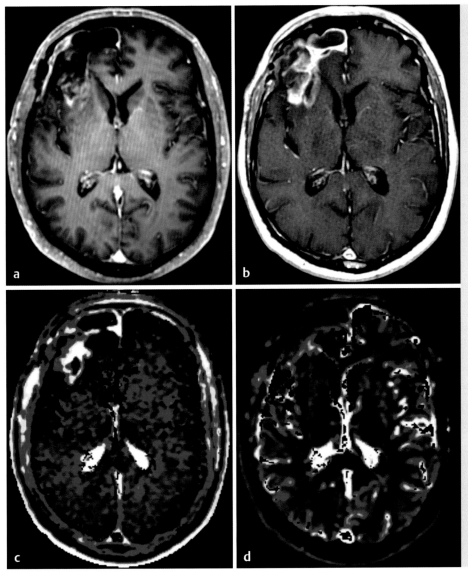

图 5.4　假性进展　胶质母细胞瘤放疗和替莫唑胺联合治疗后即刻（a）和 4 个月后（b）的轴位 T1 强化图。图中可见额叶、脑岛、脑岛下和基底节区一个新的、边界不清的不均匀强化肿块。（c）K^{trans} 图显示渗透性中度升高，而（d）血浆容积图显示灌注未升高。之后 3 个月肿块持续生长，进行二次手术，证实为治疗引起的广泛坏死，没有肿瘤细胞

中正常或减低。已在放射损伤的 DCE-MRI 灌注图中观察到了几种特征性模式，它们最常表现为血浆容积的减低伴可变的 K^trans，或血浆容积轻度增加伴 K^trans 不成比例的显著增加。这些模式在早期假性进展和更晚期的放射性坏死中被观察到（图 5.4、图 5.5 和图 5.6）。我们机构正在进行一项前瞻性的对比 DCE-MRI 和 18F-脱氧葡萄糖 PET/CT 诊断放射坏死的临床试验。

5.3.5 DCE-MRI 灌注在使用新治疗药物患者中的应用

最近研发了一系列新药靶向作用于恶性胶质瘤的血管生成级联。两个最常用的治疗是抗 VEGF 药物贝伐单抗（阿瓦斯汀，Genentech，South San Francisco，CA），一种单克隆抗体，以及西地尼布（AZD2171），一种 VEGF 抑制剂。贝伐单抗最近获得美国食品药品管理局（FDA）的加速批准，用于治疗复发的胶质母细胞瘤[86]。这些药物可在治疗开始后最少 24h 内在常规 MRI 上显示肿瘤的强化减轻[87-88]。肿瘤体积减小和强化程度降低的临床意义仍不确定，因为贝伐单抗治疗患者的总体生存受益不明显，尽管其无进展生存期有提高[89]。在一些患者中，虽然强化程度降低，但肿瘤的浸润性、无强化部分仍持续生长[90]，常常表现为扩散受限和中等 T2 高信号[91-92]。这种表现被称作假性反应，同时这对影像提出了新的挑战，因为旧的 Macdonald 标准仅仅依据强化部分大小的改变，常常将这些病例归为部分或完全缓解。新的神

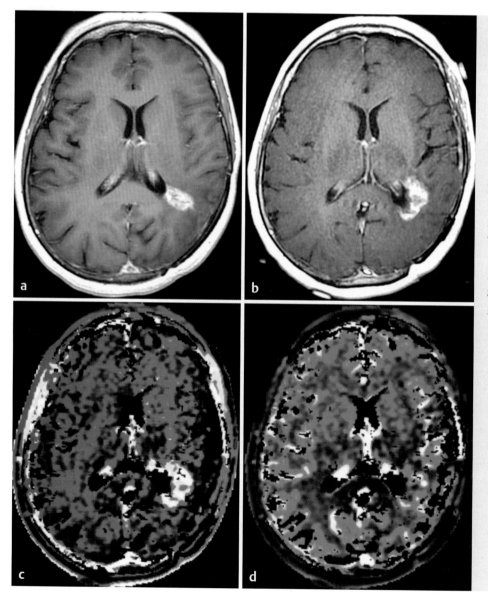

图 5.5　肺癌脑转移瘤的放射性坏死　左顶叶复发肿瘤大分割放疗（2500 cGy 分为 5 次）前（a）和 6 个月后（b）的轴位 T1 强化图显示一个增大的、边界不清的、不均匀强化肿块。（c）K^trans 图显示渗透性中度升高，而（d）血浆容积（plasma volume，V_p）图显示除外几个小的灌注轻度增加灶外，病灶大部分呈低灌注。手术证实为坏死、纤维化和陈旧性出血，没有肿瘤细胞

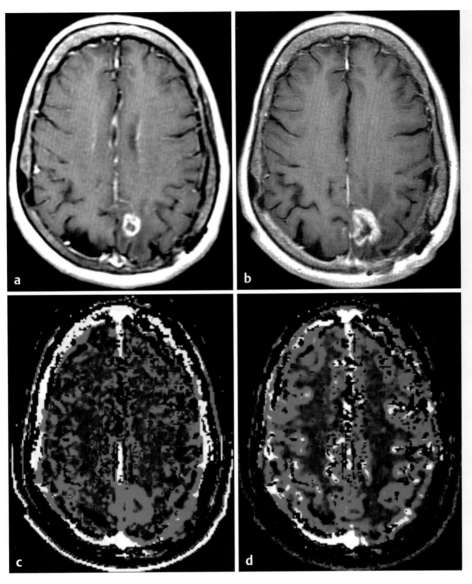

图 5.6　乳腺癌脑转移瘤的放射性坏死　手术残腔局部放射治疗（3500cGy 分 14 次）前（a）和 4 年后（b）的轴位 T1 强化图显示，左侧顶叶一个增大的不均匀强化的肿块。（c）K^{trans} 图显示强化边缘灌注轻度升高，而（d）血浆容积（V_p）图显示灌注无升高。再次手术证实病灶内仅有坏死组织和反应性脑组织，没有肿瘤细胞。注意对侧顶叶中线附近微小的强化病灶在（b）是提示放射性坏死的另一个证据

经肿瘤治疗反应评价（Response Assessment in Neuro-Oncology, RANO）标准[64-65]纳入液体衰减反转恢复（fluid-attenuated inversion recovery, FLAIR）序列上高信号无强化病灶扩大作为肿瘤进展的一个标准，但这种扩大仅描述为"显著"，没有任何百分比的增加，不像旧的基于强化的标准。

研究者们才刚刚开始在假性反应病例中应用灌注成像。DSC 灌注的早期研究表明，西地尼布治疗患者中更低的 CBV 与更长的无进展生存期相关[93-94]。灌注和通透性参数的迅速降低可在抗血管生成治疗开始后最快 24h 出现，但假性反应的 DCE-MRI 改变尚未在文献中有特征性描述。在我们机构中，贝伐单抗治疗的患者常规进行 DCE-MRI 扫描，我们已观察到 K^{trans} 和血浆容积常同时降低，或在假性反应患者中仅有轻度升高。即使有升高，它们仍常常低于抗血管生成治疗开始前（图 5.7、图 5.8）。随着其他新抗血管生成药物被开发并推向市场，假性反应的成像很可能发展为一个活跃的研究领域。

5.3.6　DCE-MRI 灌注在非胶质肿瘤中的应用

在非胶质脑肿瘤中，脑膜瘤可能是灌注成像研究最多的。一些早期的包括脑膜瘤灌注表现的文章主要是作为不同灌注技术验证过程的一部分[95]。因为脑外肿瘤在生长的各个时期均缺乏血脑屏障，它们表现出预期的高血容量和毛细血管渗漏。Zhu 等[96]使用 Tofts 模型研究了 5 个脑膜瘤、5 个听神经瘤和 5 个胶质瘤，脑外肿瘤通常表现为更高的 K^{trans} 和 CBV。然而，

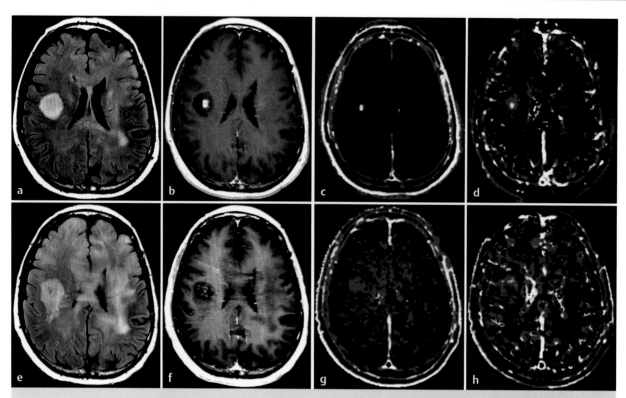

图 5.7 假性反应 左侧额叶胶质母细胞瘤（图中未显示）伴 O(6)- 甲基鸟嘌呤 -DNA 甲基转移酶（MGMT）启动子甲基化状态，接受替莫唑胺辅助治疗 13 个月并同时完成放疗，轴位液体衰减反转恢复（FLAIR）序列图像（a）显示右侧放射冠区一个新的膨胀性高信号肿块，T1 增强图像（b）显示病灶中心强化，K^{trans}（c）和血浆容积图（d）分别显示渗透性和灌注升高，患者开始接受贝伐单抗（一种血管内皮细胞生长因子抗体）和 RO4929097（一种对 Notch 激活比较重要的 γ - 分泌酶抑制剂）抗血管生成治疗。2 个月后，相应的影像图像（e~h）显示，尽管右侧放射冠区病灶更加不规则和弥漫，但病灶强化减低（f）并 K^{trans}（g）和血浆容积（h）轻度升高。尽管在强化上的表现好转，但在双侧大脑半球和胼胝体的无强化病灶（e）范围持续扩大，符合抗血管生成治疗导致的假性缓解。患者腿部无力、发音困难和吞咽困难的症状恶化，3 个月后死亡

单独的灌注参数不能区分肿瘤的类型。

Lüdemann 等[97]报道了在 41 个胶质瘤、6 个脑膜瘤和 8 个转移瘤中使用一种新的三室模型的 DCE-MRI 结果。在这个模型中，EES 根据不同的血浆空间交换常数被分成两个亚室。"快"室被认为代表早期进入活体组织的渗出，而"慢"室被认为代表进入坏死组织的渗漏，通常发生在较长时间后。除各室的渗透性和容积分数被分别测量外，还测量了血容量，结果表明 3 组之间的血容量有显著差异，脑膜瘤的 CBV 最高，胶质瘤的最低。所有肿瘤的慢渗透性几乎是相同的，这个结果被认为反映了事实——研究中的所有肿瘤都有大的坏死部分。另一方面，脑膜瘤的快渗透性明显更强（图 5.9）。

5.3.7 DCE-MRI 灌注在非肿瘤性病变中的应用

常规 MRI 被用于诊断和特征描述多发性硬化的脱髓鞘斑块。在大多数情况下，多发性硬化可使用常规 MRI 获得明确诊断，病灶有特征性且常为非对称性分布。然而，影像表现的严重程度和临床表现之间的关系是复杂的[98]。传统上，强化被用作衡量病灶的活动性，因为它代表血脑屏障的破坏[99]。Ingrisch 等[100]最近的一项研究发现了脱髓鞘斑块的早期灌注改变，它的出现早于血脑屏障破坏，即在常规 MRI 上强化出现之前。这项研究使用并行成像获得了全脑高时间分辨率的 3D、T1 加权图像，这对多发性硬化患者是较为理想的选择，因为脱髓鞘斑块在幕上和幕下都可出现。19 例患者的渗透性、血流量和血容量使用双室模型计算。强化病变相对于表现正常的脑白质呈明显更高的 CBF、CBV 和渗透性。在无强化的病灶中也观察到 CBV 的明显增加。

DCE-MRI 也被用来评价颅内感染（图 5.10）。Singh 等[101]研究了 5 例结核球和 10

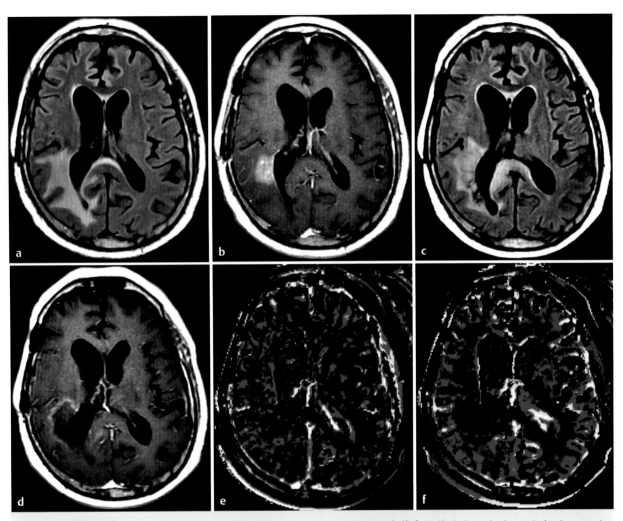

图 5.8　假性反应　（a）轴位液体衰减反转恢复（FLAIR）图像显示中等高信号改变，（b）T1 加权（T1WI）强化显示一个复发的边界不清并强化的胶质母细胞瘤，有室管膜下播散。开始贝伐单抗治疗 6 个月后，（c）FLAIR 图像显示胼胝体压部增大的膨胀性高信号改变，（d）强化 T1WI 图像显示增大的大部分无强化肿瘤边缘有细线样强化。（e）K^trans 和（f）血浆容积（VP）图显示渗透性和灌注无增加

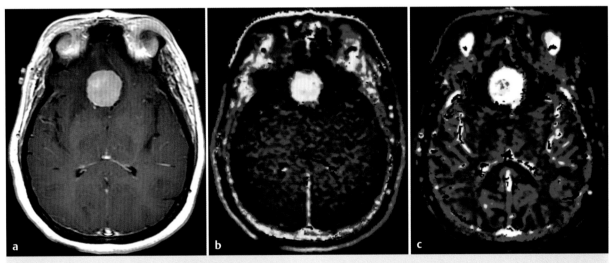

图 5.9　蝶骨平面脑膜瘤　（a）轴位 T1 强化图像显示一个边界清楚的脑外强化肿块，向上突入额叶底部。（b）K^trans 和（c）血浆容积图显示渗透性和灌注明显升高，是血脑屏障外肿瘤的典型表现

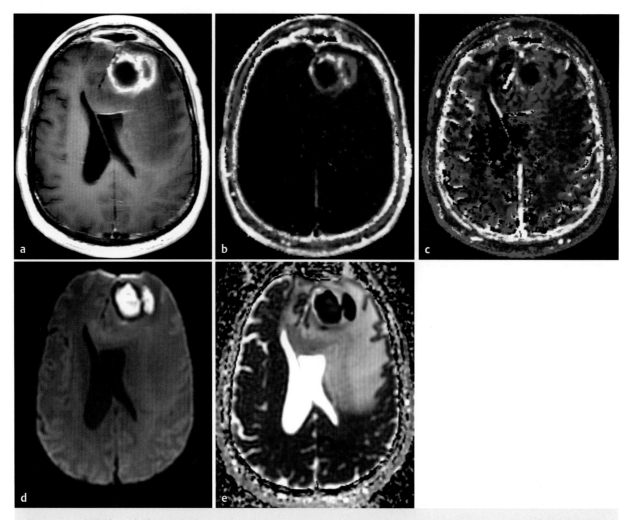

图 5.10　脑脓肿　嗅神经母细胞瘤治疗 3 年后，轴位 T1 加权图像（a）显示左侧额叶一边界不清楚的边缘强化肿块，其一侧见一小的子病灶，周围广泛水肿。K^{trans} 图（b）显示强化边缘的渗透性不均匀升高，而血浆容积图（c）显示灌注无升高。扩散加权成像（d）和表观扩散系数图（e）证实脓肿中心扩散受限。病理结果提示脓液、坏死组织和炎性碎屑

例胶质瘤患者，他们发现结核球相比胶质瘤有 K^{trans} 升高的趋势，结核球的 CBV 升高介于低级别和高级别胶质瘤之间。Haris 等[102] 应用 DCE-MRI 发现 K^{trans} 和脑结核瘤中高倍视野下基质金属蛋白酶 9（matrix metalloproteinase 9，MMP-9）表达的面积百分比有很强的相关性（$r=0.918$）。K^{trans} 和 VEGF 表达之间被发现有较弱的相关性（$r=0.232$）。这些结果表明，在结核球中，MMP-9 在血脑屏障破坏中发挥的作用要大于 VEGF。第 2 项研究[103] 在 26 例感染、52 例高级别胶质瘤和 25 例低级别胶质瘤患者中应用 DCE-MRI，并将其表现与 VEGF 表达和病理切片上显示的微血管密度（microvascular density，MVD）关联。作者发现，3 组患者的 CBV、CBF 和 K^{trans} 表现出显著的

差异，并再次显示感染性病灶的灌注介于低级别和高级别胶质瘤之间。MVD 和 VEGF 的表达也显著不同，病变排列的顺序同前。所有患者的 CBV 与 MVD 呈现出显著的相关性。

同一研究组使用灌注成像监测脑结核瘤患者的治疗反应[104]，表明随着时间推移，临床和影像学反应患者的 CBV、CBF 和 K^{trans} 显著降低。在最终需要手术切除的患者中，K^{trans} 随着时间推移显著升高。一项关于脑囊虫病患者 DCE-MRI 表现的类似研究[105] 也发现 K^{trans} 和 MMP-9 的表达间有很强的相关性（$r=0.71$）。Kep 在脑囊虫病的胶质期、结节期及钙化期有显著不同。这些发现强调了 DCE-MRI 在颅内感染性病变的特征描述和监测中的作用。

5.4 结 论

灌注 MRI 无创性地提供了感兴趣组织内微血管环境的特征。DCE-MRI 甚至可以提供高空间分辨率的毛细血管渗透性和血浆容积的定量信息。这些方法可作为常规 MRI 的补充，用于新发现脑内病灶的鉴别诊断和特征描述，以及这些病灶治疗期间的监控。随着新的化疗方法纳入中枢神经系统恶性肿瘤的标准治疗方案，灌注和其他高级成像技术在个体治疗反应的特征性描述和指导治疗过程中的作用不断增长。未来几年，采集技术、分析算法和解释经验标准化的进步有望进一步提升 DCE-MRI 灌注作为基本的科研和临床工具的重要性。

（徐小玲 刘红娟 译，张 明 审校）

参考文献

[1] Lacerda S, Shiroishi MS, Law M. Clinical applications of dynamic contrast-enhanced (DCE) permeability imaging//Faro SH, Mohamed FB, Law M, et al, eds. Functional Neuroradiology: Principles and Clinical Applications. New York, NY: Springer, 2011: 117–137

[2] Al-Okaili RN, Krejza J, Woo JH, et al. Intraaxial brain masses: MR imaging-based diagnostic strategy-initial experience. Radiology, 2007, 243: 539–550

[3] Roberts HC, Roberts TPL, Brasch RC, et al. Quantitative measurement of microvascular permeability in human brain tumors achieved using dynamic contrast-enhanced MR imaging: correlation with histologic grade. AJNR Am J Neuroradiol, 2000, 21: 891–899

[4] Young RJ, Gupta A, Shah AD, et al. MRI perfusion in determining pseudoprogression in patients with glioblastoma. Clin Imaging, 2013, 37: 41–49

[5] Tofts PS, Brix G, Buckley DL, et al. Estimating kinetic parameters from dynamic contrast-enhanced T(1)-weighted MRI of a diffusable tracer: standardized quantities and symbols. J Magn Reson Imaging, 1999, 10: 223–232

[6] Jackson A, O'Connor JP, Parker GJ, et al. Imaging tumor vascular heterogeneity and angiogenesis using dynamic contrast-enhanced magnetic resonance imaging. Clin Cancer Res, 2007, 13: 3449–3459

[7] Evelhoch JL. Key factors in the acquisition of contrast kinetic data for oncology. J Magn Reson Imaging, 1999, 10: 254–259

[8] Cheng HL. Improved correlation to quantitative DCE-MRI pharmacokinetic parameters using a modified initial area under the uptake curve (mIAUC) approach. J Magn Reson Imaging, 2009, 30: 864–872

[9] Mazzetti S, Gliozzi AS, Bracco C, et al. Comparison between PUN and Tofts models in the quantification of dynamic contrast-enhanced MR imaging. Phys Med Biol, 2012, 57: 8443–8453

[10] Cheng HL. Investigation and optimization of parameter accuracy in dynamic contrast-enhanced MRI. J Magn Reson Imaging, 2008, 28: 736–743

[11] Mills SJ, Soh C, O'Connor JP, et al. Enhancing fraction in glioma and its relationship to the tumoral vascular microenvironment: A dynamic contrast-enhanced MR imaging study. AJNR Am J Neuroradiol, 2010, 31: 726–731

[12] NarangJ, Jain R, Arbab AS, et al. Differentiating treatment-induced necrosis from recurrent/progressive brain tumor using nonmodel-based semiquantitative indices derived from dynamic contrast-enhanced T1-weighted MR perfusion. Neurooncol, 2011, 13: 1037–1046

[13] Walker-Samuel S, Leach MO, Collins DJ. Evaluation of response to treatment using DCE-MRI: the relationship between initial area under the gadolinium curve (IAUGC) and quantitative pharmacokinetic analysis. Phys Med Biol, 2006, 51: 3593–3602

[14] O'Connor JP, Jackson A, Parker GJ, et al. DCE-MRI biomarkers in the clinical evaluation of antiangiogenic and vascular disrupting agents. Br J Cancer, 2007, 96: 189–195

[15] Koh TS, Bisdas S, Koh DM, et al. Fundamentals of tracer kinetics for dynamic contrast-enhanced MRI. J Magn Reson Imaging, 2011, 34: 1262–1276

[16] Tofts PS. Modeling tracer kinetics in dynamic Gd-DTPA MR imaging. J Magn Reson Imaging, 1997, 7: 91–101

[17] Bagher-Ebadian H, Jain R, Nejad-Davarani SP, et al. Model selection for DCE-T1 studies in glioblastoma. Magn Reson Med, 2012, 68: 241–251

[18] Parker G, Tanner S, Leach M. Pitfalls in the measurement of tissue permeability over short time-scales using multi-compartment models with a low temporal resolution blood input function. Presented at: 4th Meeting of the International Society for Magnetic Resonance in Medicine, New York, New York, April 27–May 3, 1996

[19] Zhang Y, Wang J. Wang X, et al. Feasibility study of exploring a T1-weighted dynamic contrast-enhanced MR approach for brain perfusion imaging. J Magn Reson Imaging, 2012, 35: 1322–1331

[20] Wolf RL. Clinical Applications of MR Perfusion Imaging//Faro SH, Mohamed FB, Law M, et al, eds. Functional Neuroradiology: Principles and Clinical

Applications. New York, NY: Springer, 2011: 71–105

[21] Chan JH, Tsui EY, Chau LF, et al. Discrimination of an infected brain tumor from a cerebral abscess by combined MR perfusion and diffusion imaging. Comput Med Imaging Graph, 2002, 26: 19–23

[22] Erdogan C, Hakyemez B, Yildirim N, et al. Brain abscess and cystic brain tumor: discrimination with dynamic susceptibility contrast perfusion-weighted MRI. J Comput Assist Tomogr, 2005, 29: 663–667

[23] Ge Y, Law M. Johnson G, et al. Dynamic susceptibility contrast perfusion MR imaging of multiple sclerosis lesions: characterizing hemodynamic impairment and inflammatory activity. AJNR Am J Neuroradiol, 2005, 26: 1539–1547

[24] Wen PY, Kesari S. Malignant gliomas in adults. N Engl J Med, 2008, 359: 492–507

[25] Krex D, Klink B, Hartmann C, et al. German Glioma Network. Long-term survival with glioblastoma multiforme. Brain, 2007, 130: 2596–2606

[26] Brem S, Cotran R, Folkman J. Tumor angiogenesis: a quantitative method for histologic grading. J Natl Cancer Inst, 1972, 48: 347–356

[27] Cheng SY, Huang HJ, Nagane M, et al. Suppression of glioblastoma angio-genicity and tumorigenicity by inhibition of endogenous expression of vascular endothelial growth factor. Proc Natl Acad Sci USA, 1996, 93: 8502–8507

[28] Russell D, Rubinstein L. Tumors of central neuroepithelial origin//Russell D, Rubinstein L, eds. Pathology of Tumours of the Central Nervous System. Baltimore, MD: Williams & Wilkins, 1989: 53–350

[29] Li WW. Tumor angiogenesis: molecular pathology, therapeutic targeting, and imaging. Acad Radiol, 2000, 7: 800–811

[30] Kargiotis O, Rao JS, Kyritsis AP. Mechanisms of angiogenesis in gliomas. J Neurooncol, 2006, 78: 281–293

[31] Dvorak HF, Nagy JA, Feng D, et al. Vascular permeability factor/vascular endothelial growth factor and the significance of microvascular hyperpermeability in angiogenesis. Curr Top Microbiol Immunol, 1999, 237: 97–132

[32] Senger DR, Van de Water L, Brown LF, et al. Vascular permeability factor (VPF, VEGF) in tumor biology. Cancer Metastasis Rev, 1993, 12: 303–324

[33] Wei W, Chen ZW, Yang Q, et al. Vasorelaxation induced by vascular endothelial growth factor in the human internal mammary artery and radial artery. Vascul Pharmacol, 2007, 46: 253–259

[34] Erdamar S, Bagci P, Oz B, et al. Correlation of endothelial nitric oxide synthase and vascular endothelial growth factor expression with malignancy in patients with astrocytic tumors. J BUON, 2006, 11: 213–216

[35] Padhani AR, Husband JE. Dynamic contrast-enhanced MRI studies in oncology with an emphasis on quantification, validation and human studies. Clin Radiol, 2001, 56: 607–620

[36] Shin JH, Lee HK, Kwun BD, et al. Using relative cerebral blood flow and volume to evaluate the histopathologic grade of cerebral gliomas: preliminary results. AJR Am J Roentgenol, 2002, 179: 783–789

[37] Sugahara T, Korogi Y, Kochi M, et al. Correlation of MR imaging-determined cerebral blood volume maps with histologic and angiographic determination of vascularity of gliomas. AJR Am J Roentgenol, 1998, 171: 1479–1486

[38] Wong ET, Jackson EF, Hess KR, et al. Correlation between dynamic MRI and outcome in patients with malignant gliomas. Neurology, 1998, 50: 777–781

[39] Law M, Young R, Babb J, et al. Comparing perfusion metrics obtained from a single compartment versus pharmacokinetic modeling methods using dynamic susceptibility contrast-enhanced perfusion MR imaging with glioma grade. AJNR Am J Neuroradiol, 2006, 27: 1975–1982

[40] Young R, Babb J, Law M, et al. Comparison of region-of-interest analysis with three different histogram analysis methods in the determination of perfusion metrics in patients with brain gliomas. J Magn Reson Imaging, 2007, 26: 1053–1063

[41] Jain R, Gutierrez J, Narang J, et al. In vivo correlation of tumor blood volume and permeability with histologic and molecular angiogenic markers in gliomas. AJNR Am J Neuroradiol, 2011, 32: 388–394

[42] Jain R, Narang J, Gutierrez J, et al. Correlation of immunohistologic and perfusion vascular parameters with MR contrast enhancement using image-guided biopsy specimens in gliomas. Acad Radiol, 2011, 18: 955–962

[43] Jain R. Perfusion CT imaging of brain tumors: an overview. AJNR Am J Neuroradiol, 2011, 32: 1570–1577

[44] Narang J, Jain R, Scarpace L, et al. Tumor vascular leakiness and blood volume estimates in oligodendrogliomas using perfusion CT: an analysis of perfusion parameters helping further characterize genetic subtypes as well as differentiate from astroglial tumors. J Neurooncol, 2011, 102: 287–293

[45] Ellika SK, Jain R, Patel SC, et al. Role of perfusion CT in glioma grading and comparison with conventional MR imaging features. AJNR Am J Neuroradiol, 2007,

28: 1981–1987

[46] Nguyen TB, Cron GO, Mercier JF, et al. Diagnostic accuracy of dynamic contrast-enhanced MR imaging using a phase-derived vascular input function in the preoperative grading of gliomas. AJNR Am J Neuroradiol, 2012, 33: 1539–1545

[47] Lüdemann L, Grieger W, Wurm R, et al. Comparison of dynamic contrast-enhanced MRI with WHO tumor grading for gliomas. Eur Radiol, 2001, 11: 1231–1241

[48] Lüdemann L, Hamm B, Zimmer C. Pharmacokinetic analysis of glioma compartments with dynamic Gd-DTPA-enhanced magnetic resonance imaging. Magn Reson Imaging, 2000, 18: 1201–1214

[49] Patankar TF, Haroon HA, Mills SJ, et al. Is volume transfer coefficient (K(trans)) related to histologic grade in human gliomas? AJNR Am J Neuroradiol, 2005, 26: 2455–2465

[50] Li KL, Zhu XP, Waterton J, et al. Improved 3D quantitative mapping of blood volume and endothelial permeability in brain tumors. J Magn Reson Imaging, 2000, 12: 347–357

[51] Zhang N, Zhang L, Qiu B, et al. Correlation of volume transfer coefficient Ktrans with histopathologic grades of gliomas. J Magn Reson Imaging, 2012, 36: 355–363

[52] Cha S, Yang L, Johnson G, et al. Comparison of microvascular permeability measurements, K(trans), determined with conventional steady-state Tl-weighted and first-pass T2*-weighted MR imaging methods in gliomas and meningiomas. AJNR Am J Neuroradiol, 2006, 27: 409–417

[53] Henson JW, Caviani P, Gonzalez RG. MRI in treatment of adult gliomas. Lancet Oncol, 2005, 6: 167–175

[54] Jacobs AH, Kracht LW, Gossmann A, et al. Imaging in neurooncology. NeuroRx, 2005, 2: 333–347

[55] Weber MA, Giesel FL, Stieltjes B. MRI for identification of progression in brain tumors: from morphology to function. Expert Rev Neurother, 2008, 8: 1507–1525

[56] Weber MA, Henze M, Tiittenberg J, et al. Biopsy targeting gliomas: do functional imaging techniques identify similar target areas? Invest Radiol, 2010, 45: 755–768

[57] Stupp R, Mason WP, van den Bent MJ, et al. European Organisation for Research and Treatment of Cancer Brain Tumor and Radiotherapy Croups, National Cancer Institute of Canada Clinical Trials Group. Radiotherapy plus concomitant and adjuvant temozolomide for glioblastoma. N Engl J Med, 2005, 352: 987–996

[58] Chi AS, Wen PY. Inhibiting kinases in malignant

gliomas. Expert Opin Ther Targets, 2007, 11: 473–496

[59] Furnari FB, Fenton T, Bachoo RM, et al. Malignant astrocytic glioma: genetics, biology, and paths to treatment. Genes Dev, 2007, 21: 2683–2710

[60] Sathornsumetee S, Reardon DA, Desjardins A, et al. Molecularly targeted therapy for malignant glioma. Cancer, 2007, 110: 13–24

[61] Sathornsumetee S, Rich JN, Reardon DA. Diagnosis and treatment of high-grade astrocytoma. Neurol Clin, 2007, 25: 1111–1139

[62] Lamborn KR, Yung WK, Chang SM, et al. North American Brain Tumor Consortium. Progression-free survival: an important end point in evaluating therapy for recurrent high-grade gliomas. Neurooncol, 2008, 10: 162–170

[63] Macdonald DR, Cascino TL, Schold SC Jr, et al. Response criteria for phase II studies of supratentorial malignant glioma. J Clin Oncol, 1990, 8: 1277–1280

[64] Wen PY, Macdonald DR, Reardon DA, et al. Updated response assessment criteria for high-grade gliomas: response assessment in neuro-oncology working group. J Clin Oncol, 2010, 28: 1963–1972

[65] Gállego Pérez-Larraya J, Lahutte M, Petrirena G, et al. Response assessment in recurrent glioblastoma treated with irinotecan-bevacizumab: comparative analysis of the Macdonald, RECIST, RANO, and RECIST+F criteria. Neurooncol, 2012, 14: 667–673

[66] Leibel S, Sheline G. Tolerance of the brain and spinal cord to conventional irradiation//Gutin P, Sheline G, eds. Radiation injury to the nervous system. New York, NY: Raven, 1991: 239–256

[67] Hoffman WF, Levin VA, Wilson CB. Evaluation of malignant glioma patients during the postirradiation period. J Neurosurg, 1979, 50: 624–628

[68] Martins AN, Johnston JS, Henry JM, et al. Delayed radiation necrosis of the brain. J Neurosurg, 1977, 47: 336–345

[69] de Wit MC, de Bruin HG, Eijkenboom W, et al. Immediate post-radiotherapy changes in malignant glioma can mimic tumor progression. Neurology, 2004, 63: 535–537

[70] Brandsma D, Stalpers L, Taal W, et al. Clinical features, mechanisms, and management of pseudoprogression in malignant gliomas. Lancet Oncol, 2008, 9: 453–461

[71] Brandes AA, Franceschi E, Tosoni A, et al. MGMT promoter methylation status can predict the incidence and outcome of pseudoprogression after concomitant radiochemotherapy in newly diagnosed glioblastoma patients. J Clin Oncol, 2008, 26: 2192–2197

[72] Chamberlain MC, Glantz MJ, Chalmers U, et al. Early necrosis following concurrent Temodar

and radiotherapy in patients with glioblastoma. J Neurooncol, 2007, 82: 81–83

[73] Taal W, Brandsma D, de Bruin HG, et al. Incidence of early pseudo-progression in a cohort of malignant glioma patients treated with chemoirradiation with temozolomide. Cancer, 2008, 113: 405–410

[74] Young RJ, Gupta A, Shah AD, et al. Potential utility of conventional MRI signs in diagnosing pseudoprogression in glioblastoma. Neurology, 2011, 76: 1918–1924

[75] Eoli M, Menghi F, Bruzzone MG, et al. Methylation of O6-methylguanine DNA methyltransferase and loss of heterozygosity on 19q and/or 17p are overlapping features of secondary glioblastomas with prolonged survival. Clin Cancer Res, 2007, 13: 2606–2613

[76] Chaskis C, Neyns B, Michotte A, et al. Pseudoprogression after radiotherapy with concurrent temozolomide for high-grade glioma: clinical observations and working recommendations. Surg Neurol, 2009, 72: 423–428

[77] Brandes AA, Franceschi E, Tosoni A, et al. MGMT promoter methylation status can predict the incidence and outcome of pseudoprogression after concomitant radiochemotherapy in newly diagnosed glioblastoma patients. J Clin Oncol, 2008, 26: 2192–2197

[78] Reardon DA, Galanis E, DeGroot JF, et al. Clinical trial end points for high-grade glioma: the evolving landscape. Neurooncol, 2011, 13: 353–361

[79] Henson JW, Ulmer S, Harris GJ. Brain tumor imaging in clinical trials. AJNR Am J Neuroradiol, 2008, 29: 419–424

[80] Hygino da Cruz LC Jr, Rodriguez I, Domingues RC, et al. Pseudoprogression and pseudoresponse: imaging challenges in the assessment of posttreatment glioma. AJNR Am J Neuroradiol, 2011, 32: 1978–1985

[81] Mangla R, Singh G. Ziegelitz D, et al. Changes in relative cerebral blood volume 1 month after radiation-temozolomide therapy can help predict overall survival in patients with glioblastoma. Radiology, 2010, 256: 575–584

[82] Tsien C, Galbán CJ, Chenevert TL, et al. Parametric response map as an imaging biomarker to distinguish progression from pseudoprogression in high-grade glioma. J Clin Oncol, 2010, 28: 2293–2299

[83] Thompson EM, Guillaume DJ, Dósa E, et al. Dual contrast perfusion MRI in a single imaging session for assessment of pediatric brain tumors. J Neurooncol, 2012, 109: 105–114

[84] Larsen VA, Simonsen HJ, Law I, et al. Evaluation of dynamic contrast-enhanced T1-weighted perfusion MRI in the differentiation of tumor recurrence from radiation necrosis. Neuroradiology, 2013, 55: 361–369

[85] Murase K. Efficient method for calculating kinetic parameters using Tl-weighted dynamic contrast-enhanced magnetic resonance imaging. Magn Reson Med, 2004, 51: 858–862

[86] Cohen MH, Shen YL, Keegan P, et al. FDA drug approval summary: bevacizumab (Avastin) as treatment of recurrent glioblastoma multiforme. Oncologist, 2009, 14: 1131–1138

[87] Kreisl TN, Kim L, Moore K, et al. Phase II trial of single-agent bevacizumab followed by bevacizumab plus irinotecan at tumor progression in recurrent glioblastoma. J Clin Oncol, 2009, 27: 740–745

[88] Schiff D, Purow B. Bevacizumab in combination with irinotecan for patients with recurrent glioblastoma multiforme. Nat Clin Pract Oncol, 2008, 5: 186–187

[89] Brandsma D, van den Bent MJ. Pseudoprogression and pseudoresponse in the treatment of gliomas. Curr Opin Neurol, 2009, 22: 633–638

[90] Norden AD, Young GS, Setayesh K, et al. Bevacizumab for recurrent malignant gliomas: efficacy, toxicity, and patterns of recurrence. Neurology, 2008, 70: 779–787

[91] Pope WB, Kim HJ, Huo J, et al. Recurrent glioblastoma multiforme: ADC histogram analysis predicts response to bevacizumab treatment. Radiology, 2009, 252: 182–189

[92] Gerstner ER, Chen PJ, Wen PY, et al. Infiltrative patterns of glioblastoma spread detected via diffusion MRI after treatment with cediranib. Neurooncol, 2010, 12: 466–472

[93] Sorensen AG, Batchelor TT, Zhang WT, et al. A "vascular normalization index" as potential mechanistic biomarker to predict survival after a single dose of cediranib in recurrent glioblastoma patients. Cancer Res, 2009, 69: 5296–5300

[94] Emblem KE, Bjornerud A, Mouridsen K, et al. Tl-and T2*-dominant extravasation correction in DSC-MRI: part II-predicting patient outcome after a single dose of cediranib in recurrent glioblastoma patients. J Cereb Blood Flow Metab, 2011: 31: 2054–2064

[95] Hawighorst H, Engenhart R, Knopp MV, et al. Intracranial meningeomas: time-and dose-dependent effects of irradiation on tumor microcirculation monitored by dynamic MR imaging. Magn Reson Imaging, 1997, 15: 423–432

[96] Zhu XP, Li KL, Kamaly-Asl ID, et al. Quantification of endothelial permeability, leakage space, and blood volume in brain tumors using combined T1 and T2* contrast-enhanced dynamic MR imaging. J Magn Reson Imaging, 2000, 11: 575–585

[97] Lüdemann L, Grieger W, Wurm R, et al. Quantitative

measurement of leakage volume and permeability in gliomas, meningiomas and brain metastases with dynamic contrast-enhanced MRI. Magn Reson Imaging, 2005, 23: 833–841

[98] Rocca MA, Messina R, Filippi M. Multiple sclerosis imaging: recent advances. J Neurol, 2013, 260: 929–935

[99] Neema M, Stankiewicz J, Arora A, et al. MRI in multiple sclerosis: what's inside the toolbox? Neurotherapeutics, 2007, 4: 602–617

[100] Ingrisch M, Sourbron S, Morhard D, et al. Quantification of perfusion and permeability in multiple sclerosis: dynamic contrast-enhanced MRI in 3D at 3T. Invest Radiol, 2012, 47: 252–258

[101] Singh A, Haris M, Rathore D, et al. Quantification of physiological and hemodynamic indices using Tl dynamic contrast-enhanced MRI in intracranial mass lesions. J Magn Reson Imaging, 2007, 26: 871–880

[102] Haris M, Husain N. Singh A, et al. Dynamic contrast-enhanced (DCE) derived transfer coefficient (ktrans) is a surrogate marker of matrix metalloproteinase 9 (MMP-9) expression in brain tuberculomas. J Magn Reson Imaging, 2008, 28: 588–597

[103] Haris M, Gupta RK, Singh A, et al. Differentiation of infective from neoplastic brain lesions by dynamic contrast-enhanced MRI. Neuroradiology, 2008, 50: 531–540

[104] Haris M, Gupta RK, Husain M, et al. Assessment of therapeutic response in brain tuberculomas using serial dynamic contrast-enhanced MRI. Clin Radiol, 2008, 63: 562–574

[105] Gupta RK, Awasthi R, Garg RK, et al. T1-weighted dynamic contrast-enhanced MR evaluation of different stages of neurocysticercosis and its relationship with serum MMP-9 expression. AJNR Am J Neuroradiol, 2013, 34: 997–1003

第6章 灌注成像：动脉自旋标记

S.Ali Nabavizadeh, Suyash Mohan, Jeffrey M. Pollock

6.1 引 言

过去20年里，磁共振（MR）灌注成像技术已被用于评估各种情况下的肿瘤血管，如在肿瘤的分级、活检引导、肿瘤复发与放射性坏死的鉴别、反应评估和预后评估时。灌注MR技术可分为两大类：使用外源性示踪剂（含钆对比剂）的灌注成像和使用内源性示踪剂的灌注成像，如动脉自旋标记（arterial spin labeling, ASL）。使用对比剂的技术又可进一步分为T1加权稳态动态对比增强磁共振成像（DCE-MRI）与T2*加权动态磁敏感加权对比增强磁共振成像（DSC-MRI）。在这些成像技术中，DSC-MRI在临床上的应用更为广泛，许多研究人员将其与ASL在脑肿瘤成像中进行比较。

近年来随着更高场强磁共振仪的出现、更有效脉冲序列的完善与发展，以及大多数MRI生产商临床ASL脉冲序列的发布，ASL灌注变得越来越普及。本章将讨论ASL灌注MRI在评价脑肿瘤中的应用。

6.2 ASL成像的基本原理

为了测量脑组织的血流，流入动脉血的水分子在成像层面外通过反转磁化被标记。在一段标记后延迟（在此时间内标记发生T1衰减）之后，被标记的血流水分子通过血脑屏障到达靶组织，此时采集图像，即称为标记图像。然后，采集未标记动脉血的对照图像。标记像与对照像相减获得的图像与脑血流量呈正比[1]。

根据不同的标记技术可将ASL分为三大类，下面的章节中将逐一描述。关于方法学和优缺点的具体讨论不在本章的论述范围内，对此感兴趣的读者可以参阅有关的高质量综述[2-3]。

6.2.1 脉冲式动脉自旋标记

脉冲式ASL（pulsed ASL, PASL）使用短（5~20ms）反转脉冲标记邻近感兴趣区的较厚层块[4]。根据标记层面的位置，以及对照像和标记像被标记自旋的磁化状态，PASL可分为不同的类型。在平面回波成像和交互射频脉冲信号标记（echoplanar imaging and signal targeting with alternating radiofrequency, EPISTAR）中，成像层面近端厚层块内的磁化矢量被反转，而对于对照像，反转脉冲则施加于成像层面远端的对称层块内[5]。使用去共振效应对照的近端反转（proximal inversion with a control for off-resonance effects, PICORE）是EPISTAR的衍生序列。PICORE采用了相同的标记方法，但是为了补偿磁化效应而不反转磁化矢量，在对照像需使用一个相同频率的去共振脉冲，抵消成像层面的标记[6]。另外一种PASL方法被称为流动敏感性交替反转恢复（flow-sensitive alternating inversion recovery, FAIR），由两组反转恢复脉冲成像，一组用于层面选择，另一组用于非层面选择[7]。优化的PASL序列对几处进行了改良。绝热双曲正割（adiabatic hyperbolic secant, AHS）射频脉冲对B1磁场的不均匀性不敏感，这使反转的效率得以提高[5,8]。使用频率偏移矫正反转AHS射频脉冲可标记成像层面的轮廓[9]。其他被称为单减影定量灌注成像（quantitative imaging of perfusion using a single subtraction, QUIPSS）、QUIPSS Ⅱ和Q2TIPS的方法，在标记脉冲和图像采集之间应用一个饱和脉冲[10]来明确地定义标记层面远端的边界，并防止血流从标记区域流向成像层面过程中空间变化延迟产生的系统性偏差。整体而言，PASL的优点是标记效率高，射频能量沉积低，但它的灌注敏感性较低。最近，Petersen 等开发了一种新的 PASL 序列，被称为动脉区域的定量 STAR（交替射频信号靶向）标记[11]。他们在标记后的不同反转时间采集图像，来确定整个信号差随时间变化的曲线。通过采集到的使用和不使用破碎梯度的两组灌注加权图像相减，我们可评价基于体素的动脉输入函数，然后根据一个超过预设阈值的速率计算动脉血容量（arterial blood volume, aBV）。

6.2.2　连续性动脉自旋标记

连续性动脉自旋标记（continuous ASL, CASL）采用长而连续的射频脉冲（1~2s）连续标记血流，脉冲施加在成像层面下，通常位于脑底部，其可在一个较窄的自旋平面内形成一个血流驱动的绝热反转[12]。较之于 PASL，CASL 的连续反转可产生更高的灌注敏感性；然而，这种成像方式也可通过磁化传递效应部分激活成像层面，导致对灌注的高估，因此必须采用补偿手段加以消除[12]。然而，用于补偿磁化传递效应的长标记脉冲技术又会在患者体内积聚高水平的射频脉冲能量，可能会超过了射频能量特定吸收比率（specific absorption rate, SAR），从而限制了 CASL 的应用，尤其是在高场强 MR 中。磁化传递效应可通过使用双射频线圈而避免，但这种技术需要特制的硬件设备，在目前的商用扫描仪上常不可使用。

6.2.3　伪连续动脉自旋标记

在伪连续 ASL（pseudocontinuous ASL, PCASL）中，一连串离散的射频脉冲结合同步梯度场来模拟 CASL 中的血流驱动的绝热反转过程[13]。该技术更好地平衡了标记效率和灌注信噪比的矛盾，又可较 CASL 成像技术降低磁化传递效应和射频能量积聚。此外，PCASL 的传送可使用标准的体线圈，而无须特制的发射线圈。PCASL 不足之处是对 B0 的不均一性和涡流较敏感[14]。在上述三种主流的 ASL 技术中，PCASL 是临床上可用的最稳定的脉冲序列。

6.2.4　改善 ASL 成像质量的策略

磁　场

ASL 的固有信噪比低，使用高场强磁共振可提高信噪比[15-16]。此外，延长 T1 可以使更多的自旋质子到达并在成像层块中积聚。既往研究表明，3T 和 4T 中的 CASL/PASL 信号是 1.5T 中的 2 倍[15-16]。

相控阵接收线圈与并行成像

另外一种增加信噪比的方法是采用相控阵接收线圈。采用这类线圈会使接收信号不均匀，但灌注定量校准步骤使最终的脑血流量图不受影响[17]，信噪比不仅在靠近线圈的区域，而且在整个图像内升高。相控阵线圈的另一个优势是可进行并行成像，并行成像会减少成像时间，降低磁敏感伪影所致的图像变性[17]。

破碎梯度

大多数临床发布的版本中可选用破碎梯度，但它们对 ASL 上病变的表现有明显影响。破碎梯度在图像采集前应用，以消除血管内移动自旋的信号。如果这些自旋没有被消除，在慢血流状态下（ASL 信号主要位于血管内），ASL 的脑血流量的定量会虚高。Ye 等[18]建议采用双极破碎梯度通过对运动自旋去相位来消除大动脉的信号。这些破碎梯度对卒中或慢速血流成像有显著影响；当考虑定量评价肿瘤的脑血流量时，应使用统一的技术以减少追踪肿瘤内血流时随时间的变异，尤其是在评价肿瘤治疗反应时。

读出策略

由于高信噪比和快速采集时间，二维（2D）的平面回波成像（echoplanar imaging, EPI）读出常被用于 ASL 成像；但是 EPI 序列易产生磁敏感伪影，造成信号缺失和图像扭曲，尤其是当病灶靠近颅底、眼眶、鼻窦或者有血液成分存在时。以三维（3D）技术及梯度自旋回波（gradient-and spin-echo, GRASE）或弛豫强化快速采集（rapid acquisition with relaxation enhancement, RARE）为基础的 ASL 读出策略特别有利于提高图像质量。它们可通过厚板激发、延长采集时间窗来提高信噪比，也和图像扭曲和磁敏感伪影减少有关。此外，3D 成像能更有效抑制背景噪声[19]，显著增加测量信号[20]。3D 成像技术如 GRASE 或 RARE 为基础的读出策略也较少受磁敏感伪影的影响[21-23]。

绝对与相对脑血流量

采用 ASL 理论上可以测出绝对脑血流量值[24-25]。然而，有几个因素可能会影响脑血流量的定量。这些因素包括标记血流的通过时间、血液和周围组织的局部弛豫时间，以及假设动脉血 T1 弛豫时间是恒定的（与可变因素如血管大小或血氧水平无关）[26]。此外，个体之间的脑血流灌注差异较大[27]也会影响对脑血流量的评估。使用 Q2TIPS 测量绝对灌注值的准确性尚不明确，特别是在病理条件下[28-29]；因此，多数学者使用相对灌注参数，而不是绝对血流值。多数研究将灰质的平均信号强度作为计算相对灌注的参考值，而不使用白质。这主要是因为白质的动脉通过时间比灰质的长许多，导致白质的血流量被大幅低估[30-31]。

ASL 和对比增强灌注技术的比较

大量研究证实 DSC-MRI 测量的相对脑血容量（rCBV）与组织学测量的肿瘤新生血管生成正相关[32-34]。相对于需要注射对比剂的 MR 灌注方法（DSC 和 DCE），ASL 能够测量绝对脑血流量值。ASL 的其他优势还包括无创性、可重复性，可用于有肾源性系统性纤维化相关风险的肾衰竭患者，以及用于不能静脉内快速团注对比剂的幼儿。尽管有这些优势，ASL 仍存在信噪比低、需要多次信号采集的缺点，这会增加成像时间。

大量的研究对 ASL 与 DSC 灌注在脑肿瘤成像中的作用进行了比较。Weber 等采用 PASL 和 DSC 灌注评价了 62 例接受立体定向放射外科治疗的脑转移患者的正常脑组织，该研究表明 PASL 和 DSC 测量的灌注值有很好的相关性，在立体定向放射外科治疗后也是如此[35]。Lehmann 等[36]的研究评估了 27 例脑肿瘤患者，其中包括 9 例胶质瘤、10 例转移瘤和 8 例脑膜瘤。他们使用了 PASL 和 DSC T2* 灌注序列，发现两种灌注序列测出的相对脑血流量之间存在显著相关性。Warmuth[26]等使用 1.5T 磁共振单 TI PASL 序列采集 ASL 与 DSC 灌注图，研究表明两者的相对脑血流量有较强的相关性。Lüdemann 等[37]对 12 例脑肿瘤患者采用不同的灌注成像技术（DCE-MRI/DSC-MRI，PASL，H215O 正电子发射断层扫描），其研究表明所有 5 种成像模式在正常脑组织和

肿瘤的灌注信号之间存在线性关系；但是，不同的成像方法间肿瘤和脑组织的灌注比值显著不同。这提示不同技术测量的肿瘤相对灌注值之间不能直接比较[37]。Hirai 等[38]比较了 24 例组织学证实的胶质瘤患者在 3T 磁共振上的 ASL-MRI（采用 QUASAR）和 DSC-MRI 结果，研究发现 ASL 和 DSC 之间最大相对脑血流量的吻合度较好。

少数研究也将 ASL 与 DCE-MRI 进行了对比。Roy 等对 64 例胶质瘤患者分别采用 3D-PCASL 和 DCE-MRI 进行评价，证实两种技术测量的相对脑血流量相关性较弱。他们也没有发现 ASL 中高级别和低级别胶质瘤之间绝对或相对脑血流量值的显著差异，而 DCE 上高级别胶质瘤的指标明显更高[39]。

Van Westen 等[40]采用 QUASAR 技术在 3T 上测量 11 例脑肿瘤患者（III 级胶质瘤，胶质母细胞瘤，脑膜瘤）的动脉血容量值，并将 ASL 中测得动脉血容量值与 DSC-MRI 中测得脑血容量值做比较。研究表明基于 ASL 的动脉血容量肿瘤 - 灰质比与基于 DSC-MRI 的脑血容量肿瘤 - 灰质比成正相关。

影响诊断的因素

一些研究评估了在脑肿瘤患者中增加 ASL 成像对诊断的影响。Geer 等[41]对 59 例胶质肿瘤患者进行评估，证实常规磁共振检查中加入灌注成像后使 8.5% 的患者诊疗计划发生了改变，也增加了治疗团队对 57.6% 的患者的诊疗信心。Kim 等设计了一项前瞻性研究，来评估 PASL 和表观扩散系数在胶质瘤分级中的额外诊断价值。在此项研究中，两位诊断医生第一次对 33 例患者中的 23 例做出了正确诊断（70%），第二次加入 PASL 和表观扩散系数后对 29 例（88%）患者做出了正确诊断[42]。

脑肿瘤 ASL 图像的定性与定量解读

尽管 ASL 成像的定量分析更有价值，并能让研究者比较不同患者之间或疾病不同发展阶段的灌注值，但定量分析更适用于患者数量有限的实验性研究。另一方面，定性分析更快、更适用于日常临床工作。在一项前瞻性研究中，Järnum 等在 3T 磁共振上使用 PCASL 和 DSC 灌注覆盖全脑评估 28 例强化的脑肿瘤患者[43]。他们使用一种定性评分系统来评估肿瘤信号的

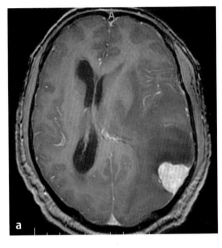
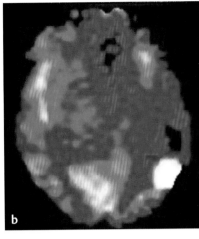

图 6.1　脑膜瘤　（a）T1 强化后轴位图像显示左顶部脑外肿块明显均匀强化伴周围血管源性水肿。（b）定量脉冲动脉自旋标记图像显示脑膜瘤明显高灌注，水肿脑组织为低灌注

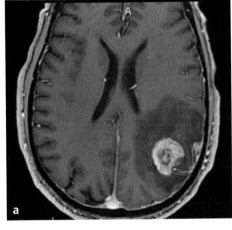
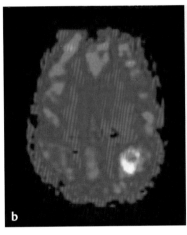

图 6.2　多形性胶质母细胞瘤（a）轴位强化后 T1 图像显示左顶叶肿块边缘强化。（b）脉冲动脉自旋标记图像显示肿块周边明显高灌注，中心相对低灌注。肿块病理证实为多形性胶质母细胞瘤 IV 级

信号强化和磁敏感伪影。他们也使用标准化肿瘤血流值进行定量分析。该研究结果显示，PCASL 和 DSC 获得的脑血流量之间的总体信号强化可视化评分无差异，两种灌注方法之间的标准化脑血流量值有很好的相关性。ASL 比 DSC-MRI 的磁敏感伪影评分更低。有研究使用 ASL 成像鉴别复发的高级别胶质瘤与放射性坏死，结果也显示定性评价（基于视觉观察）和定量评价都可以有效地鉴别放射性坏死和肿瘤复发[44]。Kim 等也没有发现定性和定量 ASL 参数在胶质瘤分级中有显著的差异[42]。

6.3　ASL 在临床诊断中的应用

6.3.1　脑外肿瘤

ASL 相较对比增强方法的一个优势是使用理论上可自由扩散示踪剂的可靠性，使其对异常的血脑屏障通透性不敏感[45]，这对脑外病变尤其有用。由于脑外肿块缺乏血脑屏障通透性，钆剂可能使 T1 缩短，掩盖了 T2* 效应，从而使相对脑血容量被低估。尽管 ASL

比 DSC 对异常通透性更不敏感，但其定量方法也是基于完整的 BBB[46]，血脑屏障渗漏也可能影响 ASL，导致脑血流量被高估。为了对此进行评估，Wolf 等[47]使用了一个用来计算 T1/T2 效应、血容量及通透性（St Lawrence 和 Wang 等提出）的模拟双室单通近似模型[48]，对 3T 上的 CASL 信号变化进行模拟，结果显示通透性增加可使 CASL 信号降低 2%，即使通透性增加 3 倍也是如此。在另一项研究中，Parkes 和 Tofts 显示单位毛细血管容积通透性发生 100% 的变化可使 ASL 信号变化 5%[49]。脑外肿瘤的另一个相关特征是有可能获得颈内和颈外动脉的双重血供。Sasao 等证实，通过颈外动脉的选择性标记，ASL 可以提供脑膜瘤血管供应的重要信息[50]。除了进行 PASL 外，根据磁共振血管成像（magnetic resonance angiography，MRA）解剖分析，8 例脑膜瘤患者的颈外动脉被选择性标记，接着进行局部灌注成像（regional perfusion imaging，RPI）序列扫描。在该研究中，1 例脑膜瘤的主要血供来自颈内动脉和眼动脉，其 PASL 成像和 RPI

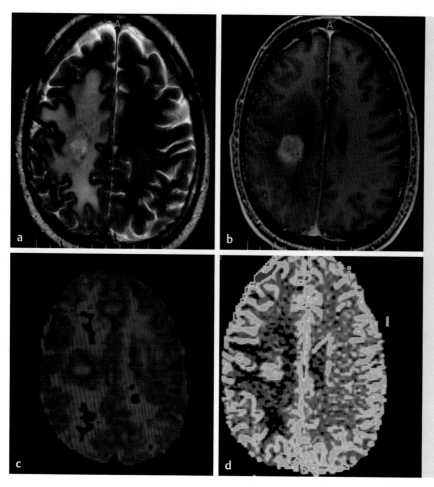

图 6.3　间变性少突胶质细胞瘤

（a）T2 轴位像显示右侧后额叶 T2 高信号肿块伴瘤周血管源性水肿。（b）轴位 T1 强化后图像显示肿块边缘部分强化。（c）轴位脉冲动脉自旋标记（PASL）显示肿块轻度高灌注，周围血管源性水肿组织为低灌注。肿块的高灌注程度远低于多形性胶质母细胞瘤。（d）动态磁敏感加权对比增强灌注的脑血容量图像分析显示肿块强化部分脑血容量增加，与 PASL 图像表现相似

显示了完全不同的灌注图。这项研究的结果表明选择性标记颈外动脉可准确预测脑外肿瘤的血管供应。

基于强化的 MR 灌注方法的一个优势是除了灌注外还可测量通透性，无论 DCE T1 成像[51]或首过 T2-DSC 成像[52]都可使用。因为肿瘤血管通透性的增加甚至会出现在肿瘤新生血管形成前[53]，这一特点可为初步诊断[51]之后的抗血管生成治疗效果提供重要信息[54]。采用 ASL 测量渗透率一直无法实现，直到最近 Wang 等结合 CASL 与一个双重聚焦自旋回波扩散序列[55]，并分离脑组织及毛细血管的信号，使得 ASL 测量渗透率成为可能。这种基于 ASL 的渗透率测量法有可能对脑肿瘤中水的通透性进行评估。

6.3.2　脑膜瘤及神经鞘瘤

Kimura 等[56]通过 MR 灌注成像研究脑膜瘤的 CASL 及 DSC 灌注特点以及与组织病理学间的相关性。他们证实 CASL 信号强度变化百分比与用抗 CD-31 抗体免疫染色标本所确定的微血管面积间有明显的相关性。他们同样也证实 CASL 与 T2 DSC 获得的相对脑血流量之间有明显相关性。Noguchi 等[57]利用 PASL 评估了 35 例脑肿瘤患者，其中包括胶质瘤、脑膜瘤、神经鞘瘤、弥漫大 B 细胞淋巴瘤、血管网状细胞瘤及脑转移瘤，研究证实血管网状细胞瘤的信号强度明显高于脑膜瘤及神经鞘瘤。胶质瘤与神经鞘瘤间信号强度无明显差异。有趣的是，脑膜瘤是临床工作中遇到的信号最均匀的高灌注肿瘤之一（图 6.1）。

6.3.3　脑内肿瘤

胶质瘤

新生血管形成伴核分裂、多形性和坏死，是恶性肿瘤的特征[58]。已有大量研究确认胶质瘤级别与血管生成之间有直接的相关性[59-60]。研究也证实，与传统 MRI 相比，DSC 灌注成像可增加胶质瘤分级的敏感性[61]。此外，与最初的组织病理结果比较，DSC 灌注成像已被证实可更好地预测肿瘤进展及患者的临床结局[62]。ASL 在 1996 年首次被用于评价一组不

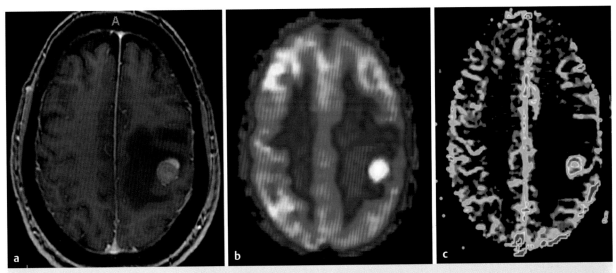

图 6.4　转移性乳腺癌　（a）T1 强化后图像显示左侧后额叶相对实性肿块，呈均匀分布强化，伴占位效应及血管源性水肿。（b）脉冲动脉自旋标记（PASL）脑血流图上显示均匀高灌注。（c）动态磁敏感加权对比增强（DSC）灌注成像的脑血容量图显示肿块边缘的脑血容量高于中心。这个病例 PASL 图像的生理学改变不太典型。肿块的边界在 PASL 及 DSC 灌注上都很清晰锐利

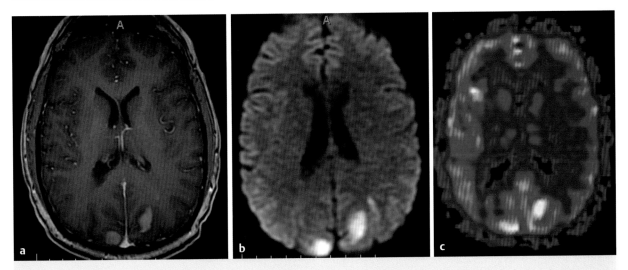

图 6.5　淋巴瘤　（a）双顶叶内侧可见均匀强化肿块。（b）肿块弥漫性扩散受限。（c）脉冲动脉自旋标记显示肿块轻度高灌注

同种类脑肿瘤的灌注，结果显示高级别星形细胞瘤的灌注升高，且明显不均匀，相对来说低级别星形细胞瘤及淋巴瘤的灌注较低[63]。最近，Wolf 等在 3T 上使用 CASL 证实，使用全脑平均脑血流量标准化的最大脑血流量是区分高级别和低级别胶质瘤的最佳指标（图 6.2）[47]。他们还证实含有少突胶质成分的低级别胶质瘤脑血流量较高。少突胶质细胞瘤在胶质瘤分级中的这种混淆效应也见于 DSC 灌注成像[64]。Chawla 等的研究显示 ASL 引导下在高血流区采用基于体素的磁共振波谱（MRS）分析可能

有助于鉴别高级别与低级别少突胶质细胞瘤（图 6.3）[65]。

现已提出不同的阈值用于胶质瘤分级。Weber 等[29] 使用相对脑血流量 1.4 来区分胶质母细胞瘤和 III 级胶质瘤，其灵敏度为 97%、特异性为 50%，阳性预测值为 84%、阴性预测值为 86%。在同一个研究中，使用相对脑血流量 1.6 来区分胶质母细胞瘤和 II 级胶质瘤，其灵敏度为 94%、特异性为 78%，阳性预测值为 94%、阴性预测值为 78%。在 Warmuth 等的研究中，高、低级别胶质瘤的平均相对脑血流

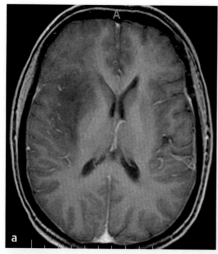
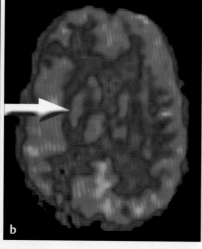

图6.6 大脑胶质瘤病 （a）轴位强化后 T1 图像显示右侧岛叶浸润性肿块无强化。（b）脉冲动脉自旋标记成像显示肿块尽管无强化但表现为高灌注，提示为高级别肿瘤

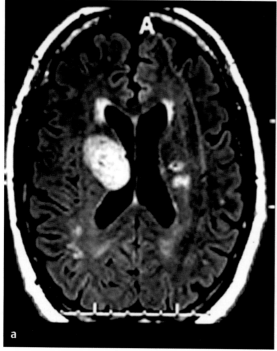
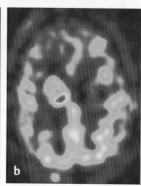
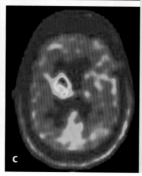

图6.7 胶质瘤正电子发射体层扫描（PET）及动脉自旋标记（ASL）成像 （a）轴位液体衰减反转恢复序列（FLAIR）成像显示右侧后尾状核和脑室周围白质内大的卵圆形肿块。（b）ASL显示肿块周围高灌注，肿块内后部灌注更高。（c）18氟脱氧葡萄糖（FDG）-PET成像显示病变周围高代谢，内前部最明显。总体来说，ASL及PET图像有很好的相关性，尽管这个病例的最大灌注和代谢区不一致（Rajan Jain 博士提供）

量值分别为 1.54 和 0.64[26]。

　　一般来说，根据血液的 T1 衰减，ASL 的测量需要在一个反转周期内完成，在 1.5T 上约为 1200ms，在 3T 上约为 1600ms[66-67]。Macintosh 等[68]的一项关于健康志愿者的研究显示，平均动脉通过时间大约为 641~935ms，取决于不同脑区。Furtner 等为了寻找高级别与低级别星形细胞瘤标准化瘤内信号强度的最大差异，分别使用 8 个从 370~2114ms 不同的反转时间进行 PASL 扫描，结果显示反转时间使用 370ms 可最好地鉴别高级别和低级别星形细胞瘤。他们认为在这一短的反转时间内，标记的自旋质子基本位于血管内，主要反映动脉内标记的血流团，他们称之为标准化血管肿瘤

内信号强度（normalized vascular intratumoral signal intensity, nVITS）[69]。

血管网状细胞瘤及室管膜下巨细胞星形细胞瘤

　　Yamashita 采用 PASL 评价了 19 例后颅窝肿瘤患者，包括 5 例血管网状细胞瘤及 14 例转移瘤（肺癌、乳腺癌、肾细胞癌、胃癌及未知来源的转移），研究显示血管网状细胞瘤的绝对和相对脑血流量值明显高于脑转移瘤，但源于肾细胞癌的脑转移瘤脑血流量很高[70]。有关室管膜下巨细胞星形细胞瘤的报道也显示其脑血流量明显高于脑灰质的平均值[71]。

转移瘤

　　很少有研究专门对脑转移瘤的 ASL 特征

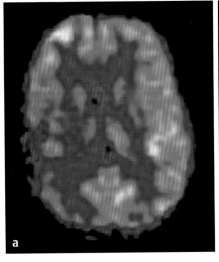
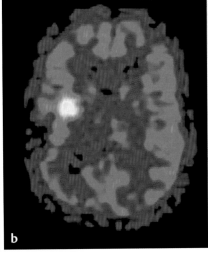

图 6.8　胶质母细胞瘤复发

（a）轴位脉冲动脉自旋标记（PASL）成像显示右额叶多形性胶质母细胞瘤切除术后 8 周无高灌注。（b）术后 18 周轴位 PASL 成像可见新发明显高灌注区，随后活检证实为病变复发

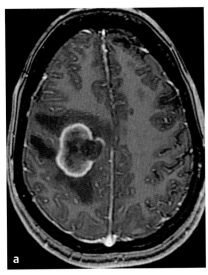
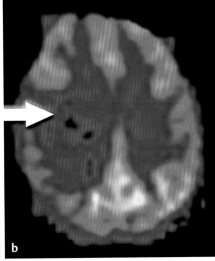

图 6.9　肿瘤样多发硬化

（a）轴位 T1 强化后图像显示右额叶肿瘤样脱髓鞘病变伴周围水肿。病变表现为典型的开环样伴扩散波样的强化。（b）轴位脉冲动脉自旋标记灌注成像显示病变环相对于邻近白质表现为轻微的高灌注（箭头）（图片由 Justin Simonds 博士提供）

进行评估，但脑转移瘤常被纳入各种类型混杂的脑肿瘤 ASL 研究中。在一项后颅窝肿瘤研究中，血管网状细胞瘤的脑血流量明显高于转移瘤，但肾细胞癌转移除外，因其有很高的脑血流量[70]。另一项研究纳入了 25 例来源不同的脑转移瘤，包括肺癌、胃癌、黑素瘤、肾细胞癌、乳腺癌、睾丸癌及结肠癌，结果表明转移瘤的相对脑血流量值范围跨度较大，可从乳腺癌转移瘤的 0.28 到肾细胞癌转移瘤的 5.92[28]。

6.3.4　高级别胶质瘤与转移瘤的鉴别

众所周知，胶质瘤会浸润周围脑组织，而转移瘤不会，ASL 灌注成像可通过评价脑内强化病灶周围的 T2 高信号区来鉴别高级别胶质瘤与转移瘤。Weber 等[29]的研究以脑血流量 0.5 为界值，表明鉴别高级别胶质瘤与转移瘤的灵敏度、特异性分别为 100% 和 71%。

在临床实践中，转移瘤的实性成分倾向于表现为高灌注，而囊性或坏死性成分显示为低灌注。与转移性病变的边缘类似，高灌注较浸润性原发胶质瘤表现得更分散（图 6.4）。

6.3.5　淋巴瘤

Yamashita 等用 ASL、扩散加权成像（DWI）及 ^{18}F- 氟脱氧葡萄糖正电子发射断层扫描（FDG-PET）评价了 19 例原发性中枢神经系统淋巴瘤及 37 例多形性胶质母细胞瘤患者。他们证实多形性胶质母细胞瘤的绝对和相对脑血流量明显高于原发性中枢神经系统淋巴瘤[72]。在这项研究中，ASL 灌注成像鉴别原发性中枢神经系统淋巴瘤与多形性胶质母细胞瘤的效能与 DWI 及 FDG-PET 相当[72]，这与 DSC 灌注研究的脑血流量结果一致[73]。Weber 等[29]使用 PASL 灌注表明，胶质母细胞瘤的肿瘤血流量明显高于中枢神经系统淋巴瘤，以脑血流量 1.2 为阈值可获得的灵敏度及特异性分别为

97% 及 80%（图 6.5）。在免疫缺陷患者中的另一个诊断难题是鉴别原发性中枢神经系统淋巴瘤与弓形体病。使用 DSC 和 PASL 的小样本研究显示，中枢神经系统淋巴瘤为高灌注，而弓形体病为低灌注[3,74]。

6.4　ASL 在临床治疗中的应用

6.4.1　引导活检

由于脑肿瘤具有异质性，许多先进的成像技术被用于靶向肿瘤恶性程度最高的区域，来提高诊断准确性。灌注成像的关键优势是可以显示常规 T1 强化中未强化区域的肿瘤高灌注。这一征象对无强化的高级别胶质瘤及大脑胶质瘤病都非常重要（图 6.6）[66]，因为它可以显示组织学级别更高的区域，这对活检计划的制订是至关重要的。不能识别这些病灶会使胶质瘤的级别被低估，从而导致不正确的治疗及不良的预后。数项研究已表明 ASL 可以显示肿瘤血流分布的异质性[26-29]。

Weber 等[75]评估了 61 例疑似胶质瘤患者，这些患者接受肿瘤全切或利用 FDG-PET、质子波谱成像、ASL 灌注 MRI、DCE-MRI 和 DSC 灌注 MRI 进行立体定向穿刺活检，研究表明肿瘤血管区域内 ASL 的脑血流量和 DSC 的脑血流量 / 脑血容量之间有很好的相关性（图 6.7）。

6.4.2　ASL 灌注用于监测治疗反应

Yamamoto 等利用 PCASL 在治疗前后评价了连续 6 例只接受放疗的脑外肿瘤患者。研究显示肿瘤的体积比（定义为放疗前后体积变化百分比）与放疗前后最大肿瘤血流量（mTBF）间有强相关性；但强化的变化与体积比之间或强化的变化与 mTBF 比之间未显示有显著相关性[23]。根据该研究，通过预测可能的治疗反应，治疗前 TBF 可能是决定选择放疗的重要指标。Weber 等利用 DSC-MRI 和 ASL 在立体定向放疗前及放疗后 6 周、12 周、24 周评价了 25 例患者共 28 个脑转移瘤灶。该研究提示，ASL 及 DSC-MRI 技术均可通过 6 周随访时的相对脑血流量下降来预测治疗结果，ASL 准确预测了所有转移瘤，DSC-MRI 准确预测了 16 例转移瘤中的 13 例[28]。

Sedlacik 等利用 PASL 及 DSC 灌注技术评价 35 例经放疗和凡德他尼（一种血管上皮生长因子受体 2 抑制剂）治疗的新诊断弥漫浸润性脑桥胶质瘤（diffuse infiltrative pontine glioma, DIPG）患者，结果显示联合治疗时肿瘤灌注增加及肿瘤体积缩小与更长的无进展生存期有关[76]。在该研究中，脑血流量和脑血容量在放疗期间呈线性增加，随后逐渐呈线性降低。

在脑外，ASL 已成功用作多发骨髓瘤患者新型抗血管生成疗法早期疗效评价的替代参数[77]，并已显示可以提供肾细胞癌对抗血管生成疗法治疗反应的相关临床信息[78]。

6.4.3　ASL 灌注在肿瘤进展及假性进展中的应用

当前替莫唑胺化放疗被认为是多形性胶质母细胞瘤患者的标准治疗方案[79-80]。最近出现的一种新情况是治疗结束后立即出现新的不断进展的强化病灶，之后没有进一步治疗也会消失或稳定。这种现象被称为假性进展，发生率高达 20%[80]。假性进展可能为肿瘤细胞广泛坏死的继发性反应，如水肿及异常的血管通透性，表现为新出现的强化或强化增加，这在传统的疾病恶化 MR 标准下可能会被解释为疾病进展[81]。

Choi 等使用 ASL 和 DSC 评价了 62 例在手术切除及同步放化疗后出现强化病变的多形性胶质母细胞瘤患者，来鉴别早期肿瘤进展（图 6.8）及假性进展[82]。该研究中 ASL 与 DSC 的诊断准确性无明显差异，但 DSC 联合 ASL 比单独的 DSC 灌注 MRI 结果更准确。作者使用一个半定量分级系统，将肿瘤灌注信号强度与白质相等划分为 Ⅰ 级，与灰质信号相等为 Ⅱ 级，与血管信号相等为 Ⅲ 级，结果显示 15 例（53.6%）ASL Ⅰ 级患者和 13 例（46.4%）Ⅱ 级患者有假性进展，而 Ⅲ 级患者无假性进展。

6.4.4　ASL 灌注在放射损伤中的应用

肿瘤复发与治疗所致的放射性坏死的鉴别对于患者有重要的意义。两者在传统影像上都会出现强化；但放射性坏死与脑肿瘤复发不同的是伴有血管广泛损伤，而无明显新生血管。几项研究证实 DSC[83-84]及 DCE[85]灌注 MRI 能有效鉴别肿瘤进展及放射性坏死。Ozsunar 等采用 ASL、DSC 及 PET 检查来鉴别肿瘤复发和放射性坏死，他们观察了 30 例 Ⅱ～Ⅳ 级胶质瘤手术及质子束治疗后出现新发强化结节或肿块的患者。研究表明当使用标准化的阈值 1.3 时，ASL 与 PET 及 DSC 成像相比灵敏度最高（94%）[44]。

有研究也评价了放疗对正常脑组织灌注的影响。Yamamoto 等证实正常脑组织的脑血流量在放疗前后保持相对恒定[23]。Weber 等研究显示正常脑组织接受的放射剂量低于 0.5Gy 时，相对脑血流量值在治疗后无变化[28]。这些研究非常重要，说明正常脑组织可作为治疗前后标准化脑血流量测量的可靠参考标准。

6.4.5　ASL 在肿瘤样病变中的应用

肿瘤样脱髓鞘病变、亚急性梗死、感染性病变等许多疾病的表现可类似脑肿瘤。这些病变的血脑屏障被破坏，在传统影像上出现强化；但它们不会像脑肿瘤那样在灌注成像上出现高血供（图 6.9）。多项研究显示 DSC 有助于鉴别肿瘤和肿瘤样病变[86]，但专门的 ASL 研究仍在进行中。

6.4.6　儿童脑肿瘤

ASL 在儿童脑肿瘤的检查中优势明显：无须造影、高信噪比、标记效率高及可进行脑血流量的定量。镇静失败或活动是儿童脑肿瘤患者的常见问题，而 ASL 在这些情况下可重复检查。在一项儿童脑肿瘤研究中，Yeom 等发现高级别肿瘤（Ⅲ、Ⅳ 级）的最大相对肿瘤血流量明显高于低级别肿瘤（Ⅰ、Ⅱ 级）。此外在后颅窝肿瘤中，髓母细胞瘤的相对肿瘤血流量明显高于毛细胞星形细胞瘤[22]。

6.4.7　ASL 与血管密度

Noguchi 等比较了 35 例脑肿瘤患者，包含胶质瘤、脑膜瘤、神经鞘瘤、淋巴瘤、血管网状细胞瘤及转移性脑肿瘤的 ASL 信号强度与组织病理上的血管密度，结果证实两者成正相关。他们同样证实血管网状细胞瘤的 ASL 信号强度明显高于胶质瘤、脑膜瘤及神经鞘瘤[57]。在该研究中，高级别肿瘤的脑血流量明显高于低级别肿瘤。Kimura 等[56] 也报道了脑膜瘤的相对平均肿瘤血流量与微血管面积间有明显相关性，但 Weber 等[29] 的研究显示细胞增殖指

数与微血管面积间没有明显的相关性，不过他们的研究受到立体定向活检率（23/79）的限制，有可能出现取样误差。

Sakai 等使用 ASL 测量无功能性垂体瘤的标准化血流量，并研究其与微血管衰减（CD-31 染色标本上的总微血管面积除以整个组织面积）的关系。他们证实标准化的肿瘤血流量值与相对微血管衰减间有明显相关性；但强化程度与相对微血管衰减间没有相关性[87]。术前了解垂体大腺瘤的血供丰富程度对手术至关重要，可以避免经蝶窦手术的血管并发症[88]。

6.4.8　血管反应性

ASL 已用于测量缺氧性损伤[89]、偏头痛[90]、高碳酸血症[91] 等疾病状态下和高氧[92] 等生理状态下脑灌注的自我调节能力。Pollock 等评价了 45 例有精神状态改变、转移瘤或疑似卒中的患者，结果显示全脑灰质灌注与动脉血气分析所测得二氧化碳分压间呈线性正相关[91]。

血管反应性的概念或可应用于脑肿瘤。脑血管储备（cerebrovascular reserve, CVR）是测量脑灌注对脑血管扩张药物反应性增加的程度，由于多种因素如代谢需求及新生血管分化程度不同，在高、低级别肿瘤中可能表现不同。Lee 等使用 PCASL 序列，利用脑血管扩张剂乙酰唑胺（碳酸酐酶抑制剂）观察 4 例无强化脑肿瘤患者脑血流量变化[93]。在该研究中，1 例 Ⅱ 级少突胶质细胞瘤患者使用乙酰唑胺后脑血流量中度增加；但余下 3 例 Ⅲ 级星形细胞瘤患者脑血流量未见明显变化。该研究提示低级别胶质瘤可能比高级别胶质瘤有更高的脑血管反应性。

6.5　小结与未来的方向

无辐射、无须外源性造影剂以及可无限重复和可再现量化等特点使得 ASL 成为脑肿瘤成像的优选技术。随着 3T MRI 扫描仪在许多神经影像中心的应用越来越广泛，高场强 ASL 有望成为临床常规扫描序列。此外，近年来 ASL 序列及后处理技术不断发展及标准化，很可能使这项技术在脑肿瘤成像的多个方面得到广泛应用，提高我们对脑肿瘤的病理、生理及治疗效应的认识，并最终改善患者的临床结局。

（李海宁　译，闫志刚　审校）

参考文献

[1] Alsop DC. Perfusion MR imaging//Atlas SW, ed. Magnetic Resonance Imaging of the Brain and Spine. Philadelphia, PA: Lippincott Williams and Wilkins, 2002: 215–238

[2] Deibler AR, Pollock JM, Kraft RA, et al. Arterial spin-labeling in routine clinical practice, part 1: technique and artifacts. AJNR Am J Neuroradiol, 2008, 29: 1228–1234

[3] Pollock JM. Tan H, Kraft RA, et al. Arterial spin-labeled MR perfusion imaging: clinical applications. Magn Reson Imaging Clin N Am, 2009, 17: 315–338

[4] Liu IT, Brown GG. Measurement of cerebral perfusion with arterial spin labeling: Part 1. Methods. J Int Neuropsychol Soc, 2007, 13: 517–525

[5] Edelman RR, Siewert B, Darby DG, et al. Qualitative mapping of cerebral blood flow and functional localization with echo-planar MR imaging and signal targeting with alternating radio frequency. Radiology, 1994, 192: 513–520

[6] Wong EC. Buxton RB, Frank LR. Implementation of quantitative perfusion imaging techniques for functional brain mapping using pulsed arterial spin labeling. NMR Biomed, 1997, 10: 237–249

[7] Kim SG. Quantification of relative cerebral blood flow change by flow-sensitive alternating inversion recovery (FAIR) technique: application to functional mapping. Magn Reson Med, 1995, 34: 293–301

[8] Kim SG, Tsekos NV. Perfusion imaging by a flow-sensitive alternating inversion recovery (FAIR) technique: application to functional brain imaging. Magn Reson Med, 1997, 37: 425–435

[9] Yongbi MN, Yang Y, Frank JA, et al. Multislice perfusion imaging in human brain using the C-FOC1 inversion pulse: comparison with hyperbolic secant. Magn Reson Med, 1999, 42: 1098–1105

[10] Wong EC, Buxton RB, Frank LR. Quantitative imaging of perfusion using a single subtraction (QUIPSS and QUIPSS II). Magn Reson Med, 1998, 39: 702–708

[11] Petersen ET, Lim T, Golay X. Model-free arterial spin labeling quantification approach for perfusion MRI. Magn Reson Med, 2006, 55: 219–232

[12] Alsop DC, Detre JA. Multisection cerebral blood flow MR imaging with continuous arterial spin labeling. Radiology, 1998, 208: 410–416

[13] Garcia DM, Bazelaire CD, Alsop D. Pseudo-continuous Flow Driven Adiabatic Inversion for Arterial Spin Labeling. ISMRM. May 2005. Miami Beach, Florida, USA

[14] Wu WC, Fernández-Seara M, Detre JA, et al. A theoretical and experimental investigation of the tagging efficiency of pseudocontinuous arterial spin labeling. Magn Reson Med, 2007, 58: 1020–1027

[15] Wang J, Alsop DC, Li L, et al. Comparison of quantitative perfusion imaging using arterial spin labeling at 1. 5 and 4. 0 tesla. Magn Reson Med, 2002, 48: 242–254

[16] Yongbi MN, Fera F, Yang Y, et al. Pulsed arterial spin labeling: comparison of multisection baseline and functional MR imaging perfusion signal at 1. 5 and 3. 0 T: initial results in six subjects. Radiology, 2002, 222: 569–575

[17] Wang Z, Wang J, Connick TJ, et al. Continuous ASL (CASL) perfusion MRI with an array coil and parallel imaging at 3T. Magn Reson Med, 2005, 54: 732–737

[18] Ye FQ, Mattay VS, Jezzard P, et al. Correction for vascular artifacts in cerebral blood flow values measured by using arterial spin tagging techniques. Magn Reson Med, 1997, 37: 226–235

[19] Ye FQ, Frank JA, Weinberger DR, et al. Noise reduction in 3D perfusion imaging by attenuating the static signal in arterial spin tagging (ASSIST). Magn Reson Med, 2000, 44: 92–100

[20] Fernández-Seara MA, Wang J, Wang Z, et al. Imaging mesial temporal lobe activation during scene encoding: comparison of fMRl using BOLD and arterial spin labeling. Hum Brain Mapp, 2007, 28: 1391–1400

[21] Fernández-Seara MA, Wang Z, Wang J, et al. Continuous arterial spin labeling perfusion measurements using single shot 3D GRASE at 3T. Magn Reson Med, 2005, 54: 1241–1247

[22] Yeom KW, Mitchell LA, Lober RM, et al. Arterial spin-labeled perfusion of pediatric brain tumors. AJNR Am J Neuroradiol, 2014, 35: 395–401

[23] Yamamoto T, Kinoshita K. Kosaka N, et al. Monitoring of extra-axial brain tumor response to radiotherapy using pseudo-continuous arterial spin labeling images: preliminary results. Magn Reson Imaging, 2013, 31: 1271–1277

[24] Luh WM, Wong EC, Bandettini PA, et al. QUIPSS II with thin-slice Til periodic saturation: a method for improving accuracy of quantitative perfusion imaging using pulsed arterial spin labeling. Magn Reson Med, 1999, 41: 1246–1254

[25] Noguchi T, Yoshiura T, Hiwatashi A, et al. Quantitative perfusion imaging with pulsed arterial spin labeling: a phantom study. Magn Reson Med Sci, 2007, 6: 91–97

[26] Warmuth C, Gunther M, Zimmer C. Quantification of blood flow in brain tumors: comparison of arterial spin labeling and dynamic susceptibility-weighted contrast-enhanced MR imaging. Radiology, 2003, 228: 523–532

[27] Parkes LM, Rashid W, Chard DT, et al. Normal cerebral perfusion measurements using arterial spin labeling: reproducibility, stability, and age and gender effects. Magn Reson Med, 2004, 51: 736–743

[28] Weber MA, Thilmann C, Lichy MP, et al. Assessment of irradiated brain metas-tases by means of arterial spin-labeling and dynamic susceptibility-weighted contrast-enhanced perfusion MRI: initial results. Invest Radiol, 2004, 39: 277–287

[29] Weber MA, Zoubaa S, Schlieter M, et al. Diagnostic performance of spectroscopic and perfusion MRI for distinction of brain tumors. Neurology, 2006, 66: 1899–1906

[30] Donahue MJ, Lu H, Jones CK, et al. An account of the discrepancy between MRI and PET cerebral blood flow measures. A high-field MRI investigation. NMR Biomed, 2006, 19: 1043–1054

[31] Ye FQ, Berman KF, Ellmore T, et al. H(2)(15)O PET validation of steady-state arterial spin tagging cerebral blood flow measurements in humans. Magn Reson Med, 2000, 44: 450–456

[32] Aronen HJ, Gazit IE. Louis DN, et al. Cerebral blood volume maps of gliomas: comparison with tumor grade and histologic findings. Radiology, 1994, 191: 41–51

[33] Knopp EA. Cha S, Johnson G, et al. Glial neoplasms: dynamic contrast-enhanced T2*-weighted MR imaging. Radiology, 1999, 211: 791–798

[34] Sugahara T, Korogi Y. Kochi M, et al. Correlation of MR imaging-determined cerebral blood volume maps with histologic and angiographic determination of vascularity of gliomas. AJR Am J Roentgenol, 1998, 171: 1479–1486

[35] Weber MA, Gunther M, Lichy MP, et al. Comparison of arterial spin-labeling techniques and dynamic susceptibility-weighted contrast-enhanced MRI in perfusion imaging of normal brain tissue. Invest Radiol, 2003, 38: 712–718

[36] Lehmann P, Monet P, de Marco G, et al. A comparative study of perfusion measurement in brain tumours at 3 Tesla MR: Arterial spin labeling versus dynamic susceptibility contrast-enhanced MRI. Eur Neurol, 2010, 64: 21–26

[37] Lüdemann L, Warmuth C, Plotkin M, et al. Brain tumor perfusion: comparison of dynamic contrast enhanced magnetic resonance imaging using Tl, T2, and T2* contrast, pulsed arterial spin labeling, and H2(15)0 positron emission tomography. Eur J Radiol, 2009, 70: 465–474

[38] Hirai T, Kitajima M, Nakamura H, et al. Quantitative blood flow measurements in gliomas using arterial spin-labeling at 3T: intermodality agreement and inter- and intraobserver reproducibility study. AJNR Am J Neuroradiol, 2011, 32: 2073–2079

[39] Roy B, Awasthi R, Bindal A, et al. Comparative evaluation of 3-dimensional pseudocontinuous arterial spin labeling with dynamic contrast-enhanced perfusion magnetic resonance imaging in grading of human glioma. J Comput Assist Tomogr, 2013, 37: 321–326

[40] van Westen D. Petersen ET, Wirestam R, et al. Correlation between arterial blood volume obtained by arterial spin labelling and cerebral blood volume in intracranial tumours. MAGMA, 2011, 24: 211–223

[41] Geer CP, Simonds J, Anvery A, et al. Does MR perfusion imaging impact management decisions for patients with brain tumors? A prospective study. AJNR Am J Neuroradiol, 2012, 33: 556–562

[42] Kim HS, Kim SY. A prospective study on the added value of pulsed arterial spin-labeling and apparent diffusion coefficients in the grading of gliomas. AJNR Am J Neuroradiol, 2007, 28: 1693–1699

[43] J rnum H, Steffensen EG, Knutsson L, et al. Perfusion MRI of brain tumours: a comparative study of pseudo-continuous arterial spin labelling and dynamic susceptibility contrast imaging. Neuroradiology, 2010, 52: 307–317

[44] Ozsunar Y, Mullins ME, Kwong K, et al. Glioma recurrence versus radiation necrosis? A pilot comparison of arterial spin-labeled, dynamic susceptibility contrast enhanced MRI, and FDG-PET imaging. Acad Radiol, 2010, 17: 282–290

[45] St Lawrence KS, Frank JA, McLaughlin AC. Effect of restricted water exchange on cerebral blood flow values calculated with arterial spin tagging: a theoretical investigation. Magn Reson Med, 2000, 44: 440–449

[46] Tanaka Y, Nagaoka T, Nair G, et al. Arterial spin labeling and dynamic susceptibility contrast CBF MRI in postischemic hyperperfusion, hypercapnia, and after mannitol injection. J Cereb Blood Flow Metab, 2011, 31: 1403–1411

[47] Wolf RL, Wang J. Wang S, et al. Grading of CNS neoplasms using continuous arterial spin labeled perfusion MR imaging at 3 Tesla. J Magn Reson Imaging, 2005, 22: 475–482

[48] St Lawrence KS, Wang J. Effects of the apparent transverse relaxation time on cerebral blood flow measurements obtained by arterial spin labeling. Magn Reson Med, 2005, 53: 425–433

[49] Parkes LM, Tofts PS. Improved accuracy of human cerebral blood perfusion measurements using

arterial spin labeling: accounting for capillary water permeability. Magn Reson Med, 2002, 48: 27–41

[50] Sasao A, Hirai T, Nishimura S, et al. Assessment of vascular supply of hyper-vascular extra-axial brain tumors with 3T MR regional perfusion imaging. AJNR Am J Neuroradiol, 2010, 31: 554–558

[51] Roberts HC, Roberts TP, Bollen AW, et al. Correlation of microvascular permeability derived from dynamic contrast-enhanced MR imaging with histologic grade and tumor labeling index: a study in human brain tumors. Acad Radiol, 2001, 8: 384–391

[52] Boxerman JL, Schmainda KM, Weisskoff RM. Relative cerebral blood volume maps corrected for contrast agent extravasation significantly correlate with glioma tumor grade, whereas uncorrected maps do not. AJNR Am J Neuroradiol, 2006, 27: 859–867

[53] Cha S, Johnson G, Wadghiri YZ, et al. Dynamic, contrast-enhanced perfusion MRI in mouse gliomas: correlation with histopathology. Magn Reson Med, 2003, 49: 848–855

[54] Batchelor TT, Sorensen AC, di Tomaso E, et al. AZD2171, a pan-VEGF receptor tyrosine kinase inhibitor, normalizes tumor vasculature and alleviates edema in glioblastoma patients. Cancer Cell, 2007, 11: 83–95

[55] Wang J, Fernández-Seara MA, Wang S, et al. When perfusion meets diffusion: in vivo measurement of water permeability in human brain. J Cereb Blood Flow Metab, 2007, 27: 839–849

[56] Kimura H, Takeuchi H, Koshimoto Y, et al. Perfusion imaging of meningioma by using continuous arterial spin-labeling: comparison with dynamic suscep-tibility-weighted contrast-enhanced MR images and histopathologic features. AJNR Am J Neuroradiol, 2006, 27: 85–93

[57] Noguchi T, Yoshiura T, Hiwatashi A, et al. Perfusion imaging of brain tumors using arterial spin-labeling: correlation with histopathologic vascular density. AJNR Am J Neuroradiol, 2008, 29: 688–693

[58] Louis DN, Ohgaki H, Wiestler OD, et al. The 2007 WHO classification of tumours of the central nervous system. Acta Neuropathol, 2007, 114: 97–109

[59] Leon SP, Folkerth RD, Black PM. Microvessel density is a prognostic indicator for patients with astroglial brain tumors. Cancer, 1996, 77: 362–372

[60] Folkerth RD. Descriptive analysis and quantification of angiogenesis in human brain tumors. J Neurooncol, 2000, 50: 165–172

[61] Law M. Yang S, Wang H, et al. Glioma grading: sensitivity, specificity, and predictive values of perfusion MR imaging and proton MR spectroscopic imaging compared with conventional MR imaging. AJNR Am J Neuroradiol, 2003, 24: 1989–1998

[62] Law M, Oh S, Babb JS, et al. Low-grade gliomas: dynamic susceptibility-weighted contrast-enhanced perfusion MR imaging—prediction of patient clinical response. Radiology, 2006, 238: 658–667

[63] GaaJ, Warach S, Wen P, et al. Noninvasive perfusion imaging of human brain tumors with EPISTAR. Eur Radiol, 1996, 6: 518–522

[64] Lev MH, Ozsunar Y, Henson JW, et al. Glial tumor grading and outcome prediction using dynamic spin-echo MR susceptibility mapping compared with conventional contrast-enhanced MR: confounding effect of elevated rCBV of oligodendrogliomas [corrected]. AJNR Am J Neuroradiol, 2004, 25: 214–221

[65] Chawla S. Wang S, Wolf RL, et al. Arterial spin-labeling and MR spectroscopy in the differentiation of gliomas. AJNR Am J Neuroradiol, 2007, 28: 1683–1689

[66] Deibler AR. Pollock JM, Kraft RA, et al. Arterial spin-labeling in routine clinical practice, part 3: hyperperfusion patterns. AJNR Am J Neuroradiol, 2008, 29: 1428–1435

[67] Lu H, Clingman C. Golay X, et al. Determining the longitudinal relaxation time (Tl) of blood at 3. 0 Tesla. Magn Reson Med, 2004, 52: 679–682

[68] MacIntosh BJ, Filippini N, Chappell MA, et al. Assessment of arterial arrival times derived from multiple inversion time pulsed arterial spin labeling MRI. Magn Reson Med, 2010, 63: 641–647

[69] Furtner J, Sch?pf V, Schewzow K et al. Arterial Spin-Labeling Assessment of Normalized Vascular Intratumoral Signal Intensity as a Predictor of Histologic Grade of Astrocytic Neoplasms. AJNR Am J Neuroradiol, 2014, 35: 482–489

[70] Yamashita K, Yoshiura T, Hiwatashi A, et al. ArteriaUpin labeling of hemangio-blastoma: differentiation from metastatic brain tumors based on quantitative blood flow measurement. Neuroradiology, 2012, 54: 809–813

[71] Pollock JM, Whitlow CT, Tan H, et al. Pulsed arterial spin-labeled MR imaging evaluation of tuberous sclerosis. AJNR Am J Neuroradiol, 2009, 30: 815–820

[72] Yamashita K, Yoshiura T, Hiwatashi A, et al. Differentiating primary CNS lymphoma from glioblastoma multiforme: assessment using arterial spin labeling, diffusion-weighted imaging, and, ^{18}F-fluorodeoxyglucose positron emission tomography. Neuroradiology, 2013, 55: 135–143

[73] Hartmann M, Heiland S, Harting I, et al. Distinguishing

of primary cerebral lymphoma from high-grade glioma with perfusion-weighted magnetic resonance imaging. Neurosci Lett, 2003, 338: 119–122

[74] Ernst TM, Chang L, Witt MD, et al. Cerebral toxoplasmosis and lymphoma in AIDS: perfusion MR imaging experience in 13 patients. Radiology, 1998, 208: 663–669

[75] Weber MA, Henze M, Tüttenberg J, et al. Biopsy targeting gliomas: do functional imaging techniques identify similar target areas? Invest Radiol, 2010, 45: 755–768

[76] SedlacikJ, Winchell A, Kocak M, et al. Hillenbrand CM. MR imaging assessment of tumor perfusion and 3D segmented volume at baseline, during treatment, and at tumor progression in children with newly diagnosed diffuse intrinsic pontine glioma. AJNR Am J Neuroradiol, 2013, 34: 1450–1455

[77] Fenchel M, Konaktchieva M, Weisel K, et al. Early response assessment in patients with multiple myeloma during anti-angiogenic therapy using arterial spin labelling: first clinical results. Eur Radiol, 2010, 20: 2899–2906

[78] Schor-Bardach R, Alsop DC, Pedrosa I, et al. Does arterial spin-labeling MR imaging-measured tumor perfusion correlate with renal cell cancer response to antiangiogenic therapy in a mouse model? Radiology, 2009, 251: 731–742

[79] Brandsma D. Stalpers L, Taal W, et al. Clinical features, mechanisms, and management of pseudoprogression in malignant gliomas. Lancet Oncol, 2008, 9: 453–461

[80] Taal W, Brandsma D. de Bruin HG, et al. Incidence of early pseudo-progression in a cohort of malignant glioma patients treated with chemoirradiation with temozolomide. Cancer, 2008, 113: 405–410

[81] Wen PY, Macdonald DR, Reardon DA, et al. Updated response assessment criteria for high-grade gliomas: response assessment in neuro-oncology working group. J Clin Oncol, 2010, 28: 1963–1972

[82] Choi YJ, Kim HS, Jahng GH, et al. Pseudoprogression in patients with glioblastoma: added value of arterial spin labeling to dynamic susceptibility contrast perfusion MR imaging. Acta Radiol, 2013, 54: 448–454

[83] Barajas RF Jr, Chang JS, Segal MR, et al. Differentiation of recurrent glioblastoma multiforme from radiation necrosis after external beam radiation therapy with dynamic susceptibility-weighted contrast-enhanced perfusion MR imaging. Radiology, 2009, 253: 486–496

[84] Kim HS, Kim JH, Kim SH, et al. Posttreatment high-grade glioma: usefulness of p^k height position with semiquantitative MR perfusion histogram analysis in an entire contrast-enhanced lesion for predicting volume fraction of recurcpnce. Radiology, 2010, 256: 906–915

[85] Paldino MJ, Barboriak DP. Fundamentals of quantitative dynamic contrast-enhanced MR imaging. Magn Reson Imaging Clin N Am, 2009, 17: 277–289

[86] Cha S, Knopp EA, Johnson G, et al. Intracranial mass lesions: dynamic contrast-enhanced susceptibility-weighted echo-planar perfusion MR imaging. Radiology, 2002, 223: 11–29

[87] Sakai N, Koizumi S, Yamashita S, et al. Arterial spin-labeled perfusion imaging reflects vascular density in nonfunctioning pituitary macroadenomas. AJNR Am J Neuroradiol, 2013, 34: 2139–2143

[88] Berker M, Aghayev K, Saatci I, et al. Overview of vascular complications of pituitary surgery with special emphasis on unexpected abnormality. Pituitary, 2010, 13: 160–167

[89] Pollock JM, Whitlow CT. Deibler AR, et al. Anoxic injury-associated cerebral hyperperfusion identified with arterial spin-labeled MR imaging. AJNR Am J Neuroradiol, 2008, 29: 1302–1307

[90] Pollock JM, Deibler AR, Burdette JH, et al. Migraine associated cerebral hyperperfusion with arterial spin-labeled MR imaging. AJNR Am J Neuroradiol, 2008, 29: 1494–1497

[91] Pollock JM, Deibler AR, Whitlow CT, et al. Hypercapnia-induced cerebral hyperperfusion: an underrecognized clinical entity. AJNR Am J Neuroradiol, 2009, 30: 378–385

[92] Zaharchuk G, Martin AJ, Dillon WP. Noninvasive imaging of quantitative cerebral blood flow changes during 100% oxygen inhalation using arterial spin-labeling MR imaging. AJNR Am J Neuroradiol, 2008, 29: 663–667

[93] Lee J, Wang S, Mohan S, et al. Differentiating Grade Ⅱ from Grade Ⅲ Nonenhancing Astrocytomas and Oligodendrogliomas Using Arterial Spin Labeling Perfusion MR: Comparison of Cerebrovascular Reactivity to Acetazolamide-Initial Experience. San Diego: ASNR, 2013, eP–26

第7章　灌注成像：CT 灌注

Brent Griffith, Rajan Jain

7.1　引　言

计算机断层灌注扫描（perfusion computed tomography, PCT）是评价急性脑卒中的一种颇为完善的工具[1-2]，偶尔也被用于评价蛛网膜下腔出血后的血管痉挛[3]，以及大血管狭窄–闭塞性疾病患者的脑血管储备能力[4]。通常，脑肿瘤的灌注成像通常使用磁共振成像（MRI）来评估肿瘤的血管参数[5-7]。然而，由于 PCT 比 MR 灌注更易于获得，扫描时间更快且成本更低，因此也可能适用于脑肿瘤的评价[8-9]——有可能为肿瘤血管参数的定量评价提供一种有力的工具，并为其作为影像学生物标志的应用打开一扇门。

近几年，PCT 已被应用于胶质瘤的分级[6-7]、肿瘤复发或进展与治疗诱导效应（例如放射性坏死）的鉴别[10]，以及肿瘤样病变与肿瘤之间的鉴别[11]。相较于 MR 灌注技术，PCT 的一个优势是组织的衰减与造影剂浓度之间有线性关系，从而使肿瘤血管参数的有偏估计较 MR 灌注技术更小。但 PCT 的局限性除了辐射暴露外，最大的问题在于需要单独检查，而不像 MR 灌注序列那样可以方便地在常规强化 MRI 检查时添加，强化 MRI 是脑肿瘤患者影像评价的常规程序。尽管存在这些局限性，PCT 还是有可能成为脑肿瘤评价的一个很有用的工具，尤其是对于那些因各种禁忌证无法进行 MRI 检查的患者。

7.2　CT 灌注的示踪动力学及血管参数

动态对比增强成像试图观察组织内造影剂随时间变化的分布。想要成功做到这一点，必须对动态数据集应用正确的数学示踪动力学模型，从而准确评估造影剂在血管内、外间隙的分布。每个动力学模型都会提出若干假设，因此在特定的实验环境下可能会存在局限性，并且也依赖于组织的生理学状态。

各种动力学模型之间的根本区别在于假设的腔隙是均质的（混合均匀的）还是分布式的。均质腔隙假设假定示踪剂在腔隙内瞬间混合，因此示踪剂的浓度始终是一致的；而分布式腔隙假设试图解释腔隙内示踪剂浓度的空间差异。广义的动力学模型及传统的腔隙模型[12-13]假设腔隙是均质的，而绝热组织同质性[14-17]及分布式参数[18-19]模型假设血管腔隙是分布式的[19]。特定模型的适用性取决于具体组织的生理学状态（即示踪剂的传递、分布和交换速率），以及成像方案和动态强化成像数据集的噪声条件。

由于脑肿瘤组织学特征比较复杂，且多层快速 CT 扫描仪的图像采集时间分辨率近似于 1s，因此使用 PCT 评价脑肿瘤时，腔隙模型最适用于评估动态数据。笔者所在研究机构过去采用的两室模型基于 John 和 Wilson 模型[15]的绝热近似，取得了很好的成果[8-11,20-22]。这些腔隙模型可以同时测量 4 个独立的血管参数，包括两个速率参数 [血流量和通透性表面积乘积（permeability surface area-product, PS）] 和两个容积参数 [血容量和血管外–细胞外间隙容积（volume of extravascular extracellular space, V_e）]。平均通过时间（mean transit time, MTT）可根据中心容积定律（血容量 = 血流量 × MTT）计算[23]。

通透性与造影剂在假定充满水的毛细血管内皮孔中的扩散系数有关。造影剂通过毛细血管内皮的扩散量取决于扩散系数和毛细血管内皮孔的总表面积。PS 可描述由于血脑屏障的缺陷或渗漏导致部分造影剂从血管扩散到间质间隙的特征，并被用作一种量化局部血管系统渗漏的方法。PS 可以从推动剩余函数（impulse residue function, IRF）计算得出。在 IRF 中造影剂的扩散表现为最初推动响应后出现的残余强化，并且随着时间呈指数递减。IRF 可以用来评估造影剂留在组织中的首过部分，即摄取分数（E）[15]。摄取分数与造影剂渗漏到血管外的速率有关，关系如下：

$$E = 1 - e^{-\frac{PS}{F}}$$

其中 PS 是通透性表面积乘积，F 为流量。PS 乘积与流量有相同的量纲 [mL/（100g·min）]，因此 $\frac{PS}{F}$ 没有量纲。就生理学意义而言，PS 是造影剂流入血管外组织的速率；它与另一个常用的血管渗透参数相关，即正向传输常数（forward transfer constant, K^{trans}），$K^{trans}=E \times F$，其中 K^{trans} 是正向传输常数，也与流量（单位通常采用 min^{-1}）有相同的量纲。很容易证明，假设 $\frac{PS}{F} <<1$（或者 F>>PS），那么 $K^{trans} \approx PS$。在正常的脑血管中，目前临床上使用的所有造影剂的 PS 都可以忽略不计。

7.3　CT 灌注扫描方案

灌注检查可以使用多排螺旋 CT 扫描仪。目前使用的 16 排 CT 可以覆盖 2cm 范围的大脑，而 64 排 CT 覆盖范围可增加至 4cm。在灌注扫描之前，通常使用一个低剂量头颅平扫来定位肿瘤区域。灌注扫描时，先使用自动高压注射器将 50mL 的非离子造影剂以 4~5mL/s 的速率经静脉注入。笔者医院使用的脑肿瘤 PCT 扫描方案包括两期：①首过期或血管期——电影（连续）扫描开始 5s 后注药，使用以下参数：80kVp，100~120mA，以每转 1s 的速度持续 50s，矩阵大小 512×512，视野 24cm；②延迟期或实质回流期——在最初的 50s 血管期之后，再采集 8 组轴位图像，每组图像 15 秒，则需再用 2min，因此共需 170s 采集时间来评价延迟通透性[9]。16 排 CT 扫描仪可以采集 4 幅 5mm 层厚的轴位图像，共覆盖 2cm 范围；而 64 排 CT 可以采集 8 幅 5mm 层厚图像，共覆盖 4cm 范围。血管参数灌注图即可通过使用多种市售的软件获得。笔者医院使用 Advantage

Windows 工作站及 CT 灌注软件（通用电器医疗系统，Milwaukee, WI），它采用基于 John 和 Wilson 模型[15]绝热近似的两室模型来生成脑血容量（cerebral blood volume, CBV）、脑血流量（cerebral blood flow, CBF）、MTT 及 PS 参数图。上矢状窦通常被用作静脉输出函数，时间 - 衰减曲线上峰值和斜率最大的动脉被用作动脉输入函数（arterial input function, AIF）（图 7.1）。选择 AIF 需在一个大血管的边界内绘制一个感兴趣区（region of interest, ROI），软件会自动选择时间 - 衰减曲线上峰值与斜率最大的像素进行分析。

7.4　CT 灌注：技术考量

行 PCT 检查时，必须要考虑一系列影响通透性评估的因素。不论灌注成像技术如何，扫描或采集时间本身就是影响通透性评估的一个因素。尽管关于最佳的采集时间尚未达成明确共识，但我们可以理解当采用 45s 或 60s 的扫描时间时，使用造影剂首过测量的延迟通透性（造影剂从血管的缓慢渗漏）并不准确[24-26]，只有采用更长采集时间的测量才会准确。笔者所在医院对脑肿瘤患者采用 170s 的扩展采集时间（图 7.1），近期发表的一篇文章支持采用更长的采集时间作为减少随机误差的一种方法[27]。另一个影响通透性评估的因素是肿瘤本身的性质，尤其是高级别胶质瘤，肿瘤血管结构复杂，血流非常多变且不均质[28-30]。其他影响通透性的因素包括血管腔表面积、血管内皮间隙、静水压和内皮内外渗透压梯度。例如，有大量血管源性水肿的高级别肿瘤及巨大肿瘤的中心区域，可出现慢血流或低渗透压，从而产生更多的延迟性通透性，需要更长的采集时间。

准确选择 AIF 也是动态数据集后处理的一个重要方面。尽管 PCT 的 AIF 选择相对简单，然而，血管参数的绝对值可受 AIF 选择的影响，所以需要特别注意。虽然有文献显示急性脑卒中患者的 AIF 的选择不影响测量[31-32]，但是和采集时间情况类似，在脑肿瘤患者中这一点并未达成共识。尽管采用延迟不敏感技术后的去卷积软件程序的缺陷比使用标准化的去卷积方法小，但仍需要引起重视[32]。

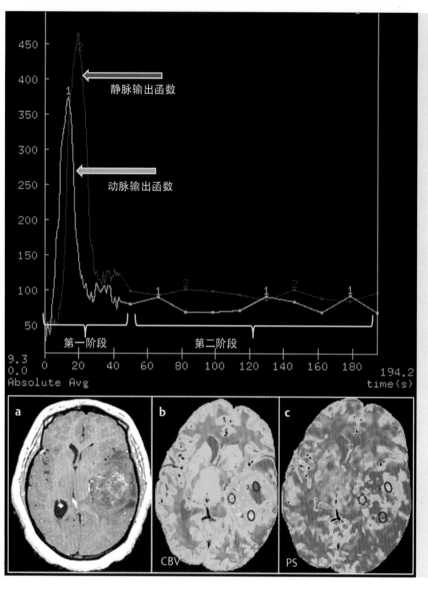

图 7.1　Ⅲ级胶质瘤患者计算机断层灌注扫描（PCT）的时间-浓度曲线　动脉输入函数（AIF）选择于大脑前动脉，静脉输出函数选择于上矢状窦。PCT 检查采用两期——血管期和延迟期或者实质回流期。（a）强化后 T1 加权磁共振轴位图显示左颞叶巨大不均质性强化肿瘤。相应的（b）脑血容量图和（c）通透性表面积乘积参数图

7.5　对脑肿瘤的评价：PCT 与 MR 灌注技术的比较

7.5.1　PCT 的局限性

由于强化 MRI 是评价脑肿瘤患者的标准程序，MRI 灌注技术也是脑肿瘤评价方面的前沿技术。不论是使用动态对比增强 T1 加权成像（dynamic contrast-enhanced T1-weighted imaging, DCE-T1 MRI）还是动态磁敏感对比增强 T2 或 T2* 加权成像（dynamic susceptibility contrast-enhanced T2-or T2*-weighted imaging, DSC），静脉团注造影剂后获得额外的灌注序列都相对容易。相反，PCT 需要单独的额外检查并注射碘造影剂。因此，把 PCT 作为常规诊断手段或者作为经过各种治疗后患者的随访工具是不切实际的。然而，PCT 对于有 MRI 禁忌证的患者来说仍是有用的，不论是由于 MRI 的兼容性问题、患者的选择还是后文中将会提到的 MR 灌注技术的局限性问题等。

与 MR 灌注技术相比，PCT 的另一个主要问题是辐射暴露。但低剂量方案可以在不影响灌注参数图图像质量的情况下降低辐射剂量。与之前的 200mA 相比，目前低剂量方案采用 100~120mA（笔者研究所目前在做的），可将 PCT 平均有效剂量降低至 3~4mSv，降低约 50%~60% 的辐射剂量（数据未发表）。此外，一些先进的图像重建技术，比如适应性统计迭代重建，可以在 CT 剂量指数降低 32%~65% 的情况下进一步降低图像噪声并提高低对比检测及图像质量[30]。这些新技术的推广应用可以

进一步降低 PCT 的辐射剂量，使其更便于常规使用。

过去，PCT 的另一个相对局限性是其对大脑的覆盖范围较小，尤其是 16 排 CT 只能覆盖 2cm 范围。而 64 排 CT 可以覆盖 4cm 范围，据笔者的经验，这可以覆盖大多数肿瘤。此外，随着 128 排、256 排、320 排 CT 的使用，覆盖范围已经增至全脑。

7.5.2　PCT 的优势

虽有上述局限性，但 PCT 也有 MR 灌注技术所不具备的一些优势。其中最重要的两个优势分别是组织衰减与造影剂浓度之间的线性关系及易于获得可靠的 AIF，这两点都使得 PCT 对肿瘤血管参数的有偏估计较 MR 灌注成像更小。至于组织衰减与造影剂浓度之间的关系，无论是 DCE-T1 MRI 还是 DSC 成像——两种最常用的基于造影剂团注的 MR 灌注技术——其信号强度与造影剂浓度之间都是非线性关系。对于 DSC 成像，当造影剂停留于血管内时，这种方法通常被认为是 CBF 和 CBV 的相对估计，在评估 AIF 的形态和时机上的困难可能会产生伪影[28]。在脑肿瘤（尤其是高级别肿瘤）中常发生造影剂从血管内大量渗漏到血管外间隙的情况，此时，病灶区域常有强的对抗性 T1 强化效应，这是因为评估 CBF 需要使用短（约 1s）重复时间。预负荷造影剂作为减少对抗性 T1 强化效应的第一级策略已经获得了一些成功[29]，但这种方法不能评价 K^{trans}。有研究者提出了另一种替代方法[33]，即使用更慢的重复时间来降低 T1 效应，延长实验的采集时间，因此只能评价 CBV 和 K^{trans}，而牺牲了 CBF 的评价。另一个更好的改进方法[29]可评价血容量，并且生成一个转运常数指数；双回波梯度回波序列[25]也可评估血容量及转运常数指数。尽管这些快速成像研究获得了部分成功，但与 PCT 相比，尚无一种 MR 技术可在一次实验内可靠地量化 CBF、CBV 和 K^{trans}。

MR 技术有磁敏感及流动伪影，因此选择合适的 AIF 也面临困难，而 PCT 在 AIF 的选择方面却非常可靠。随着更快速螺旋 CT 的出现，图像采集的时间采样可以近似于 1s 甚至更短（即使最快的 MR 扫描仪也不可能做到），这对药代动力学模型（分布式腔隙模型）及获得可靠的 AIF 都非常重要。

MR 灌注的另一个缺点是出血和多种矿物质沉积导致的磁敏感伪影，这可能成为脑肿瘤患者术后和放化疗后的最主要问题，尤其在 DSC MR 灌注中。由于磁敏感伪影的存在，沿着颅底的脑肿瘤也难以使用 DSC 成像来进行评价（图 7.2）。尽管 DCE-T1 MRI 不存在这个问题，但其自身也有一些缺点，比如需要计算基线 T1 值及磁场不均匀性问题，从而使其面临着比 PCT 更多的技术性难题。换言之，PCT 在这些情况下非常有用。

7.6　肿瘤血管参数：与新生血管的相关性

正如之前所讨论的，各种可通过灌注技术测量的肿瘤血管参数都有特定的生理学基础，并且与肿瘤的级别、恶化及预后有关[5,7,9,34]。

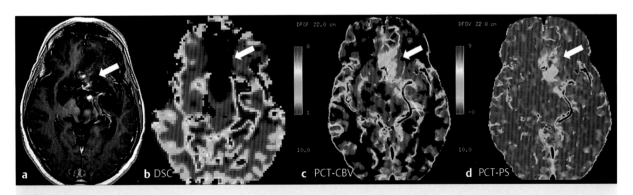

图 7.2　靠近颅底的 Ⅲ 级胶质瘤（箭头）图像　（a）强化后 T1 加权轴位 MRI 和（b）动态磁敏感对比增强（DSC）-MRI 脑血容量（CBV）图。由于接近颅底而产生磁敏感伪影，肿瘤中间部分在 DSC-MRI 图上不显示。（c）计算机断层灌注扫描（PCT）的 CBV 图和（d）通透性表面积乘积（PS）参数图对肿瘤显示得更为详细，肿瘤被遮盖部分的 CBV 和 PS 升高

在这些可用的参数中，肿瘤血容量和渗漏（通透性）是最重要和最常用的两个参数，它们与肿瘤新生血管有关，并且可以在一次 PCT 检查中测得。肿瘤血容量和通透性也被证实与调节新生血管的基因有关联[35]，从而为这两项影像学参数提供了分子学基础，对确立这些参数作为影像学生物标志方面有重要意义。

7.6.1 肿瘤血容量

局部肿瘤血容量的测量值反映了对肿瘤血管及灌注的评价，并且与胶质瘤的分级和预后相关。肿瘤血容量值是微血管密度（microvascular density，MVD）很好的替代标志，是对新生血管的一种测量，也是很多人类癌症重要的预后指标[24,36-37]。MVD 与肿瘤生长恶化的关系可解释如下：①实质肿瘤由两个相互依赖的成分，即恶性细胞及其诱导的基质构成，MVD 可以确定肿瘤正在形成这种基质成分；②这种基质成分中的内皮细胞可以刺激肿瘤细胞的生长，因此瘤内的血管越多，内皮细胞就越多，因而旁分泌生长刺激就越多；③瘤内的 MVD 是对血管窗的直接测量，肿瘤细胞可以通过血管窗向远处播散[37]。然而，肿瘤 MVD 不能区分新生血管与原生血管，因此，也有可能无法确定新生血管活跃部位。Jain 等使用影像引导下的活检标本，通过 PCT 参数与免疫组织学标志物之间的相关性，证明了 CBV 与 MVD 而非微血管细胞增殖之间存在相关性（图 7.3），后者是新生血管的组织学替代标志物[20]。尽管存在局限性，但这不会削弱

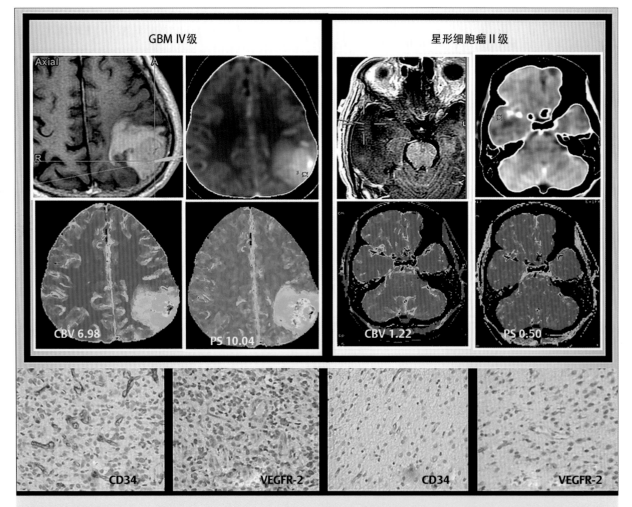

图 7.3 CT 灌注成像 胶质瘤分级的诊断工具。Ⅳ级多形性胶质母细胞瘤（GBM）的脑血容量（CBV）和通透性表面积乘积（PS）显著高于低级别星性细胞瘤（Ⅱ级）。下图为两种肿瘤影像引导下活检标本的分化抗原 34（CD34）和血管内皮生长因子受体 -2（VEGFR-2）染色，图中显示 GBM 的微血管密度及 VEGFR-2 免疫反应性远高于低级别胶质瘤

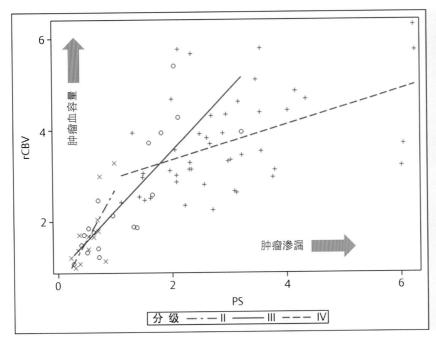

图 7.4　脑血容量（CBV）与通透性表面积乘积（PS）之间的相关性　散点图显示 Ⅱ 级胶质瘤的 rCBV：PS 明显高于 Ⅳ 级胶质瘤

CBV 测量的临床价值。Cha 等[38]证实小鼠胶质瘤 CBV 值与 MVD 之间存在很强的相关性，并指出 rCBV 可能会因血管大小或（和）血管总数目的增加而升高。Aronen 等[39]分别采用 MR 灌注及氟代脱氧葡萄糖正电子发射断层成像（F-fluorodeoxyglucose positron-emission tomography，FDG-PET）测量的 CBV 和肿瘤能量代谢与 MVD 之间有较强的相关性[40]。

7.6.2　肿瘤血管渗漏

肿瘤血管内皮有缺陷并可以发生渗漏，这是不争的事实。肿瘤的生长会导致缺氧及血管内皮生长因子（vascular endothelial growth factor，VEGF）表达的增加，它既是一个强效的促血管生成因子，又是一个强效的通透性因子[41-42]。VEGF 可以诱导生成不成熟、迂曲的新生血管[43]，并且由于内皮细胞间隙较大、基底膜不完整及平滑肌缺乏，使得血管对大分子物质的通透性增加。Jain 等[20]已经证实肿瘤的血管渗漏通透性表面积乘积（PS）与微血管细胞增殖存在相关性，也和血管内皮生长因子受体 -2（vascular endothelial growth factor receptor-2，VEGFR-2）表达存在相关趋势，表明肿瘤渗漏可能是比 CBV 及 MVD 更好的测量血管生成活跃部位的方法。因此，活体测量肿瘤血管通透性非常重要，原因如下：①它可以用于肿瘤的分级，因为在新生血管中发现，通透性的增加与不成熟的血管有关系；②它可以

用于研究肿瘤对各种治疗的反应，尤其是抗新生血管治疗[40,44]；③理解渗漏的概念可以帮助理解治疗药物进入中枢神经系统的机制；④有助于开发选择性改变血脑屏障以强化药物输送的方法[45]。

7.6.3　肿瘤血容量与肿瘤渗漏的相关性

肿瘤生长中新生血管的概念在 20 世纪 60 年代早期被再度提出，并在 Judah Folkman 等[46-47]的领头下在过去的 50 年里持续发展。已有确切的证据证明实性肿瘤和转移瘤的生长需要新的毛细血管的生长，也就是血管生成。肿瘤的生长是从一个无血管的肿块开始的，尤其是在血供良好的组织中，比如大脑和肺组织。肿瘤细胞可以沿着原有的血管生长而无须启动新生血管反应，这一过程被称为"血管征用"。由于肿瘤中心区域细胞死亡引发的宿主防御机制，最初被"征用"的血管明显退化，但剩余的肿瘤细胞因为肿瘤周边强有力的新生血管而存活下来。也有人提出，原位肿瘤从低转移性或静止表型转化为恶性的、侵袭性表型[48-49]时也需要血管新生。这种新生血管属性的转换和获得也称为新生血管转换。这种募集自身的血管（"征用"）形成新生血管（吸收和促血管生成）的整个过程对于肿瘤的生长来说至关重要，事实上，它可以发生在低级别胶质瘤向高级别胶质瘤的转化过程中。Jain 等[50]已经证实 CBV 和 PS 值随着胶质瘤级别的增加而增加，

但它们之间的关系会随着肿瘤级别的增加而改变（图7.4）。Ⅱ级胶质瘤CBV的增加幅度比PS更大（与肿瘤血管化中血管"征用"阶段相关），Ⅳ级胶质瘤PS的增加幅度较CBV更大（这与吸收和促血管生成阶段相关）。这意味着肿瘤血管从较低级别到较高级别胶质瘤经历了血管生成转换，而这一过程可以使用这些血管参数进行无创性观察，从而可以从影像方面洞察肿瘤新生血管及血管新生的转换。

7.7 CT灌注成像的临床应用价值

7.7.1 诊断工具和胶质瘤分级

大多数关于灌注成像在胶质瘤分级中应用价值的文献使用了不同的MR灌注技术。之前关于MR灌注的研究已经描述了用于胶质瘤分级的不同的相对脑血容量（rCBV）阈值。Lev等[51]将1.5作为区分低级别和高级别胶质瘤的阈值，其灵敏度和特异性分别为100%和69%。Law等[52]使用1.75为rCBV阈值时，灵敏度和特异性分别为95%和57.5%。最近，PCT灌注参数也被用于胶质瘤的分级[8,9,53]。Ding等[53]证实PCT可以为胶质瘤的分级提供有用的信息，低级别胶质瘤的rCBV及相对通透表面积乘积（rPS）较高级别胶质瘤低。Ellika等[8]使用PCT并采用1.92标准化CBV

（nCBV）阈值区分低级别与高级别胶质瘤，其灵敏度和特异性分别高达85.7%和100%。CBV与组织学级别之间的关系是很直观的，因为病理学研究显示级别更高肿瘤的MVD更高（图7.3）。Jain等[9]除了区分低级别和高级别肿瘤以外，还能够使用PCT的PS值差异区分Ⅲ级和Ⅳ级肿瘤，特别是从Ⅳ级胶质瘤中区分强化的Ⅲ级胶质瘤。这与世界卫生组织（WHO）指南使用微血管细胞增殖作为Ⅳ级胶质瘤的诊断标准一致，但不用于Ⅲ级星形细胞瘤，提示PS测量值可能与微血管细胞增殖有着更好的相关性[20]，因此可以作为更多不成熟和渗漏血管的影像学替代标志物。Ⅳ级肿瘤血管生成增加的特点不仅仅包括其血管数目较Ⅲ级肿瘤多，还与其不成比例的延长、柔软性的增加、内皮细胞的增殖及不规则的形状有关，这些可以解释Ⅳ级肿瘤与Ⅲ级相比在灌注参数方面的差异。不伴有强化的Ⅲ级肿瘤的PS、CBV和CBF值也低于强化的Ⅲ级肿瘤[9]。这种差异可能是由于强化肿瘤比无强化肿瘤的肿瘤血管密度更高且渗漏血管更多。这对预后有影响，因为PS和CBV值更高的Ⅲ级肿瘤比灌注值更低的肿瘤更具侵袭性，复发率更高，患者生存期更短[54]。在一个更新的研究中，Xyda等[55]采用全脑CT灌注发现，在高、低级别胶质瘤比较及低级别胶质瘤与原发脑淋巴

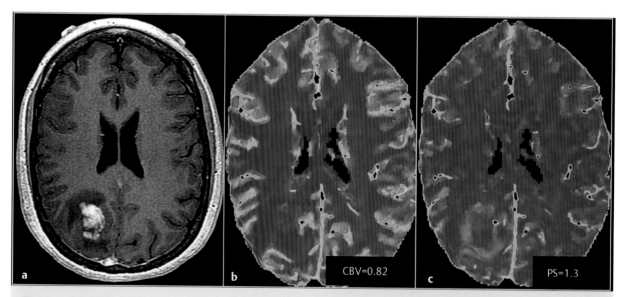

图7.5　计算机断层灌注扫描（PCT）作为诊断工具　（a）一名45岁女性的强化后T1加权轴位MRI，图示右侧顶叶单发实性强化病变，后证实为肿瘤样脱髓鞘病变（TDL），误诊为高级别胶质瘤。（b）PCT参数图上较低的脑血容量和（c）通透性表面积乘积提示为非肿瘤样病变，后组织学证实为TDL

瘤的比较中，K^{trans} 都有最高的灵敏度、特异性及阳性预测值。

7.7.2 肿瘤和非肿瘤性／肿瘤样病变的诊断工具和鉴别

肿瘤样脱髓鞘病变（tumefactive demyelinating lesions, TDL）是常见的在初次检查时可与颅内肿瘤混淆的单发病变，因其 MRI 的形态学特征不典型。TDL 偶尔在组织病理学检查上也与肿瘤性病变相似[56-57]，这使情况变得更加复杂，但这大部分归因于有限的组织取样，比如由立体定向脑组织活检获得的样本。例如，

在胶质瘤周边的胶质增生边缘进行活检会导致病理学误诊，在 TDL 病变中心取活检可能误诊为梗死或者肿瘤的坏死[57]。此外，TDL 的活检中常可发现大量的巨噬细胞和反应性星形胶质细胞，可能表现不典型并误诊为细胞密集性病变，与胶质瘤表现的一致，尤其是术中涂片标本。TDL 与高级别颅内肿瘤的一个重要生物学区别是后者会出现血管新生及血管内皮增生，而 TDL 的本质是正常的，或者只有发炎的血管而没有新生血管[56,58-59]。正如我们预期的，由于这种组织学差异，TDL 的 PS 和 CBV

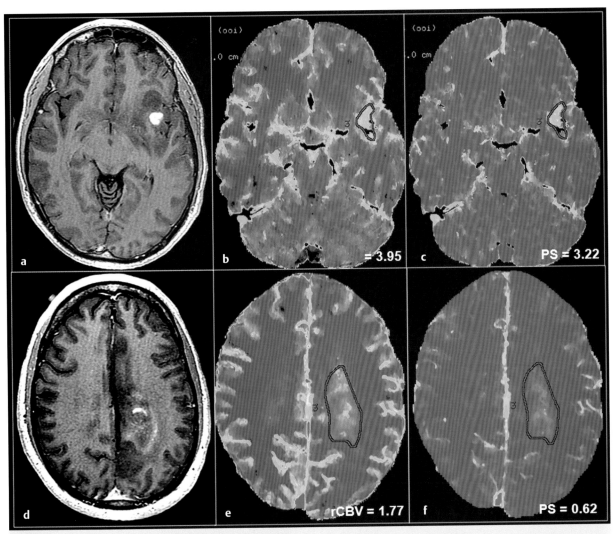

图 7.6　计算机断层灌注扫描（PCT）作为诊断工具　（a）一名Ⅲ级胶质瘤患者的强化后 T1 加权轴位 MRI、（b）相对脑血容量（rCBV）图和（c）通透性表面积乘积（PS）图，显示一个不均质强化实性病灶有较高的 rCBV（3.95）和 PS[3.22mL/（100g·min）]。另一个患者的（d）强化后 T1 加权轴位 MRI、（e）rCBV 和（f）PS 图显示一个不均质强化的实性肿块，其 rCBV（1.77）和 PS[0.62mL/（100g·min）]均较低。第 1 例患者（有较高的 rCBV 和 PS）的总体生存期（519d）低于第 2 例患者的总体生存期（1015d）。经许可，引自 Jain R, Narang J, Griffith B, et al. Prognostic vascular imaging biomarkers in high-grade gliomas: tumor permeability as an adjunct to blood volume estimates. Acad Radiol, 2013, 20(4):483

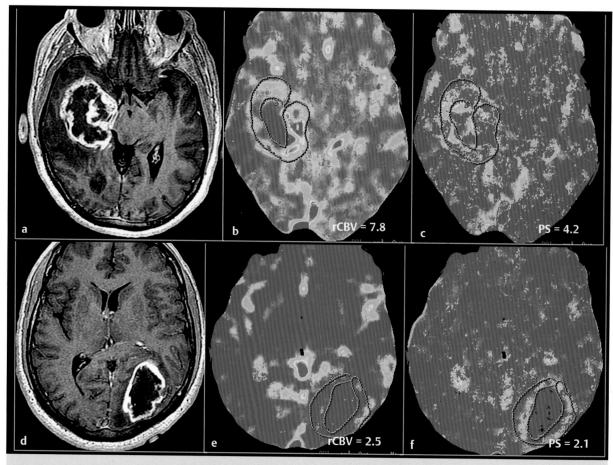

图7.7 计算机断层灌注扫描（PCT）作为诊断工具 一例Ⅳ级胶质瘤患者的（a）强化后T1加权轴位MRI、（b）相对脑血容量（rCBV）图和（c）通透性表面积乘积（PS）图，图中显示该强化坏死肿块有较高的rCBV（7.8）和PS[4.2mL/(100g·min)]，其总生存期（268d）高于另一例（d）有类似坏死肿块的患者，该患者的（e）rCBV（2.5）和（f）PS[2.1mL/(100g·min)]相对较低，总生存期较长（1185d）。经许可，引自Jain R，Narang J，Griffith B，et al. Prognostic vascular imaging biomarkers in high-grade gliomas: tumor permeability as an adjunct to blood volume estimates. Acad Radiol, 2013, 20(4):484

比高级别胶质瘤更低（图7.5），因此CT灌注成像可以用来鉴别这两种病变[11]。与之类似，各种血管炎、血管病变甚至不常见的脓肿都可以呈现为单发或多发的团块样病变，在形态学成像上与肿瘤混淆。PCT可以通过显示这些非肿瘤性病变的低的血容量来排除肿瘤。

7.7.3 预后预测工具

过去，单独测量肿瘤血容量已作为一个预后标记物[5,51,60,63]。Aronen等[61]研究显示rCBV > 1.5的胶质肿瘤更有可能发展为高级别胶质瘤。在Law等[62]的一项研究中，rCBV < 1.75的低级别胶质瘤较rCBV > 1.75的胶质瘤有更长的中位进展时间。在另一项同时涉及低级别和高级别胶质瘤的研究中，Law等[5]发现rCBV > 1.75的胶质瘤较低rCBV的胶质瘤有

更快的进展时间，且不依赖于病理学结果；但是这些作者并未对高级别胶质瘤组中的Ⅲ级和Ⅳ级胶质瘤分开进行相似的分析。Bisdas等[63]也发现rCBV可以预测复发及1年生存率，并且在星形细胞瘤中有可能比组织病理学分级的预测更加准确，但需要排除少突胶质细胞成分的肿瘤[63]。Hirai等[64]进行了唯一一项关于rCBV在高级别胶质瘤中预后价值的研究，发现有较高rCBV（> 2.3）的高级别胶质瘤较低rCBV的胶质瘤有明显更低的2年总生存率。只有少数研究探索了采用肿瘤渗漏评估作为预后因素时的情况[60,65-66]，且仅有一项研究[60]在一个试验中同时测量了CBV和K^{trans}。但是，Mills等发现K^{trans}更高的患者有更好的生存率[60]，这与其他已经发表的文献及Jain近期的研究结果[54]相反。Cao等的研究表明，肿瘤血管渗漏

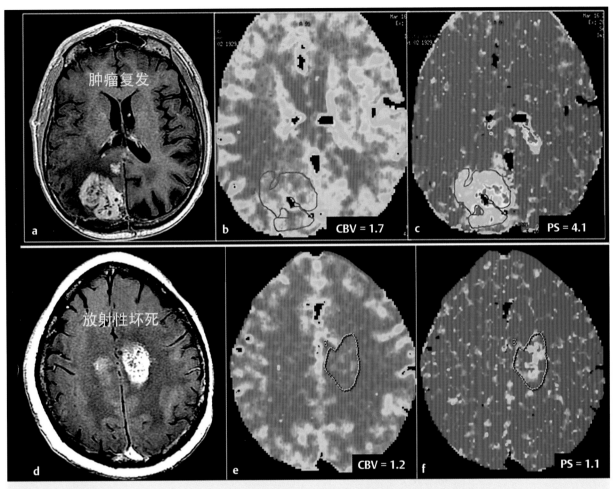

图 7.8　计算机断层灌注扫描（PCT）作为鉴别放射性坏死与肿瘤复发（肿瘤进展）的随访工具　两例不同患者在经过手术、化疗和放疗治疗后出现相似的复发强化病灶。上图显示（a）复发肿瘤有较高的（b）相对脑血容量（rCBV）和（c）通透性表面积乘积（PS），而较下图（d）放射性坏死的（e）CBV 和（f）PS 低。经许可，引自 Jain R, Narang J, Schultz L, et al. Permeability estimates in histopathology-proved treatment-induced necrosis using perfusion CT: can these add to other perfusion parameters in differentiating from recurrent/progressive tumors? AJNR Am J Neuroradiol, 2011, 32(4):661

量和血管渗漏与手术状态，是高级别胶质瘤进展时间的协同预测因子[65]，而且他们并没有按照 WHO 分级（Ⅲ级和Ⅳ级）调整自己的分析。Dhermain 等近期发现有微血管渗漏和强化的低级别胶质瘤比无此类表现的低级别胶质瘤有着更差的无进展生存期[66]，但是他们并没有量化渗漏。在一个更新的研究中，Jain 等[54]采用 PCT 不仅评价了肿瘤的 rCBV，还评价了肿瘤的渗漏（PS）。研究发现 PCT 参数（rCBV、PS 和 rCBV+PS）值较高的高级别胶质瘤的总体生存率较 PCT 参数值低的高级别胶质瘤更低（图 7.6、图 7.7）。在不考虑这些患者的组织学分级的情况下，rCBV 和 rCBV+PS 评估也可以预测生存，提示活体评价血管参数预测生存[54]。

可能比组织学分级更为准确。

7.7.4　鉴别肿瘤复发与治疗后坏死的随访工具

近年来，脑肿瘤治疗上的进步带来了更积极的治疗策略，根据肿瘤的位置和组织学类型可联合应用手术、化疗及放疗。特别是各种形式的放疗，包括立体定向放射外科治疗、高剂量体外放射及短距离放射治疗，已经成为重要的辅助治疗。患者的生存期及生活质量与治疗反应、肿瘤复发及不良反应如放射性坏死有关。因此，从影像学上鉴别肿瘤复发和放射性坏死这样的治疗反应至关重要，因为这些情况在临床上的处理是截然不同的。

遗憾的是，肿瘤细胞与坏死部分常常混杂

在一起，使得鉴别肿瘤复发和治疗反应变得更加困难。传统的 MRI 及 MR 波谱已经被用于鉴别肿瘤复发和放射性坏死，但效果不一[67-68]。既往采用过多种形式的代谢成像技术，但得到的结果有限。FDG-PET 是基于肿瘤葡萄糖代谢的成像技术[69]，在鉴别肿瘤复发和放射性坏死中显示出不同的敏感度和特异性，且其空间分辨率有限。治疗后复发并强化的病变可以使用 MR 灌注成像进行评价，复发性肿瘤显示出比非肿瘤性病变更高的 CBV[10,70]。Jain 等[10]使用 CT 灌注可以成功鉴别复发性肿瘤和放射性坏死，因为前者的 CBV 和 CBF 更高，MTT 更低。大多数患者经历过各种综合治疗后会有一些出血和矿化成分，这会产生磁敏感伪影影响 MR 灌注分析，尤其是在使用动态磁敏感加权成像时，因此 PCT 可能有一个微小的优势[10]。

之前的作者成功地使用 MR 灌注技术的信号强度恢复相对百分比（relative percentage signal intensity recovery，rPSR）或者信号强化-时间曲线间接测量血管渗漏；然而，通透性的绝对定量估计还未被用于这种重要的临床情况。Kamiryo 等[71]已经证实经过辐照过的脑组织内的毛细血管血脑屏障结构仍然保持完整，尽管平均毛细血管密度有下降、毛细血管的直径有增加。Barajas 等[72]采用 DSC MR 灌注技术发现，复发 GBM 的 rPSR 较放射性坏死更低，表明被破坏的血脑屏障对大分子造影剂的通透性更高；但是他们的测量不是肿瘤渗漏的直接评价。他们也指出两组之间有很大的重叠，这使 rPSR 在预测肿瘤复发方面不太可靠。同一研究小组[73]近期发现，放射性坏死的信号强度恢复百分比较复发的脑转移瘤更低；但他们也指出磁敏感伪影会使图像质量下降从而使 DSC 的测量难以进行，这是一个较大的局限性。使用 PCT 进行 PS 的定量评价时不会受到磁敏感伪影的影响，并且可以帮助鉴别放射性坏死和肿瘤复发。放射性坏死的 CBV 及 PS 值均较复发性肿瘤低（图 7.8），这可能是由于复发肿瘤的 VEGF 的表达较放射性坏死更高导致其渗漏血管更多所致[21]。

7.8 结　论

尽管 PCT 目前在脑肿瘤诊疗中的作用有限，但它确实在多个方面比 MR 灌注更有优势，

包括组织衰减与造影剂浓度之间的线性关系、更快的时间分辨率，以及可使用可靠的动脉输入函数。这些因素——当然不是 PCT 仅有的优势——可以帮助减少活体血管参数评价的误差，这对复杂肿瘤血管结构及区域异质性的评价尤其重要，异质性是许多脑肿瘤的一个普遍特征。此外，在一次检查中同时评价肿瘤血容量和渗漏也是一个独特的优势，因为这不仅有利于我们更好的理解肿瘤血管新生，还可以为诊断和预后提供有用的信息，为这些血管参数作为潜在的影像学标志物进一步整合到临床实践中铺平道路。

（杨　晶　译，张　明　审校）

参考文献

[1] Hoeffner EG, Case I, Jain R, et al. Cerebral perfusion CT: technique and clinical applications. Radiology, 2004, 231: 632-644

[2] Wintermark M, Flanders AE, Velthuis B, et al. Perfusion-CT assessment of infarct core and penumbra: receiver operating characteristic curve analysis in 130 patients suspected of acute hemispheric stroke. Stroke, 2006, 37: 979-985

[3] Wintermark M, Ko NU, Smith WS, et al. Vasospasm after subarachnoid hemorrhage: utility of perfusion CT and CT angiography on diagnosis and management. AJNR Am J Neuroradiol, 2006, 27: 26-34

[4] Rim NJ, Kim HS, Shin YS, et al. Which CT perfusion parameter best reflects cerebrovascular reserve?: correlation of acetazolamide-challenged CT perfusion with single-photon emission CT in Moyamoya patients. AJNR Am J Neuroradiol, 2008, 29: 1658-1663

[5] Law M, Young RJ, Babb JS, et al. Gliomas: predicting time to progression or survival with cerebral blood volume measurements at dynamic susceptibility-weighted contrast-enhanced perfusion MR imaging. Radiology, 2008, 247: 490-498

[6] Roberts HC. Roberts TP, Brasch RC, et al. Quantitative measurement of microvascular permeability in human brain tumors achieved using dynamic contrast-enhanced MR imaging: correlation with histologic grade. AJNR Am J Neuroradiol, 2000, 21: 891-899

[7] Law M. Yang S, Babb JS, et al. Comparison of cerebral blood volume and vascular permeability from dynamic susceptibility contrast-enhanced perfusion MR imaging with glioma grade. AJNR Am J Neuroradiol, 2004, 25: 746-755

[8] Ellika SK, Jain R, Patel SC, et al. Role of perfusion CT

in glioma grading and comparison with conventional MR imaging features. AJNR Am J Neuroradiol, 2007, 28: 1981–1987

[9] Jain R, Ellika SK, Scarpace L, et al. Quantitative estimation of permeability surface-area product in astroglial brain tumors using perfusion CT and correlation with histopathologic grade. AJNR Am J Neuroradiol, 2008, 29: 694–700

[10] Jain R, Scarpace L, Ellika S, et al. First-pass perfusion computed tomography: initial experience in differentiating recurrent brain tumors from radiation effects and radiation necrosis. Neurosurgery, 2007, 61: 778–786, discussion 786–787

[11] Jain R, Ellika S, Lehman NL, et al. Can permeability measurements add to blood volume measurements in differentiating tumefactive demyelinating lesions from high grade gliomas using perfusion CT? J Neurooncol, 2010, 97: 383–388

[12] Brix G, Bahner ML Hoffmann U, et al. Regional blood flow, capillary permeability, and compartmental volumes: measurement with dynamic CT—initial experience. Radiology, 1999, 210: 269–276

[13] Hayton P, Brady M, Tarassenko L, et al. Analysis of dynamic MR breast images using a model of contrast enhancement. Med Image Anal, 1997, 1: 207–224

[14] Johnson JA, Wilson TA. A model for capillary exchange. Am J Physiol, 1966, 210: 1299–1303

[15] St Lawrence KS, Lee TY. An adiabatic approximation to the tissue homogeneity model for water exchange in the brain: Ⅰ. Theoretical derivation. J Cereb Blood Flow Metab, 1998, 18: 1365–1377

[16] St Lawrence KS, Lee TY. An adiabatic approximation to the tissue homogeneity model for water exchange in the brain: Ⅱ. Experimental validation. J Cereb Blood Flow Metab, 1998, 18: 1378–1385

[17] Lee TY, Purdie TG, Stewart E. CT imaging of angiogenesis. Q J Nucl Med, 2003, 47: 171–187

[18] Larson KB, Markham J, Raichle ME. Tracer-kinetic models for measuring cerebral blood flow using externally detected radiotracers. J Cereb Blood Flow Metab, 1987, 7: 443–463

[19] Koh TS, Bisdas S, Koh DM, et al. Fundamentals of tracer kinetics for dynamic contrast-enhanced MRI. J Magn Reson Imaging, 2011, 34: 1262–1276

[20] Jain R, Gutierrez J, Narang J, et al. In vivo correlation of tumor blood volume and permeability with histologic and molecular angiogenic markers in gliomas. AJNR Am J Neuroradiol, 2011, 32: 388–394

[21] Jain R, Narang J, Schultz L, et al. Permeability estimates in histopathology-proved treatment-induced necrosis using perfusion CT: can these add to other perfusion parameters in differentiating from recurrent/progressive tumors? AJNR Am J Neuroradiol, 2011, 32: 658–663

[22] Jain R. Perfusion CT imaging of brain tumors: an overview. AJNR Am J Neuroradiol, 2011, 32: 1570–1577

[23] TY L. Functional CT: physiological models. Trends Biotechnol, 2002, 20: S3–S10

[24] Leon SP, Folkerth RD, Black PM. Microvessel density is a prognostic indicator for patients with astroglial brain tumors. Cancer, 1996, 77: 362–372

[25] Uematsu H, Maeda M. Double-echo perfusion-weighted MR imaging: basic concepts and application in brain tumors for the assessment of tumor blood volume and vascular permeability. Eur Radiol, 2006, 16: 180–186

[26] Miles KA. Perfusion CT for the assessment of tumour vascularity: which protocol? Br J Radiol, 2003, 76: S36–S42

[27] Yeung TP, Yartsev S, Bauman G, et al. The effect of scan duration on the measurement of perfusion parameters in CT perfusion studies of brain tumors. Acad Radiol, 2013, 20: 59–65

[28] Conturo TE, Akbudak E, Kotys MS, et al. Arterial input functions for dynamic susceptibility contrast MRI: requirements and signal options. J Magn Reson Imaging, 2005, 22: 697–703

[29] Boxerman JL, Schmainda KM, Weisskoff RM. Relative cerebral blood volume maps corrected for contrast agent extravasation significantly correlate with glioma tumor grade, whereas uncorrected maps do not. AJNR Am J Neuroradiol, 2006, 27: 859–867

[30] Hara AK, Paden RG, Silva AC, et al. Iterative reconstruction technique for reducing body radiation dose at CT: feasibility study. AJR Am J Roentgenol, 2009, 193: 764–771

[31] Bisdas S, Konstantinou GN, Gurung J, et al. Effect of the arterial input function on the measured perfusion values and infarct volumetric in acute cerebral ischemia evaluated by perfusion computed tomography. Invest Radiol, 2007, 42: 147–156

[32] Ferreira RM, Lev MH, Goldmakher GV, et al. Arterial input function placement for accurate CT perfusion map construction in acute stroke. AJR Am J Roentgenol, 2010, 194: 1330–1336

[33] Johnson G, Wetzel SG, Cha S, et al. Measuring blood volume and vascular transfer constant from dynamic, T(2)*-weighted contrast-enhanced MRI. Magn Reson Med, 2004, 51: 961–968

[34] Law M, Oh S, Johnson G, et al. Perfusion magnetic resonance imaging predicts patient outcome as an

adjunct to histopathology: a second reference standard in the surgical and nonsurgical treatment of low-grade gliomas. Neurosurgery, 2006, 58: 1099–1107, discussion 1099–1107

[35] Jain R, Poisson L, Narang J, et al. Correlation of perfusion parameters with genes related to angiogenesis regulation in glioblastoma: a feasibility study. AJNR Am J Neuroradiol, 2012, 33: 1343–1348

[36] Li VW, Folkerth RD, Watanabe H, et al. Microvessel count and cerebrospinal fluid basic fibroblast growth factor in children with brain tumours. Lancet, 1994, 344: 82–86

[37] Weidner N. Intratumor microvessel density as a prognostic factor in cancer. Am J Pathol, 1995, 147: 9–19

[38] Cha S, Johnson G, Wadghiri YZ, et al. Dynamic, contrast-enhanced perfusion MRI in mouse gliomas: correlation with histopathology. Magn Reson Med, 2003, 49: 848–855

[39] Aronen HJ, Pardo FS, Kennedy DN, et al. High microvascular blood volume is associated with high glucose uptake and tumor angiogenesis in human gliomas. Clin Cancer Res, 2000, 6: 2189–2200

[40] Raatschen HJ, Simon GH, Fu Y, et al. Vascular permeability during antiangio-genesis treatment: MR imaging assay results as biomarker for subsequent tumor growth in rats. Radiology, 2008, 247: 391–399

[41] Plate KH, Breier G, Weich HA, et al. Vascular endothelial growth factor is a potential tumour angiogenesis factor in human gliomas in vivo. Nature, 1992, 359: 845–848

[42] Shweiki D, Itin A. Soffer D, et al. Vascular endothelial growth factor induced by hypoxia may mediate hypoxia-initiated angiogenesis. Nature, 1992, 359: 843–845

[43] Jain RK. Munn LL, Fukumura D. Dissecting tumour pathophysiology using intravital microscopy. Nat Rev Cancer, 2002, 2: 266–276

[44] Bhujwalla ZM, Artemov D, Natarajan K, et al. Reduction of vascular and permeable regions in solid tumors detected by macromolecular contrast magnetic resonance imaging after treatment with antiangiogenic agent TNP-470. Clin Cancer Res, 2003, 9: 355–362

[45] Provenzale JM, Mukundan S, Dewhirst M. The role of blood-brain barrier permeability in brain tumor imaging and therapeutics. AJR Am J Roentgenol, 2005, 185: 763–767

[46] Folkman J, Cole P, Zimmerman S. Tumor behavior in isolated perfused organs: in vitro growth and metastases of biopsy material in rabbit thyroid and canine intestinal segment. Ann Surg, 1966, 164: 491–502

[47] Folkman J. Tumor angiogenesis: therapeutic implications. N Engl J Med, 1971, 285: 1182–1186

[48] Folkman J. The role of angiogenesis in tumor growth. Semin Cancer Biol, 1992, 3: 65–71

[49] Folkman J. Role of angiogenesis in tumor growth and metastasis. Semin Oncol, 2002, 29 Suppl 16: 15–18

[50] Jain R, Griffith B, Khalil K, et al. Glioma angiogenesis and angiogenic switch: through the eyes of perfusion imaging. Presented at: 7th Annual Meeting of American Society of Functional Neuroradiology, Charleston, SC, March 12, 2013

[51] Lev MH, Ozsunar Y, Henson JW, et al. Glial tumor grading and outcome prediction using dynamic spin-echo MR susceptibility mapping compared with conventional contrast-enhanced MR: confounding effect of elevated rCBV of oligodendrogliomas[corrected]. AJNR Am J Neuroradiol, 2004, 25: 214–221

[52] Law M, Yang S, Wang H, et al. Glioma grading: sensitivity, specificity, and predictive values of perfusion MR imaging and proton MR spectroscopic imaging compared with conventional MR imaging. AJNR Am J Neuroradiol, 2003, 24: 1989–1998

[53] Ding B, Ling HW, Chen KM, et al. Comparison of cerebral blood volume and permeability in preoperative grading of intracranial glioma using CT perfusion imaging. Neuroradiology, 2006, 48: 773–781

[54] Jain R, Narang J, Griffith B, et al. Prognostic vascular imaging biomarkers in high-grade gliomas: tumor permeability as an adjunct to blood volume estimates. Acad Radiol, 2013, 20: 478–485

[55] Xyda A, Haberland U, Klotz E, et al. Diagnostic performance of whole brain volume perfusion CT in intra-axial brain tumors: preoperative classification accuracy and histopathologic correlation. Eur J Radiol, 2012, 81: 4105–4111

[56] Sugita Y, Terasaki M, Shigemori M, et al. Acute focal demyelinating disease simulating brain tumors: histopathologic guidelines for an accurate diagnosis. Neuropathology, 2001, 21: 25–31

[57] Annesley-Williams D, Farrell MA, Staunton H, et al. Acute demyelination, neuropathological diagnosis, and clinical evolution. J Neuropathol Exp Neurol, 2000, 59: 477–489

[58] Zagzag D, Miller DC, Kleinman GM, et al. Demyelinating disease versus tumor in surgical neuropathology. Clues to a correct pathological diagnosis. Am J Surg Pathol, 1993, 17: 537–545

[59] Prineas JW, MacDonald WI. Demyelinating diseases. // Graham DI, Lantos PL. Greenfield's Neuropathology.

6th ed. London, UK: Oxford University Press, 1997: 814–846

[60] Mills SJ, Patankar TA, Haroon HA, et al. Do cerebral blood volume and contrast transfer coefficient predict prognosis in human glioma? AJNR Am J Neuroradiol, 2006, 27: 853–858

[61] Aronen HJ, Gazit IE, Louis DN, et al. Cerebral blood volume maps of gliomas: comparison with tumor grade and histologic findings. Radiology, 1994, 191: 41–51

[62] Law M, Oh S, Babb JS, et al. Low-grade gliomas: dynamic susceptibility-weighted contrast-enhanced perfusion MR imaging-prediction of patient clinical response. Radiology, 2006, 238: 658–667

[63] Bisdas S, Kirkpatrick M, Giglio P, et al. Cerebral blood volume measurements by perfusion-weighted MR imaging in gliomas: ready for prime time in predicting short-term outcome and recurrent disease? AJNR Am J Neuroradiol, 2009, 30: 681–688

[64] Hirai T, Murakami R, Nakamura H, et al. Prognostic value of perfusion MR imaging of high-grade astrocytomas: long-term follow-up study. AJNR Am J Neuroradiol, 2008, 29: 1505–1510

[65] Cao Y, Nagesh V, Hamstra D, et al. The extent and severity of vascular leakage as evidence of tumor aggressiveness in high-grade gliomas. Cancer Res, 2006, 66: 8912–8917

[66] Dhermain F, Saliou G, Parker F, et al. Microvascular leakage and contrast enhancement as prognostic factors for recurrence in unfavorable low-grade gliomas. J Neurooncol, 2010, 97: 81–88

[67] Kumar AJ, Leeds NE, Fuller GN, et al. Malignant gliomas: MR imaging spectrum of radiation therapy- and chemotherapy-induced necrosis of the brain after treatment. Radiology, 2000, 217: 377–384

[68] Chernov M, Hayashi M, Izawa M, et al. Differentiation of the radiation-induced necrosis and tumor recurrence after gamma knife radiosurgery for brain metastases: importance of multi-voxel proton MRS. Minim Invasive Neurosurg, 2005, 48: 228–234

[69] Langleben DD, Segall GM. PET in differentiation of recurrent brain tumor from radiation injury. J Nucl Med, 2000, 41: 1861–1867

[70] Covarrubias DJ, Rosen BR, Lev MH. Dynamic magnetic resonance perfusion imaging of brain tumors. Oncologist, 2004, 9: 528–537

[71] Kamiryo T, Lopes MB, Kassell NF, et al. Radiosurgery-induced microvascular alterations precede necrosis of the brain neuropil. Neurosurgery, 2001, 49: 409–414, discussion 414–415

[72] Barajas RF Jr. Chang JS, Segal MR, et al. Differentiation of recurrent glioblastoma multiforme from radiation necrosis after external beam radiation therapy with dynamic susceptibility-weighted contrast-enhanced perfusion MR imaging. Radiology, 2009, 253: 486–496

[73] Barajas RF, Chang JS, Sneed PK, et al. Distinguishing recurrent intra-axial metastatic tumor from radiation necrosis following gamma knife radiosurgery using dynamic susceptibility-weighted contrast-enhanced perfusion MR imaging. AJNR Am J Neuroradiol, 2009, 30: 367–372

95

第8章　胶质瘤的扩散加权成像

Benjamin M. Ellingson, Bryan Yoo, Whitney B. Pope

8.1 引　言

扩散加权磁共振成像（diffusion weighted magnetic resonance imaging, DWI 或 DW-MRI）是一种对布朗运动——水分子的随机运动——敏感的磁共振成像技术。更明确地说，DWI 测量的是自由水分子不相干运动所引起的磁共振信号衰减。借助磁共振波谱，DWI 最初用于分析化学样品中扩散引起的信号衰减[1-2]，随后在 MRI 实验中用于分析扩散与流动受限[3]。自1990 年代初，DWI 作为一种微观结构、分子成像技术，已经在神经科学与癌症等许多领域显示出重要的应用价值。例如，DWI 对急性脑卒中的早期诊断具有极高的敏感性[4-6]；作为一种生物标志，其对癌症早期治疗反应性的评价也有一定的价值[7-8]；甚至可用于识别患者的亚型，最终使患者从特异性的治疗方案中获益[9-11]。为了帮助读者理解 DWI 是如何反映微观环境中那些特定的生物学变化的，我们首先要介绍一些扩散物理学的基本原理和 DWI 的实验研究。

8.2 扩散物理学

8.2.1 概　述

扩散系数 D 是一个把浓度梯度与水分子通过单位面积的转运率相关联的变量，可用来描述水分子（比如自旋、质子，或者更准确地说是"水合氢离子"）的净布朗运动[12]。在脑内，不存在明显的水分子浓度梯度（即没有净水通量）；但在 DWI 实验中水分子的浓度梯度可被认为是"被标记"的水分子，类似于在扩散示踪剂实验中以染色来量化物质的随机运动。对自由扩散而言，水分子在时间 t 内在单一维度上的平均位移遵循爱因斯坦的公式[12-13]：

$$(r - r_0) = \sqrt{6Dt} \qquad (8.1)$$

得到对某一特定水分子位移的高斯概率：

$$P(r_0 \,|\, r, t) = \frac{1}{\sqrt{4\pi Dt}} e^{-\frac{r - r_0}{4Dt}} \qquad (8.2)$$

其中 r_0 代表一个指定水分子的初始位置，r 代表现在的位置，D 是扩散系数，t 是时间。水分子扩散位移的高斯概率分布构成了常规 DWI 量化的基础。

8.2.2 扩散磁共振

1956 年，Torrey 首次报道了单个磁共振样本的磁化密度包括非限制性自扩散随时间演变的现象[14]。它可以用如下简洁的形式来表达：

$$\overline{M}(t) = \overset{\text{初始磁化强度}}{\overline{M}(0)} \cdot \overset{\text{自旋 - 晶格弛豫}}{\left(1 - e^{-\frac{t}{T_1}}\right)}$$

$$\cdot \overset{\text{自旋 - 自旋弛豫}}{e^{-\frac{t}{T_2}}} \cdot \overset{\text{扩散加权}}{e^{-b \cdot D}} \qquad (8.3)$$

在这里，b 值代表"扩散加权程度"或一系列给定的 DWI 实验参数下磁共振信号的衰减（图 8.1）。从公式 8.3 可以看出，在单个磁共振样本中自由扩散引起的磁共振信号衰减具有 T_1 和 T_2 的特征，并遵循与实验参数（b 值）和扩散系数 D 相关的单指数衰减。

8.2.3 双指数扩散磁共振信号衰减

对于两种具有相似 T_1 和 T_2 特性及不同扩散系数的磁共振物质（比如细胞内与细胞外的自由水）来说，磁共振信号的衰减相对更加复杂。在 DWI 实验中，如果扩散时间 τ，即 DWI 实验中水分子"标记"与"未标记"之间的时间足够长，两种成分能够充分混合，那么磁共振信号呈现为单指数衰减，只有一个表观扩散系数（apparent diffusion coefficient,

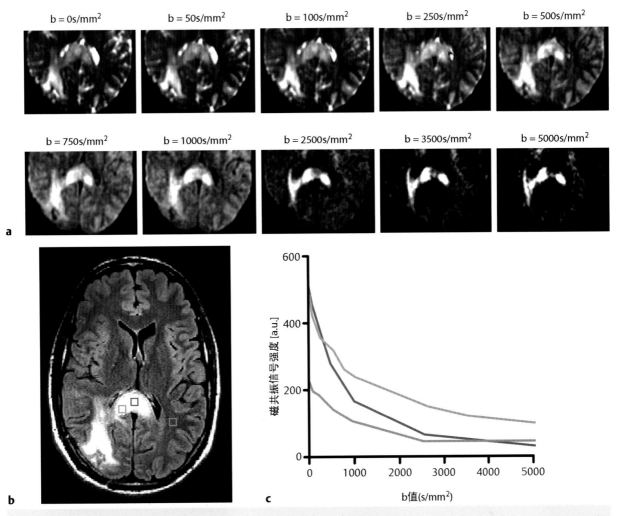

图 8.1　一例胶质母细胞瘤在不同扩散加权（b 值）下的扩散加权成像（DWI）　（a）b 值取值范围 0~5000s/mm²的 DWI。（b）感兴趣区分别选择影像表现正常的对侧脑白质（绿色）、高密集肿瘤区（蓝色），浸润，或相对低密集肿瘤区（红色）。（c）3 个感兴趣区的磁共振信号强度与 b 值的关系曲线。DWI 的采集参数为：回波时间 =105ms，重复时间 =13.5s，矩阵 128×128，全局自动校准部分并行采集（GRAPPA）=2，层厚 =3mm（无间隔），6/8 部分傅里叶编码

ADC）（图 8.2）：

$$\frac{S(b)}{S_0} = e^{-b(f_{in}D_{in}+f_{ex}D_{ex})} \qquad （8.4）$$

与

$$ADC = f_{in}D_{in} + f_{ex}D_{ex} \qquad （8.5）$$

在这里，S（b）是在给定回波时间与重复时间的前提下，磁共振信号强度随 b 值变化的函数，S_0 是指无扩散加权的磁共振信号强度（例如，b=0s/mm²），f_{in} 指细胞内容积分数，f_{ex} 指细胞外容积分数，D_{in} 指细胞内水的容积分数，D_{ex} 指细胞外水的容积分数。如果扩散时间短，两种物质混合较少，磁共振信号则呈现为双指数衰减（图 8.2b）：

$$\frac{S(b)}{S_0} = f_{in}e^{-bD_{in}} + f_{ex}e^{-bD_{ex}} \qquad （8.6）$$

在人脑中，由于细胞质基质内较高的蛋白质含量和黏度，所以 $f_{in} \approx 0.8$，$f_{ex} \approx 0.2$，$D_{in}<D_{ex}$。如 Kärger 等所描述，因中间混合次数与间隔渗透性，函数变得更加复杂[15]。因此，研究者已选择为实验数据拟合"表观"双指数参数：

$$\frac{S(b)}{S_0} = f \cdot e^{-bD_{fast}} + (1-f) \cdot e^{-bD_{slow}} \qquad （8.7）$$

f 代表"快速"扩散成分的容积分数，D_{fast} 指两个扩散系数中较大的那一个，一般在低 b 值时主导信号衰减，D_{slow} 指两个扩散系数中较小的那一个，在高 b 值时用于描述残余的

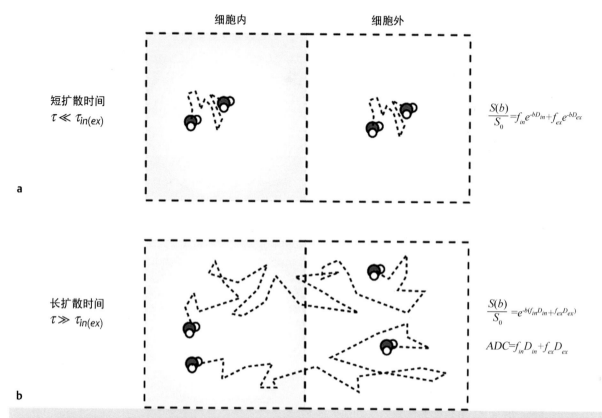

细胞内　　　　细胞外

短扩散时间
$\tau \ll \tau_{in(ex)}$

$$\frac{S(b)}{S_0} = f_{in}e^{-bD_{in}} + f_{ex}e^{-bD_{ex}}$$

a

长扩散时间
$\tau \gg \tau_{in(ex)}$

$$\frac{S(b)}{S_0} = e^{-b(f_{in}D_{in} + f_{ex}D_{ex})}$$

$$ADC = f_{in}D_{in} + f_{ex}D_{ex}$$

b

图 8.2　磁共振信号衰减　分别使用长短不同的扩散时间测量的两种水成分的单指数（a）与双指数（b）磁共振信号衰减

信号强度。然而，关于双指数扩散的生物学基础与诠释仍存在争议[16-17]。

8.2.4 拉伸指数扩散成像

关于脑的这些早期 DWI 实验引发人们探索新的扩散模型，以解释非单指数扩散现象。在恶性脑肿瘤中，微环境具有显著的异质性，包括细胞大小和形态各异，细胞外间隙异常复杂和扭曲，以及从血管源性水肿到坏死含水量各有不同等。这会造成非常复杂的信号衰减模式，因此一个简单的单指数或双指数模型已经无法对此进行描述。为了解释其复杂性，Bennett 等[18-19]展示了使用连续分布或"拉伸"指数扩散模型 [也被称为 Kohlrausch-Williams-Watts（KWW）函数，图 8.3] 来说明人脑或者脑肿瘤中的非单指数扩散。这一模型描述如下：

$$\frac{S(b)}{S_0} = e^{-(b \cdot DDC)^{\alpha}} \tag{8.8}$$

在这里，DDC 代表扩散分布系数，α 代表异质性指数，其数值范围从 0（高异质性）到 1（低异质性，即单指数衰减）。尽管还未得到组织学证实，但 Kwee 等[20]的研究进一步提示，异质

性指数可能对早期微小的肿瘤侵入具有敏感性。

8.2.5 扩散峰度成像（各向同性）

Jensen 等[21]描述了一种与拉伸指数模型类似的"扩散峰度模型"，其中对与 b 值相关信号对数的前两项进行泰勒级数展开，得到了下面关于扩散引起磁共振信号衰减的描述：

$$\frac{S(b)}{S_0} = e^{-b \cdot D + \frac{K \cdot b^2 \cdot D^2}{6}} \tag{8.9}$$

这里 D 指的是峰度校正后的扩散系数，而 K 指的是"峰态超越"，也可理解为"扩散分布的峰度"。Van Cauter 等[22]在其最近的研究中指出，胶质瘤恶性程度越高，其扩散峰度也越大。此外，Yablonskiy 等[23]提出了一种用于描述扩散引起的磁共振信号衰减的统计模型，它以不同形式的水所产生的 ADC 值的概率分布来描述总的磁共振信号。该模型可用如下公式描述：

$$\frac{S(b)}{S_0} = e^{-b \cdot D + \frac{\sigma^2 \cdot b^2}{2}} \tag{8.10}$$

其中 δ 代表 ADC 的分布估计宽度，并被证实接近 ADC 值的 36%。

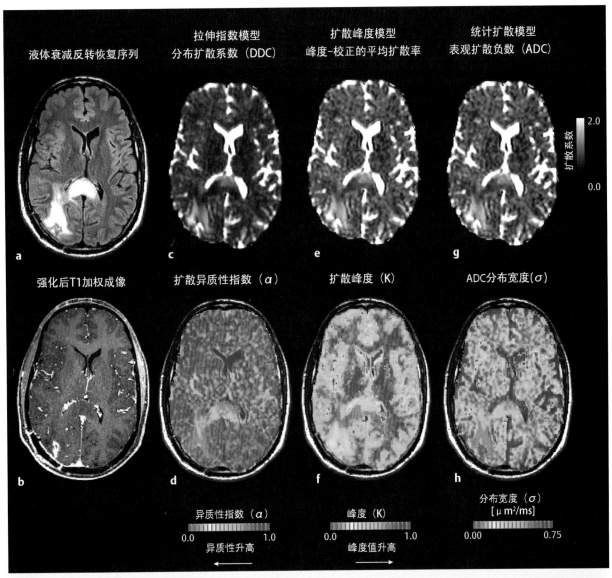

图 8.3　在一例胶质母细胞瘤患者中，将不同的成像模态应用于多 b 值的扩散加权成像（DWI）数据　（a）液体衰减反转恢复序列（FLAIR）和（b）强化后 T1 加权成像显示肿瘤跨越胼胝体生长。（c）分布扩散系数（DDC）图和（d）扩散异质性指数（α）图分别显示可疑浸润性肿瘤区扩散受限、扩散异质性增加。（e）峰度–校正的平均扩散率和（f）扩散峰度（K）分别显示可疑肿瘤区扩散受限，峰度或"峰度值"升高。（g）表观扩散系数（ADC）和（h）ADC 分布宽度（δ）显示病灶内扩散受限与 ADC 分布宽度降低。应用功能神经影像分析的 3dNLfim 非线性回归工具来校正运动与涡电流伪影，校正后的 DWI 数据用来进行模型拟合，采集 DWI 的参数为：b=0s/mm²、50s/mm²、100s/mm²、250s/mm²、500s/mm²、750s/mm²、1000s/mm²、2500s/mm²、3500s/mm² 和 5000s/mm²，回波时间 =105ms，重复时间 =13.5s，矩阵 128×128，全局自动校准部分并行采集（GRAPPA）=2，层厚 =3mm（无间隔采集），6/8 部分傅里叶编码

8.2.6　定量的 q- 空间成像

虽然利用多 b 值 DWI 探索亚体素环境可以得到关于肿瘤复杂微结构的重要信息，但许多模型都假设水分子在组织环境中是自由运动不受限制的。q- 空间成像（q-space imaging，QSI）或扩散谱成像（diffusion spectral imaging，DSI）是一种利用扩散受限的特性来量化水分子位移分布的分子影像技术，在许多方面类似于 X 线晶体学。简单地说，依据爱因斯坦方程，在给定扩散时间与扩散系数的前提下，水分子将获得一个平均的扩散距离。如果这个距离超过了限制水分子扩散的空间边界，这些分子将从边界反弹回来，当到达最初的位置时会造成磁共振信号振幅的增加（图 8.4）。

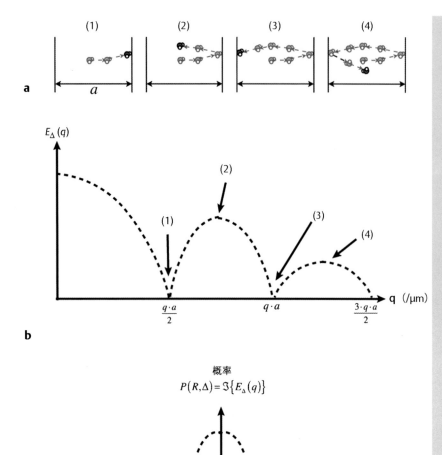

如果用越来越长的扩散时间来记录磁共振信号幅度，就会发现谐波出现的时间间隔与腔隙平均大小有关。将 q- 空间谱结果进行傅立叶转换，我们可以得到每个像素中水分子位移的概率密度函数，一般是微米级的。图 8.5 解释了这一现象。

8.3 临床扩散加权成像的方法学

8.3.1 采用磁共振测量扩散

简单来说，扩散加权 MRI 需要在最初的时间点使用磁场梯度对水分子进行相位标记，接着在一定的扩散时间后使用同样的梯度进行相位重聚。应用扩散敏感性最简单的方法是在梯度回波序列（gradient-recalled echo, GRE）上应用双极扩散敏感梯度。在自旋回波序列（spin-echo, SE）上可应用一个单极连续梯度，能产生同样的 b 值表达。1965 年，Stejskal 和 Tanner 设计出脉冲梯度自旋回波（pulsed gradient spin-echo, PGSE）扩散编码方案[1-2]，目前仍是临床 DWI 最常使用的序列之一。PGSE 序列与之前技术的不同之处在于引入了扩散混合时间 Δ。更多新奇的扩散编码方案被开发用于临床 DWI。例如 Reese 等[24]最近开发了二次 - 聚焦自旋回波的方法用于扩散预备，它通过引进额外的重聚脉冲和反极性梯度来减少涡电流相关伪影。这个序列目前在临床扫描仪中已可广泛使用，其缺点是比其他 PGSE 序列有相对更长的回波时间。另一个更常见、更先进的扩散编码方案是激励回波采集模式

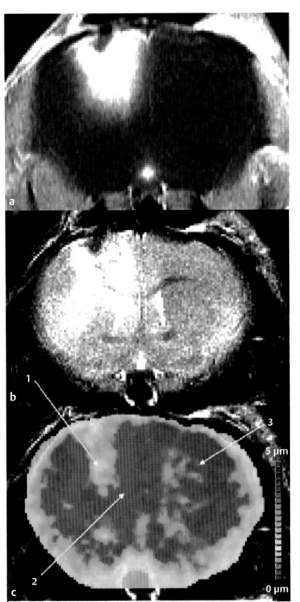

图 8.5　7T 磁共振下小鼠 GL261 胶质母细胞瘤　（a）强化后 T1 加权图像和（b）T2 加权图像。（c）由 q-空间谱生成的全宽、半峰（FWHM）图。（d）3 个感兴趣区的水位移概率密度函数（PDF），绿色代表注入肿瘤的区域，红色代表肿瘤周围液体样水肿组织，蓝色代表对侧表现正常的大脑。注意肿瘤区域的隔间大小比水肿组织和对侧脑组织的更小。q-空间数据在一个单个层面同一方向 q-空间谱上采集，49 个 q 值从 0 到 674.3/mm 不等，对应于最大的 b 值 34 560s/mm^2，分辨率为 1.48μm，最大位移为 35.6μm

（stimulated echo acquisition mode, STEAM）PGSE，这对减少长扩散混合时间（Δ）所需的长回波时间十分有用。在 STEAM-PGSE 编码方案中，初始激发脉冲生成的横向磁化矢量倾斜 90° 至纵向方向，这里的磁化矢量衰减是根据 T1 弛豫而不是更短的 T2。在一段时间（τ）后，磁化又回到了横向平面，自旋使用扩散敏感梯度重聚，然后采集自旋回波。另一个在临床上有用的扩散编码方案是振荡梯度自旋回波

（oscillating-gradient spin-echo, OGSE）序列，可用于探索很短的扩散时间，同时保持相对大的 b 值。

8.3.2　采集技术

　　传统 PGSE 扩散 MRI 中 k-空间的每条线都需要一个单独的扩散预备。尽管这是完成扩散 MRI 最简便的方法，且其总体信噪比最高，但由于采集时间长且对采集间的大体运动高

液体衰减反转恢复序列

标准单次激发扩散加权平面回波成像
(SS-DW-EPI)
矩阵128 x 128
b = 1000s/mm²

高分辨率多次激发
扩散分段平面回波成像
矩阵192 x 192
b = 1000s/mm²

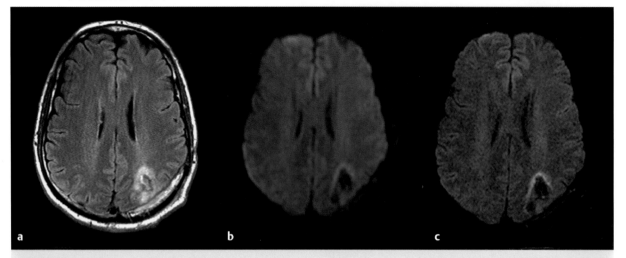

图8.6　一例胶质母细胞瘤患者不同平面回波采集技术的比较　液体衰减反转恢复序列（FLAIR）图（a）显示左侧顶叶病灶。标准单次激发扩散加权平面回波成像（b）显示术腔边缘区域扩散受限。高分辨率多次激发（9次激励）扩散分段平面回波成像（c）

度敏感，使其难以用于临床。对于传统 PGSE DWI 的扫描时间可以估计如下：

$$t_{acq}=(\#b\text{-}values)\times(NEX)\times(\#PE)\times(TR)\times(\#Slices)$$
$$(8.11)$$

在这里 #b-values 是实验中采集的所有 b 值的个数（如 b=0s/mm² 和 1000s/mm²），NEX 是激励次数（平均数），#PE 是每层图像的相位编码线数（如 64 或 128），TR 是重复时间，#Slices 是采集的总层数。单个 PGSE 扩散检查采集层数为 10，使用 2 个 b 值，1 次平均，128 条相位编码线，重复时间为 4s，需要超过 2.8h 的采集时间（而这仅是在一个方向上测量扩散）。因此，为克服扫描时间长带来的困难，使 DWI 可用于临床，快速采集策略至关重要。

单次激发扩散加权自旋回波的平面回波成像（single-shot diffusion-weighted spin-echo echoplanar imaging，SS-DW-EPI）是当前采集 DWI 数据最常见、最简便的方法。EPI 拥有最快的采集时间，可以在一次扩散预备下采集 k-空间的所有编码线。EPI 在频率编码中激活一个快速切换的梯度，而使用另一个梯度在相位编码方向中标记一个小脉冲。每个在频率编码方向快速切换的梯度根据极性可以采集从左向右或从右向左的 k-空间，方向取决于极性，

而标记的相位编码梯度从一行到下一行连续移动 k-空间的填充轨迹。因为整个 k-空间的采集是在一次激发内完成的，所以 SS-DW-EPI 所需的时间可以按照以下公式来估计：

$$t_{acq}=(\#b\text{-}values)\times(NEX)\times(TR)\quad(8.12)$$

注意层数受所选重复时间的限制，更长的重复时间能够覆盖更多的 k-空间，因而能采集更多的层数。注意使用 SS-EPI 进行 DWI 采集，采集层数为 10，使用 2 个 b 值，1 次平均，128 条相位编码线，重复时间为 4s，采集仅需 8s，而不使用 EPI 则需要 2.8h（注意这仅是一个方向上的测量）。尽管 SS-DW-EPI 是临床中最常见、成像速度最快的 DWI 序列，但它的图像质量相对较差，对包括磁敏感引起的图像变形和化学位移伪影在内的图像伪影非常敏感。

分段与多次激发 EPI 采集是在高信噪比的传统 PGSE 采集与快速 SS-DW-EPI 之间的折中。多次激发 EPI 能将 k-空间分隔成若干段进行采集[25]。所以多次激发 EPI 相比 SS-DW-EPI 有更短的回波链和更有效的回波时间，使几何失真减少，获得更高的物理分辨率（图8.6）。但是与 SS-DWI-EPI 直接比较时，多次激发 EPI 的采集时间将与分段数目成比例增加。而且，多次激发 EPI 对由于运动引起的激

发间相位误差高度敏感[26]，会产生图像鬼影和其他伪影。这些相位误差的校正通常是使用导航回波测量相位误差，并在重建之前回顾性校正这些错误[27-28]。

扩散加权涡轮自旋回波（turbo spin-echo, TSE）和快速自旋回波（fast spin-echo, FSE）使用弛豫强化快速采集（rapid acquisition with relaxation enhancement, RARE）序列，k-空间采集时使用重聚焦射频激励脉冲采集一行或多行编码线。射频重聚焦形成自旋回波，当用其填充k-空间时，观察到的弛豫时间（T2*衰减效应）减少，回波链长度减小，几何失真减轻，而获得的DWI信噪比增加。RARE序列常与EPI混合使用，每个射频重聚焦脉冲之后采集多行k-空间编码线。采用这种方法，RARE序列不仅扫描速度很快，而且能有效减少回波链的长度和化学位移伪影。不足的是，与其他序列相比，RARE序列由于使用了额外的射频脉冲，从而增加了特异性的比吸收率（specific absorption rate, SAR）和组织产热。

放射状或螺旋状采集技术在患者头部活动时有优势。与笛卡尔式k-空间采样不同，放射状采集技术在每次激发时至少一次通过k-空间的中心（类似于自行车轮上的辐条方向），而螺旋状采集技术由一条弯曲的k-空间轨迹构成，通常是从k-空间的中心移向外围（从外围移向中心则相对少见）。这使得中心区域相对于外周区域的采样密度更高。因为k-空间中心高采样，放射状采集技术不易出现与数据采集和毁损相关的问题，有相对较高的信噪比，通过相位误差校正很容易抵消患者运动的影响。遗憾的是，k-空间方位角的区域采集明显不足；因此，放射状或螺旋采集技术可以产生独特的"光环"样伪影[29]。放射状EPI技术，包括周期性旋转的重叠平行线并强化重建（periodically rotated overlapping parallel lines with enhanced reconstruction, PROPELLER）和BLADE序列，使用平面回波编码技术采集k-空间中心的多条编码线，利用周期性旋转k-空间轨迹分隔[30-31]，也是常用的临床DWI技术。

8.4 后处理技术

现在已有很多后处理技术用于提高扩散测量的精确性，并且可以扩展扩散MRI对脑肿瘤的生物学理解。有些技术是基础的并易于实施，而另一些技术则需要更多先进的电脑编程和磁共振物理学知识。

8.4.1 涡电流校正

生物组织本身的导电性能加上强大、快速变化的磁场梯度会产生涡电流，在DWI检查采集过程中形成残余磁场。在随时间变化的涡电流产生的磁场中，EPI读出产生的几何失真主要取决于扩散编码梯度的方向。涡电流变形可以通过事后分析校正[32]或B0磁场校正[33]，也可通过双回波暂反转（blip-reversed）EPI校正[34]，这里先采集一个不加扩散加权的EPI图像，接着采集另一个EPI图像，使用同样的采集参数但频率方向调换；或者将扩散加权图像仿射配准至非扩散加权（如 b = 0s/mm²）图像[35]。当前大部分磁共振系统控制台尚不能使用B0和涡电流校正软件，但是可以脱机从各种研究实验室中获得（如 Chen 等[33] 的方法链接：http://www. nitrc.org/projects/dtic/）。Andersson 等[36] 的综述文章十分全面，概括了利用 B_0 磁场和梯度特征信息进行涡电流校正的临床应用。此外，基于仿射配准的软件编码可以从 FMRIB 软件图书馆（FSL's *eddy_correct* script; http://fsl. fmrib. ox. ac. uk/fsl/）获得。

8.4.2 扩散参数评价

扩散加权成像中扩散参数的定量评价可以通过许多方法实现。对各向同性扩散测量，DWI 检查在 x、y、z 三个互相垂直的方向上重复施加扩散敏感梯度。对于单个方向，从使用不同 b 值的两个 DWI 进行单指数 ADC 评价，ADC 可以直接计算获得：

$$ADC = -\frac{1}{(b_2 - b_1)}\ln\frac{(S_{b_2})}{S_{b_1}} \quad （8.13）$$

在这里 b_2 代表较大的 b 值（如 b=1000s/mm²），b_1 是较小的 b 值（如 b=0s/mm²），S_{b_1} 是当 $b=b_1$ 时图像中体素的磁共振信号强度，S_{b_2} 是当 $b=b_2$ 时体素的磁共振信号强度，ln 表示自然对数。当有多于一个 b 值的时候，使用线性回归可使公式 8.13 适用于多 b 值数据。或者，非线性最小二乘回归也可用于拟合模型：

$$S(b)=A \cdot e^{-b \cdot ADC} \quad （8.14）$$

在这里 S（b）是指对于特定 b 值下的磁共振信号强度，A 是一个自由参数，相当于 b=0s/mm² 时的磁共振信号强度。复杂扩散模型的参数评价，包括双指数、峰度和拉伸指数扩散成像模型，可以用一个相似的非线性回归方法实现。非线性回归优化可通过各种自由获得的软件包完成，包括美国国立卫生院的功能神经图像分析（Analysis of Functional NeuroImages, AFNI 3dNLfim; http://afni.nimh.nih.gov/afni/）和矩阵实验室（matrix laboratory, MATLAB）工具包（MathWorks, Inc., Natick, MA）。

8.4.3 ADC 直方图分析

脑肿瘤的组织微结构具有很大的空间异质性。因此，那些用来量化整个肿瘤特性与异质性的技术提供了肿瘤成分方面的丰富信息。一般而言，ADC 直方图分析先从结构 MRI 数据（通常是强化或 T2 高信号区域）中获得边界清楚的感兴趣区，提取其中的扩散测量值，然后将这些感兴趣区内的 ADC 值特征进行参数化。均值、中位数、最小值、标准差和偏度都可被认为是从 ADC 直方图中提取的各种参数。感兴趣区内的 ADC 均值与标准差被认为是与单室高斯模型有关的参数。多组织腔隙的更复杂的模型，例如两室高斯混合模型，被定义如下：

$$p（ADC）=f \cdot N（\mu ADC_L, \sigma ADC_L）+$$
$$（1-f）\cdot N（\mu ADC_H, ADC_H））\quad (8.15)$$

p（ADC）是指感兴趣区内每个体素具有某个特定 ADC 值的概率，f 是所有体素中位于两个高斯分布中较低的那部分，$N（\mu, \sigma）$ 代表了均值为 μ、标准差为 σ 的正态（高斯）分布，ADC_L 和 ADC_H 分别代表了两个高斯分布中较小和较大的那个。

8.4.4 功能扩散制图

功能扩散制图（functional diffusion mapping, fDM）是基于体素的减影技术，可以量化治疗后或临床随访时局部 ADC 值的改变[37-46]。更明确地说，fDM 将后面数天的 ADC 图与单个基线（如治疗前）ADC 图进行配准。然后，根据经验或之前获得的数据，以两次扫描数据间 ADC 变化的程度来描述体素的特征。传统 fDM

分析常用的 ADC 变化阈值是 0.4μm²/ms，这一阈值是从 69 例脑肿瘤患者随访 1 周至 5 年的数据中获得的[45]，测量其表现正常白质与灰质各 50% 混合区域的 95%CI。ADC 值减少的体素通常被认为是反映了肿瘤细胞变得更加密集的区域，可由于肿瘤细胞增殖或血管源性水肿减少导致；而 ADC 值增加的体素被认为是反映了肿瘤细胞密度下降的区域，可由肿瘤的结构破坏、坏死或水肿等原因引起。

传统的（线性）fDM 分析 线性 fDM 分析首先将每个单独时间点的扩散磁共振数据转变成 ADC 图。然后，采用自由度为 12 的基于仿射的配准算法将随后几天的 ADC 图配准到基线时间点。此过程可通过先校准高分辨率解剖图，再将得到的变换矩阵应用于 ADC 图，或者也可直接配准不同时间点的 ADC 图。这一过程可使用各种免费获取的软件包执行，包括 FSL's FLIRT 命令。接下来，将随访的 ADC 值以体素为单位减去基线 ADC 值。ADC 值下降超过 0.4μm²/ms 的被标记为"蓝色"，ADC 值增加超过 0.4μm²/ms 的被标记为"红色"，变化未超过这些阈值的体素被标记为"绿色"。进一步定量分析强化或 T2 上高信号感兴趣内增加（红色）、降低（蓝色）或变化（红或蓝）的组织容积，以及出现这些变化的肿瘤容积分数。

非线性 fDM 分析 肿瘤的生长和对治疗的反应可以明显改变脑的形态，因此，由于组织位移产生图像配准误差，传统 fDM 分析可能会不准确或难以解释。已有研究使用解剖图像或 ADC 图的直接非线性配准来解决这一潜在的问题[43]。其理念是在线性配准后再使用一个弹性（非线性）配准步骤，以便在基于体素分类之前更好地校准 ADC 图的信息。

概率 fDM 分析 有研究描述了一个用于量化 fDM 分类不确定性（与 ADC 图线性配准相关）的新技术[42]。这一技术采用标准的线性配准步骤，并在 ADC 图像间校准中对转变、旋转和（或）倾斜/偏移等进行有目的、重复、有限的干扰。在每次干扰后，根据标准的经验阈值（0.4μm²/ms）进行 fDM 分类，然后将此过程重复成百上千次。某一个体素被分类为升高或降低的频率或在所有干扰中被分类为升高或降低的概率被保存并用于随后的分析。某个特定感兴趣区中 ADC 升高或降低超过某一特定阈值的总体概率

被用于评价肿瘤的治疗反应。

8.4.5　细胞侵袭、运动和增殖水平评估图

　　ADC 估值与肿瘤细胞密度相关，ADC 值的变化反映了细胞密度的生理变化（用 fDM 测量获得），由此形成了一个评价肿瘤生长和侵袭参数的复杂时空模型。具体来说，这一技术被称为细胞侵袭、运动和增殖水平评估（cell invasion, motility, and proliferation level estimates maps, CIMPLE 图），其表明通过 ADC 值变化率评价的某体素内肿瘤细胞密度的变化率与肿瘤细胞生长速率加上它们侵袭邻近体素的速率相同。在这种情况下，ADC 可作为衡量细胞密度的替代方法，ADC 的时空变化可用以下模型描述：

$$
\underbrace{\frac{\mathrm{d}}{\mathrm{d}t}\mathrm{ADC}(t)}_{\substack{\text{细胞密度}\\\text{变化速率}}} = \underbrace{\rho \cdot \mathrm{ADC}(t)}_{\text{增殖}} + \underbrace{\nabla \cdot (D \nabla \mathrm{ADC}(t))}_{\text{侵袭}}
$$

$$(8.16)$$

　　∇ 表示空间梯度算子，$D\nabla$ 表示散度形式算子。利用同一患者的 3 组或者更多的 ADC 图，在时间点 n 的增殖率评价（ρ）和侵袭率评价（D）可以按下式计算：

$$
\rho(n) = \frac{1}{\mathrm{ADC}^{n-1}}\left(\frac{\mathrm{d}}{\mathrm{d}t}\mathrm{ADC}^{n-1} - D\nabla^2\mathrm{ADC}^{n-1} - \nabla D \cdot \mathrm{ADC}^{n-1}\right)
$$

$$(8.17)$$

$$
D(n) = \frac{\dfrac{\mathrm{d}}{\mathrm{d}t}\mathrm{ADC}^{n} - \lambda \cdot \mathrm{ADC}^{n-1}}{\nabla^2\mathrm{ADC}^{n} - \lambda \cdot \nabla^2\mathrm{ADC}^{n-1}}
$$

$$(8.18)$$

　　在这里 ∇^2 是拉普拉斯算子或二阶、空间梯度，$\lambda = \mathrm{ADC}^{n}/\mathrm{ADC}^{n-1}$。

8.5　扩散加权成像的临床应用

　　在胶质瘤患者中，DWI 作为一种标准脉冲序列的补充方法被研究用于确定患者的预后和疾病状态。扩散成像也被用来区分胶质瘤和其他在标准 MRI 上表现相似的肿瘤及肿瘤样病变，目的是提升临床决策，改善患者的临床结局。在最大程度切除肿瘤并辅以放化疗后，必须要对患者的残余肿瘤、治疗相关损伤、治疗反应及随后的肿瘤复发或进展的证据进行评估。最终需要能够区分肿瘤引起的强化与治疗效应引起的强化（假性进展），这仍是神经肿瘤学方面一个很大的难题。扩散成像可用来计

算 ADC 值，提供组织微观结构的重要信息，扩散成像主要对细胞外容积分数敏感[47]。对这些数据的解释可以增进我们对和治疗效应及肿瘤状态相关的一些过程的理解。例如，血管源性水肿、坏死及细胞完整结构的破坏会引起细胞外水容积的增加并导致 ADC 值升高。相反，细胞毒性水肿（细胞肿胀）和细胞密度增加会导致 ADC 值下降。根据这一信息可推断，细胞更密集的肿瘤和肿瘤细胞增殖的区域会表现出更低的 ADC 值（除非被血脑屏障的开放导致的血管源性水肿所抵消）。减轻血管源性水肿的药物，如类固醇与抗血管生成治疗等会引起 ADC 值下降；缺血会导致细胞毒性水肿，同样可引起 ADC 值下降。相反，治疗效应导致细胞死亡，无论是由于细胞毒性药物化疗还是放疗引起的坏死，都会引起 ADC 值的增加。尽管扩散成像是一种很有希望提升肿瘤状态评价的方法，但由于缺乏标准化和多中心研究验证等原因，随后讨论的大多数基于扩散的分析仍有待进一步探索。

8.5.1　鉴别胶质瘤与其他肿块

　　胶质瘤与其他占位性病变可有类似的 MRI 表现，常常无法确诊，而需要进行鉴别诊断。鉴别多形性胶质母细胞瘤（glioblastoma multiforme, GBM）与其他环形强化病变（脓肿、单发转移瘤、肿瘤样多发性硬化）仍然是一个常见的诊断难题。一个重要的进展可追溯至 1996 年的研究[48]，该研究显示成熟的脓肿常出现"扩散受限"并有相应较低的 ADC 值，而 GBM 或转移瘤引起的肿瘤性坏死区常有 ADC 值的增加（图 8.7）。最近几个研究团队试图应用扩散成像可靠地鉴别 GBM 与转移瘤。例如，Lee 等[49] 比较了 38 例 GBM 与 35 例转移瘤患者，对肿瘤与瘤周区域的最小 ADC 值进行评估。他们发现 GBM 组的瘤周最小 ADC 值（与对侧表现正常的白质进行标准化）显著低于转移瘤患者。通过受试者工作特征（receiver operating characteristic, ROC）曲线分析，瘤周最小 ADC 阈值为 $1.3 \times 10^{-3}\,\mathrm{mm^2/s}$，他们在回顾性分析中鉴别 GBM 与转移瘤的灵敏度和特异性分别为 83% 和 79%。他们（及其他研究者）假设 GBM 患者的瘤周水肿有肿瘤细胞浸润，而转移瘤没有；此外，鉴于细胞密度与 ADC 之间存在负相

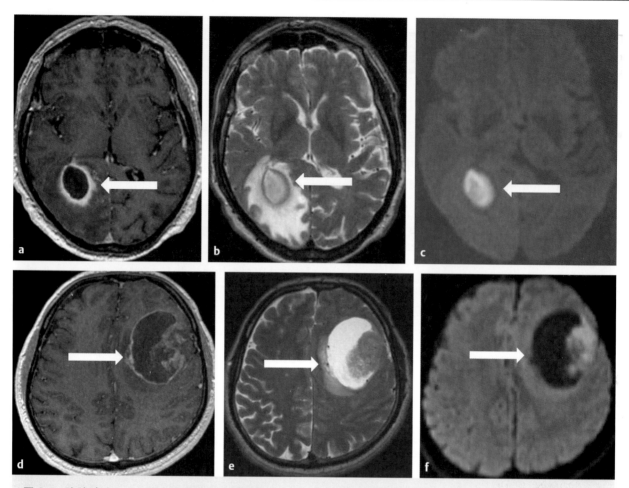

图 8.7 脑脓肿（a~c）和多形性胶质母细胞瘤（d~f）的扩散加权成像（DWI） 脑脓肿和多形性胶质母细胞瘤在 T1 加权成像后都可表现为环形强化病变（a、d），病灶周边的水肿在 T2 加权成像上显示最佳（b、e）。但是，正如本例所示，脓肿经常表现为扩散受限，DWI 上呈很高信号（c）。与此相反，多形性胶质母细胞瘤仅在病灶坏死区域边缘侧的结节样强化中显示轻微的 DWI 高信号（f），但坏死区域（箭头）本身并未表现出扩散高信号

关性[45,50]，GBM 患者瘤周水肿的 ADC 值下降，而转移瘤的不会。

为了提高诊断准确性，扩散张量成像（diffusion tensor imaging, DTI）参数已被用于鉴别脓肿、GBM 和囊性转移瘤，并比较其鉴别能力是否优于标准的扩散成像。Toh 等[51]分析了 15 例脓肿、15 例坏死性 GBM 与 26 例囊性转移瘤的多个 DTI 参数，采用曲线下面积（area under the curve, AUC）分析发现，部分各向异性、线性张量和球形张量等在这些病变的鉴别中优于 ADC。事实上，部分各向异性在鉴别脓肿与 GBM 或囊性转移中的准确性达 100%。但是，鉴别 GBM 与单发转移瘤通常难度更大，因为正如之前所述，脓肿可以根据扩散受限来确定。遗憾的是，部分各向异性似乎没有准确区分转移瘤与高级别胶质瘤的能力[52]。

因此，为了能够根据这些影像表现明确诊断胶质瘤，需进一步发展上述技术。

8.5.2 预测肿瘤级别与组织学

在肿瘤 MRI 的传统解读中，确诊为恶性病变主要依靠对比增强，高级别的胶质瘤通常表现为中等或明显强化，而低级别胶质瘤强化轻微或不强化[53]。但是，有多种组织学类型和级别的肿瘤可表现为不强化的病灶。有研究显示，无强化的胶质瘤中恶性病例（Ⅲ级和Ⅳ级）高达 20%～33%[54-55]。甚至小部分胶质母细胞瘤在初次扫描时也没有强化[56]。还有一些影像学特征如占位效应和坏死与肿瘤的侵袭性有关[56-57]。当高级别胶质瘤的水肿范围很小、无强化且无坏死时，可能被误诊为低级别胶质瘤，具有一定的诊断难度并会影响治疗决策（图 8.8）。

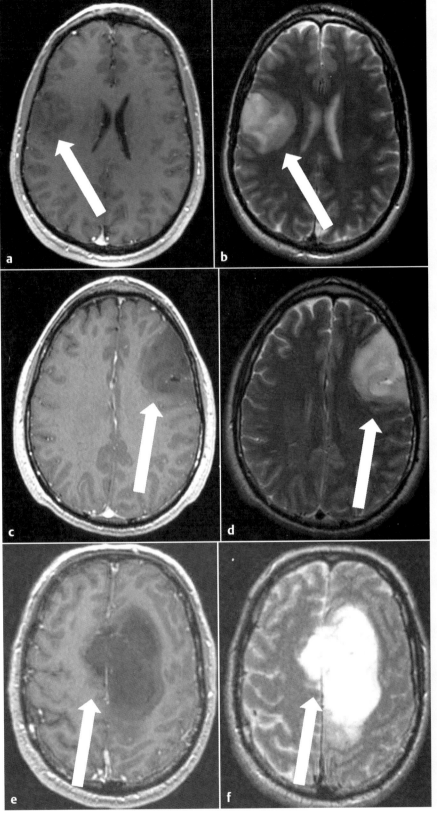

图 8.8　不强化的 Ⅱ、Ⅲ 和 Ⅳ 级肿瘤（箭头）　Ⅱ 级少突星形细胞瘤（a、b）、Ⅲ 级少突星形细胞瘤（c、d）和多形性胶质瘤母细胞瘤（e、f）强化后 T1 加权（a、c、e）和 T2 加权（b、d、f）图像。注意不同级别肿瘤有类似的表现，没有强化，瘤周水肿轻微

一些研究验证了 DWI 和 ADC 值定量分析是否可以用来预测肿瘤级别[50,58-65]。Sugahara 等[50] 假设，细胞密集的肿瘤由于细胞外间隙减少、ADC 值降低，限制了水分子的自由扩散。

他们对组织病理学证实为胶质瘤的 20 例患者进行评估，显示肿瘤细胞结构与最小 ADC 值有很好的相关性（r=0.77）。他们还证实高级别胶质瘤的平均最小 ADC 值显著低于低级别胶质瘤（ $1.2 \times 10^{-3} \mathrm{mm}^2/s$ *vs* $2.7 \times 10^{-3} \mathrm{mm}^2/s$ ）。这是第一个证实细胞结构与 ADC 值关系的研究，提示应用扩散成像可评估肿瘤级别。

随后的研究应用立体定位影像引导下的活体标本，证实 ADC 值与细胞结构有关[45]。这在 Ⅱ、Ⅲ 和 Ⅳ 级胶质瘤及大脑胶质瘤病中得到了证实。一个重要的警示是，尽管 ADC 值与细胞结构有关，但其他肿瘤特征也会影响 ADC 值的测量。例如，肿瘤占位效应所致的压迫、局部缺血，水肿程度及其他因素，都可以影响 ADC 值；因此，细胞密度与 ADC 值之间并非一一对应关系[66]。

ADC 值在高级别与低级别胶质瘤之间的差异已经在许多研究中得到证实[58-59,62-63]。例如，在一项纳入 51 例患者的更大的回顾性研究中，Arvinda 等[63]记录了肿瘤的最小 ADC 值，并发现 $0.985 \times 10^{-3} \mathrm{mm}^2/s$ 是区分高级别与低级别胶质瘤的最佳 ADC 阈值。此分析产生的灵敏度、特异性、阳性预测值和阴性预测值分别为 90%、87.1%、81.81% 和 93.10%，比传统 MRI 有明显的提高。此外，至少还有一项前瞻性研究也报道了相似的结果[59]。

ADC 值与肿瘤级别之间关系的研究也已开展，特别是对于无强化的肿瘤[62]。Ⅲ 级胶质瘤强化区域的 ADC 值低于对侧表现正常的白质，而 Ⅰ 级与 Ⅱ 级胶质瘤并未显示有更低的 ADC 值。此外，直接比较高级别与低级别胶质瘤的 ADC 值并未显示有显著差异。

另一个令人感兴趣的领域是胶质瘤某一亚型的 ADC 值与肿瘤级别的关系（即星形细胞肿瘤与少突胶质细胞肿瘤谱系）。以胶质瘤为例，Ⅲ 级少突胶质细胞瘤的 ADC 值低于 Ⅱ 级少突胶质细胞瘤[65]，最佳阈值为 $0.925 \times 10^{-3} \mathrm{mm}^2/s$。ADC 值的差异同时可用于评估同一级别（Ⅱ 级）胶质瘤的不同亚型[64]：与星形细胞瘤比较，少突胶质瘤的 ADC 直方图向左侧移位（即包含更低的 ADC 值）。采用基于 ADC 直方图的多重判别分析，我们可以正确区分 83% 受试的肿瘤亚型（少突胶质细胞瘤、少突星形细胞瘤或星形细胞瘤）。

在临床中应用这些分析的一个主要限制在于，尽管不同肿瘤级别与亚型之间的 ADC 值存在明确差异，但在不同患者组间存在大量重叠部分，所以这些指标对个体的诊断还不够准

确。因此，Murakami 等[58]通过联合使用最小 ADC 值和"ADC 差异值"，生成一个双参数的方法来提高鉴别肿瘤级别的能力，以期提高诊断准确性。"ADC 差异"被定义为在肿瘤的实性成分中，感兴趣区内最小与最大 ADC 值之间的差异，因此在一定程度上反映了肿瘤的异质性。作者发现，正如之前所报道的，高级别肿瘤不仅倾向于有更低的最小 ADC 值，还有更高的肿瘤 ADC 异质性（ADC 差异值升高）。这个方法似乎比单独使用最小 ADC 值能更好地区别肿瘤的不同级别，因为用它可以准确预测 50 个肿瘤中 41 个肿瘤的级别。尽管如此，这些扩散指标在不同肿瘤组之间仍有重叠，该技术仍有待进一步改进。

除了扩散指标有重叠外，这些技术在常规用于患者检查之前还有几项缺陷必须克服。技术的限制及缺乏标准化仍是一个难题。比如，ADC 值的测量方法有明显的变异性，如导致难以确立可靠的鉴别高级别胶质瘤与低级别胶质瘤的 ADC 阈值。包括坏死区域及强化区域的纳入或排除标准在内的影响 ADC 值的一系列变量，即便这些条件之前已被定义过，在形成最小感兴趣区时还是会存在相当程度的观察者间的变异性[63]。另一个主要问题是 ADC 值的标准化方法。尽管通常选取对侧正常脑白质作为参考，但我们发现这会引起额外的误差[63]。ADC 图与解剖图的准确配准仍是一个难题，因为 ADC 图对变形极为敏感，会产生显著的配准误差[42-43]。扩散成像辅以其他磁共振检查如磁共振波谱与灌注成像结合，可能有助于提高扩散生物标志的效能[59,63]。或者，更复杂的水分子扩散测量，比如扩散张量成像和扩散峰度成像可能会克服传统扩散成像在肿瘤级别评价方面的一些缺点[22,67-68]。

8.5.3 胶质瘤的分子特征：*MGMT* 基因启动子甲基化

恶性胶质瘤的一个重要分子特征是 O6-甲基鸟嘌呤-DNA 甲基转移酶（O6-methylguanine-DNA methyltransferase, MGMT）基因启动子的甲基化，这可能与患者预后的改善和化疗敏感性有关[69]。但是，甲基化状态目前只能通过研究手术及活检标本确定。这样一来，MGMT 甲基化状态的非侵入性

评价将会非常有用。几项研究比较了甲基化与非甲基化肿瘤 ADC 值之间的差异。其中一项研究发现[70]，甲基化的肿瘤相比非甲基化的肿瘤有更高的最小 ADC 值（0.88×10^{-3} mm²/s *vs* 0.67×10^{-3} mm²/s）。研究者提出使用最小 ADC 值 0.8×10^{-3} mm²/s 作为区分甲基化与非甲基化肿瘤的最佳阈值，其灵敏度为 94%，特异性为 91%。另外还有研究[71]将关注点放在 GBM 的平均 ADC 值而非最小 ADC 值上，得到了相似的结果：甲基化的肿瘤较非甲基化的肿瘤有更高的平均 ADC 值（1.3×10^{-3} mm²/s *vs* 1.1×10^{-3} mm²/s）。两项研究中的 ADC 值都与无进展存活期有关，无论这是否与 ADC 和 MGMT 启动子甲基化的联系直接有关，都是一个值得进一步研究的有趣问题。

8.5.4　患者预后

近几年，肿瘤 ADC 值与患者预后的关系也一直是研究的热点。例如，Higano 等[72]比较了一组 Ⅲ 级和 Ⅳ 级胶质瘤患者（22 例 GBM，15 例间变性星形细胞瘤）治疗前的最小 ADC 值与 2 年随访时的患者状态。他们发现更低的 ADC 值与更高的 Ki-67 指数（一个增殖标志物）以及更差的预后相关。但是，由于 GBM 患者相较间变性星形细胞瘤有更高的 Ki-67 指数和更短的生存期，因此，这些数据是否只是简单地反映了最低 ADC 值与 GBM 之间的关联，而不是作为评价预后的独立指标，对此尚不明确。令人关注的是，在 GBM 组内，无法根据 ADC 值分为进展组与非进展组。而且，另一项研究[73]发现，根据对比增强区域的平均 ADC 值，GBM 组（$n=21$）患者的生存期没有明显差异，但这一分析是对手术后残存的肿瘤进行的，而并非像 Higano 等的研究[72]是在手术前扫描的。

为了明确解决扩散成像在判断预后方面的附加价值这一问题，来自 Kumamoto 大学的研究组将 ADC 值的分析与放射治疗肿瘤学组递归分割分析（Radiation Therapy Oncology Group recursive partitioning analysis, RTOG-RPA）相结合（RPA 包括一些临床数据如年龄、切除术的范围和 Karnofsky 功能状态评分）。他们发现恶性胶质瘤患者治疗前的肿瘤最小 ADC 值具有一定的附加价值[74]，随后也

在只包括 GBM 患者的更大样本量（$n=139$）中获得了同样的结果[75]。在后一项研究中，研究者发现，在一个多变量 Cox 模型中，较低的最小 ADC 值带来的死亡风险比（HR）高于 Karnofsky 功能状态（HR=1.8）或肿瘤切除后残留（HR=1.8）。该研究提供了确凿证据，即 ADC 分析可产生临床数据之外的独立的预后信息。

目前已在分子水平开展了肿瘤影像学表型特征的相关研究，以解释预后与 ADC 的这种关联。例如，Barajas 等[76]证实，相对 ADC 值与肿瘤侵袭性组织病理特征（微血管表达、缺氧、细胞密度和肿瘤密度）存在负相关关系。恶性肿瘤的表现型、分子特征包含基因表达与肿瘤生理学之间已假定存在一定的联系[77-79]。后者为先进的磁共振序列技术如灌注或扩散成像提供了附加价值，即它们为非侵袭地评价整个肿瘤的特征开辟了一条道路。我们最近的数据支持这一假设，因为我们发现更高的 ADC 值与细胞外基质的基因表达，包括几个胶原蛋白亚型之间存在关联[80]。这一发现的重要性在于胶原沉积与 GBM 侵袭性升高之间的关系[81]，这是 GBM 的一个重要特征，并在其致死性中极为重要。在描述影像、分子特征、肿瘤生物学及临床预后这几个相互关联的领域中，这些研究及之前讨论的 ADC 值与 MGMT 启动子甲基化之间关系的研究，仅仅是迈出了第一步。

8.5.5　治疗反应的预测性生物标志

扩散成像除了发展作为患者预后的标志（不考虑治疗），还被作为一种特定治疗反应的标志进行研究，即作为预测性生物标志。2009 年 5 月，美国食品药品管理局对抗血管内皮生长因子（endothelial growth factor, VEGF）抗体贝伐单抗（阿瓦斯汀，Genentech, South San Francisco, CA）治疗复发性 GBM 给予了加速批准[82]。对于此类或其他抗血管生成治疗的反应差异很大：一些患者疗效很好，而另一些却没有任何治疗反应[83-84]。抗血管生成治疗可以阻止患者加入其他试验药物的研究，这会产生潜在的益处，即可以在治疗开始前预测患者对贝伐单抗的治疗反应。在第一篇描述恶性胶质瘤应用贝伐单抗治疗后影像学缓解的论文中，我们注意到肿瘤坏死表现明显的区域

似乎对治疗有特别好的反应[83]。假设这些坏死区因失去细胞完整性会表现出高的 ADC 值，那么 ADC 值与贝伐单抗的治疗反应之间可能存在一定的联系。因此，我们构建了肿瘤强化区域的 ADC 直方图，发现 ADC 值较低和分布范围较窄的肿瘤进展比那些 ADC 值更高和分布更宽的肿瘤更早一些。在分析了我们自己的研究及其他多中心实验研究的数据后，我们发现 ADC 直方图很符合两个正态高斯分布，来源于较低曲线（如 ADCL，对应于低曲线直方图的中位 ADC 值）的分类器与临床预后有关（图 8.9）。更具体地说，我们发现，对贝伐单抗治疗的患者，与高 ADCL 值组相比，低 ADCL 值组 6 个月时出现进展的风险比是 4.1，出现进展的中位时间为高 ADCL 值组的 1/3.75。对于采用非贝伐单抗治疗的对照组，低 ADCL 组与高 ADCL 组并未发现有显著差异。特别是对贝伐单抗治疗组，治疗前 ADC 值预测肿瘤 6 个月时的进展比第一次随访时肿瘤强化容积的变化更准确。还有一些研究[11]，尽管来自缺乏统一图像采集方案的多中心试验，也同样证实了这些结果[85]。我们希望，ADC 直方图生物标志的标准化和改进，可以充分提高其在制订临床决策方面的准确性。

8.5.6 治疗反应的早期评估及监测

当前用于评估肿瘤缓解的方法都是根据对肿瘤强化部分的大小变化进行定量分析的[86]。作为目前公认的标准，神经肿瘤缓解评估标准（Response Assessment in Neuro-Oncology, RANO）[87]也将液体衰减反转恢复（fluid-attenuated inversion recovery, FLAIR）序列图像用作无强化肿瘤进展证据的定量评估。然而，根据这些方法，肿瘤治疗反应的证据（肿瘤进展或缩小）通常都需要经过数周至数月的时间才能充分显示，这可能会延误治疗方案的调整[88]。此外，一些用于补救性化疗的新型抗血管生成药物，如贝伐单抗，它对血脑屏障具有抗渗作用，从而会削弱造影剂进入细胞间质的能力，引起强化减弱[89]。因此，强化的减弱可能并非是细胞毒性或者细胞生长抑制的肿瘤反应，而只是血脑屏障恢复后的一个"副产品"[8-9]。这种肿瘤血管结构的"伪正常化"增加了常规成像准确评估肿瘤负荷的难度（图 8.10）。因此，

神经肿瘤成像的两大目标是：①开发先于肿瘤大小改变的，对治疗效应（或无效）敏感的早期反应标志；②开发一种不再依靠对比增强容积的肿瘤负荷测量手段。而扩散成像被认为是能够满足这两个要求的一种方法。例如，早期的临床前模型研究结果认为，扩散成像可以作为一种早期的治疗反应标志[90-93]，而这一结果也被用于许多人体研究中。Mardor 等[94]在一项人体试验研究中评估了扩散 MRI 能否检测放疗后的早期肿瘤反应性。他们发现放疗后 1 周的扩散参数改变与随后的影像学缓解有显著相关性。尽管该研究存在一定的局限性，纳入的研究对象中除了 1 例高级别胶质瘤外均为转移性病灶，但这是第一个提出扩散 MRI 可用作放疗后早期肿瘤反应生物标志的研究。

Moffat 等[39]通过开发功能扩散图（functional diffusion maps, fDM）这一新方法来定量计算 ADC 值的变化，fDM 可能对个体肿瘤内治疗反应的空间异质性敏感。这些图通过随访 ADC 图与基线图像配准计算获得，以体素为单位评价扩散的变化，因此可储存空间信息。在 Moffat 等[39]的研究中，作者使用了首次化疗和（或）放疗 3 周后获得的 fDM，来评价一组种类不同的恶性肿瘤。其中体素分别被标注为红色（ADC 值显著增加）、蓝色（ADC 值显著减少）及绿色（ADC 值无明显变化）。这些区域的 ADC 容积随后与标准影像学随访确定的肿瘤反应（疾病稳定、疾病进展或部分缓解）进行相关分析。研究发现，开始治疗后 3 周的 fDM 分析增加了标准成像在随后肿瘤容积反应预后判断中的价值。恶性胶质瘤患者的随访研究也发现了相似结果[37]，同时显示 fDM 不仅对治疗反应，而且对总生存期都有一定的预测价值[38]。传统影像学反应在 10 周时有相似的预后价值，但 fDM 可提前 7~8 周提供类似的信息。在迄今为止最大的 fDM 研究中，Ellingson 等[44]在 143 例初诊 GBM 患者中证实，放疗开始 10 周后 ADC 值增加的肿瘤组织容积是无进展和总生存期的显著预测指标，容积越大，生存期越长。此外，该研究同时发现 ADC 值降低（被认为富含肿瘤细胞和肿瘤生长）的容积也是生存期的一个显著预测指标。在对上述患者的随访研究中，Ellingson 等[44]将一种"概率性"方法用于 fDM 的定量计算中，并发

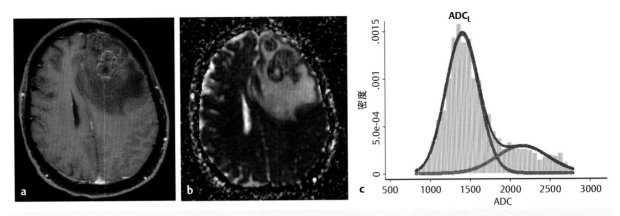

图 8.9　表观扩散系数（ADC）直方图分析　强化后 T1 加权图像（a）上肿瘤的强化区域（蓝色的感兴趣区），被分割后配准到相应的 ADC 图（b），用于生成一个 ADC 直方图（c），图中有两个正态分布（c 图中的红色与绿色曲线）。ADCL，对应于较低（红色）曲线的中位数，如其在本例中一样高于 1200（单位为 c 图中 X 轴所示 $mm^2/s \times 10^{-6}$），则与更好的贝伐单抗治疗效果有关

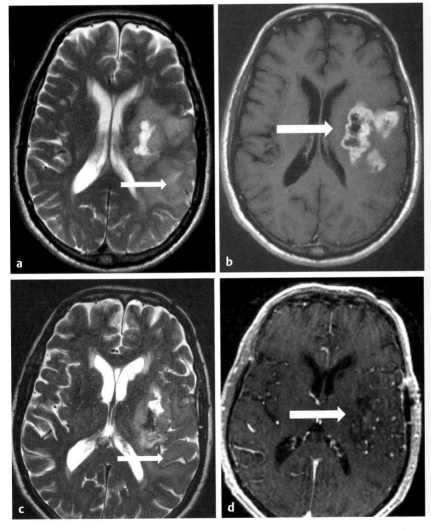

图 8.10　多形性胶质母细胞瘤贝伐单抗治疗后的假性进展
胶质母细胞瘤贝伐单抗治疗前（a、b）和治疗后 6d（c、d）的 T2 加权（a、c）和，强化后 T1 加权（b、d）图像。注意强化区域（大箭头）近乎完全消退，然而 T2 加权图显示，肿瘤在贝伐单抗治疗前后的大小相似。大量 T2 高信号的浸润性肿瘤仍然存在（小箭头）

现其预测患者的生存期明显好于传统的 fDM 方法（图 8.11）。

　　并非所有试图证明扩散生物标志作为早期治疗反应指标的研究都是完全成功的。例如，

Khayal 等 [95] 根据术后 6 个月 GBM 患者的疾病状态评价了扩散参数作为早期进展的反应标志，这些患者接受了标准治疗，并辅以替莫唑胺化疗及抗血管生成治疗。放疗中，强化灶内

标准化 ADC 值中位数在无进展与进展组中没有显著差异。此外，进展与无进展组均显示放疗前与放疗后的标准化 ADC 值有显著变化。因此，对于接受该种治疗方案的患者，ADC 值中位数的变化或许无法反映预后情况。

8.5.7　抗血管生成治疗后的扩散成像

抗血管生成药物，如贝伐单抗（一种抗 VEGF 抗体）、西地尼布（一种 VEGF 受体酪氨酸激酶抑制剂）近来已在临床试验中试用于高级别胶质瘤的治疗[85;96]。该类药物已被证实可迅速减少肿瘤的强化，有较高的缓解率，并可能会改善 6 个月无进展患者的生存期，但是对总生存期的影响即使有也很小。抗 VEGF 药物降低血管通透性，从而减少钆类造影剂的脑

内渗透[97]。这种强化的减弱可能主要是由于血管高通透性的逆转而非肿瘤自身缩小（所谓的假性缓解）造成的，因此该类药物真正的抗肿瘤效应很难仅靠强化图像得以明确。有必要改进疾病负荷的测量，尤其是那些对抗 VEGF 治疗后不强化或稍强化肿瘤敏感的技术。

在一项临床前研究中[98]，研究者对血管生成依赖性肿瘤的小鼠治疗前和使用马来酸舒尼替尼抗血管生成治疗后 2d、7d、14d 及 21d 进行 ADC 值测量，并评估肿瘤体积变化与 ADC 值的相关性。研究发现，ADC 值与肿瘤体积的变化呈显著的负相关，肿瘤体积呈单向性变化的小鼠与 ADC 值的变化有强负相关关系，表明 ADC 值的变化百分比可能是监测肿瘤治疗反应可靠、准确的生物标志。

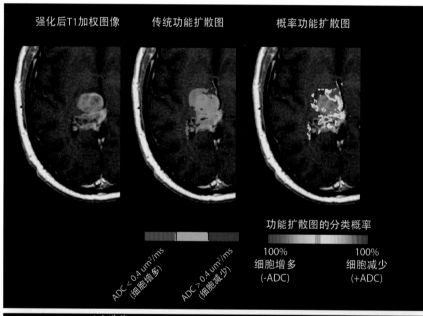

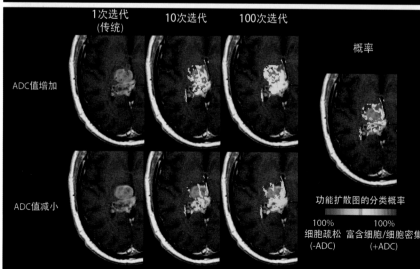

图 8.11　概率功能扩散图

（a）传统和概率功能扩散图（fDM）之间的比较：（左）强化 T1 加权图像。（中）传统 fDM 显示表观扩散系数（ADC）相对增加和减少的区域。（右）概率 fDMs 显示未配准的情况下某个体素被定性为 ADC 值升高或降低的可能性。（b）概率 fDMs 的构建：（上一行）ADC 值增加或（下一行）ADC 值降低超出 0.4μm²/m 经验阈值的区域。（左）一次迭代得到的结果，代表"传统" fDMs，ADC 图之间只有线性的配准/校准。（中）每次迭代后应用经验阈值，总共经过 10 次有限、随机平移和旋转扰动合成的概率图。（右）每次迭代后应用经验阈值，总共经过 100 次有限、随机平移和旋转扰动合成的概率图。（最右）经 100 次迭代后的综合概率 fDM 图显示 ADC 值升高（黄/红色）和降低（蓝色）的概率

在恶性胶质瘤患者中可观察到 T2/FLAIR 高信号区有扩散降低，却没有相应的强化[99-102]。这似乎在接受贝伐单抗或西地尼布治疗的患者中更为常见，但在一些没有接受抗血管生成治疗的患者中也有出现[100]。这些病灶中的大多数（85%）在 3 个月（中位时间）后进展为强化的肿块[100]，其中一些病例的低 ADC 值区域已被病理学证实是存活肿瘤的征象[101]。这些研究表明，鉴于低 ADC 与细胞结构增多有关联[45,50]，扩散降低的区域或许有助于监测或量化无明显强化区域的疾病负荷。

然而，这个方法有一点需要注意，在恶性胶质瘤患者中，通常是抗血管生成治疗开始后，会出现持续性的扩散高度受限区（图 8.12）[103-105]。这些病变通常随着时间推移缓慢进展，但似乎

不会发展成活性肿瘤生长的区域。此外，我们还发现有这些扩散受限病变的患者比相应的对照组有更长的病变无进展期、生存期及更高的整体生存率。其中一个病例在手术切除后进行组织病理学检查，病灶中并无存活的肿瘤细胞，仅有非典型的凝胶状坏死[105]。此外，我们在一例接受立体定向放疗后使用贝伐单抗治疗的脑转移瘤患者中发现了类似现象，组织病理学证实为放射性坏死（数据未发表）。因此，脑肿瘤患者，特别是接受贝伐单抗治疗的患者，至少有一些显著而持续的扩散受限代表静止或坏死的组织，而非活跃生长的肿瘤组织。

有研究对那些接受抗血管生成治疗的脑胶质瘤患者也进行了 fDM 分析[41-42,44]。复发性 GBM 患者贝伐单抗治疗前后的 fDM 分析发现，

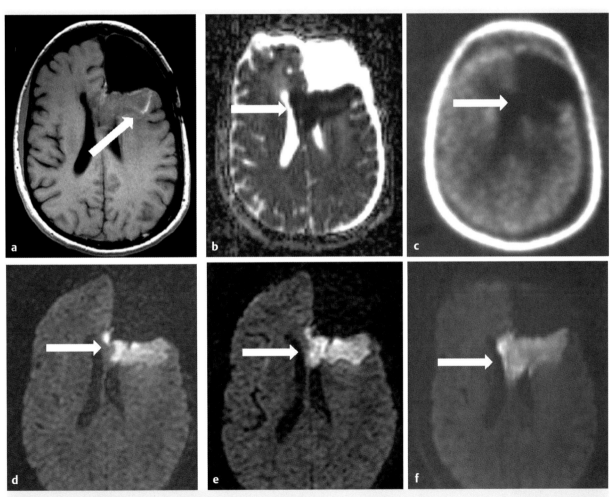

图 8.12　一例复发性多形性胶质细胞瘤患者持续的扩散限制　在接受贝伐单抗治疗后大约 5 个月（a、d）、7 个月（b、e）和 9 个月（c、f）时进行成像。扩散加权图像（底行，箭头）显示术腔后方、邻近侧脑室的一个持续的扩散受限区域。病变显示有一些自发的外周 T1 加权高信号（a，箭头），该区域在 ADC 图中呈低信号（b，箭头），且在 PET 扫描中未见示踪剂 18F-FDOPA（3,4-二羟基 -6-18F- 氟 -L- 苯丙氨酸）的摄入（c，箭头），符合无存活肿瘤细胞的征象

ADC 值的变化可预测生存期[41]。这提示强化区域内 ADC 值轻微降低的组织容积与治疗后的肿瘤负荷相关，但要证实这一假设需要组织病理学的证据。一项随访研究[43]采用治疗前后 ADC 图的非线性配准来纠正占位效应，表明 fDM 分析对接受抗血管生成治疗患者有额外的价值，提供了基于 fDM 参数的、改良分离的生存曲线。fDM 分析观察的是 fDM 定量的细胞密集容积（ADC 降低）随时间的变化，它可先于新的强化灶数月预测肿瘤的复发。治疗后的早期变化可用于预测进展的时间及总生存期[46]。CIMPLE 图利用 ADC 值空间时间上的变化来定量评估肿瘤增殖和侵袭比例，可以用来预测生存并指出未来可能出现强化的区域（在接近30% 的患者中，图 8.13）[106]。

因此，许多证据表明扩散参数与预后是相关的，并且可能增加强化组织测量作为肿瘤负荷指标的价值，尤其是抗血管生成治疗后。无论如何，切记某些 ADC 降低区域可能反映的是不典型的肿瘤坏死，而非存活的肿瘤组织。

8.5.8 假性进展

在最初的治疗完成后，高级别胶质瘤患者可出现强化增加，随后虽未进一步治疗但病灶好转或稳定。这种强化被认为是治疗效应所致，因其可与肿瘤进展混淆，所以使用"假性进展"一词来描述这种现象（图 8.14）。假性进展最可能代表局部组织对放射损伤的反应，导致水肿和血管渗透性异常，表现为对比增强的增加[107]。假性进展与 MGMT 基因启动子甲基化存在一定联系：甲基化的肿瘤中出现假性进展是非甲基化肿瘤的 2 倍以上[108]。当前，常规MRI 区分假性进展与真性肿瘤进展的唯一方法是通过一系列的随访检查[109]。因此，开发影像学标志用于早期识别假性进展很有意义。

产生假性进展的一个可能原因是手术切除邻近肿瘤导致的脑组织梗死。Smith 等[110]评价了 44 例患者手术切除周围的扩散异常，并发现其中 64% 的患者术后有术腔内或周边区域的扩散受限。随后在扩散受限区域观察到强化，可能与肿瘤残余或复发混淆，但是 93% 的病例最终显示这些区域体积缩小，与慢性梗死表现一致。因此，扩散成像是胶质瘤患者术后评价的重要方法，在术后即刻出现扩散受限的情况下，随访期间出现任何新的强化都应进行评价。

假性进展更常见的是由于放疗或化疗的治疗效应所致，可有强化并伴有血管源性水肿，表现与肿瘤复发相似。一般认为，这种治疗相关的坏死比复发疾病有更高的 ADC 值，因为治疗相关性坏死的细胞完整性被破坏，而肿瘤

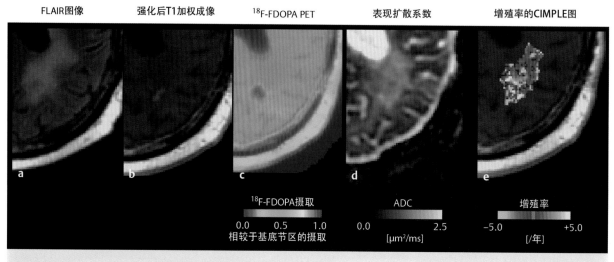

图 8.13　一例复发性胶质母细胞瘤患者肿瘤增殖速率的细胞侵袭、运动和增殖水平评估（CIMPLE）图
T2 加权液体衰减反转恢复（FLAIR）序列图像（a）显示接近左侧脑室后方的高信号区域。T1 加权强化图像（b）显示一个轻微强化的病灶。[18]F-FDOPA（3,4-二羟基-6-[18]F-氟-L-苯丙氨酸）PET 扫描（c）显示病灶氨基酸的摄取较基底节升高，表明强化区域附近在向恶性方向进展。表观扩散系数（ADC）图（d）显示FLAIR 异常高信号区域内的扩散整体升高，同时在左侧侧脑室后的一个区域内扩散相对较低（e）。增殖率的 CIMPLE 图评估显示，在强化和 ^{18}F-FDOPA PET 阳性位置旁区域内有阳性增殖（ADC 迅速降低）

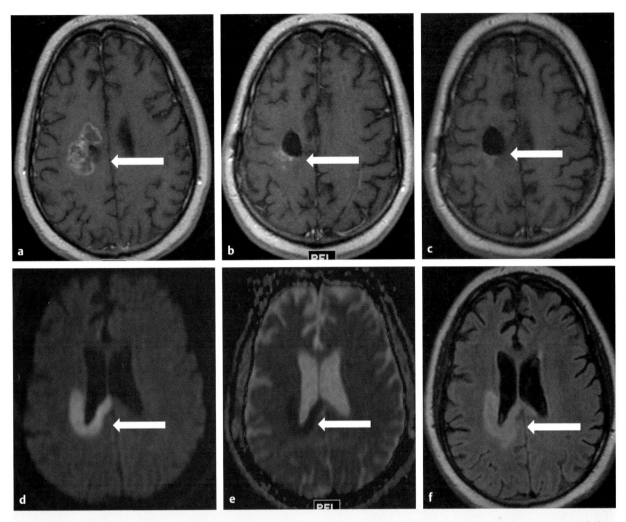

图 8.14　一例转移性睾丸癌患者的假性进展　该患者在化疗后进行立体定向放疗。右侧大脑的一个转移瘤疗效很好，但随后又出现了新的无力症状。随访 MRI 发现新的强化病灶，行手术切除后证实为放射性坏死。患者症状得到改善，但随后又恶化，影像上又出现新的强化区域（a，箭头）。基于之前的手术切除，病灶被诊断为放射性坏死，患者接受贝伐单抗治疗后，症状得到缓解，强化几乎消失（b、c，箭头）。贝伐单抗治疗开始后约 1 个月时的 DWI（d）和 ADC 图（e）显示脑室周围扩散受限，沿着胼胝体压部延伸，在液体衰减反转恢复序列上表现为异常高信号（f）。这与复发性多形性胶质母细胞瘤患者接受贝伐单抗治疗后显示的非典型坏死区类似

生长的细胞结构则会增加。因此，对细胞密度敏感的 ADC 值可能有助于区分两种不同的进程。几项研究已评价了扩散成像在鉴别这一问题中的潜在价值。一项自 2004 年开始的小样本回顾性研究中，Hein 等[111]回顾了 18 例患者放疗后 1 个月时的异常强化区域。复发可由病理学检查、临床诊治经过及随访影像学检查明确。作者证实复发组的平均 ADC 值与 ADC 比值（强化病灶的 ADC 值与对侧正常白质 ADC 值的比值）（ADC 平均值：1.18×10^{-3} mm²/s，ADC 比值：1.43）显著低于非复发组（ADC 平均值：1.4×10^{-3} mm²/s；ADC 比值：1.82）。

随后的一个大样本恶性胶质瘤研究[112]发现，复发肿瘤的平均 ADC 值（从强化区域得到）显著低于假性进展，尽管正如之前研究报道，两组数据间存在大量重叠部分。以对侧正常脑区作为参考标准生成的 ADC 比值在复发中也减小。联合应用磁共振波谱和 DWI 比单独使用磁共振波谱鉴别放射性损伤和肿瘤复发的能力更高（96.4% vs 85.5%）。

相反，至少两篇论文（虽然样本更小）发现复发肿瘤与假性进展的平均 ADC 值无显著差异[113-114]。而 Asao 等[113]发现，对于放射性坏死的患者来说，强化病灶在扩散成像上表现不均质

和（或）明显低信号，而肿瘤复发组未见明显的DWI高信号。肿瘤复发组的最大ADC值显著低于放射性坏死组（1.68×10^{-3}mm^2/s vs 2.30×10^{-3}mm^2/s）。平均ADC值在两组间无统计学显著差异。因此作者提出肉眼观察DWI上高信号区的不均质性可能有助于区分放射性坏死与肿瘤复发，但肿瘤坏死区的不均质性可能会被误认为是放射性坏死。相似的，Lee等[114]报道，肿瘤复发与假性进展的平均ADC值不存在差异，但他们确实发现，与假性进展组相比，复发肿瘤扩散图像上的信号强度升高。

华盛顿大学的一个研究组研究了联合使用扩散成像与灌注成像及磁共振波谱区分真性进展与假性进展的价值。Matsusue等[115]提出了一种使用3T磁共振采集的DWI、磁共振波谱与动态磁敏感对比的多参数评分系统，用于区分胶质瘤进展（Ⅱ～Ⅳ级）与假性进展。他们初步研究发现，肿瘤复发组的平均ADC比值显著低于假性进展组（1.14×10^{-3}mm^2/s vs 1.56×10^{-3} mm^2/s），支持Zeng等[112]的发现。受试者操作特征曲线分析发现，以1.3作为ADC比值的阈值时可获得约87%的诊断准确性，而使用基于DWI、磁共振波谱与动态磁敏感对比的多参数评分系统后，诊断准确性提高至93%。同一研究组还将这一工作拓展到有40例患者的样本（同样是胶质瘤Ⅱ～Ⅳ级）[116]，证实复发肿瘤的ADC比值低于假性进展组。但是，作者还注意到ADC比值的诊断性能次于脑血容量或者多体素磁共振波谱，至少还有另外一项研究也得出类似的ADC不如磁共振波谱的结论[117]。

因此，应用扩散成像来区分真性与假性肿瘤进展存在一些不足，正如应用扩散成像来区分肿瘤级别一样：组间可能会存在群体差异，还存在数据之间的大量重叠；因此对个体患者真性与假性进展的诊断能力有限。很有可能许多强化的区域代表了治疗相关坏死与活性肿瘤的混合，而这或许能部分解释数据的重叠。多模态生理成像或者其他技术的改进对于进一步提高肿瘤诊断的准确性仍是十分必要的。

8.6 结 论

总体而言，扩散成像能够使我们更深入地理解肿瘤生物学。在胶质瘤患者治疗的几个阶段中扩散成像有望帮助临床治疗决策的制订，这一希望若要成为现实，则需要找到标准化有意义的临床终点生物学指标，例如无疾病进展和总体生存期等。

（牛 璇 译，张 明 审校）

参考文献

[1] Stejskal EO, Tanner JE. Spin diffusion measurements: Spin echoes in the presence of a time-dependent field gradient. J Chem Phys, 1965, 42: 288–292

[2] Stejskal EO. Use of spin echoes in a pulsed magnetic-field gradient to study anisotropic, restricted diffusion and flow. J Chem Phys, 1965, 43: 3597–3603

[3] Le Bihan D, Breton E, Lallemand D, et al. Separation of diffusion and perfusion in intravoxel incoherent motion MR imaging. Radiology, 1988, 168: 497–505

[4] Maier SE, Gudbjartsson H, Patz S, et al. Line scan diffusion imaging: characterization in healthy subjects and stroke patients. AJR Am J Roentgenol, 1998, 171: 85–93

[5] Warach S, Chien D, Li W, et al. Fast magnetic resonance diffusion-weighted imaging of acute human stroke. Neurology, 1992, 42: 1717–1723

[6] Sunshine JL, Tarr RW, Lanzieri CF, et al. Hyperacute stroke: ultrafast MR imaging to triage patients prior to therapy. Radiology, 1999, 212: 325–332

[7] Chenevert TL, McKeever PE, Ross BD. Monitoring early response of experimental brain tumors to therapy using diffusion magnetic resonance imaging. Clin Cancer Res, 1997, 3: 1457–1466

[8] Chenevert TL, Meyer CR, Moffat BA, et al. Diffusion MRI: a new strategy for assessment of cancer therapeutic efficacy. Mol Imaging 2002, 1: 336–343

[9] Pope WB, Kim HJ, Huo J, et al. Recurrent glioblastoma multiforme: ADC histogram analysis predicts response to bevacizumab treatment. Radiology, 2009, 252: 182–189

[10] Pope WB, Lai A, Mehta R, et al. Apparent diffusion coefficient histogram analysis stratifies progression-free survival in newly diagnosed bevacizumab-treated glioblastoma. AJNR Am J Neuroradiol, 2011, 32: 882–889

[11] Pope WB, Qiao XJ, Kim HJ, et al. Apparent diffusion coefficient histogram analysis stratifies progression-free and overall survival in patients with recurrent GBM treated with bevacizumab: a multi-center study. J Neurooncol, 2012, 108: 491–498

[12] Crank J. The Mathematics of Diffusion. New York,

NY: Oxford University Press, 1975

[13] Einstein A. Investigations on the Theory of Brownian Movement. New York, NY: Dover, 1956

[14] Torrey HC. Bloch equations with diffusion terms. Phys Rev, 1956, 104: 563–565

[15] Kärger J, Pfeifer H, Heink W. Principles and Application of Self-Diffusion Measurements by Nuclear Magnetic Resonance. Adv Magn Reson, 1988, 12: 1–89.

[16] Kiselev VG, Il'yasov KA. Is the "biexponential diffusion" biexponential? Magn Reson Med, 2007, 57: 464–469

[17] Mulkern RV, Haker SJ, Maier SE. On high b diffusion imaging in the human brain: ruminations and experimental insights. Magn Reson Imaging, 2009, 27: 1151–1162

[18] Bennett KM, Schmainda KM, Bennett RT, et al. Characterization of continuously distributed cortical water diffusion rates with a stretched-exponential model. Magn Reson Med, 2003, 50: 727–734

[19] Bennett KM, Hyde JS, Rand SD, et al. Intravoxel distribution of DWI decay rates reveals C6 glioma invasion in rat brain. Magn Reson Med, 2004, 52: 994–1004

[20] Kwee TC, Galbán CJ, Tsien C, et al. Intravoxel water diffusion heterogeneity imaging of human high-grade gliomas. NMR Biomed, 2010, 23: 179–187

[21] Jensen JH, Helpern JA, Ramani A, et al. Diffusional kurtosis imaging: the quantification of non-gaussian water diffusion by means of magnetic resonance imaging. Magn Reson Med, 2005, 53: 1432–1440

[22] Van Cauter S, VeraartJ, Sijbers J, et al. Gliomas: diffusion kurtosis MR imaging in grading. Radiology, 2012, 263: 492–501

[23] Yablonskiy DA, Bretthorst GL, Ackerman JJ. Statistical model for diffusion attenuated MR signal. Magn Reson Med, 2003, 50: 664–669

[24] Reese TG, Heid O, Weisskoff RM, et al. Reduction of eddy-current-induced distortion in diffusion MRI using a twice-refocused spin echo. Magn Reson Med, 2003, 49: 177–182

[25] Poustchi-Amin M, Mirowitz SA, Brown JJ, et al. Principles and applications of echo-planar imaging: a review for the general radiologist. Radiographics, 2001, 21: 767–779

[26] Bammer R, Stollberger R, Augustin M, et al. Diffusion-weighted imaging with navigated interleaved echo-planar imaging and a conventional gradient system. Radiology, 1999, 211: 799–806

[27] de Crespigny AJ, Marks MP, Enzmann DR, et al. Navigated diffusion imaging of normal and ischemic human brain. Magn Reson Med, 1995, 33: 720–728

[28] Nunes RG, Jezzard P, Behrens TE, et al. Self-navigated multishot echo-planar pulse sequence for high-resolution diffusion-weighted imaging. Magn Reson Med, 2005, 53: 1474–1478

[29] Bernstein M, King K, Zhou X. 2004

[30] Pipe JG. Motion correction with PROPELLER MRI: application to head motion and free-breathing cardiac imaging. Magn Reson Med, 1999, 42: 963–969

[31] Pipe JG, Zwart N. Turboprop: improved PROPELLER imaging. Magn Reson Med, 2006, 55: 380–385

[32] Horsfield MA. Mapping eddy current induced fields for the correction of diffusion-weighted echo planar images. Magn Reson Imaging, 1999, 17: 1335–1345

[33] Chen B, Guo H, Song AW. Correction for direction-dependent distortions in diffusion tensor imaging using matched magnetic field maps. Neuroimage, 2006, 30: 121–129

[34] Gallichan D, Andersson JL, Jenkinson M, et al. Reducing distortions in diffusion-weighted echo planar imaging with a dual-echo blip-reversed sequence. Magn Reson Med, 2010, 64: 382–390

[35] Mohammadi S, Möller H E HE, Kugel H, et al. Correcting eddy current and motion effects by affine whole-brain registrations: evaluation of three-dimensional distortions and comparison with slicewise correction. Magn Reson Med, 2010, 64: 1047–1056

[36] Andersson JL, Skare S, Ashburner J. How to correct susceptibility distortions in spin-echo echo-planar images: application to diffusion tensor imaging. Neuroimage, 2003, 20: 870–888

[37] Hamstra DA, Chenevert TL, Moffat BA, et al. Evaluation of the functional diffusion map as an early biomarker of time-to-progression and overall survival in high-grade glioma. Proc Natl AcadSci USA, 2005, 102: 16759–16764

[38] Hamstra DA, Galbán C J CJ, Meyer CR, et al. Functional diffusion map as an early imaging biomarker for high-grade glioma: correlation with conventional radiologic response and overall survival. J Clin Oncol, 2008, 26: 3387–3394

[39] Moffat BA, Chenevert TL, Lawrence TS, et al. Functional diffusion map: a noninvasive MRI biomarker for early stratification of clinical brain tumor response. Proc Natl AcadSci USA, 2005, 102: 5524–5529

[40] Moffat BA, Chenevert TL, Meyer CR, et al. The functional diffusion map: an imaging biomarker for the early prediction of cancer treatment outcome. Neoplasia, 2006, 8: 259–267

[41] Ellingson BM, Cloughesy TF, Lai A, et al. Graded

functional diffusion map-defined characteristics of apparent diffusion coefficients predict overall survival in recurrent glioblastoma treated with bevacizumab. Neurooncol, 2011, 13: 1151–1161

[42] Ellingson BM, Cloughesy TF, Lai A, et al. Quantitative probabilistic functional diffusion mapping in newly diagnosed glioblastoma treated with radiochemotherapy. Neurooncol, 2013, 15: 382–390

[43] Ellingson BM, Cloughesy TF, Lai A, et al. Nonlinear registration of diffusion-weighted images improves clinical sensitivity of functional diffusion maps in recurrent glioblastoma treated with bevacizumab. Magn Reson Med, 2012, 67: 237–245

[44] Ellingson BM, Cloughesy TF, Zaw T, et al. Functional diffusion maps (fDMs) evaluated before and after radiochemotherapy predict progression-free and overall survival in newly diagnosed glioblastoma. Neurooncol, 2012, 14: 333–343

[45] Ellingson BM, Malkin MG, Rand SD, et al. Validation of functional diffusion maps (fDMs) as a biomarker for human glioma cellularity. J Magn Reson Imaging, 2010, 31: 538–548

[46] Ellingson BM, Malkin MG, Rand SD, et al. Volumetric analysis of functional diffusion maps is a predictive imaging biomarker for cytotoxic and anti-angiogenic treatments in malignant gliomas. J Neurooncol, 2011, 102: 95–103

[47] Latour LL, Svoboda K, Mitra PP, et al. Time-dependent diffusion of water in a biological model system. Proc Natl AcadSci USA, 1994, 91: 1229–1233

[48] Ebisu T, Tanaka C, UmedaM, et al. Discrimination of brain abscess from necrotic or cystic tumors by diffusion-weighted echo planar imaging. Magn Reson Imaging, 1996, 14: 1113–1116

[49] Lee EJ, terBrugge K, Mikulis D, et al. Diagnostic value of peritumoral minimum apparent diffusion coefficient for differentiation of glioblastoma multiforme from solitary metastatic lesions. AJR Am J Roentgenol, 2011, 196: 71–76

[50] Sugahara T, Korogi Y, Kochi M, et al. Usefulness of diffusion-weighted MRI with echo-planar technique in the evaluation of cellularity in gliomas. J Magn Reson Imaging, 1999, 9: 53–60

[51] Toh CH, Wei KC, Ng SH, et al. Differentiation of brain abscesses from necrotic glioblastomas and cystic metastatic brain tumors with diffusion tensor imaging. AJNR Am J Neuroradiol, 2011, 32: 1646–1651

[52] Tsuchiya K, Fujikawa A, Nakajima M, et al. Differentiation between solitary brain metastasis and high-grade glioma by diffusion tensor imaging. Br J Radiol, 2005, 78: 533–537

[53] Jenkinson MD, Du Plessis DG, Walker C, Smith TS. Advanced MRI in the management of adult gliomas. Br J Neurosurg 2007; 21: 550–561

[54] Scott JN, Brasher PM, Sevick RJ, et al. How often are nonenhancingsupratentorial gliomas malignant? A population study. Neurology, 2002, 59: 947–949

[55] Knopp EA, Cha S, Johnson G, et al. Glial neoplasms: dynamic contrast-enhanced T2*-weighted MR imaging. Radiology, 1999, 211: 791–798

[56] Pope WB, Sayre J, Perlina A, et al. MR imaging correlates of survival in patients with high-grade gliomas. AJNR Am J Neuroradiol, 2005, 26: 2466–2474

[57] Dean BL, Drayer BP, Bird CR, et al. Gliomas: classification with MR imaging. Radiology, 1990, 174: 411–415

[58] Murakami R, Hirai T, Sugahara T, et al. Grading astrocytic tumors by using apparent diffusion coefficient parameters: superiority of a one-versus two-parameter pilot method. Radiology, 2009, 251: 838–845

[59] Yang D, Korogi Y, Sugahara T, et al. Cerebral gliomas: prospective comparison of multivoxel 2D chemical-shift imaging proton MR spectroscopy, echoplanar perfusion and diffusion-weighted MRI. Neuroradiology, 2002, 44: 656–666

[60] Kono K, Inoue Y, Nakayama K, et al. The role of diffusion-weighted imaging in patients with brain tumors. AJNR Am J Neuroradiol, 2001, 22: 1081–1088

[61] Fan G, Zang P, Jing F, et al. Usefulness of diffusion/perfusion-weighted MRI in rat gliomas: correlation with histopathology. Acad Radiol, 2005, 12: 640–651

[62] Fan GG, Deng QL, Wu ZH, et al. Usefulness of diffusion/perfusion-weighted MRI in patients with non-enhancing supratentorial brain gliomas: a valuable tool to predict tumour grading? Br J Radiol, 2006, 79: 652–658

[63] Arvinda HR, Kesavadas C, Sarma PS, et al. Glioma grading: sensitivity, specificity, positive and negative predictive values of diffusion and perfusion imaging. J Neurooncol, 2009, 94: 87–96

[64] Tozer DJ, Jäger HR HR, Danchaivijitr N, et al. Apparent diffusion coefficient histograms may predict low-grade glioma subtype. NMR Biomed, 2007, 20: 49–57

[65] Khalid L, Carone M, Dumrongpisutikul N, et al. Imaging characteristics of oligodendrogliomas that predict grade. AJNR Am J Neuroradiol, 2012, 33: 852–857

[66] Rose S, Fay M, Thomas P, et al. Correlation of MRI-

derived apparent diffusion coefficients in newly diagnosed gliomas with [^{18}F]-fluoro-L-dopa PET: What are we really measuring with minimum ADC? AJNR Am J Neuroradiol, 2013, 34: 758–764

[67] Jakab A, Molnár P, Emri M, et al. Glioma grade assessment by using histogram analysis of diffusion tensor imaging-derived maps. Neuroradiology, 2011, 53: 483–491

[68] Lee HY, Na DG, Song IC, et al. Diffusion-tensor imaging for glioma grading at 3-T magnetic resonance imaging: analysis of fractional anisotropy and mean diffusivity. J Comput Assist Tomogr, 2008, 32: 298–303

[69] Hegi ME, Diserens AC, Godard S, et al. Clinical trial substantiates the predictive value of O-6-methylguanine-DNA methyltransferase promoter methylation in glioblastoma patients treated with temozolomide. Clin Cancer Res, 2004, 10: 1871-1874

[70] Romano A, Calabria LF, Tavanti F, et al. Apparent diffusion coefficient obtained by magnetic resonance imaging as a prognostic marker in glioblastomas: correlation with MGMT promoter methylation status. Eur Radiol, 2013, 23: 513–520

[71] Sunwoo L, Choi SH, Park CK, et al. Correlation of apparent diffusion coefficient values measured by diffusion MRI and MGMT promoter methylation semiquantitatively analyzed with MS-MLPA in patients with glioblastoma multiforme. J Magn Reson Imaging, 2013, 37: 351–358

[72] Higano S, Yun X, Kumabe T, et al. Malignant astrocytic tumors: clinical importance of apparent diffusion coefficient in prediction of grade and prognosis. Radiology, 2006, 241: 839–846

[73] Oh J, Henry RG, Pirzkall A, et al. Survival analysis in patients with glioblastoma multiforme: predictive value of choline-to-N-acetylaspartate index, apparent diffusion coefficient, and relative cerebral blood volume. J Magn Reson Imaging, 2004, 19: 546–554

[74] Murakami R, Sugahara T, Nakamura H, et al. Malignant supratentorial astrocytoma treated with postoperative radiation therapy: prognostic value of pretreatment quantitative diffusion-weighted MR imaging. Radiology, 2007, 243: 493–499

[75] Nakamura H, Murakami R, Hirai T, et al. Can MRI-derived factors predict the survival in glioblastoma patients treated with postoperative chemoradiation therapy? Acta Radiol, 2013, 54: 214–220

[76] Barajas RF Jr, Hodgson JG, Chang JS, et al. Glioblastoma multiforme regional genetic and cellular expression patterns: influence on anatomic and physiologic MR imaging. Radiology, 2010, 254: 564–576

[77] Carlson MR, Pope WB, Horvath S, et al. Relationship between survival and edema in malignant gliomas: role of vascular endothelial growth factor and neuronal pentraxin 2. Clin Cancer Res, 2007, 13: 2592–2598

[78] Hobbs SK, Shi G, Homer R, et al. Magnetic resonance image-guided proteomics of human glioblastoma multiforme. J MagnReson Imaging, 2003, 18: 530–536

[79] Van Meter T, Dumur C, Hafez N, et al. Microarray analysis of MRI-defined tissue samples in glioblastoma reveals differences in regional expression of therapeutic targets. Diagn Mol Pathol, 2006, 15: 195–205

[80] Pope WB, Mirsadraei L, Lai A, et al. Differential gene expression in glioblastoma defined by ADC histogram analysis: relationship to extracellular matrix molecules and survival. AJNR Am J Neuroradiol, 2012, 33: 1059–1064

[81] Huijbers IJ, Iravani M, Popov S, et al. A role for fibrillar collagen deposition and the collagen internalization receptor endo180 in glioma invasion. PLoS ONE, 2010, 5: e9808

[82] Cohen MH, Shen YL, Keegan P, et al. FDA drug approval summary: bevacizumab (Avastin) as treatment of recurrent glioblastoma multiforme. Oncologist, 2009, 14: 1131–1138

[83] Pope WB, Lai A, Nghiemphu P, et al. MRI in patients with high-grade gliomas treated with bevacizumab and chemotherapy. Neurology, 2006, 66: 1258–1260

[84] Norden AD, Drappatz J, Wen PY. Antiangiogenic therapy in malignant gliomas. Curr Opin Oncol, 2008, 20: 652–661

[85] Friedman HS, Prados MD, Wen PY, et al. Bevacizumab alone and in combination with irinotecan in recurrent glioblastoma. J Clin Oncol, 2009, 27: 4733–4740

[86] Macdonald DR, Cascino TL, Schold SC Jr, et al. Response criteria for phase II studies of supratentorial malignant glioma. J Clin Oncol, 1990, 8: 1277–1280

[87] Wen PY, Macdonald DR, Reardon DA, et al. Updated response assessment criteria for high-grade gliomas: response assessment in neuro-oncology working group. J Clin Oncol, 2010, 28: 1963–1972

[88] Therasse P, Arbuck SG, Eisenhauer EA, et al. New guidelines to evaluate the response to treatment in solid tumors. European Organization for Research and Treatment of Cancer, National Cancer Institute of the United States, National Cancer Institute of Canada. J Natl Cancer Inst, 2000, 92: 205–216

[89] Gerstner ER, Duda DG, di Tomaso E, et al. VEGF inhibitors in the treatment of cerebral edema in patients with brain cancer. Nat Rev Clin Oncol, 2009, 6(4):

229–236

[90] Chenevert TL, Stegman LD, Taylor JM, et al. Diffusion magnetic resonance imaging: an early surrogate marker of therapeutic efficacy in brain tumors. J Natl Cancer Inst, 2000, 92: 2029–2036

[91] Hamstra DA, Lee KC, Tychewicz JM, et al. The use of 19F spectroscopy and diffusion-weighted MRI to evaluate differences in gene-dependent enzyme prodrug therapies. Mol Ther, 2004, 10: 916–928

[92] Hall DE, Moffat BA, Stojanovska J, et al. Therapeutic efficacy of DTI-015 using diffusion magnetic resonance imaging as an early surrogate marker. Clin Cancer Res, 2004, 10: 7852–7859

[93] Rehemtulla A, Hall DE, Stegman LD, et al. Molecular imaging of gene expression and efficacy following adenoviral-mediated brain tumor gene therapy. Mol Imaging, 2002, 1: 43–55

[94] Mardor Y, Pfeffer R, Spiegelmann R, et al. Early detection of response to radiation therapy in patients with brain malignancies using conventional and high b-value diffusion-weighted magnetic resonance imaging. J Clin Oncol, 2003, 21: 1094–1100

[95] Khayal IS, Polley MY, Jalbert L, et al. Evaluation of diffusion parameters as early biomarkers of disease progression in glioblastoma multiforme. Neurooncol, 2010, 12: 908–916

[96] Batchelor TT, Duda DG, di Tomaso E, et al. Phase II study of cediranib, an oral pan-vascular endothelial growth factor receptor tyrosine kinase inhibitor, in patients with recurrent glioblastoma. J Clin Oncol, 2010, 28: 2817–2823

[97] Norden AD, Drappatz J, Wen PY. Novel anti-angiogenic therapies for malignant gliomas. Lancet Neurol, 2008, 7: 1152–1160

[98] Suh JY, Cho G, Song Y, et al. Is apparent diffusion coefficient reliable and accurate for monitoring effects of antiangiogenic treatment in a longitudinal study? J Magn Reson Imaging, 2012, 35: 1430–1436

[99] Jain R, Scarpace LM, Ellika S, et al. Imaging response criteria for recurrent gliomas treated with bevacizumab: role of diffusion weighted imaging as an imaging biomarker. J Neurooncol, 2010, 96: 423–431

[100] Gupta A, Young RJ, Karimi S, et al. Isolated diffusion restriction precedes the development of enhancing tumor in a subset of patients with glioblastoma. AJNR Am J Neuroradiol, 2011, 32: 1301–1306

[101] Gerstner ER, Frosch MP, Batchelor TT. Diffusion magnetic resonance imaging detects pathologically confirmed, nonenhancing tumor progression in a patient with recurrent glioblastoma receiving bevacizumab. J Clin Oncol, 2010, 28: e91–e93

[102] Gerstner ER, Chen PJ, Wen PY, et al. Infiltrative patterns of glioblastoma spread detected via diffusion MRI after treatment with cediranib. Neurooncol, 2010, 12: 466–472

[103] RiegerJ, Bähr O, Müller K K, et al. Bevacizumab-induced diffusion-restricted lesions in malignant glioma patients. J Neurooncol, 2010, 99: 49–56

[104] Rieger J, Bähr O, Ronellenfitsch MW, et al. Bevacizumab-induced diffusion restriction inpatients with glioma: tumor progression or surrogate marker of hypoxia? J Clin Oncol, 2010, 28: e477-, author reply e478

[105] Mong S, Ellingson BM, Nghiemphu PL, et al. Persistent diffusion-restricted lesions in bevacizumab-treated malignant gliomas are associated with improved survival compared with matched controls. AJNR Am J Neuroradiol, 2012, 33: 1763–1770

[106] Ellingson BM, Cloughesy TF, Lai A, et al. Cell invasion, motility, and proliferation level estimate (CIMPLE) maps derived from serial diffusion MR images in recurrent glioblastoma treated with bevacizumab. J Neurooncol, 2011, 105: 91–101

[107] Brandsma D, Stalpers L, Taal W, et al. Clinical features, mechanisms, and management of pseudoprogression in malignant gliomas. Lancet Oncol, 2008, 9: 453–461

[108] Brandes AA, Franceschi E, Tosoni A, et al. MGMT promoter methylation status can predict the incidence and outcome of pseudoprogression after concomitant radiochemotherapy in newly diagnosed glioblastoma patients. J Clin Oncol, 2008, 26: 2192–2197

[109] Fink J, Born D, Chamberlain MC. Pseudoprogression: relevance with respect to treatment of high-grade gliomas. Curr Treat Options Oncol, 2011, 12: 240–252

[110] Smith JS, Cha S, Mayo MC, et al. Serial diffusion-weighted magnetic resonance imaging in cases of glioma: distinguishing tumor recurrence from postresection injury. J Neurosurg, 2005, 103: 428–438

[111] Hein PA, Eskey CJ, Dunn JF, et al. Diffusion-weighted imaging in the follow-up of treated high-grade gliomas: tumor recurrence versus radiation injury. AJNR Am J Neuroradiol, 2004, 25: 201–209

[112] Zeng QS, Li CF, Liu H, et al. Distinction between recurrent glioma and radiation injury using magnetic resonance spectroscopy in combination with diffusion-weighted imaging. Int J Radiat Oncol Biol Phys, 2007, 68: 151–158

[113] Asao C, Korogi Y, Kitajima M, et al. Diffusion-weighted imaging of radiation-induced brain injury

for differentiation from tumor recurrence. AJNR Am J Neuroradiol, 2005, 26: 1455–1460

[114] Lee WJ, Choi SH, Park CK, et al. Diffusion-weighted MR imaging for the differentiation of true progression from pseudoprogression following concomitant radiotherapy with temozolomide in patients with newly diagnosed high-grade gliomas. Acad Radiol, 2012, 19: 1353–1361

[115] Matsusue E, Fink JR. Rockhill JK, et al. Distinction between glioma progression and post-radiation change by combined physiologic MR imaging. Neuroradiology, 2010, 52: 297–306

[116] Fink JR. Carr RB, Matsusue E, et al. Comparison of 3 Tesla proton MR spectroscopy, MR perfusion and MR diffusion for distinguishing glioma recurrence from posttreatment effects. J Magn Reson Imaging, 2012, 35: 56–63

[117] Rock JP, Scarpace L, Hearshen D, et al. Associations among magnetic resonance spectroscopy, apparent diffusion coefficients, and image-guided histopathology with special attention to radiation necrosis. Neurosurgery, 2004, 54: 1111–1117, discussion 1117–1119

第9章 扩散张量成像

Bram Stieltjes, Peter Neher

9.1 引　言

在第 8 章中，作者介绍了各向同性扩散和相关的扩散加权成像（diffusion weighted imaging, DWI）。本章介绍一种特殊的 DWI 成像序列，扩散张量成像（diffusion tensor imaging, DTI），以及其他对各向异性扩散敏感的扩散磁共振成像（magnetic resonance imaging, MRI）衍生技术。本章也讨论了 DTI 及其他用于各向异性建模的扩散 MRI 衍生技术的原理，并介绍了它们在人脑中的应用。第 10 和 11 章讨论了 DTI 如何指导外科制订手术计划。

人脑中的数亿个神经元形成了一个复杂的网络。人们对于人脑解剖、生理和病理的深入认知主要来源于侵入性动物研究或人体尸检研究。随着 MRI 的发展，人类才开始无侵入性的洞察人脑。最初，该技术被证实可有效地评价脑区的宏观结构及病理改变 [例如，通过识别白质（white matter, WM）或灰质（gray matter, GM）的体积异常]。

然而，常规 MRI 无法反映组织的微观结构。WM 和 GM 显示为大致均匀的区域，如单股纤维和轴突的连接模式，通过侵入性动物研究或人体尸检研究，这些已广为人知，但无法在常规 MRI 上识别。

DWI 的出现促使这一状况发生了巨大变化。DWI 是一种可以无创性显示分子扩散进程的技术，在材料科学和医学中有广泛的应用。从 1985 年开始使用后，DWI 快速发展，并能在微观水平上一窥人体组织的解剖和生理特性，这一点是其他成像技术无法做到的。DWI 在医学方面首先用于诊断急性卒中患者。在过去的 10~15 年中，DWI 技术和方法学的进步——例如 DTI、扩散谱成像（diffusion spectrum imaging,

DSI）和高角分辨率扩散成像（high angular resolution diffusion imaging, HARDI）——将研究的焦点转向分析 WM 的结构、WM 病变，以及使用纤维成像术描绘人体的神经连接。

基于 DWI 的纤维成像术能对连接不同皮质区域的 WM 通路进行三维（3D）重建，因此能够通过 DWI 信号对组织特性进行 WM 束特异性分析。研究证实该技术在识别活体的特定 WM 束、WM 束特异性分析（tractometry）、神经退行性变性疾病和神经疾病的诊断、发育和衰老研究，以及外科手术计划方面都存在着重要价值 [1-6]。除了这些可视化、定量评价和分析 WM 束本身的应用，纤维成像术也被用于将皮质自动划分为连接模式相似的区域。这样的皮质分割被证实与组织学、功能 MRI（functional MRI, fMRI）有很好的一致性 [7]。

由于纤维成像术建立在一系列其他处理步骤的基础上，在需要的 WM 纤维信息中混入了抽象建模、简化和累积误差等多种其他信息，有很多限制因素和问题需要我们考虑。成像的质量取决于以下 3 个主要因素：

- 采集参数和原始扩散加权数据的质量。
- 原始数据的基于体素的扩散数学模型。
- 实际的纤维束成像方法本身。

纤维成像术对图像质量和采集参数很敏感。与使用的方法有关，一个扭曲的像素都能使整个纤维混乱，导致其提前中断或误入歧途 [8]。另外，成像参数的选择——如扩散方向数、扩散加权强度和体素大小——也可使最后的成像结果发生一定的变化。另一个局限性直接源自这样一个事实，即许多纤维束成像算法假设水分子的主要扩散方向（通常由一个数学模型表示）和其相应像素内的主要纤维方向是一致的 [3,9]。这种假设只在某些纤维结构中有

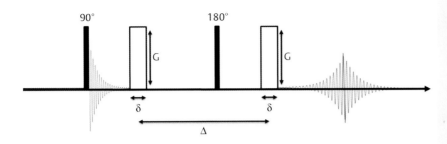

图 9.1　脉冲梯度自旋回波序列　在 90° 脉冲之后，首先施加第一个幅度为 G 的扩散编码梯度。在 180 度脉冲后再次施加扩散编码梯度脉冲。在扩散时间（ Δ ）内，运动的粒子在每个扩散梯度脉冲内将积累不同的相位偏移，这使质子发生不完全聚相位，继而信号发生衰减

效，在最终的成像结果中会导致一定数量的假阳性或假阴性纤维。此外，DWI 无法提供神经突触位置的信息，突触结构在确定纤维起始端与终端或者分辨轴突通路的传入与传出端中非常重要[7]。除了依赖于准确、有效的后处理步骤，纤维成像术在不同的算法和被试（subject）之间还显示出很大的变异性。这是由于不同算法采用的假设不同，以及它们有时复杂的参数化。许多研究也观察到，使用现有的示踪方法，WM 的边界常会被低估[6,10]。

在过去几年中，大量的研究努力在各个层面上解决这些问题，包括优化采集序列研究[11-13]、新型预处理和扩散建模技术研究[14-15]，还有种类各异的纤维成像方法研究[16]，范围从局部确定性方法到概率性方法，再到全脑 WM 成像术。随着这些新想法和方法被提出，一系列新问题变得越来越重要：

哪一种方法最好？有没有一种最好的方法可以应对目前所有的任务？在纤维束成像方面，"最好"意味着什么？

简言之，怎样评价纤维束成像？尽管无法完整地解答这些问题，本章将尽量解释不同方法的优点和缺点，描述评价一个完整 DTI 流程的方法和手段，然后介绍怎样将其应用到患者中（第 10 和 11 章）。本章讨论 DWI- 衍生信号建模和纤维示踪常用的方法。

9.2　扩散加权成像（DWI）

理论上，任何传统的 MRI 序列加上强的磁场梯度都可用作扩散成像。DWI 的基本原理是，梯度磁场中运动的粒子以累积不同位置相位的方式记录运动过程。Stejskal 和 Tanner[17]提出了一个以脉冲场梯度自旋回波（pulsed field gradient spin-echo, PFGSE）为基础的

DWI 序列。此序列在 180 度脉冲之前施加一个强的扩散编码梯度脉冲，幅度和方向为 G。在应用梯度的时间 δ 内，沿着这个方向的不同位置的粒子将累积形成一个相位差 Φ_1。这里我们假设 δ 足够短，在应用梯度脉冲这段时间内发生的扩散微乎其微（窄脉冲逼近）。在 180 度脉冲后，再次使用扩散编码梯度脉冲，产生第二次相位偏移 Φ_2（图 9.1）。

对所有静止的粒子，净相位偏移为 $\Phi_1 - \Phi_2 = \Phi_1 - \Phi_1 = 0$。负号是使用了 180 度回波脉冲所致。在 Δ 时间内移动的粒子在第一次和第二次梯度脉冲之间获得相位差。结果是净相位偏移 $\Phi_{diff} = \Phi_1 - \Phi_2 \neq 0$。因为随机扩散的粒子累积不同的相位偏移 Φ_{diff}，当粒子沿着梯度方向扩散时测量的信号相对参考测量信号 S_0（未使用梯度时）将会衰减。因扩散导致的信号衰减通常表述如下：

$$E(q) = \frac{S(q)}{S_0} \qquad (9.1)$$

其中 $q = \gamma G \delta$。某个测得的 E（q）可被设想为在一个 3D 空间中的一点，进一步表示为 q- 空间。当自旋从 x_1 开始 x_2 结束时，自旋的净相移被重写为 $\Phi_{diff} = -q(x_1 - x_2)$，其信号衰减可用以下方程描述：

$$E(q) = \int \rho(x_1) \int P(x_1, x_2, \Delta) e^{-iq(x_2 - x_1)} dx_1 dx_2 \qquad (9.2)$$

这里的 $\rho(x_1)$ 是在位置 x_1 时自旋的密度，$P(x_1, x_2, \Delta)$ 是扩散传播。在高斯扩散传播中，方程 9.2 可改写成以下形式：

$$E(q) = e^{-q^2(\Delta - \frac{\delta}{3})D} = e^{-bD} \qquad (9.3)$$

因子 $b = q^2(\Delta - \frac{\delta}{3})$，首先由 Bihan 和 Breton[18]提出，被称为 b- 值，用来描述扩散加权的强度。用方程 9.3 很容易计算 D。因为液体的扩散系数是常量，但测量获得的值根据 q 和组织

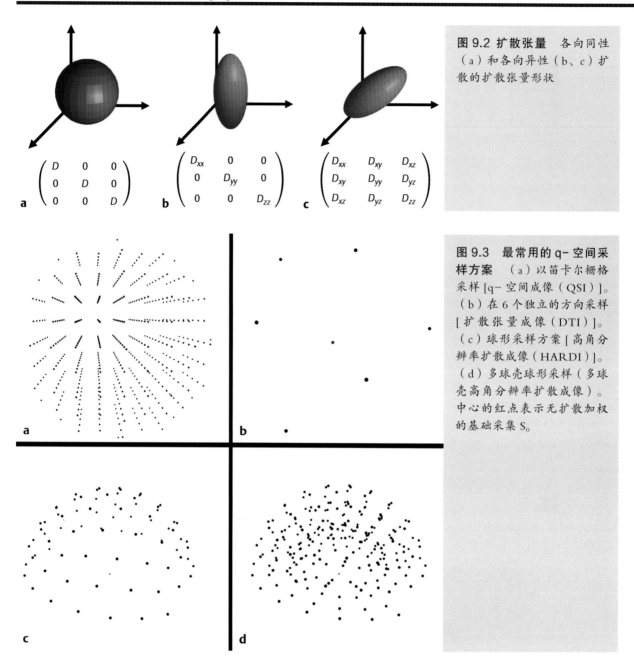

图9.2 扩散张量 各向同性（a）和各向异性（b、c）扩散的扩散张量形状

图9.3 最常用的q-空间采样方案 （a）以笛卡尔栅格采样[q-空间成像（QSI）]。（b）在6个独立的方向采样[扩散张量成像（DTI）]。（c）球形采样方案[高角分辨率扩散成像（HARDI）]。（d）多球壳球形采样（多球壳高角分辨率扩散成像）。中心的红点表示无扩散加权的基础采集 S_0

结构有所不同，因此，D 被表示为表观扩散系数（apparent diffusion coefficient, ADC）。如果事先不知道扩散传播的形状，可以通过对被测数据假设某些传播特征来拟合数学模型，也可以从 q-空间数据直接估算所谓的总体平均传播函数（EAP）。使用净位移变量 $=x_1-x_2$，EAP 可通过下式定义：

$$-P(x,t) = \int \rho(x_1) P(x_1, x_2 + x, t) dx_1 \quad (9.4)$$

有了方程9.4，方程9.2可被简化为：

$$E(q) = \int -P(x, \Delta) e^{-iqx} dx \quad (9.5)$$

方程9.5中的 EAP 可通过反傅里叶变换求得。这一技术被称为 q-空间成像（QSI）[19-20]或 DSI[21-23]。

9.3 各向异性 DWI 信号的数学建模

如在 QSI 和 DSI 中直接计算 EAP，需要一个密集采样的 q-空间，这要用很长的采集时间。通过对测量的数据拟合数学模型，从较少采样的 q-空间中可以获得 EAP 或其描述的组织结构的近似值。为重建这种近似值，有大量方法被提出，作者在这一节中介绍几种最常用的技术。

9.3.1　扩散张量成像

最简单的各向异性扩散模型基于所谓的扩散张量（diffusion tensor, DT），假设 EAP 可以用一个可能为各向异性的 3D 高斯分布来描述。DT 可用一个 3×3 的矩阵 D 来描述，包含其对角线上扩散本征值。其他矩阵元素描述沿着 3 个坐标轴的扩散之间的相关性。扩散张量矩阵可用一个指向最大扩散方向的 3D 椭球体来描述（图 9.2）。由于 DT 矩阵是一个对称性的矩阵，采集 6 个不同方向上的信号 S（q）加上一个没有扩散加权的参考信号 S_0，即足以用来拟合张量。最后，方程 9.3 可被改写为：

$$E(q) = e^{-bq^T D q} \qquad (9.6)$$

这里的 q=q/|q|，是标准化的 q- 空间向量，指向磁场梯度 G 的方向。扩散张量的拟合方法有几种，但最常用的是简单最小二乘法。

这种成像技术被称为 DTI，首先由 Basser 等[24]提出。尽管其比较简单，或者恰恰是由于简单，DT 仍是最常用的描绘 EAP 形状的模型，最少在临床情况中如此。

9.3.2　高角分辨率扩散成像

在许多情况下，高斯 EAP 的假设不能成立，例如存在交叉纤维以及使用更高的 b 值时。因此，在这些情况下，DT 不能准确描绘相应图像体素内的扩散进程。为分辨这些复杂的纤维结构（在一个典型的脑图像中，有超过 1/3 的体素存在交叉结构[25]），或评价微结构组织参数，需要更复杂的模型，以及更多的信息。常用的一个介于全 q- 空间采样的 QSI 和 6 个方向采集的 DTI 之间的是 HARDI 采集方案。在 HARDI 中，采集的 q- 空间点呈球形分布在 q- 空间中心的周围，可能使用多球壳（例如使用多 b 值）。图 9.3 说明最常用的 q- 空间采样方案。

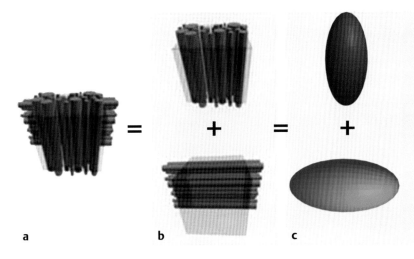

a　　　　　b　　　　　c

图 9.4　多张量信号建模　多张量模型假设每个体素包含数量不同的纤维簇（此处为两个），每个都能使用高斯分布模拟。信号被模拟为这些分布的加权和。经许可，引自 Seunarine KK, Alexander DC. Multiple fibers: beyond the diffusion tensor//Johansen-Berg H, Behrens, TEJ. Diffusion MRI: From Quantitative Measurement to In-Vivo Neuroanatomy. Burlington, MA: Elsevier Academic Press,2009: 55-72

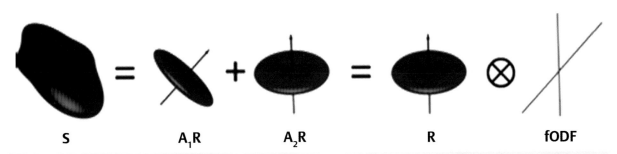

S　　　　A_1R　　　　A_2R　　　　R　　　　fODF

图 9.5　R 的卷积和纤维方向分布函数　与多张量模型类似，球形去卷积（SD）将每个体素的信号（S）建模为绕纤维簇方向旋转，旋转矩阵为 A1 和 A2 的响应函数（R）的加权和，相当于 R 的卷积和纤维方向分布函数（fODF）。信号因此可通过使用 R 对 S 去卷积获得。经许可，引自 Seunarine KK, Alexander DC. Multiple fibers: beyond the diffusion tensor//Johansen-Berg H, Behrens, TE. Diffusion MRI: From Quantitative Measurement to In-Vivo Neuroanatomy. Burlington, MA: Elsevier Academic Press,2009: 55-72

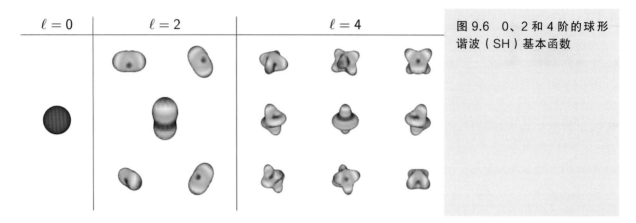

图9.6　0、2和4阶的球形谐波（SH）基本函数

9.3.3　多张量重建和多室模型

除了对采集的数据使用单张量模型拟合外，也可以对多群纤维或纤维分隔使用多个张量的混合。该技术假设每个体素包含不同数量（n）的纤维簇，扩散的分子在这些纤维簇之间不发生交换，扩散张量对方向上连续的纤维束是适用的模型。因此可以写成和的形式：

$$E(q) = \sum_{i=1}^{\eta} w_i e^{-bq^T D_i q} \qquad (9.7)$$

分隔数的加权为 w_i。此方法的缺点是需要预先知道纤维簇的数量 n。另外，需要使用非线性优化拟合模型的参数 D_i。图9.4解释了 $n=2$ 时的计算方法。已有几种多张量重建方法被使用，使用不同的限制使拟合稳定，当 n 较大时需要大量的参数，拟合变得困难[11,23,26-27]。

大量其他的多室模型也已经被开发应用。除了计算某个体素内主要的纤维走向，大多数技术试图获得不同细胞结构容积分数的相关信息。这种信号建模的一个例子是由 Assaf 和 Basser[28] 提出的扩散混合受阻与受限模型（composite hindered and restricted model of diffusion，CHARMED）。Panagiotaki 等[29] 为目前可用的大量不同隔室模型提出一个全面的分类。这些模型试图解释轴突内扩散的受限，轴突间扩散的受阻，以及余下的各向同性水扩散。其他方法试图获得像轴突直径或纤维分布等微结构特征[30-31]。然而，所有这些建模技术依赖于单室模型参数的表达，并对人体组织的扩散性质进行了大量的假设和限制。

9.3.4　球形去卷积

与前面描述的多张量模型类似，该方法也假设测量的 HARDI 信号包含了不同纤维隔室信号的加权和。这相当于将信号建模为纤维方向分布函数（fiber orientation distribution function, fODF）的卷积，该函数描绘了体素内纤维的分布，建模使用单一纤维产生的信号（响应函数，图9.5）。这种方法假设单一纤维的扩散特性在整个大脑内是恒定的，各向异性的不同纯粹是部分容积效应所致。进而，它还假设方向不同的纤维群之间没有扩散分子的交换。响应函数可以被明确模拟，或者通过对各向异性最大体素的信号进行校准和平均，直接从数据中获得[25]。继而，fODF 可以使用响应函数对信号去卷积获得。该 fODF 的峰值大小包含了单一纤维群容积分数的相关信息。通过使用线性基础模拟响应函数 [如球谐（spherical harmonics, SH）基础]，去卷积步骤减至单个矩阵乘法。与多张量模型相比，球形去卷积（spherical deconvolution, SD）最大的优点是无须预知每个体素中纤维的数量。

该方法最大的缺点是依赖于其估算的去卷积内核，并对噪声敏感，导致出现大量的虚假峰。Tournier 等[32] 对 SD 方法进行了调整，在保持高角分辨率的同时去除 fODF 的伪峰和负瓣，称为超分辨限制性球形去卷积（constrained spherical deconvolution, CSD）。

9.3.5　持续角结构 MRI

Jonsons 和 Alexander[33] 提出将扩散传播函数映射到一个球上，生成一个类似 fODF 的结构，称为持续角结构（persistent angular structure, PAS）。PAS 被定义为在球面上，出现傅里叶变换时，可对标准化扩散加权信号进行最佳解释的函数。最初应用时使用 PAS 的最大熵参量化，施加很少的假设，因此能够很好地捕捉到 PAS 的真实形状。该方法主要的缺陷

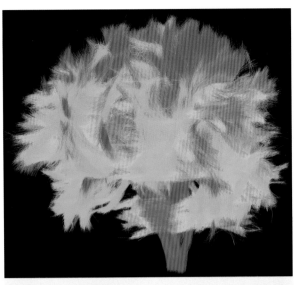

图 9.7 全脑纤维束成像 左右走向的纤维以红色显示，前后向为绿色，头足向为蓝色

是非线性优化需要耗费大量的计算，对于整个大脑需要进行连续数天的长时间计算。替代的方法[34-35]使用一个线性的 SH 基础，大大加快了进程，但同时降低了 PAS 评估的准确性。

9.3.6 Q-Ball 成像

Q-ball 成像方法与 EAP 近似，使用一个扩散方向分布函数（diffusion orientation distribution function, dODF），该函数被定义为 EAP 在单位球面上的径向投影。为了从采集的 HARDI 数据计算 dODF，需要使用定义为球形函数的转换，即 Funk-Radon 转换（Funk-Radon transform, FRT）。在 x 方向上评估一个函数的 FRT 是通过信号值 S（q）的积分计算获得的，S（q）位于垂直于 x 的平面内半径为 rq 的环上。这种变换被用于计算一组离散的 dODF 值：

$$dODF(x) = \int_q S(q)\delta(xq)\delta(|q| - r_q) \quad (9.8)$$

为计算这个积分，获得的 S（q）离散值必须进行内插。最初由 Tuch[36]介绍应用，使用径向基函数进行插值。其他方法使用 SH 基础，它的优点是可以解析计算方程 9.8 中的 FRT，信号的表现形式变得更加紧凑[37]。随着 SH 基函数的阶 l 的增加，更多的细节可被模拟出来（图 9.6），当然，是以使用更多的参数和不太稳健的拟合为代价的。Aganj 等[38]对 Q-Ball 算法进行了进一步扩展。最初计算 dODF 时使用 EAP 在球上的径向投影，未考虑体积元的二次变化，

从而降低了 dODF 整体的清晰度，导致需要进行标准化处理。Aganj 等[39]通过考虑 EAP 径向投射中的二次常固角因子 r^2，使用 dODF 数学上的正确定义，对原始算法进行了改进：

$$dODF(x) = \int_0^\infty -P(xr_q)r_q^2 dr_q \quad (9.9)$$

Q-Ball 成像的优点除了速度和稳定性外，还包括无须对传播形状进行任何假设。也有人提出改进，对多 b- 值采集数据的信息进行积分[39]。然而，与重建 fODF 的算法相比，dODF 生成的峰不那么尖锐和准确，这一点这对许多纤维示踪算法是非常重要的。

9.4 纤维束示踪

纤维素示踪算法试图从获得的基于体素的信息中，准确评估纤维路径（图 9.7）。现有的纤维束示踪算法种类很多，大致可分为局部和全脑两类。下面这部分内容将对一些最常用纤维束示踪方法的基本原理进行简要叙述。

9.4.1 使用局部信息的示踪

确定性局部示踪方法通过各体素主要纤维方向的信息，一次重建一根纤维，并连续将相邻纤维段加入（线传播技术）[40-45]。尽管多数算法在计算上是高效的，但它们难以解决图像伪影或复杂的纤维结构问题，如交叉或接触的纤维[46]。概率性算法从局部的概率性分布中对下一个传播方向进行采样，将局部纤维方向的不确定性纳入考虑[47-54]。这种纤维方向的概率性采样使这些方法既克服了图像的模糊，也纳入了除最可能纤维进程之外其他的纤维进程。其他的局部示踪方法试图将纤维束追踪作为一个分段的任务，例如使用隐藏的 Markov 随机场将 WM 束模拟为相干扩散区[55]，或使用快速行进方法将纤维束模拟为一个表面，该表面根据沿着表面法线的局部扩散率进行变化[56-58]。此外，还有多级方法，该方法中实际的纤维束成像由此前图索获得的连接信息进行指导[59-60]。尽管存在这些明显的局限性，特别是在交叉区域，线传播技术仍是最常用的方法，主要是由于它们相对简单、有广泛的可用性以及计算性能。

9.4.2 确定性流线成像

首个确定性流线示踪方法——连续示踪纤维分配（FACT）——由 Mori 等[44]提出。在这

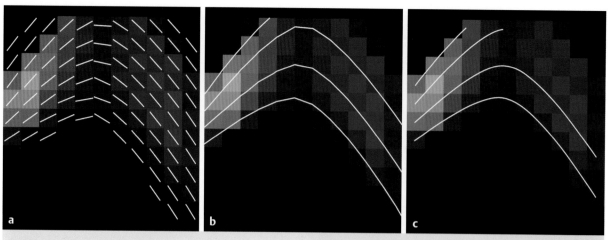

图9.8　确定性流线纤维束成像　基于扩散张量模型的简单的线传播技术，沿着该体素的主要扩散张量（DT）本征向量（a）。基于近邻的连续示踪纤维分配（FACT）算法（b）和使用线性插值张量场的线传播技术（c）的差别，后一种生成更为平滑的WM束播散

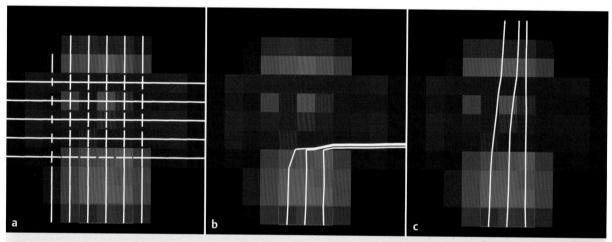

图9.9　张量线纤维束成像　（a）每个体素内真实的纤维方向。由于扩散张量不能解决交叉状态，连续示踪纤维分配（FACT）纤维束成像不能追踪通过交叉处的纤维，只能停止或偏离（b）。使用张量偏转可解决交叉问题（c）。播种区域以红框显示在图像底部

种线传播技术中，体素内主要DT本征向量确定下一个传播步级的方向。已出现多种对经典的FACT算法进行的改编，包括离散张量场的不同插值方法（图9.8）和高阶积分方法（如Euler和Runge-Kutta）[40,42]，以及基于PAS、Q-Ball和CSD等建模技术，扩展到各体素的多个纤维方向[61-62]。

9.4.3　张量线纤维束成像

图像噪声、部分容积效应和复杂纤维结构会影响主要DT本征向量的方向，这使简单的流线技术，如FACT，累积了流线中每个传播步级的错误。Weinstein等[63]和Lazar等[64]介绍了一种称为张量偏转（tensor deflection，TEND）的技术，使用整个张量D来确定WM束传播的方向v_{out}：

$$v_{out} = f_{e_i} + (1-f)((1-g)v_{in} + gDv_{in})(10)v_{out}$$
$$= f_{e_i} + (1-f)((1-g)v_{in} + gDv_{in})$$

$$（9.10）$$

这里的e_1是最大本征向量的方向，v_{in}是上一个传播步级的方向，f和g是e_1、进入方向v_{in}和实际张量偏转Dv_{in}之间的加权因子。D只将传入向量弯向主要本征向量的方向，而不是简单的设置$v_{out}=e_1$，这直接限制了曲率，生成更为平滑的纤维束，并可使示踪在各向异性区域内进行，在这些区域内传统的张量流线技术不能追踪正确的纤维轨迹（图9.9）。将f设为1则相当于执行FACT纤维束成像。基于

TEND 的成像方法被称为张量线纤维束成像。

9.4.4　使用状态空间模型的纤维束成像

　　另一个克服简单流线纤维束成像限制的方法是在传播流线的同时使用状态空间模型评价扩散模型参数[65]。由 Malcolm 等[66]提出的方法使用一个无痕的 Kalman 过滤对数据进行非线性拟合多张量模型。这种过滤根据最后传播步级的模型参数为当前位置的信号生成候选模型。然后，流线传播进入候选模型评估的方向，该候选模型与当前位置的信号是最符合的。以这种方法进行因果评估生成真正平滑的纤维轨迹，并减少建模错误。这种方法的缺点是，相比其他局部纤维束成像技术，计算工作量比较大。

9.4.5　播种和终止

　　对于所有局部纤维束成像方法，需要确定纤维的起始点（种子点）。根据任务要求、方法和设备，可使用不同的播种策略，例如，播种在全脑或仅某个感兴趣区（region of interest, ROI），每个体素放置单个或多个种子点，对图像容积内的种子点使用固定或随机的位置。或者，有些方法使用相反的策略，在整个图像容积内放置种子点，并只保留通过某个特定 ROI 的纤维。流线播散常用的停止标准是设置部分各向异性（fractional anisotropy, FA）、纤维束曲率和最大纤维长度的阈值。FA 是一个常用的指标，用来确定一个张量的各向异性程度，FA 值介于 0（完全各向同性）和 1（最大各向异性）之间。单个 WM 纤维体素的 FA 值常大于 0.2[67]。

9.4.6　全脑纤维束成像

　　全脑成像试图同时重建所有纤维，寻找最佳效果。尽管计算上难度很大，但全脑方法获得的结果更为可靠[68]。基于向量场调整的方法通过纳入紧邻纤维的信息推断局部纤维方向信息，是第一种本着全脑纤维束成像为精神，而不是单纯根据局部信息进行纤维束播散的技术[69]。其他方法试图通过随机游走算法[70]或为输入图像的 Hough 转换提供的一系列候选轨迹进行分配分数选举的方法重建全脑 WM 纤维[71]。基于能量方法的发展和它们最近在计算效率上的提高推动了全脑纤维成像的发展[72]。Reisert 等[72]提出的全脑纤维束成像算法

的基本理念是，使用最小化两个能量项为图像数据 D 拟合模型 M，该模型包含有方向的点（颗粒）以及颗粒之间的连接。第一个能量被称为外部能量（Eext），测量从当前模型组合中计算获得的一个人工信号和原始图像数据之间的距离（即外部能量确保 M 能够以最可能的途径解释信号）。第二个能量是内部能量（Eint），将某些限制应用于模型本身。它的目的是形成长而直的纤维。通过最小化 Eint，该模型以与神经纤维结构知识一致的方式成型。每个颗粒能以其某一个终点与另一个颗粒连接。一连串连接的点就代表一根纤维。如果两个连接粒子的终点靠近并且指向同一个方向，则这两个粒子连接的可能性较小。为优化模型，整个过程被公式化为图像数据 D 通过模型 M 处理后的最大的验后概率：

$$P(M|D) = e^{-E_{int}(M)/T - E_{ext}(M,D)/T} \qquad (9.11)$$

　　通过将随机变化引入模型 M 后使 P（M|D）最大化。由此产生模型配置 M′，根据从 P（M′|D）和 P（M′|D）计算获得的某一比例接受或拒绝 M′。通过连续的降低温度 T，越来越可能使其聚集到一个稳定和理想的模型配置。

9.5　各向异性环境中扩散模型的活体评价

　　在接下来这一部分，作者将尝试阐述常见的信号模型和纤维示踪算法组合的表现。为此，局部定向纤维合理性（local directional fiber plausibility, LDFP）超过 13 000 的纤维成像纳入评价。LDFP 的概念使所有研究类型，包括活体研究获得的纤维束成像都能够被评价，而其他自动和定量评价的概念通常限于虚拟或尸体的数据。LDFP 对某成像算法重建的纤维结构是否准确表现其主要纤维的方向进行评价。为此，该成像方法基于体素的方向性错误将根据一个参考标准直接计算。如果不能获得参考标准，如对活体数据，则使用高质量的参考数据集，该数据集允许对局部的纤维结构进行可靠的评价。然后，该参考数据集被用来评价仅以减少信息的参考数据子集运行的算法，以更好地反映真实的临床情景，而临床上由于时间限制，高质量数据集的采集通常是不现实的。

　　展示的结果使用了人脑连接组计划

（human connectome project, HCP）（http://humanconnectome.org）发布的 Q1 数据中的 10 个扩散加权数据集。所有数据集使用圣路易斯华盛顿大学的一台西门子 Skyra 3T 扫描仪（Siemens Medical Solutions USA, Inc., Malvern, PA）采集[73]。这些扫描仪配备一套高端梯度线圈，使扩散编码梯度强度达到 100mT/m。采集参数如下，3 个 b 值：1000s/mm²、2000s/mm² 和 3000s/mm²，每个 b 值使用 90 个梯度方向，球形分布在半壳上[74]。另采集 18 个无扩散加权（每个 b 值 6 个）的容积数据，各向同性体素大小 1.25mm，共 111 层覆盖全脑，TR/TE：5520/89.5ms，带宽：1488Hz/P。

所有数据集进行头动、涡电流和磁化率变形校正，总体上质量很高。因此，这些数据集满足所有的先决条件，可作为评价纤维束成像的 LDFP 的高质量参考。所有 10 组活体数据使用以下的纤维束成像和局部模型方法进行全脑纤维束成像。

局部模型：

• 扩散张量（DT）
• Q-ball
• CSA Q-ball
• CSD

纤维束成像算法：

• 确定性流线
• 概率性流线
• 全脑 Gibbs 纤维束成像

纤维束成像使用下面这些参数所有的组合：

• 流线纤维束成像：
  ○ 步级大小：0.3mm、0.6mm、1mm 和 3mm
  ○ 曲率半径：0.3mm、0.6mm、1mm 和 3mm
• 全脑 Gibbs 纤维束成像：
  ○ 迭代：1×10^6、5×10^6、10^7、5×10^7、1×10^8
  ○ 曲率阈值：45 度
  ○ 颗粒长度：1.25mm、2.5mm 和 3.75mm
  ○ 颗粒宽度：0.1mm、0.5mm、1.2mm 和 3mm

所有数据的纤维束成像均限制在由 Freesurfer recon-all 命令生成的 WM 蒙版像内[28]。

每种成像的 LDFP 评价在各自 HCP 数据的 WM 内的 3 个感兴趣区内进行：

表 9.1　在感兴趣区 -1 内，所有的算法和局部模型获得的活体内最佳局部定向纤维合理性（LDFP）结果

	扩散张量（度）	Q-ball（度）	恒固角（CSA）Q-ball（度）	限制性球形去卷积（度）
确定性流线	39.4	26.9	74.8	9.2
全脑 Gibbs	38.3	32.3	21.5	11.4
概率性流线	39.2	41.1	36.4	15.9

在交叉纤维区域，所有使用限制性球形去卷积（CSD）作为局部模型的算法生成的角误差最小（深蓝格）

表 9.2　在感兴趣区 -2 内，所有的算法和局部模型获得的活体内最佳局部定向纤维合理性（LDFP）结果

	扩散张量（度）	Q-ball（度）	恒固角（CSA）Q-ball（度）	限制性球形去卷积（度）
确定性流线	6.5	5.4	13.5	7.8
全脑 Gibbs	8.4	7.5	7.6	8.2
概率性流线	6.9	54.9	13.3	9.8

在单纤维区域，所有使用更平滑和稳健模型的算法，如扩散张量（DT），生成的结果最佳（深蓝格）

表 9.3　在感兴趣区 -3 内，所有的算法和局部模型获得的活体内最佳局部定向纤维合理性（LDFP）结果

	扩散张量（度）	Q-ball（度）	恒固角（CSA）Q-ball（度）	限制性球形去卷积（度）
确定性流线	11.0	8.0	39.1	8.5
全脑 Gibbs	12.7	11.2	9.9	9.3
概率性流线	11.4	50.8	18.2	11.6

每种算法在各使用一种不同的局部模型评价完整的 WM 时生成的角误差最小（深蓝格）

表 9.4　在感兴趣区 -1 和 2 内获得的最佳平均局部定向纤维合理性（LDFP）结果

	扩散张量（度）	Q-ball（度）	恒固角（CSA）Q-ball（度）	限制性球形去卷积（度）
确定性流线	23.6	16.49	44.77	8.64
全脑 Gibbs	25.05	20.89	14.66	9.88
概率性流线	23.14	48.14	27.31	13.01

ROI-1 和 ROI-2 的最佳平均 LDFP 结果。与单独在交叉区域 ROI-1 内评价类似，使用 CSD 局部模型获得两个 ROI 的平均结果最佳（深蓝格）

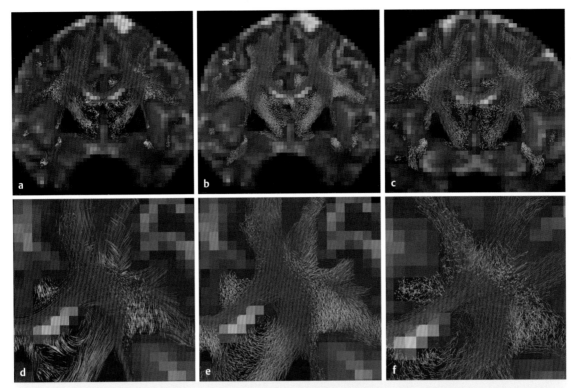

图 9.10　在感兴趣区 -1（ROI-1）内角误差最小的纤维束成像（表 9.1）　图像显示使用各纤维束成像算法的冠状面和胼胝体（CC）、皮质脊髓束（CST）和上纵束（SLF）交叉部位的特写，成像算法分别为确定性 CSD（a、d）、概率性 CSD（b、e）和全脑 CSD 纤维束成像（c、f）

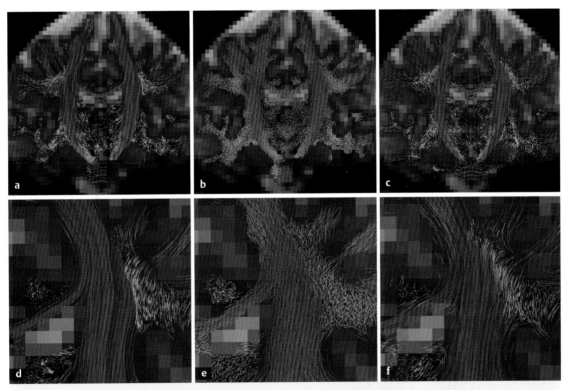

图 9.11　在感兴趣区 -2（ROI-2）内角误差最小的纤维束成像（表 9.2）　图像显示使用各纤维束成像算法的冠状面和胼胝体（CC）、皮质脊髓束（CST）和上纵束（SLF）交叉部位的特写，成像算法分别为确定性 Q-ball（a、d）、全脑 Q-ball（b、e）和概率性 DT 纤维束成像（c、f）

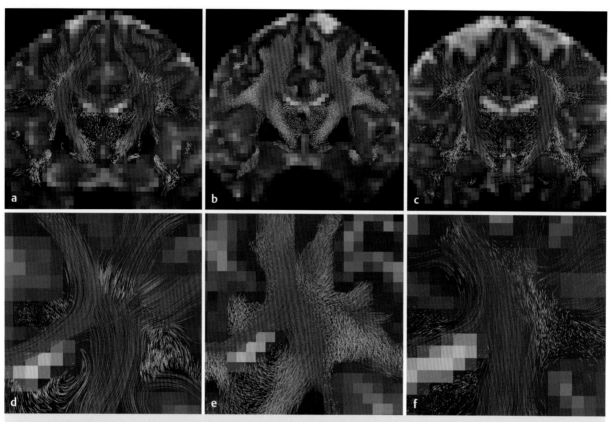

图9.12　在感兴趣区-3（ROI-3）内角误差最小的纤维束成像（表9.3） 图像显示使用各纤维束成像算法的冠状面和胼胝体（CC）、皮质脊髓束（CST）和上纵束（SLF）之间交叉部位的特写，成像算法分别为确定性Q-ball（a、d）、全脑CSD（b、e）和概率性DT纤维束成像（c、f）

- ROI-1包含WM内含交叉纤维的所有体素（即超过一个纤维方向）。
- ROI-2包含WM内所有单纤维体素。
- ROI-3包含所有WM体素。

9.5.1　结果

对所有的ROI而言，与DT或CSD局部模型协作的所有算法获得的最佳结果显示变异最小。在交叉纤维区域（ROI-1），所有使用CSD局部模型的算法表现最佳（表9.1）。在单纤维区（ROI-2），更平滑的DT和Q-ball模型表现最佳（表9.2）。如果在整个WM（ROI-3）内评价，使用DT模型获得的概率性结果最佳，使用Q-ball模型获得的确定性结果最佳，使用CSD获得的全脑结果最佳（表9.3）。使用CSA Q-ball的任何算法均未能获得最佳结果。确定性方法在所有感兴趣区内表现最佳。图9.10、图9.11和图9.12显示根据各ROI分类的每种算法产生最小角误差的纤维束成像。

由于在参考数据集内，单纤维体素的数量超过交叉纤维体素约3倍，ROI-3的LDFP结果强烈偏向最佳单纤维的结果。表9.4显示获得ROI-1和ROI-2最佳平均结果的流程的角误差，无论每个区域体素的数量多少，交叉和单纤维体素的结果的权重相同。与ROI-1的结果相似，在这种情况下，所有使用CSD局部模型的算法表现最佳。

不同纤维束成像参数对各ROI和确定性、概率性、全脑算法的影响分别进行分析。在所有的ROI中，步长递减使角误差减小（图9.13a~c）。降低最小曲率阈值（可使纤维曲率更大），有相似但较小的效应，并且仅对确定性算法有效。对概率性算法，降低曲率阈值使角误差升高，对单纤维区（ROI-2）和完整的WM蒙版区（ROI-3）都是如此（图9.13e、f）。在交叉纤维区，对最小曲率阈值，误差先降低，但又再次升高（图9.13d）。

全脑Gibbs纤维束示踪结果对所有参数及ROI区均显示一致的趋势。随着粒子长度的增加，角误差升高（图9.14a~c）。增加粒子宽度后观察到相似的趋势，较小的粒子宽度

（≤ 1mm）生成相对稳定的角误差，较大时误差明显升高。增加迭代次数可获得较低的角误差（图 9.14d~i）。

9.6 结 论

对纤维束成像能下的一个主要结论是，目前不存在"完美的"纤维束成像算法，特别是不在活体条件下。所有的方法都显示出某些长处和短处，在为某个特殊任务选择某一种算法时需要仔细权衡。接下来，我们总结一下关于局部信号建模和纤维示踪的关键问题。

9.6.1 局部信号建模

关于 DWI- 衍生信号的局部建模，可以得出以下结论：

● 在交叉纤维情况下，CSD 比其他模型好得多。

● 在单一纤维情况下，更平滑的模型如 DT 和 Q-ball，取决于算法，表现最好。

然而，模型之间的差别相对较小。除了 Q-ball 概率流线纤维束成像，使用所有其他被评估的模型和算法的组合均可获得合理的结果：

● ROI-1 和 ROI-2 的最小平均角误差始终指向 CSD 对所有算法均是最合适的局部模型。

● 总是产生高角误差的纤维束成像算法和局部模型的组合是 CSA Q-ball 确定性纤维束成像和 Q-ball 概率性纤维束成像。应该避免使用这些组合。

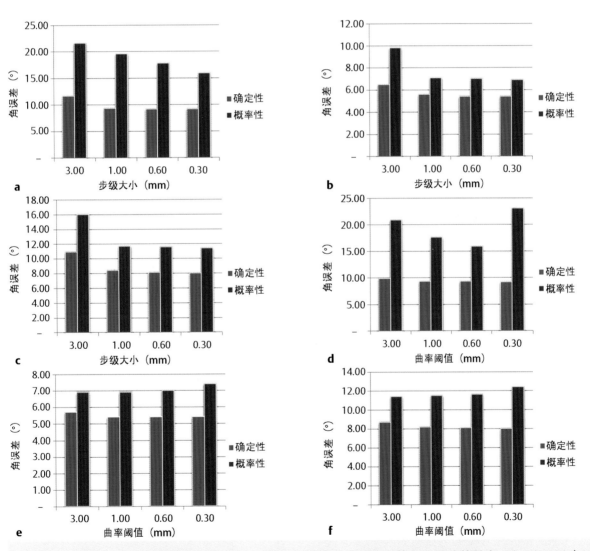

图 9.13 步级大小（a~c）和曲率阈值（d~f）参数对局部定向纤维合理性（LDFP）的影响 使用较小的步级，所有算法和所有感兴趣区内的角误差减小。使用较小的曲率阈值，所有感兴趣区内的确定性算法的误差减少。对于概率性算法，结果更依赖于 ROI，使用更小的曲率阈值总体的角误差甚至升高（c）

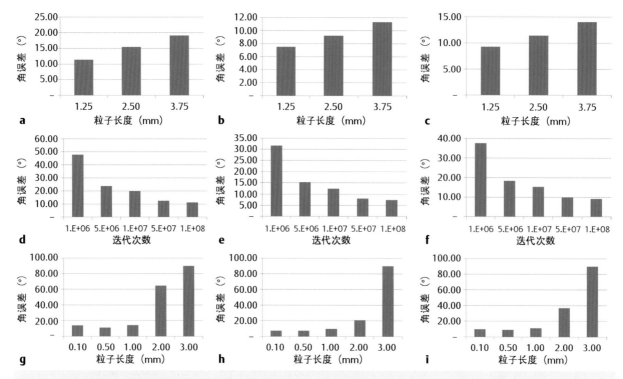

图 9.14　全脑纤维束成像粒子长度、宽度和重复数量对局部定向纤维合理性（LDFP）的影响　粒子长度或宽度的增加使各感兴趣区（ROI）内的角误差增加，而增加重复次数则减小误差

在被研究的模型中，CSD 始终是表现最佳的模型之一，当没有把握时可推荐作为默认的模型。平滑模型，如 Q-ball，使用概率纤维束成像时表现特别差，需要设置较小的角度避免过度的任意方向采样。此结果和与既往研究结果一致[75-78]。

整体而言，研究结果强有力地表明，需要超越 DTI 进行有意义的纤维束成像，特别是对临床应用，而临床上 DTI 仍是目前最常用的方法！

9.6.2　纤维束示踪

接下来是纤维束成像算法，当前最先进算法的一个主要的问题是大量的纤维过早地在 WM 内中断[67-68]。对纯 DWI 数据驱动的方法，这是一个普遍问题，因为它需要 DWI 数据集内不含有的额外信息。纤维束成像算法无法明确纤维在哪里开始，在哪里结束，因为 DWI 只提供体素内部的方向信息。全脑 Gibbs 纤维束成像算法或在线滤过纤维束成像（online filtering tractography，OFT）尝试在示踪过程中纳入一些先验知识来解决这一问题，而在示踪过程中纳入一些先验知识来解决问题被证明是一种成功的方法，也为既往研究所证实[77]。这

些使用先验信息指导纤维束成像过程的努力可被进一步应用在 DWI 以外，如 fMRI 和基于图像的组织分类。除了加紧开发多模态（已被证明成功用于纤维束成像之外的许多其他任务），一种很有前途的、纯粹基于 DWI 的方法将微结构信息纳入成像过程，目前还很少使用[79-80]。选择合适的纤维束成像算法、局部建模方法和相应的参数化对完成如神经连接、手术计划和基于纤维束成像结果的组织定量评价意义重大。手术计划需要对感兴趣的 WM 束进行完全的重建。低估这样的 WM 束可能对患者造成严重的损伤[81]。另一方面，高估感兴趣的 WM 束可能使肿瘤切除不完全，显著影响患者术后的生存率[82]。

（闵志刚　译，张　明　审校）

参考文献

[1] Ciccarelli O, Catani M, Johansen-Berg H, et al. Diffusion-based tractography in neurological disorders: concepts, applications, and future developments. Lancet Neurol, 2008, 7: 715–727

[2] Hüppi PS, Dubois J. Diffusion tensor imaging of brain development. Semin Fetal Neonatal Med, 2006, 11:

489–497

[3]　Johansen-Berg H, Behrens TE. Just pretty pictures? What diffusion tractography can add in clinical neuroscience. Curr Opin Neurol, 2006, 19: 379–385

[4]　Mori S, Itoh R, Zhang J, et al. Diffusion tensor imaging of the developing mouse brain. Magn Reson Med, 2001, 46: 18–23

[5]　Sundgren PC, Dong d Gomez-Hassan D, Mukherji SK, et al. Diffusion tensor imaging of the brain: review of clinical applications. Neuroradiology, 2004, 46: 339–350

[6]　Yamada K, Sakai K, Akazawa K, et al. MR tractography: a review of its clinical applications. Magn Reson Med Sci, 2009, 8: 165–174

[7]　Jbabdi S, Lehman JF, Haber SN, et al. Human and monkey ventral pre-frontal fibers use the same organizational principles to reach their targets: tracing versus tractography. J Neurosci, 2013, 33: 3190–3201

[8]　Mori S, van Zijl PC. Fiber tracking: principles and strategies—a technical review. NMR Biomed, 2002, 15: 468–480

[9]　Assaf Y, Pasternak O. Diffusion tensor imaging (DTI)-based white matter mapping in brain research: a review. J Mol Neurosci, 2008, 34: 51–61

[10]　Kinoshita M, Yamada K, Hashimoto N, et al. Fiber-tracking does not accurately estimate size of fiber bundle in pathological condition: initial neurosurgical experience using neuronavigation and subcortical white matter stimulation. Neuroimage, 2005, 25: 424–429

[11]　Alexander DC, Barker GJ. Optimal imaging parameters for fiber-orientation estimation in diffusion MRI. Neuroimage, 2005, 27: 357–367

[12]　Caruyer E, Cheng J, Lenglet C, et al. Optimal design of multiple q-shells experiments for diffusion MRI// MICCAI Workshop on Computational Diffusion MRI. 2011

[13]　Kamath A, Aganj I, Xu JG, et al. Generalized constant solid angle ODF and optimal acquisition protocol for fiber orientation mapping//MICCAI Workshop on Computational Diffusion MRI. Nice, France, 2012

[14]　Alexander DC. Multiple-fiber reconstruction algorithms for diffusion MRI. Ann N Y Acad Sci, 2005b, 1064: 113–133

[15]　Rathi Y, Michailovich O, Shenton ME, et al. Directional functions for orientation distribution estimation. Med Image Anal, 2009, 13: 432–444

[16]　Jbabdi S, Johansen-Berg H. Tractography: where do we go from here? Brain Connect, 2011, 1: 169–183

[17]　Stejskal EO, Tanner JE. Spin diffusion measurements: spin echoes in the presence of a time-dependent field gradient. J Chem Phys, 1965, 42: 288–292

[18]　Bihan D, Breton E. Imagerie de diffusion in vivo par résonance magnétique nucléaire. C R Acad Sci (Paris), 1985, 301: 1109–1112

[19]　Callaghan P, MacGowan D, Packer K, et al. High-resolution q-space imaging in porous structures. J Magn Reson B, 1990, 90: 177–182

[20]　Callaghan PT, Eccles CD, Xia Y. NMR microscopy of dynamic displacements: k-space and q-space imaging. J Phys E Sci Instrum, 1988, 21: 820

[21]　Tuch D, Wiegell M, Reese T, et al. Measuring cortico-cortical connectivity matrices with diffusion spectrum imaging//Proceedings of International Society of Magnetic Resonance in Medicine, 2001: 1

[22]　Wedeen VJ, Hagmann P, Tseng W-YI, et al. Mapping complex tissue architecture with diffusion spectrum magnetic resonance imaging. Magn Reson Med, 2005, 54: 1377–1386

[23]　Kreher BW, Schneider JF, Mader I, et al. Multitensor approach for analysis and tracking of complex fiber configurations. Magn Reson Med, 2005, 54: 1216–1225

[24]　Basser PJ, Mattiello J, LeBihan D. Estimation of the effective self-diffusion tensor from the NMR spin echo. J Magn Reson B, 1994, 103: 247–254

[25]　Tournier JD, Calamante F, Gadian DG, et al. Direct estimation of the fiber orientation density function from diffusion-weighted MRI data using spherical deconvolution. Neuroimage, 2004, 23: 1176–1185

[26]　Chen Y, Guo W, Zeng Q, et al. Recovery of intra-voxel structure from hard DWI//IEEE International Symposium on Biomedical Imaging: From Nano to Macro, 2004, 1028–1031

[27]　Tuch DS, Reese TG, Wiegell MR, et al. High angular resolution diffusion imaging reveals intravoxel white matter fiber heterogeneity. Magn Reson Med, 2002, 48: 577–582

[28]　Assaf Y, Basser PJ. Composite hindered and restricted model of diffusion (CHARMED) MR imaging of the human brain. Neuroimage, 2005, 27: 48–58

[29]　Panagiotaki E, Schneider T, Siow B, et al. Compartment models of the diffusion MR signal in brain white matter: a taxonomy and comparison. Neuroimage, 2012, 59: 2241–2254

[30]　Zhang H, Hubbard PL, Parker GJ, et al. Axon diameter mapping in the presence of orientation dispersion with diffusion MRI. Neuroimage, 2011a, 56: 1301–1315

[31]　Zhang H, Schneider T, Wheeler-Kingshott CA, et al. NODDI: practical in vivo neurite orientation dispersion and density imaging of the human brain. Neuroimage, 2012, 61: 1000–1016

[32] Tournier JD, Calamante F, Connelly A. Robust determination of the fibre orientation distribution in diffusion MRI: non-negativity constrained superresolved spherical deconvolution. Neuroimage, 2007, 35: 1459–1472

[33] Jansons KM, Alexander DC. Persistent Angular Structure: new insights from diffusion MRI data. Dummy version. Inf Process Med Imaging, 2003, 18: 672–683

[34] Alexander DC. Maximum entropy spherical deconvolution for diffusion MRI. Inf Process Med Imaging, 2005a, 19: 76–87

[35] Seunarine KK, Alexander DC. Linear persistent angular structure MRI and non-linear spherical deconvolution for diffusion MRI. Proc Internat Socr Magn Reson Med, 2006, 14: 2726–2726

[36] Tuch DS. Q-ball imaging. Magn Reson Med, 2004, 52: 1358-1372

[37] Descoteaux M, Angelino E, Fitzgibbons S, et al. Regularized, fast, and robust analytical Q-ball imaging. Magn Reson Med, 2007, 58: 497–510

[38] Aganj I, Lenglet C, Sapiro G. ODF reconstruction in q-ball imaging with solid angle consideration//IEEE International Symposium on Biomedical Imaging: From Nano to Macro, 2009: 1398–1401

[39] Aganj I, Lenglet C, Sapiro G, et al. Multiple Q-shell ODF reconstruction in Q-ball imaging. Med Image Comput Comput Assist Interv, 2009b, 12: 423–431

[40] Basser PJ, Pajevic S, Pierpaoli C, et al. In vivo fiber tractography using DT-MRI data. Magn Reson Med, 2000, 44: 625–632

[41] Batchelor PG, Calamante F, Tournier J-D, et al. Quantification of the shape of fiber tracts. Magn Reson Med, 2006, 55: 894–903

[42] Conturo TE, Lori NF, Cull TS, et al. Tracking neuronal fiber pathways in the living human brain. Proc Natl Acad Sci USA, 1999, 96: 10422–10427

[43] Jones DK, Simmons A, Williams SC, et al. Non-invasive assessment of axonal fiber connectivity in the human brain via diffusion tensor MRI. Magn Reson Med, 1999, 42: 37–41

[44] Mori S, Crain B, van Zijl P. 3D brain fiber reconstruction from diffusion MRI//Proceedings of International Conference on Functional Mapping of the Human Brain, 1998

[45] Mori S, Crain BJ, Chacko VP, et al. Three-dimensional tracking of axonal projections in the brain by magnetic resonance imaging. Ann Neurol, 1999, 45: 265–269

[46] Alexander DC, Seunarine KK. Mathematics of crossing fibers//Diffusion MRI: Theory, Methods, and Applications. New York, NY: Oxford University Press, 2011: 451–464

[47] Behrens TE, Berg HJ, Jbabdi S, et al. Probabilistic diffusion tractography with multiple fibre orientations: What can we gain? Neuroimage, 2007, 34: 144–155

[48] Behrens TE, Woolrich MW, Jenkinson M, et al. Characterization and propagation of uncertainty in diffusion-weighted MR imaging. Magn Reson Med, 2003, 50: 1077–1088

[49] Björnemo M, Brun A, Kikinis R, et al. Regularized stochastic white matter tractography using diffusion tensor MRI//Medical Image Computing and Computer-Assisted Intervention. New York, NY: Springer, 2002: 435–442

[50] Friman O, Farnebäck G, Westin CF. A Bayesian approach for stochastic white matter tractography. IEEE Trans Med Imaging, 2006, 25: 965–978

[51] Parker GJ, Alexander DC. Probabilistic anatomical connectivity derived from the microscopic persistent angular structure of cerebral tissue. Philos Trans R Soc Lond B Biol Sci, 2005, 360: 893–902

[52] Parker GJ, Haroon HA, Wheeler-Kingshott CA. A framework for a streamline-based probabilistic index of connectivity (PICo) using a structural interpretation of MRI diffusion measurements. J Magn Reson Imaging, 2003, 18: 242–254

[53] Zhang F, Goodlett C, Hancock E, et al. Probabilistic fiber tracking using particle filtering//Proceedings Medical Image Computing and Computer-Assisted Intervention. New York, NY: Springer, 2007: 144–152

[54] Zhang M, Sakaie KE, Jones SE. Logical foundations and fast implementation of probabilistic tractography. IEEE Trans Med Imaging, 2013, 32: 1397–1410

[55] Hagmann P, Jonasson L, Deffieux T, et al. Fibertract segmentation in position orientation space from high angular resolution diffusion MRI. Neuroimage, 2006, 32: 665–675

[56] Campbell JS, Siddiqi K, Rymar W, et al. Flow-based fiber tracking with diffusion tensor and q-ball data: validation and comparison to principal diffusion direction techniques. Neuroimage, 2005, 27: 725–736

[57] Jbabdi S, Bellec P, Toro R, et al. Accurate anisotropic fast marching for diffusion-based geodesic tractography. Int J Biomed Imaging, 2008, 2008: 320195

[58] Parker GJ, Wheeler-Kingshott CA, Barker GJ. Estimating distributed anatomical connectivity using fast marching methods and diffusion tensor imaging. IEEE Trans Med Imaging, 2002, 21: 505–512

[59] Cheng P. Magnotta VA, Wu D, et al. Evaluation of the GTRACT diffusion tensor tractography algorithm: a validation and reliability study. Neuroimage, 2006, 31: 1075–1085

[60] Vorburger RS, Reischauer C, Boesiger P. BootGraph: Probabilistic fiber tractography using bootstrap algorithms and graph theory. Neuroimage, 2013, 66: 426–435

[61] Hagmann P, Reese T, Tseng W, et al. Diffusion spectrum imaging tractography in complex cerebral white matter: an investigation of the centrum semiovale. International Society of Magnetic Resonance in Medicine. ISMRM Twelfth Scientific Meeting, Kyoto, Japan, 15–21 May 2004, 12: 623

[62] Tournier JD, Calamante F, Connelly A. MRtrix: Diffusion tractography in crossing fiber regions. Int J Imaging Syst Technol, 2012, 22: 53–66

[63] Weinstein D, Kindlmann G, Lundberg E. Tensorlines: advection-diffusion based propagation through diffusion tensor fields//Proceedings of the Conference on Visualization'99: Celebrating Ten Years. IEEE Computer Society Press, 1999: 249–253

[64] Lazar M, Weinstein DM, Tsuruda JS, et al. White matter tractography using diffusion tensor deflection. Hum Brain Mapp, 2003, 18: 306–321

[65] Poupon C, Roche A, Dubois J, et al. Real-time MR diffusion tensor and Q-ball imaging using Kalman filtering. Med Image Anal, 2008b, 12: 527–534

[66] Malcolm JG, Shenton ME, Rathi Y. Neural tractography using an unscented Kalman filter. Inf Process Med Imaging, 2009b, 21: 126–138

[67] Le Bihan D, Mangin J-F, Poupon C, et al. Diffusion tensor imaging: concepts and applications. J Magn Reson Imaging, 2001, 13: 534–546

[68] Mangin J-F, Fillard P, Cointepas Y, et al. Toward global tractography. Neuroimage, 2013, 80: 290–296

[69] Tschumperlé D, Deriche R. Orthonormal vector sets regularization with pde's and applications. Int J Comput Vis, 2002, 50: 237–252

[70] Hagmann P, Thiran J-P, Jonasson L, et al. DTI mapping of human brain connectivity: statistical fibre tracking and virtual dissection. Neuroimage, 2003, 19: 545–554

[71] Aganj I, Lenglet C, Jahanshad N, et al. A Hough transform global probabilistic approach to multiple-subject diffusion MRI tractography. Med Image Anal, 2011, 15: 414–425

[72] Reisert M, Mader I, Anastasopoulos C, et al. Global fiber reconstruction becomes practical. Neuroimage, 2011, 54: 955–962

[73] Van Essen DC, Ugurbil K, Auerbach E, et al. WU-Minn HCP Consortium. The Human Connectome Project: a data acquisition perspective. Neuroimage, 2012, 62: 2222–2231

[74] Caruyer E, Lenglet C, Sapiro G, et al. Design of multishell sampling schemes with uniform coverage in diffusion MRI. Magn Reson Med, 2013, 69: 1534–1540

[75] Côté MA, Girard G, Boré A, et al. Tractome-ter: towards validation of tractography pipelines. Med Image Anal, 2013, 17: 844–857

[76] Farquharson S, Tournier J-D, Calamante F, et al. White matter fiber tractography: why we need to move beyond DTI. J Neurosurg, 2013, 118: 1367–1377

[77] Fillard P, Descoteaux M, Goh A, et al. Quantitative evaluation of 10 tractography algorithms on a realistic diffusion MR phantom. Neuroimage, 2011, 56: 220–234

[78] Nimsky C. Fiber tracking—we should move beyond diffusion tensor imaging. World Neurosurg, 2014, 82(1–2): 3536

[79] Reisert M, Weigel M, Fieremans E, et al. Mesoft: mesoscopic structure and orientation with fiber tracking. International Society of Magnetic Resonance in Medicine. ISMRM Twenty-First Scientific Meeting, Salt Lake City, Utah, USA. 20–26 April 2013, 21

[80] Sherbondy AJ, Rowe MC, Alexander DC. Microtrack: an algorithm for concurrent projectome and microstructure estimation//Medical Image Computing and Computer-Assisted Intervention-MICCAI 2010. New York, NY: Springer, 2010: 183–190

[81] Anderson AW, Gore JC. Analysis and correction of motion artifacts in diffusion weighted imaging. Magn Reson Med, 1994, 32: 379–387

[82] Kang N, Zhang J, Carlson ES, et al. White matter fiber tractography via anisotropic diffusion simulation in the human brain. IEEE Trans Med Imaging, 2005, 24: 1127–1137

第10章 功能性磁共振成像和弥散张量纤维束示踪成像

Anna Knobel, Robert J. Young

10.1 引 言

对大多数脑肿瘤患者而言，手术治疗已成为最有效和最重要的治疗方法，同时术后同步辅助治疗可以进一步延长患者的存活时间，改善患者的生活质量[1-6]。尽管手术应该最大范围地切除肿瘤，但神经外科手术治疗脑肿瘤的首要原则是尽可能保证患者生命安全并避免不可逆的损伤，该损伤可能导致术后出现深远功能障碍。直接术中定位技术仍然是功能皮质和脑白质定位的金标准，但这些技术是有创检查，并且延长了手术时间，需要增加开颅范围以充分暴露感兴趣区，如果是唤醒手术，可能增加癫痫发作或者加重神经功能障碍的风险。

功能性磁共振成像（fMRI）和弥散张量纤维束成像两种方法在临床上有很强的互补性，可以无创地评估和定位脑功能区与肿瘤的关系。下图中作者总结了fMRI和弥散张量成像（DTI）在临床上的广泛应用（框表），二者潜在的优势包括缩短术中定位脑功能区的手术时间，最大限度地切除肿瘤，以便尽可能避免损伤神经功能。fMRI、DTI在脑肿瘤患者中最常见的临床应用是术前对感觉运动皮质和语言皮质进行定位以及对白质纤维束进行追踪。本章节主要回顾了fMRI、DTI和纤维束追踪的基本原理，重点关注它们的临床应用、面临的挑战及临床治疗方面的不足。

框表 功能性磁共振成像和弥散张量成像的临床应用
·对是否需要手术、确定手术计划切除的程度、是否需要立体定向活检或者放弃手术治疗进行临床决策。 ·辅助患者了解手术的可行性及利弊得失。 ·确定手术切除肿瘤最安全的路径。 ·通过影像结果而非重新定位来指导术中电刺激。 ·对术中刺激失败或者手术无法到达的可疑区域进行指导。

10.2 功能性磁共振成像

10.2.1 血氧水平依赖功能性磁共振成像

血氧水平依赖功能性磁共振成像（BOLD fMRI）是一种通过神经血管耦合机制间接反映大脑神经元的活动的技术。神经元活动的增强会产生可预测的血流动力学反应，这种血红蛋白氧合状态的变化可通过局部磁场环境的微小变化而检测。含氧血红蛋白具有抗磁性，较小的磁敏感效应可以延长T2*效应；相反，含有4个未配对电子的去氧血红蛋白具有顺磁性，较大的磁敏感效应可以缩短T2*效应。上述局部血流动力学变化构成了BOLD成像评估和定位神经元活动区域的基本原理。

局部脑皮质功能区的激活会消耗氧合血红蛋白，导致血液中去氧血红蛋白含量相对升高，导致BOLD信号减低极其微弱而难以检测[7]。与此同时，神经元的活动也会引起邻近血管床血流量、血容量和氧合血红蛋白氧合运输的增加，而血流量和相应氧合血红蛋白的增加高于局部脑组织氧代谢所需量。尽管氧合需求和摄取都增加，但是相对增加的BOLD信号来源于抗磁性氧合血红蛋白分数的相对升高[8]。顺磁性的去氧血红蛋白的相对下降导致T2*信号升高，这种信号的变化与神经元活动位置密切相关。这种增加的BOLD信号随后衰减直至回到基线，而BOLD信号变化幅度大约在2%~4%。

临床上作者通常通过梯度回波（GE）回波平面成像（EPI）获得BOLD fMRI信号，这种成像技术可以覆盖整个大脑半球，具有很高的空间分辨率（<3mm）和时间分辨率（2~3s）。尽管空间分辨率完全可以将激活的信号准确定位到脑回，但是为了解释，功

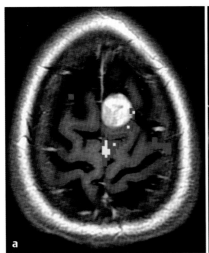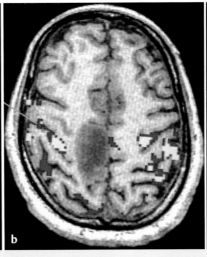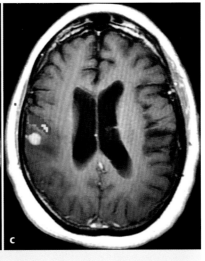

图 10.1　3 例不同患者分别进行足运动（a）、叩指运动（b）、闭嘴舌头运动（c）的血氧水平依赖功能性磁共振图像与 T1 加权强化扫描图像叠加　位于额上回大脑凸面的脑膜瘤（a）。位于中央前回和额上回靠近中央的后部的低级别星形细胞瘤（绿线指中央沟）（b）。位于中央后回的原发性中枢神经系统淋巴瘤（c）。图片由 Nicole Petrovich Brennan. Memorial SioanKettering Cancer Center 提供

能数据往往要配准到具有更高分辨率和更高对比度的解剖结构图像上。去氧血红蛋白引起磁敏感效应增加从而导致 T2* 信号变化。GE EPI 序列对于 T2* 信号变化非常敏感，而 T2* 信号变化主要来源于去氧血红蛋白产生的磁敏感，这也意味着功能激活区的定位可能由于静脉回流而移位，并非皮质激活的真正位置。作者也可以通过自旋回波（SE）EPI 获得 fMRI，然而只能获得毛细血管的 BOLD 信号。由于检测到的信号比较微弱，因此 SE EPI 获得的静息态和激活状态之间信号对比也弱。虽然 SE EPI 有以上缺点，但其优势在于即使磁敏感伪影很严重时（由于术前、心理、出血、气体 - 骨头等干扰），也可以在功能皮质区将功能区定位在亚毫米水平。

功能激活图一般要经过很多数据分析步骤才能获得：预处理、回归和推断。首先，将不同时间获得的原始图像通过预处理使其在时间上进行匹配，空间上配准要进行头动校正。空间平滑以增加信噪比，空间标准化到立体空间以确保可以进行组分析。其次，任务输出通过血流动力学函数模型进行卷积分析，回归系数图由随后的广义线性模型产生。最后，回归系数通过统计转换为 Z 值或 P 值来产生激活图，激活图的颜色比例与统计学显著水平的幅度对应。

10.2.2　神经外科 fMRI 计划

fMRI 在神经外科术前计划和脑肿瘤的治疗中发挥了重要作用。准确定位脑肿瘤与脑功能区的位置关系有助于神经外科医生采取安全的手术路径，同时准确评估观察指标和潜在风险，而传统方法和术中电刺激无法获得以上信息。fMRI 任务及其应用将在下文中详细阐述。

任务设计

临床上 fMRI 常常采用组块设计模式，刺激（或任务态）和静息态按照规律变化，约 3~4min 完成扫描。大多数默认模式通常包括 30s 任务和 30s 静息，重复 4~6 次。作者采用 20s 刺激和 40s 静息是为了使血流动力学反应尽量完全回到基线水平。静息态是指没有刺激，或者类似于任务态功能几乎测不到的状态。在鉴别静息态和任务态差异的灵敏度方面，组块设计模式比事件 - 相关设计模式更有优势，事件 - 相关设计模式在全部扫描时间内只采用单个事件刺激而不是多个时间点刺激。事件 - 相关任务模式的长时间刺激间隔（20s）限制了其在实践中的应用。任务选择主要是基于术前解剖图像了解占位的位置，同时还必须考虑患者完成任务的可行性和术前患者存在的神经功能障碍。尽管 fMRI 可以用来定位听觉、视觉和记忆脑功能区，但是大多数脑肿瘤患者通常主要采取感觉运动和语言的任务模式。

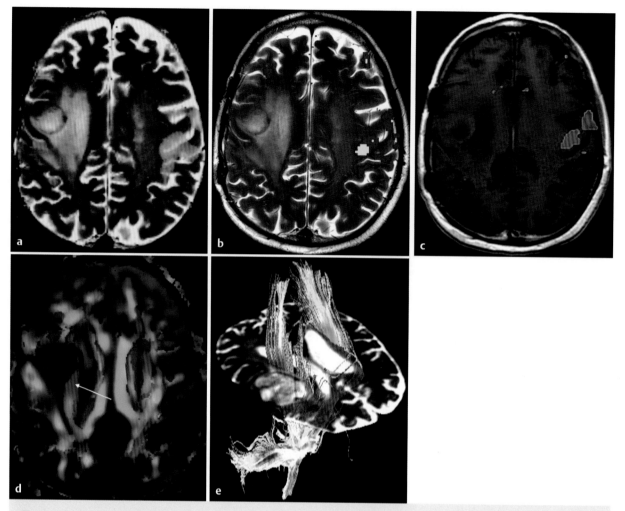

图 10.2　联合双侧叩指运动和舌头运动任务　采用 3 种不同后处理方法将血氧水平依赖脑功能图像与 T2 加权图像叠加（a、b），与 T1 加权强化扫描图像叠加（c）。未见明显强化的肿瘤位于运动皮质侧面部分，真正激活区应位于中央沟（a）和（b），由于引流静脉血流动力学反应会造成信号偏倚。复发的胶质母细胞瘤一侧激活区相对较少（对侧激活区明显高于肿瘤侧）反映了神经血管解耦的成分。尽管正常的对侧运动皮质的定位有助于评估非瘤侧运动皮质的位置，但是没有任何激活，即使采用最后技术（c）来调整阈值，也没有激活。轴位各向异性彩色方向图（d）确认皮质脊髓束沿着肿瘤（箭头）后内侧缘分布，这也得到皮质脊髓示踪成像（e）的验证。图片 a~c 由 Nicde Petrovich Brennan, Memorial Soan-Kettering Cancer Center 提供

感觉运动任务

作者定位中央前回的初级运动皮质（M1）和确定中央沟一直采用感觉运动任务。实验任务主要依据患者临床表现和肿瘤相对"运动矮人"的位置而选择。"运动矮人"从中间到两侧，分别代表腿、手、手指、嘴唇以及舌头区域（图10.1）。

足运动任务包括脚趾摆动和足背屈 / 跖屈（也就是脚上下运动）。感觉运动激活位置靠近中央的中央前回、中央旁小叶和中央沟。靠近中央的皮质静脉至上矢状窦水平丰富的静脉回流可能混淆功能激活区。同时运动感觉皮质、前运动皮质和小脑也可能出现激活。

手运动任务主要包括手指与拇指的对指运动或者握拳。运动皮质中 Ω 部分与代表手运动的区域不成比例，因此所有患者运动 fMRI 均要进行手运动任务。叩指运动任务主要激活躯体运动皮质的 Ω 部分，同时也激活辅助运动皮质（SMA）、感觉皮质、前运动皮质和小脑。

两种常见面部运动任务是皱唇、撅嘴唇和闭嘴舌头运动。下面部运动激活主要位于中央前回两侧部分，同时感觉皮质、SMA 和运动前区皮质也出现激活。舌头运动激活区位于初级感觉运动皮质偏外侧部分，常常伴随小脑激活。

当肿瘤一侧激活结果不佳时，作者经常采用双侧任务以从正常侧获得信息，有助于帮助

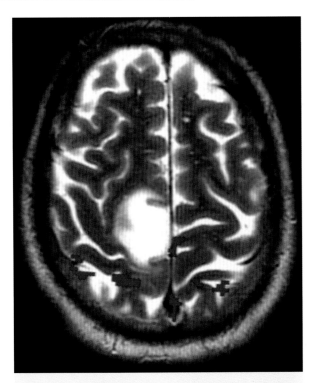

图 10.3　腿部感觉刺激　将血氧水平依赖功能性磁共振激活图与轴位 T2 加权图像叠加，只发现躯体感觉皮质出现激活，足运动激活并未出现，可能位于累及中央旁中央前回和额上回后部呈膨胀性生长的高信号胶质母细胞瘤边缘的后部

肿瘤侧定位参考。配合的患者可同时进行多种任务（例如手和脚），以达到节省单个任务扫描时间（图 10.2）的目的。由于相似的运动任务可以获得相似的激活模式，因此任务类型的选择并非关键[9]。任务前需要进行运动培训，例如手指拇指对指运动，偶然会导致运动前区、运动和感觉区域出现大范围激活，导致初级运动皮质定位模糊。对完全瘫痪的患者，通过采取被动运动也可以获得 BOLD 运动激活区。主动运动一直以来被认为是可以产生更多但并非最佳的结果[10]。为了推断中央沟和定位初级躯体感觉皮质，单纯的感觉模式（例如抚摸手或脚）也可以帮助定位初级躯体感觉皮质（S1）（图 10.3、图 10.4）。

定位运动功能区

运动 fMRI 的主要目标是通过识别中央前回和中央沟来定位初级运动皮质。激活区通常位于运动回的后部皮质，偶尔也会沿着引流静脉移位到中央沟后方。运动矮人从内侧到外侧皮质分布是有规律的，分别代表足、腿、手、鼻子、脸和舌头。许多神经外科医生认为足部运动区域是最重要的，与脸部的不对称或一只手不能使用相比，不能行走会带来更严重的并发症。同时足运动区也是"矮人"术中刺激最难确认的部分，因为它位于靠近中央深部的上矢状窦皮质静脉，其深度可以达到远离脑表的后纵裂。

语言任务

语言任务选择与患者利手的复杂性、初级和（或）次级语言中心的多样性及多种语言的偏倚有关。如果利手性有疑问或者存在不确定性，作者以往均使用 Edinburgh inventory 评估利手性[11-12]。利手性对语言偏侧化的影响见表 10.1。

表 10.1　基于患者的利手性、临床症状和肿瘤位置确定功能性磁共振成像的必要性

利手性	肿瘤位置	是否失语	功能性磁共振
右	右	是	是
	左	是 / 否	是
左	右	是 / 否	是
	左	是 / 否	是
不明	右	是 / 否	是
	左	是 / 否	是

普遍认为，Broca 区和 Wernicke 区是初级、基本的语言中心。与运动皮质不同的是，语言功能区的定位缺乏明确的解剖标志。传统意义上认为 Broca 区位于额下回岛盖部和三角部（Brodmann 44,45 区），损伤该区可导致语言表达障碍，例如构音障碍、非流畅性失语及语音与语义错乱，甚至缄默症。Wernicke 区位于颞上回后部（Brodmann22 区），和（或）颞中回（Brodmann21 区），缘上回（Brodmann 40 区）及角回（Brodmann 39 区）。Wernicke 区损伤导致语言理解障碍，例如流畅性失语，语音和语义错乱，语言重复，和（或）找词困难。

演讲任务可能需要默默地（静静）或者轻声地（公开）进行，安静的语言任务虽然激活程度较小，但是其在定位语言功能区和语言偏侧化方面的稳定性和可重复性与发声任务基本相当[13-14]。安静任务与发声任务均与术中刺激语言中断的位点相关性不是很好[15]。然而，由于双侧运动激活干扰，致使发声的任务对语言偏侧化的检测不是很稳定[14]。作者经常采用 2~3 种演讲任务测试每一位患者，其中一种任务用特别的发音设备以避免头动。尽管事

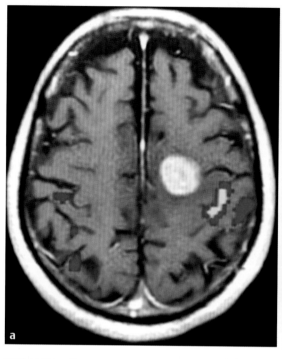

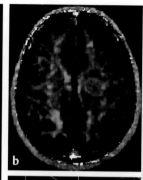

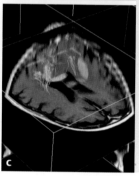

图 10.4　双手感觉运动刺激任务　将血氧水平依赖功能性磁共振激活图与 T1 加权强化图像叠加可见感觉运动激活区与大脑镰旁额叶明显强化的胶质母细胞瘤相互分离（a）。各向异性彩色方向编码图（b）证明蓝色纤维靠近额叶肿瘤边缘的后部。纤维束示踪图与三维立体 T1 加权强化图像叠加（c）显示左侧皮质脊髓束受压向后移位，并位于肿瘤边缘的后方

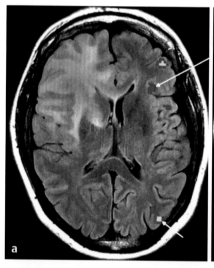

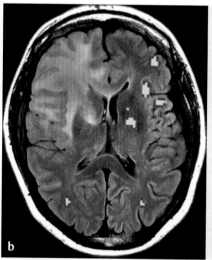

图 10.5　语义流畅性任务（a）和语音流畅性任务（b）　将血氧水平依赖功能性磁共振功能激活图与轴位反转恢复抑水序列图像叠加显示两者在 Broca 区和 Wernicke 区激活很一致，与明确的左侧语言优势半球相一致。这个左利手患者在右侧大脑半球胼胝体可见一个巨大的低级别星形细胞瘤

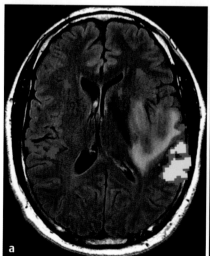

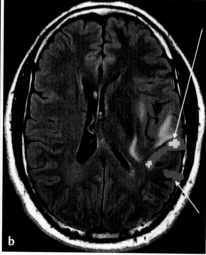

图 10.6　听觉反应命名任务　血氧水平依赖功能性磁共振成图像与轴位反转恢复抑水序列图像叠加图（a、b）。颞横回或者颞上回曲线样激活区（b，长箭头）位于 Wernicke 区（短箭头）激活的前方。图片由 Nicole Petrovich Brennan, Memorial Sloan-Kettering Cancer Center 提供

件 – 相关设计不常用，但在获得语言功能激活定位图而非语言偏侧化结果时，事件 – 相关设计可能比较适合发音演讲任务。

前部语言区测试包括词语联想任务、动词 – 名词联想任务和命名任务。这些任务涉及通过先验知识检索概念进行语义处理，搜索目标声音进行语音处理，存储语言工作记忆和处理词语相关的数据和词汇检索系统过程。这些任务常激活 Broca 区、额下回、运动前额叶区及 wenicke 区 [13,16]。常见的单词联想任务包括语言流畅性任务（例如命名以 R 或 M 开头的单词，或联想其反义词）及从给定数据库进行语义流畅任务（例如命名水果或蔬菜）（图 10.5）。失语症患者进行单词联想任务时，语言功能激活比阅读语句任务少 [17]。命名物体（例如在显示屏或 goggles 上给患者视觉刺激让其命名物体）是用来定位额下回和颞顶叶后部说话和语言区域最常见任务，包括背侧前额叶、额下回、扣带、辅助运动区、运动前区和运动区域。静息态或者对照状态可能包括休息或者视野固定在一个没有意义的符号。有时静息态可能涉及阅读或者重复与对照匹配的刺激，这使额下回在语义处理、语音处理区域与工作记忆、词汇检索区域相互独立 [18]。

后部语言区测试包括强迫性选择阅读和句子填空题任务（例如乔治剪洗别人的头发。他是一个＿＿＿＿＿＿），语义流畅任务（如命名水果或者动物）和听觉刺激命名任务（如草是什么颜色的？你用什么梳头发？）语句联想、处理和语义决定任务比单词处理相关的单词联想和命名图片任务激活 wernicke 区更显著 [19]。失语症患者采用句子和阅读任务可能更易引起语言区激活 [17]。相对涉及重新生成和生成一个合适的词的句子的阅读任务而言，单词生成任务成功的必备条件是患者在任务态时可以产生许多词，甚至再不济也会产生几个词。有时候也使用音律任务。在 3~5s 的任务态时，给患者展示一对词，如果词语押韵的话，要求患者按键；在 3~5s 静息态时，给患者展示两排棍子，如果两行匹配，要求患者按键。

当一些失语症患者不能完成以上这些任务，被动地听发声讲话或者读视觉展示的单词也可能激活功能区 [20]。激活区在颞横回或者在颞顶叶后部的初级听觉皮质，这些有助于作者定位颞横回后部的 wernicke 区（图 10.6）。舌头运动与语言任务相伴，因为下外侧运动皮质的损伤也可能导致语言障碍。

定位语言功能区

术前 fMRI 对语言的偏侧化和重要语言功能区的定位有重要作用。Broca 区和 Wernicke 区分别被认为是产生语言和理解语言的重要区域。额叶语言区的脑肿瘤可能会导致非流畅性失语而保留正常的语言理解能力，如果肿瘤位于颞叶语言区，将会导致流畅性失语和语言理解困难（例如命名图片）。临床表现对于选择 fMRI 检查与合适的任务至关重要。

大量研究显示，fMRI 术前语言区定位和侵入性术中电刺激以及颈内动脉注射异戊巴比妥钠试验（Wade 试验）这 3 种方法具有良好的相似性 [21-27]。目前术中电刺激仍然是语言功能区定位的金标准，但是这种方法高度依赖开颅手术中脑组织的暴露面积，同时麻醉也会影响认知，神经心理测试的数量和质量以及清醒患者的配合程度也会影响结果。由 Dym 等报道的一项纳入 442 例患者的荟萃分析结果显示，在文中回顾的 91% 的研究中 fMRI 与 Wade 试验具有 80% 的一致性 [28]。另外发现 fMRI 检测左侧语言优势和非左侧语言优势灵敏度分别是 88% 和 83%。尽管语言任务模式、试验程序、数据分析和不同研究之间的结果参差不齐，但是 fMRI 定位语言功能区有很高的灵敏度和特异性。其他研究发现 fMRI 结果与 Wade 试验也具有很好的一致性，尤其是在癫痫患者中 [24-25,29-30]。Wade 试验的风险不容忽视，Loddenkemper 等的一项研究 [31] 显示，677 例患者中 10.9% 有并发症，包括脑病（目前最常见 7.2%）、癫痫、外伤和短暂性脑缺血发作。在该研究机构（美国国家癌症研究所指定癌症中心），fMRI 已经代替 Wade 试验成为语言偏侧化和定位语言区的重要方法。尽管 wade 试验仅能检测语言偏侧化而不能定位语言区，当记忆力成为患者的主要问题时，wade 试验仍作为检测记忆偏侧化的首要选择，它被认为是术前计划的最佳选择，例如对于颞叶癫痫的患者。

在脑肿瘤患者中，语言 fMRI 在技术方面的可行性达 100%，定位语言区和偏侧化成功率高达 98% [32]。语言优势半球通常用左侧大

表 10.2　常见的辅助语言功能区

区域	Brodmann 区域	位置	功能	功能障碍类型
额中回（背侧前额叶皮质、前运动区）	46	上至 Broca 区	动词工作记忆	构音障碍，命名障碍
辅助运动区（SMA）	6	额上回，辅助运动区前方的辅助语言功能区	复杂协调运动，恢复运动记忆	短暂失语，哑巴
岛叶	13	深部到达外侧裂	语音和语义处理，公开演讲模式	单词寻找障碍言语失用症
角回和缘上回	39 和 40	沿着外侧裂后部弯曲	语义处理，与语音、工作记忆相关	失读症，失写症，语义性失语

脑半球和右侧大脑半球体素数目获得的偏侧化指数来描述，偏侧化指数的计算方法是 LI=（nVxL–nVxR）/（nVxL + nVxR）。尽管目前阈值依赖性的方法被提倡，此方法可以评估左侧大脑半球和右侧大脑半球对语言激活的相对贡献，但是它生成的语言功能激活图受统计阈值的影响[33]。局部和大脑半球偏侧化指数能更好地阐明不同个体在语言偏侧化的空间异质性[30,34]，这种方法对于脑肿瘤患者而言意义重大，局部大范围 BOLD 信号的改变可能来源于肿瘤相关的神经血管耦合效应、血流动力学和磁敏感伪影等其他因素[35]。

在临床应用中，大部分患者通过多种任务证明左侧大脑半球的 Broca 区和 Wernick 区都存在明显的左侧语言优势。在左侧语言优势半球显著的患者中也可在右侧大脑半球发现类似的 Broca 区。这种非优势区的激活与视觉空间处理和节奏、速度、情绪、音高以及讲话的语调的韵律有关。一些韵律障碍或者失语的患者不可能完成这些任务。以 Broca 和 Wernick 区为优势的真正的右侧半球优势不常见，甚至在左利手患者中也不常见。在通过韵律处理判别偏侧化优势方面，单词填空任务优于语义流畅、读字及图片命名任务。

多模式任务相互融合可以提高 fMRI 的成功率和可重复性。尽管语言任务可能偏向额叶或颞叶区域，但是在这两个区域常均会出现激活。Benke 等[36]认为 fMRI 和 Wade 试验在计算额叶偏侧化指数有很高的一致性，而并非颞叶偏侧化指数。其他研究表明 Broca 区偏侧化指数在单词联想和押韵任务中比语句填空和语句听力理解任务更高[33,37-38]，同时也证明表达任务对语言偏侧化和语言定位已经足够了。fMRI 在接受性语言功能区中定位语言偏侧化仍存在疑问[33]，可能与脑组织间语言理解功能

的广泛分布、信号的不易接收性及语义任务设计有关。任务分析的联合有助于确认参与一般语言功能的语言功能区[19,26-27,39]，并且这种联合任务一直被推荐为确认语言偏侧化的最佳途径，而不是采用单一任务，因为特定的任务仅仅只能确定特异的语言区[26]。

复杂语言神经网络的次级或辅助部分的激活几乎均可以通过 fMRI 展现出来。表 10.2 对重要的次级语言区损伤的位置、功能和后遗症进行了总结[40-45]。与主要语言区很相似，当肿瘤靠近这些位置时，这些辅助语言区显得很重要。例如，在准备切除额上回肿瘤时，SMA 的定位为患者咨询提供便利。SMA 主要负责计划运动，而前 SMA 区负责计划语言；损伤 SMA 可能导致严重的 SMA 症状，但只是一过性的言语障碍或者变哑。连接 Broca 区、前运动区和 SMA 的额中回在语义流畅和动词性工作记忆中发挥重要作用。

10.2.3　fMRI 面临的挑战

fMRI 在临床上面临很多潜在的挑战，如需要对患者进行适当的准备、对任务模式进行优化和数据处理的标准化。

患者准备工作

常规 MRI 序列只要求患者静止不动（按非神经模式配合呼吸），且排除幽闭恐惧症等常规磁共振的限制因素，而 fMRI 要求患者可以进行积极配合以获得理想的结果，这一点与常规 MRI 明显不同。由于脑肿瘤患者，尤其是位于或者靠近功能区的肿瘤患者，他们的功能区经常受到破坏，因此，以下准备工作有助于取得良好结果。根据患者的临床症状和表现、肿瘤的解剖位置对实验任务进行选择；进入磁共振之前对患者进行任务培训可以优化实验结果；在扫描仪上实时检测到的任务态 BOLD 信

号有助于作者确认患者正在进行特定的任务。

技术方面的注意事项

fMRI 要求图像信噪比、时间分辨率和空间分辨率之间得到良好的平衡。快速成像是获得血流动力学变化的必要条件，T2* 敏感成像旨在获得 T2* 信号中 1%~5% 的变化。信号受体素体积的影响，而体素的体积由空间分辨率决定，通过减小 FOV 或者增加采集矩阵大小可以增加空间分辨率。信号也可能随着 3T 或者更高场强的设备而增加，从而获得更好的空间分辨率和更好的准确性[46]。场强的升高可以增加氢质子自旋的极化率和 BOLD 信号变化的幅度。在多数包括全脑扫描临床研究中，其空间分辨率一般低于常规解剖图像。激活的体素通常需要定位在脑回水平，进而与高分辨率的解剖图像配准。fMRI 时间分辨率受到神经元释放、产生和血管舒张剂的应用引起的血流动力学变化的限制，fMRI 在时间分辨率上不如脑电图（EEG）和脑磁图（MEG），由于直接测量神经元释放的电活动是在毫秒水平而不是秒水平[47]。

神经血管耦合机制

fMRI 依赖于神经血管耦合机制，这是神经元活动和消除了主要发生在静脉的局部神经元活动的脑血流量之间的一种关系[48]。当神经元的激活率增加时，会释放由星形胶质细胞分泌的神经递质。星形胶质细胞释放的血管舒张介质使其血流量增加，进而导致激活增加区的氧合血红蛋白浓度的升高。

颅内疾病可能改变正常血流动力学反应，例如神经元激活的增加不会引起继发性的血流量或氧合血红蛋白浓度的增加，此现象已经在动静脉畸形、高级别胶质瘤和高度血管狭窄的患者中有过描述[49-51]。在诸如胶质母细胞瘤的高级别胶质瘤中会出现显著的肿瘤血管和新生血管增生，这些显著扩张的血管不能如实地反映进一步夸大真实的神经元活动。尽管已经得到患者的积极配合并采取最优的技术，仍可能由于生理或技术噪声方面的原因而检测不到功能激活。在这些情况下，阴性结果是不可靠的（即难以分辨功能激活的不存在性和不能检测性），对正常健侧功能区的评价有助于推断运动皮质的位置，或利于对其他激活区域的判

定（即使左侧占位病变发生在 broca 区，左侧 wernicke 区也可以证明左侧优势语言半球）。BOLD 信号可能受药物影响，例如咖啡因可以加强 BOLD 信号，抗组胺药可以减低信号[52]。

fMRI 的后处理及结果解释

fMRI 的后处理包括：①图像处理。去除头动伪影，调整层数，与解剖图像配准；②统计分析 BOLD 信号变化。尽管由于设备及供应商提供的软件不同可能造成后处理效果存在差异，但研究认为在 100% 的运动任务和 87% 的语言任务中存在完全重叠或者部分重叠的激活图[53]。这意味着在大多数情况下在常规临床设备中采用标准工具可获得可靠结果，先进的研究工具例如神经影像功能分析（AFNI, http://afni.nimh.nih.gov/），统计参数定位（SPM, http://www.fil.ion.ucl.ac.uk/spmf），和大脑软件图书馆的 fMRI（FSL, http://fsl.fmrib.ox.ac.uk/fsl/）在更多复杂情况下结果会更好，例如当头动伪影较大采用不规则静息态或任务态任务模式时，或者独立成分分析比标准 t 检验、广义线性模型或相关分析法更有用时[54]。

统计学分析旨在检测进行任务时局部脑组织相对于基线的 BOLD 信号改变，大量的组块模式设计有助于提高信噪比进而验证一些 BOLD 信号的微小改变。不幸的是，由于产生的结果需要进行单位时间的组内分析，恰当 P 值的选择和结果显示因患者和扫描而不同，这就限制了患者间的比较和组分析。尽管认为某些功能区很重要，例如初级运动皮质，但是即使相对简单的运动任务也常在涉及运动计划和协调的大脑其他区域出现激活，例如 SMA 和小脑。这是 fMRI 较常见的问题，fMRI 常显示一些有功能的脑区，但还可能对重要脑区的定位产生混淆。与确定参与产生特定功能的相关脑区不同，直接电刺激能够可逆性中断功能连接来预测大脑特定的脑区被切除后引起的障碍，进而决定相关阈值和 P 值以解释功能图，因此亟须有经验的操作者才能得出有意义的结果。

脑肿瘤对语言功能区的潜在影响

损伤额下回的 Broca 区被认为与严重的表达性失语有关。因为有些研究认为损伤 Broca 区可能不会造成失语，因此这种定义还存在争议，目前主要有以下 3 种较合理的解释：①讲

话功能不涉及 Broca 区；② Broca 区是讲话相关网络的一部分；③其他语言区域可以作为补充发挥 Broca 区功能。不同脑肿瘤患者的语言功能区分布存在很大差异，这可能与肿瘤引起的潜在占位效应、肿瘤浸润和肿瘤引起的大脑可塑性或重组共同作用有关。尤其是，在长期稳定和缓慢生长的肿瘤患者中，大脑功能区的重组能力在语言替代、避免语言障碍方面发挥着重要作用。功能区重组可能引起功能区从远离瘤周区域移位到邻近正常区域，或者到达对侧大脑半球的类似位置。在对 16 个位于 Broca 区的脑肿瘤患者的 29 个额下回语言位点的定位过程中，Lubrano 等[55]发现仅有 48% 位于经典的 Broca 区（Brodmann 44, 45 区），浸润性Ⅱ级或Ⅲ级胶质瘤占 25%，而边界清晰的良性肿瘤占 100%。除了 Broca 区，阳性位点被确认在前运动皮质和额下回三角部以及眶部连接处。这些结果证明边界清晰的肿瘤只是因为简单的占位效应导致功能区移位，而浸润性肿瘤可能导致大脑重塑。

尽管目前 fMRI 检查缺乏多方面的标准化，但在评估脑肿瘤患者潜在手术的可行性、风险、方法方面，fMRI 经大量研究被证明具有临床实用性。鉴于语言区的重要正常脑区和脑肿瘤相关脑区变异很大，有必要进一步优化 fMRI 设计、任务、后处理和数据，并扩大其在神经肿瘤领域的应用。

10.2.4 代 码

特定的现代程序术语（CPT）代码是 Medicare 用来确认特定的影像诊断程序，并由美国医学会（AMA）发展和更新。在 2004 年早期，美国放射学会（ACR）、美国神经放射协会（ASNR）和美国神经放射功能学会（ASFNR）一起联合开发了 fMRI 的 CPT 编码程序。在神经外科的支持下，神经病学会和放射学会提交了一份修订版应用程序和 3 个Ⅰ类（临床需要）fMRI 代码，并获批用于神经外科术前计划，自 2007 年 1 月 1 日生效。

如表 10.3 所示，由非内科医生和非心理医生执行 fMRI 时，应采用 CPT70554 代码；而完全由内科医生或心理医生进行时，应采用 CPT70555 代码，CPT96020 代码用于记录组件测试信息，并且每个代码都具有特定的技术和专业部分。这种技术费用因诊断相关组、联邦医疗保险类别（MPFS）或者承担人定价而不同，但是其费用从住院患者、门诊患者到独立影像诊断部门而依次增加。专业费用由 MPFS 确定，不会随着不同的治疗而改变。任何有资格的医生和心理医生可能被推荐使用 fMRI 和 CPT70555、96020 代码。96020 代码要求记录与患者的临床交流，描述与患者互动、讨论、检查、fMRI 任务花费的时间以及在 fMRI 扫描期间患者的头动时间。

10.3 弥散张量成像与纤维束示踪成像

10.3.1 弥散张量成像

作者将水分子不受限的随机运动或布朗运

表 10.3 功能性磁共振（fMRI）现代程序术语（CPT）编码

CPT 编码	描述（修正）	2013 比值单位（RVU）		
		技术成分	专业成分	医生工作
70554	技术员操作 fMRI： 不需要医生和心理医生 不使用 96020 如果不是单独的大脑磁共振成像，不使用 70554 或者 70555 与 70551-70553	11.7	3.02	2.11
70555	医生或者心理医生使用 fMRI： 如果不进行 96020，不使用 70555 如果不是单独的大脑磁共振成像，不使用 70554 或者 70555 与 70551-70553	–	3.72	2.54
96020	脑功能定位：进行 fMRI 期间神经功能测试选择和执行需要得到医生和心理医生允许使用全部神经功能测试，总结和报道所有结果 采用 fMRI 扫描 70555 不使用 96101-96103 或者 96116-96120	–	4.84	3.43

动称为各向同性，相反，将水分子受限在一个特定方向运动称为各向异性。水分子在白质纤维束中由于受到轴突髓鞘的限制，其弥散表现为各向异性。脑组织局部各向异性变化形成了 DTI 的基础[56]。获得弥散信息至少需要 6 个方向，这常需要更多的现代扫描仪。弥散的方向可以用椭圆形球体来描述，最主要的本征向量代表了扩散的主要方向，但是在三位空间正交方向还有两个次要的本征向量，相应的主要和次要本征向量代表弥散幅度。扩散张量需要计算很多向量指标，最常用的参数是各向异性分数（FA），计算公式如下：

$$FA = \frac{1}{\sqrt{2}} \sqrt{\frac{(\lambda_1 - \lambda_2)^2 + (\lambda_2 - \lambda_3)^2 + (\lambda_1 - \lambda_3)^2}{\lambda_1^2 + \lambda_2^2 + \lambda_3^2}}$$

FA 是没有单位的参数，它描述椭圆球体张量扩散的形状，范围从 0（各向同性，各个方向扩散相同）至 1（各向异性或者沿着最大向量扩散）。在白质纤维束结构中可以看到各向异性增加，而在灰质结构中各向异性降低。尽管纤维束交错复杂，但是交错纤维各向异性也降低。肿瘤和瘤周异常组织可以通过多种机制使 FA 降低，包括移位、水肿、脱髓鞘、轴突消失或者肿瘤浸润和破坏[57]。FA 在反映白质纤维束的结构和完整性方面比较敏感，但特异性不强。其余描述张量的形状还包括球形、柱状和扁圆形（盘状）。

FA 图描述了纤维束的方向信息，每个体素的色彩明暗程度反映了其对应的各向异性程度。白质结构有很强的方向性，通常表现为色彩明亮（最亮的就是方向性很高的胼胝体纤维），而灰质结构方向性较低，其色彩表现为暗色。FA 彩色编码方向图增加了方向数据，红色代表方向从左到右，绿色代表方向从前向后，蓝色代表方向从上到下。因采用最小运算法输入（除了选择最小和最大的 FA 阈值），使得反映大脑各向异性和结构比纤维束更稳定，进而通过这些彩色 FA 图识别特定的纤维束。

10.3.2　纤维束示踪成像

纤维束示踪成像是用于评估和定位白质纤维束与邻近肿瘤关系的独特工具，对因肿瘤、水肿和（或）浸润肿瘤造成白质纤维束扭曲的脑肿瘤患者的成像提供正常解剖结构和解剖学定位参考。纤维束示踪成像可以在三维空间中

展示白质纤维束的相互连接，目前临床和科研使用的许多不同的纤维束示踪成像设备大多都是基于标准（确定性）模式，极少使用概率模型。

标准纤维束示踪成像通过每个体素沿设定路径的主方向生成连接图。首先在感兴趣的白质纤维束放置感兴趣区（ROI）的种子点，然后根据主要本征向量追踪连接相邻体素，当满足 FA 小于阈值（如 <0.15）或旋转角超过阈值（例如 >70 度）条件时，追踪终止。许多程序是基于连续跟踪纤维分配算法（FACT）的[58-59]。以每个体素作为原始种子点的"强制性"跟踪，可以提供更丰富的纤维束[60]。在此情况下，首先进行纤维束示踪成像，一个 ROI 仅能用于显示途经特定 ROI 的纤维素。标准示踪法在追踪诸如足部运动纤维的皮质脊髓束等简单纤维束方面效果很好，这是一条从脑到脊髓接近直线垂直分布的长纤维束。但是，对于较小或与其他路径交叉或急性扭转的纤维束等复杂纤维束，标准示踪成像常显示不佳。例如，皮质脊髓束的手和面部运动纤维在通过交叉的上纵束（"交叉纤维"）时出现弧形轨迹，进而限制了其重建。

概率示踪并非单个体素内的纤维束的简单投射，而是通过计算单个体素内多个方向的多条纤维束的概率密度函数进行复杂性分析的方法，由此得出的分配概率有助于对复杂多角度的纤维束重建并得以显示两个 ROI 种子点间的连接[61-62]。与其他技术相比，不确定性追踪算法通过原始分布函数 Q- 球图像重建，有助于解决包含交叉纤维束的纤维束连接[63]。总之，相对标准示踪，概率追踪算法可以显示更多的纤维束，尤其是在通过 FA 降低的区域，但与标准示踪比较，其显示能力较弱。

10.3.3　利用弥散张量成像和白质纤维束成像对神经外科手术计划的导航

深部脑肿瘤可能更靠近重要的白质纤维束，而非功能皮质。在这些情况下，DTI 可作为辅助手段或代替 fMRI 对术中网络功能的潜在风险进行评估。单纯白质纤维束损伤可能遗留永久性的严重功能障碍[64]。肉眼观察常不足以辨别肿瘤边缘或确认特定白质纤维束，尤其是对于浸润性生长并侵犯邻近正常脑组织的原发性胶质瘤。尽管术中皮质下直接电刺激仍然

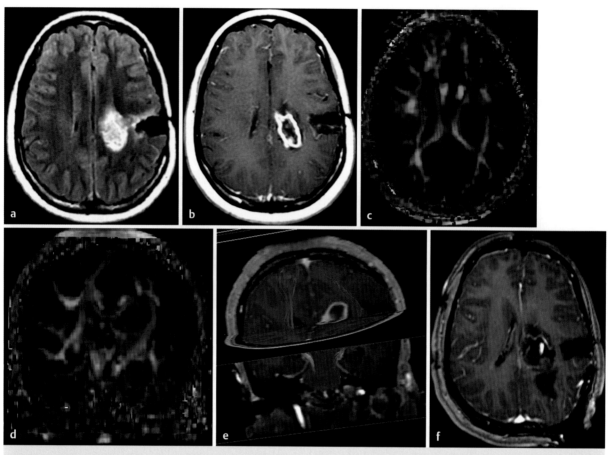

图 10.7 皮质脊髓束定位 轴位反转恢复抑水序列（a）和 T1 加权强化（b）显示在岛盖部可见含液的手术空腔，侧脑室内可见 FLAIR 呈高信号、不均匀强化的复发少突胶质细胞瘤。轴位（c）和冠位（d）的各向异性色彩编码方向图与 T1 加权强化图像叠加显示在手术空腔和侧脑室内肿瘤之间的大脑尾侧的蓝色纤维束被证实是皮质脊髓束（e）。占位效应导致皮质脊髓束向侧方移位。作者并未采取最短的路径到达肿瘤（通过最初的颅骨切口和手术空腔），术中 T1 加权强化图像（f）显示从侧后方切除全部肿瘤

是脑白质定位的金标准，但其仍然有以下缺点：费时，操作难度大，20% ~80% 的患者可能存在运动相关障碍[65-66]。尽管这种缺点是一过性的，大约 77% ~94% 的患者在 3 个月可以恢复到基线状态[65-68]，但患者也可能经历严重的并发症。

通过提供病变邻近重要白质纤维束的功能信息，DTI 可以为指导术前计划及预测肿瘤的切除程度等提供有用信息[69]。

皮质下直接电刺激也高度依赖于目标的临近结构，相对而言，脑皮质的刺激易于实现，而白质区刺激通常受皮质下白质暴露程度的限制，可能会变得更加困难，甚至不可能用微创手术或太深以至于其他方式也无法到达感兴趣区来刺激白质纤维束。DTI 可以无创性地评估包括对侧正常纤维束的大脑白质纤维束，进而有助于每例患者进行内部对比。但是即使某些

白质可以到达，刺激也可能会失败。假阴性结果（刺激纤维束没有反应）难以解释，因为是否存在刺激反应的原因仍不清楚，可能与以下因素有关：①纤维束并不是真正被刺激的位置；②肿瘤直接效应（如水肿、脱髓鞘、肿瘤浸润）导致纤维束存在但无功能；③纤维束是存在的，但功能可能受到抑制（例如过度麻醉或镇静）；④纤维束存在但刺激不充分（也就是已经达到最大安全电流强度）。

定位运动通路

DTI 和白质纤维束成像可以减少刺激和定位所需的时间，一直作为切除位于或者临近皮质脊髓束的脑肿瘤不可或缺的工具[67,70]，准确定位运动纤维束有利于术前计划、判断手术可行性、评估切除边缘的安全性和最大程度切除肿瘤[67]（图 10.7），越来越多的研究证明锥体束成像和皮质下的电刺激结果基本一致[68,71-72]。

锥体束是大脑最重要的运动白质纤维束，是肌肉自主运动的直接激活通路。锥体束大多起源于中央前回贝茨层 V 细胞，还有一小部分来源于运动前区和辅助运动区。研究还表明少量皮质脊髓束来源于初级感觉区域（中央前回和中央后回占 70%，中央后回仅 7%）和顶叶[73]。因为即使在对皮质全部纤维束评估之后，皮质脊髓束也可能难以从躯体感觉纤维区分出来，这也是导致潜在错误的原因。在临床实践中，作者往往只以初级运动皮质的皮质脊髓束为主；其他与运动有关的脑区，如控制运动和高水平的运动处理的初级感觉皮质、辅助运动区、运动前区和岛叶没有被明确定位。皮质脊髓束通常在脊髓下部交叉并且在脊髓同侧下降，最后向下到达指定肌肉（群），最终达到脊髓下运动神经元突触水平。

在初级运动皮质，皮质脊髓束从内侧到外侧，从脚、手、脸和舌头依次呈矮人分布。概率示踪研究表明这些部分呈倒立分布，例如手的运动区位于代表下肢运动区大脑脚的内侧[74]。相对于皮质脊髓束其他部分，足部纤维从内侧到外侧交叉常常发生在内囊后肢水平[75]，理解皮质脊髓束下行躯体分布方式对损伤后潜在的障碍具有提示意义[76]。

即使是在内囊后肢或者大脑脚使用种子点 ROI 进行追踪，标准皮质脊髓束示踪往往只包括足部纤维，还应该包括运动矮人的所有部分。足纤维是沿着垂直方向下降，来源于运动矮人旁正中区的一束坚韧而粗大的纤维束。相对而言，源于矮人外侧运动区的多个纤维束在下降之前向内侧曲折，从远外侧区来源的舌面部纤维在下行过程中必须在放射冠水平穿过上纵束，且常因交叉纤维错误而缩短[71,77]。概率示踪技术可以弥补标准跟踪技术的这些缺陷[75]，同时其他像高角分辨率扩散成像更先进的扩散成像技术也可以弥补。在实际应用中，标准示踪技术的结果可以为术前计划提供足够信息。许多神经外科医生将病态更多地归因于移步障碍，而非手动或面部不称障碍。因此靠近中央皮质、皮质下和深部脑白质或者累及皮质脊髓束的足运动纤维的病变可能比外侧的病灶更加难以切除。

Berman 等[78]发现纤维束示踪位点与术中刺激位点的平均距离不足 8.7mm（同时考虑到所有误差的潜在来源，包括来自神经导航系统）。Zolal 等[68]报道，仅当 DTI 确定纤维束与肿瘤边缘之间的距离为不大于 8mm 时，刺激才可以引起运动反应；当距离不足 3mm 时，可能引发急性非线性增加的运动反应；Mikuni 等[79]报道只有当距离为小于 6mm 时才可引起阳性运动诱发电位。其他研究团队也报道了相似的结果，随着肿瘤与锥体束距离从 1.5mm 增加到 1.9mm，所需电流强度也会增加[80-82]。

运动通路 DTI 和纤维束成像在定位皮质脊髓束与肿瘤边界的关系方面发挥着重要作用。神经外科医生为了达到完整切除肿瘤或者基于白质纤维束术中的刺激结果而保留部分肿瘤的目的，可选择切除静止性肿瘤，甚至达到肿瘤的最大边缘。在一项累及皮质脊髓束的 238 例脑肿瘤患者的大样本研究中，患者被随机分为 120 例的解剖导航组或 118 例的 DTI 导航组，Wu[83]认为 DTI 组术后运动障碍发生率减少超过 50%（15.3% vs 32.8%，$P<0.001$），且 6 个月 KPS 评分高于对照组（86 vs 74）。DTI 组的高级别胶质瘤患者肿瘤完全切除率似乎也高于对照组（74.4% vs 33.3%，$P<0.001$），同时中位存活期较长（21.2 个月 vs 14 个月，$P=0.048$），死亡风险降低 43%。其他小样本非随机对照研究已证实，DTI 有助于准确定位术中刺激小于 1cm 的运动通路，实现最大化切除肿瘤和保留患者运动功能的目的[78,82,84-87]。

定位语言通路

越来越多的证据表明，语言功能是广泛分布的皮质及皮质下网络共同作用的结果。如 Burgel 等[88]所述，由于白质纤维束位置、形状和直径的变异，语言网络的影像表现远比想象的复杂，在该研究中，与经早期脱髓鞘形成和较低异质性的运动皮质脊髓束相比较，作者推测患者之间的语言纤维束具有很高的异质性体现了这些长的联合纤维的后期髓鞘化。

除了一般公认的是弓状纤维束通路[89]，5~6 个不同的外侧裂通路均参与语言功能。Saur 等[90]最近提出由背侧与腹侧两个不同的白质通路构成语言的双通路模型，模型中背侧通路主要参与语言的发音与表达过程，通过连接颞叶与额叶之间的上纵束和弓状纤维束的联络纤维，这些语言处理功能具有显著的左侧半球优势。腹侧通路的联络纤维包括钩束、上纵束中部、下纵束和额枕束下部，主要参与语言的语义及语法处理过程，这些接受和语义语言处理功能区多分布在两侧。

虽然有很多复杂通路与语言功能有关，但是最近文献表明不存在一个直接与语言相关的通路。定位弓状纤维束对术前脑肿瘤手术计划的制定仍然很重要。弓状纤维束是上纵束的第四部分，是上纵束在大脑中最大的联合纤维束，连接顶叶、枕叶、颞叶和额叶，上纵束各个部分见表10.4。刺激上纵束（SLF）可能导致语音错乱或传导性失语，而刺激额枕束可能会导致语义错乱[91-93]。

表 10.4　上纵束的组成成分

SLF 组成部分	连接区域	方向	连接区域
SLF-Ⅰ	顶上小叶，顶叶后部区域	←→	额上回，辅助运动区（SMA）
SLF-Ⅱ	顶下小叶，角回，顶内沟背侧下回	←→	额中回，前运动皮质，SMA
SLF-Ⅲ	缘上回，顶下小叶，顶叶岛盖部	←→	额下回，额中回，SMA
SLF-Ⅳ	颞中回，颞上回	←→	背侧前额叶区域

弓状纤维束损伤造成 Broca 区和 Wernicke 区失去联系，可能会导致传导性失语和语言重复障碍，弓状纤维束的不同部分病灶可能引起各种形式的传导性失语（图10.8）。弓状束前段和后段 FA 降低和白质纤维束数量减少在临床上分别会引起类似 Broca 传导性失语和类似 Wernicke 传导性失语[94]，即使与弓状纤维束无关的皮质病变也可以引起传导失语[95]。Hayashi[96] 等认为弓状纤维束起着至关重要的作用，脑肿瘤切除后弓状束完整性与术后语言功能的改善是密切相关的（P=0.003 9）。弓状纤维束的术中电刺激可诱发发音、语音和语法错误，但语义错误不常见。在口头受试者中弓状束纤维密度和大小不对称性增大[97-99]，这也证实弓状束在背侧通路中语言功能的表达上扮演着重要的角色。

弓状纤维束示踪成像显示为弓状束以上从外侧裂后部 Wernicke 区开始，向前经过放射冠的上纵束到达 Broca 区的纤维束[100]。前部纤维通常不能完全到达 Broca 区，导致一些研究者推测弓形纤维束取代了颞叶语言区去连接运动和运动前区，并间接到达额叶语言区[101]

（图10.9）。Li[102] 最近利用概率示踪展现了连接 Broca 区和 Wernicke 区完整的弓状纤维束，标准示踪结果表明，弓状纤维束束前部截断过早是由于纤维束追踪遇到交叉下行的运动纤维固有的技术问题，甚至可以在瘤周区域用概率追踪显示出一个完整的纤维连接存在。

10.3.4　DTI 与纤维束成像面临的挑战

技术问题

目前人们在优化 DTI 采集方案、图像后处理和数据分析方面达到一些共识。与其他单次激发回波平面成像类似，DTI 容易受一些常见因素影响而产生伪影，包括颅底和血液流动产生的磁敏感伪影造成的信号衰减，以及并行采集技术、涡流和快速梯度变化引起的图像失真。DTI 和纤维束示踪图质量取决于信噪比，而信噪比受扩散加权方向的数目和采集激发的次数影响。DTI 需要至少 6 个方向来计算椭球扩散，增加弥散敏感梯度的方向数目有助于减少 FA 旋转方差和提高对比度 / 信号方差比，当编码方向增加到 20 个以上或 30 个时，纤维束追踪效果将会减弱[103-104]。高清多角度分辨率的弥散技术采用更多的弥散梯度方向（127~515）进行采样，每个像素内编码多个纤维方向以提高复杂白质纤维束重建的可视化，如纤维束交叉的问题[105-106]。最新研究[107-108]认为尽管需要编码更多的弥散梯度方向，更大的 b 值和更多的回波时间，但是将扫描时间从 60min 合理地减少到 12~15min，有利于将其推广到临床实践中。

选取种子点

大多数纤维束示踪成像需要将种子点作为起始点进行跟踪，采用额外的 ROI 可以将结果提炼为以下三类有："和"指选择两个 ROI 都通过的纤维束，"或"指选择通过任一个 ROI 的纤维束，和"不"指排除通过选定 ROI 的纤维束。由于不同观察者对白质纤维束解剖认识存在差异，不可避免地引起观察者之间和观察者内部的差异，因此种子点通常通过手动放置。目前研究正努力采取自动分割和自动选取种子点技术，以降低这些差异的来源。

距离的影响为错误的累积提供了机会，示踪精度随着与 ROI 种子点距离的增加而降低。

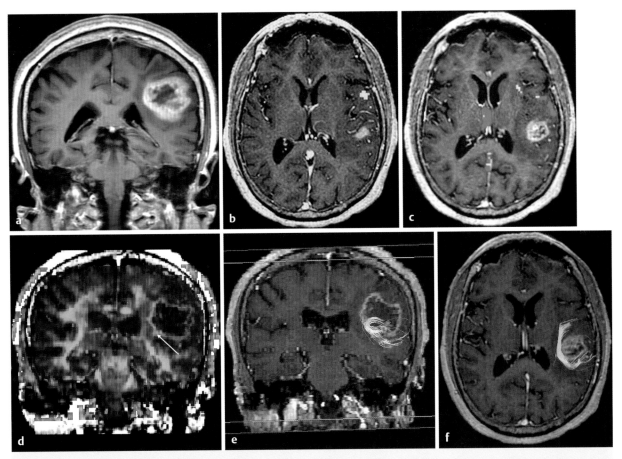

图 10.8　语言功能性磁共振成像　冠状位 T1 强化（a）显示左侧顶叶可见一巨大不均匀强化的胶质母细胞瘤。单词产生（b）和语义流畅性任务（c）可见 Broca 区激活，但是不能准确定位 wernicke 区。冠状位各向异性色彩编码方向图（d）可见绿色的上纵束（箭）受压向肿瘤内下方移位（不包括在顶叶内侧边缘绿色的 SLF-1），纤维束与轴位（e）和冠状位（f）叠加显示也支持弓状束的定位

这种效应是随着 ROI 种子点距离的增加，纤维束密度随之减小。因此，制定白质区术前计划的时候，作者主张尽量靠近脑瘤区绘制种子的 ROI（多个）。重建的纤维素应遵循两个原则，以确保它符合预期解剖学，并能代表感兴趣区的纤维束。

纤维束追踪失败

　　脑肿瘤或瘤周水肿造成 FA 降低可能是纤维束追踪最常见的影响因素。肿瘤或肿瘤周围区域几乎没有纤维束通过，所以纤维束追踪通常是失败的。虽然术中电刺激证明这些纤维束的功能存在，但由于转移瘤、胶质瘤和浸润性肿瘤的邻近水肿带使得纤维束追踪早期终止，进而形成假阴性结果（图 10.10）。当某些地方根本不存在纤维束或者追踪到错误的纤维束时也可造成假阳性结果。进行纤维束追踪并解读其结果时需要全面了解白质解剖结构，纤维

束追踪的结果应与手术前电刺激技术进行严格测试。鉴于后期处理主观差异较大，作者主张使用各向异性彩色编码方向图来确定白质纤维束与肿瘤的位置关系，然后利用纤维束示踪确认定位结果。因为定位需要计算，纤维束追踪结果易受数据处理的影响，作者认为各向异性彩色编码方向图更可靠。

大脑漂移

　　大脑漂移是指在神经外科手术中，由于头部重力效应、开颅、打开硬脑膜、脑脊液丢失、水肿、渗透性利尿剂、手术牵拉和肿瘤切除等原因，脑组织位置发生不可预测性改变的一种现象[109]。脑移位的方向可以是向内或向外，这主要依赖于上述参数之间的复杂关系。虽然大脑皮质移位幅度可达 2.4cm[110-112]，但神经外科医生可通过在皮质贴标签和标注矢状窦和其他解剖标志来克服这一缺点。白质纤维束中

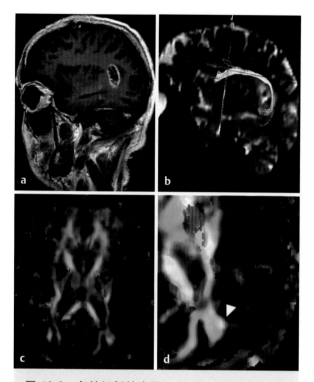

图 10.9 急性短暂性失语 矢状位强化扫描（a）显示在外侧裂后部靠近 Wernicke 区可见不均匀强化的胶质母细胞瘤。DTI 与 b=0 弥散加权图像叠加（b）显示弓状束沿着肿瘤边缘的后部分布。各向异性彩色编码方向图（c、d 放大图）描述蓝色纤维沿着外侧裂边缘的后部下降。蓝色（箭头，d）代表上纵束下降的部分。弓状束终止于运动纤维交叉水平的前方

的皮质脊髓束漂移幅度可达 110mm[67,113-114]，虽然向内和向外的平均位移分别只有 5.2mm 和 5.5mm，但如果将向内和向外漂移都考虑在内的话，脑漂移幅度范围可高达 20.7mm[114]。脑

白质漂移可能比灰质移位更不确定，因为特定白质纤维束的定位存在技术难题，包括缺乏解剖标记、位置较深及不可靠的阴性刺激结果（例如，纤维束远离刺激点？纤维束存在但是没功能？纤维束存在，但目前刺激不够？）由于它难以预测的特性，使得数学模型也不能很好地补偿脑移位的表现。由于这些原因，神经导航手术一直提倡术中 MRI 与 DTI 结合的方法[67,111-112,115]，但因许多机构的术中 MRI 扫描仪成本仍很高，限制了这种前沿技术的临床应用。

10.4 fMRI 和 DTI/DTT 联合成像

fMRI 和 DTI 具有无创性，可在术前使用以制定术前计划，也可以对与功能相关的全部脑网络进行定位，甚至包括对侧大脑半球，并且这项技术具有可重复性，因此有助于不适合术中电刺激定位的患者进行术前定位。在这些成像技术潜在的局限性中，fMRI 的局限性主要在于肿瘤相关的神经血管耦合，而 DTI 的局限性在于肿瘤或肿瘤周围相关的各向异性的缺失。

先进的后处理和神经导航系统可以通过整合多种数据资源，使得解剖图像可以与 BOLD 激活图、色彩编码方向 FA 图和纤维束示踪图进行叠加。虽然 Kleiser 等[116] 使用 fMRI 感兴趣区作为种子点，改善了纤维束示踪技术的结果，但作者发现，从锥体束两端进行纤维束追踪不如从靠近肿瘤的种子点的追踪效果。鉴于增加感兴趣区种子点与增加示踪误差和减小锥体束体积相关联，作者推荐选取邻近肿瘤的种

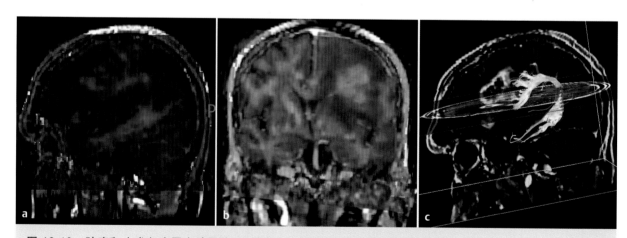

图 10.10 肿瘤和（或）瘤周水肿导致 FA 降低 矢状位（a）和冠状位（b）显示各向异性色彩编码方向图与 T1 加权图像叠加显示强化的肿瘤在额叶沿着弓状前部分布。弓状束终止于肿瘤边缘后部，同时向肿瘤侧下方移位。（c）斜矢状位纤维束证明弓状束前部向侧面移位

子点，而这也是神经外科医生最感兴趣的区域。

尽管 fMRI 和 DTI 数据被分别整合成一个单独导航数据集，但 fMRI 和 DTI 对术前定位仍有重要作用。作者从若干文献中筛选出 56 例与 fMRI 和 DTI 使用有关的患者资料，其中 30.3%（范围 5%~100%）的神经外科手术方法有所改变[117-119]。支持者认为功能成像技术可以最大可能地切除整个肿瘤，而不会加重神经损伤[120]，而传统功能区安全界限有可能被废除。

10.5　结　论

fMRI 和 DTI 被认为是互补的定位方法，且不打算完全取代术中定位技术。通过在术前提供信息，侵入性定位方法具有靶向性，而非重新在手术室以相对少的时间开展较小的开颅手术。鉴于侵入性术中定位和无创影像定位技术各自受不同因素的限制，使得这些互补技术的协同效应仍有可能继续发展，并在脑肿瘤患者功能区定位中保持巨大的价值。当治疗靠近功能区的脑肿瘤患者时，许多神经外科医生将脑功能成像作为标准的治疗措施。取得进一步的研究进展需要在 fMRI 任务、fMRI 和 DTI 成像模式、数据处理及结果解释方面达成共识。

（李文菲　牛　晨　译，刘红娟　审校）

参考文献

[1] Ammirati M, Vick N, Liao YL, et al. Effect of the extent of surgical resection on survival and quality of life in patients with supratentorial glioblastomas and anaplastic astrocytomas. Neurosurgery, 1987, 21: 201–206

[2] Ushio Y, Kochi M, HamadaJ, et al. Effect of surgical removal on survival and quality of life in patients with supratentorial glioblastoma. Neurol Med Chir (Tokyo), 2005, 45: 454–460, discussion 460–461

[3] Nomiya T, Nemoto K, Kumabe T, et al. Prognostic significance of surgery and radiation therapy in cases of anaplastic astrocytoma: retrospective analysis of 170 cases. J Neurosurg, 2007, 106: 575–581

[4] Burt M, Wronski M, Arbit E, Galicich JH Memorial Sloan-Kettering Cancer Center Thoracic Surgical Staff. Resection of brain metastases from non-small-cell lung carcinoma. Results of therapy. J Thorac Cardiovasc Surg, 1992, 103: 399–410, discussion 410–411

[5] Wronski M, Arbit E, Burt M, et al. Survival after surgical treatment of brain metastases from lung cancer: a follow-up study of 231 patients treated between 1976 and 1991. J Neurosurg, 1995, 83: 605–616

[6] Wroński M, Arbit E, Russo P, et al. Surgical resection of brain metastases from renal cell carcinoma in 50 patients. Urology, 1996, 47: 187–193

[7] Detre JA, Wang J. Technical aspects and utility of fMRI using BOLD and ASL. Clin Neurophysiol, 2002, 113: 621–634

[8] Heeger DJ, Ress D. What does fMRI tell us about neuronal activity? Nat Rev Neurosci, 2002, 3: 142–151

[9] Johansen-Berg H, Dawes H, Guy C, et al. Correlation between motor improvements and altered fMRI activity after rehabilitative therapy. Brain, 2002, 125: 2731–2742

[10] Kocak M, Ulmer JL, Sahin Ugurel M, et al. Motor homunculus: passive mapping in healthy volunteers by using functional MR imaging-initial results. Radiology, 2009, 251: 485–492

[11] Fazio R, Coenen C, Denney RL. The original instructions for the Edinburgh Handedness Inventory are misunderstood by a majority of participants. Laterality, 2012, 17: 70–77

[12] Oldfield RC. The assessment and analysis of handedness: the Edinburgh inventory. Neuropsychologia, 1971, 9: 97–113

[13] Palmer ED, Rosen HJ, Ojemann JG, et al. An event-related fMRI study of overt and covert word stem completion. Neuroimage, 2001, 14: 182–193

[14] Partovi S, Konrad F, Karimi S, et al. Effects of covert and overt paradigms in clinical language fMRI. Acad Radiol, 2012, 19: 518–525

[15] Petrovich N, Holodny Al, Tabar V, et al. Discordance between functional magnetic resonance imaging during silent speech tasks and intraoperative speech arrest. J Neurosurg, 2005, 103: 267–274

[16] Léhericy S, Cohen L, Bazin B, et al. Functional MR evaluation of temporal and frontal language dominance compared with the Wada test. Neurology, 2000, 54: 1625–1633

[17] Engström M. Karlsson M, Croné M, et al. Clinical fMRI of language function in aphasic patients: reading paradigm successful, while word generation paradigm fails. Acta Radiol, 2010, 51: 679–686

[18] Thompson-Schill SL, D'Esposito M, Kan IP. Effects of repetition and competition on activity in left prefrontal cortex during word generation. Neuron, 1999, 23: 513–522

[19] Engström M, Ragnehed M, Lundberg P, et al. Paradigm design of sensory-motor and language tests in clinical fMRI. Neurophysiol Clin, 2004, 34: 267–277

[20] Sunaert S. Presurgical planning for tumor resectioning. J Magn Reson Imaging, 2006, 23: 887–905

[21] Binder JR, Swanson SJ, Hammeke TA, et al.

Determination of language dominance using functional MRI: a comparison with the Wada test. Neurology, 1996, 46: 978–984

[22] FitzGerald DB, Cosgrove GR, Ronner S, et al. Location of language in the cortex: a comparison between functional MR imaging and electrocortical stimulation. AJNR Am J Neuroradiol, 1997, 18: 1529–1539

[23] Yetkin FZ, Swanson S, Fischer M, et al. Functional MR of frontal lobe activation: comparison with Wada language results. AJNR Am J Neuroradiol, 1998, 19: 1095–1098

[24] Baciu MV, Watson JM, Maccotta L, et al. Evaluating functional MRI procedures for assessing hemispheric language dominance in neurosurgical patients. Neuroradiology, 2005, 47: 835–844

[25] Woermann FG, Jokeit H, Luerding R, et al. Language lateralization by Wada test and fMRI in 100 patients with epilepsy. Neurology, 2003, 61: 699–701

[26] Giussani C. Roux FE, Ojemann J, et al. Is preoperative functional magnetic resonance imaging reliable for language areas mapping in brain tumor surgery? Review of language functional magnetic resonance imaging and direct cortical stimulation correlation studies. Neurosurgery, 2010, 66: 113–120

[27] Roux FE, Boulanouar K, Lotterie JA, et al. Language functional magnetic resonance imaging in preoperative assessment of language areas: correlation with direct cortical stimulation. Neurosurgery, 2003, 52: 1335–1345, discussion 1345–1347

[28] Dym RJ, Burns J, Freeman K, et al. Is functional MR imaging assessment of hemispheric language dominance as good as the Wada test?: a meta-analysis. Radiology, 2011, 261: 446–455

[29] Gaillard WD, Balsamo L, Xu B, et al. Language dominance in partial epilepsy patients identified with an fMRI reading task. Neurology, 2002, 59: 256–265

[30] Spreer J, Arnold S, Quiske A, et al. Determination of hemisphere dominance for language: comparison of frontal and temporal fMRI activation with intracarotid amytal testing. Neuroradiology, 2002, 44: 467–474

[31] Loddenkemper T, Morris HH, Möddel G. Complications during the Wada test. Epilepsy Behav, 2008, 13: 551–553

[32] Stippich C, Rapps N, Dreyhaupt J, et al. Localizing and lateralizing language in patients with brain tumors: feasibility of routine preoperative functional MR imaging in 81 consecutive patients. Radiology, 2007, 243: 828–836

[33] Zaca D, Nickerson JP, Deib G, et al. Effectiveness of four different clinical fMRI paradigms for preoperative regional determination of language lateralization in patients with brain tumors. Neuroradiology, 2012, 54: 1015–1025

[34] Seghier ML, Kherif F, Josse G, et al. Regional and hemispheric determinants of language laterality: implications for preoperative fMRI. Hum Brain Mapp, 2011, 32: 1602–1614

[35] Holodny AI, Schulder M, Liu WC, et al. The effect of brain tumors on BOLD functional MR imaging activation in the adjacent motor cortex: implications for image-guided neurosurgery. AJNR Am J Neuroradiol, 2000, 21: 1415–1422

[36] Benke T, Köylü B, Visani P, et al. Language lateralization in temporal lobe epilepsy: a comparison between fMRI and the Wada Test. Epilepsia, 2006, 47: 1308–1319

[37] Partovi S, Jacobi B, Rapps N, et al. Clinical standardized fMRI reveals altered language lateralization in patients with brain tumor. AJNR Am J Neuroradiol, 2012, 33: 2151–2157

[38] Sabbah P, Chassoux F, Leveque C, et al. Functional MR imaging in assessment of language dominance in epileptic patients. Neuroimage, 2003, 18: 460–467

[39] Ramsey NF, Sommer IE, Rutten GJ, et al. Combined analysis of language tasks in fMRI improves assessment of hemispheric dominance for language functions in individual subjects. Neuroimage, 2001, 13: 719–733

[40] Sanai N, Mirzadeh Z, Berger MS. Functional outcome after language mapping for glioma resection. N Engl J Med, 2008, 358: 18–27

[41] McDermott KB, Petersen SE, Watson JM, et al. A procedure for identifying regions preferentially activated by attention to semantic and phonological relations using functional magnetic resonance imaging. Neuropsychologia, 2003, 41: 293–303

[42] Banich MT, Milham MP, Jacobson BL, et al. Attentional selection and the processing of task-irrelevant information: insights from fMRI examinations of the Stroop task. Prog Brain Res, 2001, 134: 459–470

[43] Tanji J, Mushiake H. Comparison of neuronal activity in the supplementary motor area and primary motor cortex. Brain Res Cogn Brain Res, 1996, 3: 143–150

[44] Majchrzak K, Bobek-Billewicz B, Tymowski M, et al. Surgical treatment of insular tumours with tractography, functional magnetic resonance imaging, transcranial electrical stimulation and direct subcortical stimulation support. Neurol Neurochir Pol, 2011, 45: 351–362

[45] Smith EE, Jonides J, Marshuetz C, et al. Components of verbal working memory: evidence from neuroimaging. Proc Natl Acad Sci USA, 1998, 95: 876–882

[46] Uğurbil K. The road to functional imaging and ultrahigh fields. Neuroimage, 2012, 62: 726–735

[47] Korvenoja A, Kirveskari E, Aronen HJ, et al. Sensorimotor cortex localization: comparison of magnetoencephalography, functional MR imaging, and intraoperative cortical mapping. Radiology, 2006, 241: 213–222

[48] Hu X, Yacoub E. The story of the initial dip in fMRI. Neuroimage, 2012, 62: 1103–1108

[49] Hou BL, Bradbury M, Peck KK, et al. Effect of brain tumor neovasculature defined by rCBV on BOLD fMRI activation volume in the primary motor cortex. Neuroimage, 2006, 32: 489–497

[50] Fujiwara N, Sakatani K, Katayama Y, et al. Evoked-cerebral blood oxygenation changes in false-negative activations in BOLD contrast functional MRI of patients with brain tumors. Neuroimage, 2004, 21: 1464–1471

[51] Wellmer J, Weber B, Urbach H, et al. Cerebral lesions can impair fMRI-based language lateralization. Epilepsia, 2009, 50: 2213–2224

[52] Laurienti PJ, Field AS, Burdette JH, et al. Dietary caffeine consumption modulates fMRI measures. Neuroimage, 2002, 17: 751–757

[53] González-Ortiz S, Oleaga L, Pujol T, et al. Simple fMRI postprocessing suffices for normal clinical practice. AJNR Am J Neuroradiol, 2013, 34: 1188–1193

[54] Pillai JJ. The significance of streamlined postprocessing approaches for clinical FMRI. AJNR Am J Neuroradiol, 2013, 34: 1194–1196

[55] Lubrano V, Draper L, Roux FE. What makes surgical tumor resection feasible in Broca's area? Insights into intraoperative brain mapping. Neurosurgery, 2010, 66: 868–875, discussion 875

[56] Mukherjee P, Berman Jl, Chung SW, et al. Diffusion tensor MR imaging and fiber tractography: theoretic underpinings. AJNR Am J Neuroradiol, 2008, 29: 632–641

[57] Jellison BJ, Field AS, Medow J, et al. Diffusion tensor imaging of cerebral white matter: a pictorial review of physics, fiber tract anatomy, and tumor imaging patterns. AJNR Am J Neuroradiol, 2004, 25: 356–369

[58] Mori S, Crain BJ, Chacko VP, et al. Three-dimensional tracking of axonal projections in the brain by magnetic resonance imaging. Ann Neurol, 1999, 45: 265–269

[59] Mori S, van Zijl PC. Fiber tracking: principles and strategies—a technical review. NMR Biomed, 2002, 15: 468–480

[60] Jiang H, van Zijl PC, Kim J, et al. DtiStudio: resource program for diffusion tensor computation and fiber bundle tracking. Comput Methods Programs Biomed, 2006, 81: 106–116

[61] Bürgel U, Madler B, Honey CR, et al. Fiber tracking with distinct software tools results in a clear diversity in anatomical fiber tract portrayal. Cent Eur Neurosurg, 2009, 70: 27–35

[62] Kreher BHJ, ll'yasov K. DTI&FiberTools: a complete toolbox for DTI calculation, fiber tracking, and combined evaluation//Proceedings of ISMRM 14th International Scientific Meeting. Seattle, Washington, May 6–12, 2006

[63] Descoteaux M, Ang, elino E, et al. Regularized, fast, and robust analytical Q-ball imaging. Magn Reson Med, 2007, 58: 497–510

[64] Naeser MA, Alexander MP, Helm-Estabrooks N, et al. Aphasia with predominantly subcortical lesion sites: description of three capsular/putaminal aphasia syndromes. Arch Neurol, 1982, 39: 2–14

[65] Keles GE, Lundin DA, Lamborn KR, et al. Intraoperative subcortical stimulation mapping for hemispherical perirolandic gliomas located within or adjacent to the descending motor pathways: evaluation of morbidity and assessment of functional outcome in 294 patients. J Neurosurg, 2004, 100: 369–375

[66] Duffau H, Capelle L, Denvil D, et al. Usefulness of intraoperative electrical subcortical mapping during surgery for low-grade gliomas located within eloquent brain regions: functional results in a consecutive series of 103 patients. J Neurosurg, 2003, 98: 764–778

[67] D'Andrea G, Angelini A, Romano A, et al. Intraoperative DTI and brain mapping for surgery of neoplasm of the motor cortex and the corticospinal tract: our protocol and series in BrainSUITE. Neurosurg Rev, 2012, 35: 401–412, discussion 412

[68] Zolal A, Hejčl A, Vachata P, et al. The use of diffusion tensor images of the corticospinal tract in intrinsic brain tumor surgery: a comparison with direct subcortical stimulation. Neurosurgery, 2012, 71: 331–340, discussion 340

[69] Castellano A, Bello L, Michelozzi C, et al. Role of diffusion tensor magnetic resonance tractography in predicting the extent of resection in glioma surgery. Neurooncol, 2012, 14: 192–202

[70] González-Darder JM, González-López P, Talamantes F, et al. Multimodal navigation in the functional microsurgical resection of intrinsic brain tumors located in eloquent motor areas: role of tractography. Neurosurg Focus, 2010, 28: E5

[71] Bello L, Castellano A, Fava E, et al. Intraoperative use of diffusion tensor imaging fiber tractography and subcortical mapping for resection of gliomas: technical considerations. Neurosurg Focus, 2010, 28: E6

[72] Coenen VA, Krings T, Weidemann J, et al. Sequential visualization of brain and fiber tract deformation during intracranial surgery with three-dimensional ultrasound: an approach to evaluate the effect of brain shift. Neurosurgery, 2005, 56 Suppl: 133–141,

discussion 133–141

[73] Kumar A, Juhasz C, Asano E, et al. Diffusion tensor imaging study of the cortical origin and course of the corticospinal tract in healthy children. AJNR Am J Neuroradiol, 2009, 30: 1963–1970

[74] Kwon HG, Hong JH, Jang SH. Anatomic location and somatotopic arrangement of the corticospinal tract at the cerebral peduncle in the human brain. AJNR Am J Neuroradiol, 2011, 32: 2116–2119

[75] Pan C, Peck KK, Young RJ, et al. Somatotopic organization of motor pathways in the internal capsule: a probabilistic diffusion tractography study. AJNR Am J Neuroradiol, 2012, 33: 1274–1280

[76] LeeJS, Han MK, Kim SH, et al. Fiber tracking by diffusion tensor imaging in corticospinal tract stroke: Topographical correlation with clinical symptoms. Neuroimage, 2005, 26: 771–776

[77] Jones DK. Determining and visualizing uncertainty in estimates of fiber orientation from diffusion tensor MRI. Magn Reson Med, 2003, 49: 7–12

[78] Berman JI, Berger MS, Chung SW, et al. Accuracy of diffusion tensor magnetic resonance imaging tractography assessed using intraoperative subcortical stimulation mapping and magnetic source imaging. J Neurosurg, 2007, 107: 488–494

[79] Mikuni N, Okada T, Nishida N, et al. Comparison between motor evoked potential recording and fiber tracking for estimating pyramidal tracts near brain tumors. J Neurosurg, 2007, 106: 128–133

[80] Maesawa S, Fujii M, Nakahara N, et al. Intraoperative tractography and motor evoked potential (MEP) monitoring in surgery for gliomas around the corticospinal tract. World Neurosurg, 2010, 74: 153–161

[81] Prabhu SS, Gasco J, Tummala S, et al. Intraoperative magnetic resonance imaging-guided tractography with integrated monopolar subcortical functional mapping for resection of brain tumors. Clinical article. J Neurosurg, 2011, 114: 719–726

[82] Vassal F, Schneider F, Nuti C. Intraoperative use of diffusion tensor imaging-based tractography for resection of gliomas located near the pyramidal tract: comparison with subcortical stimulation mapping and contribution to surgical outcomes. Br J Neurosurg, 2013, 27: 668–675

[83] Wu JS, Zhou LF, Tang WJ, et al. Clinical evaluation and follow-up outcome of diffusion tensor imaging-based functional neuronavigation: a prospective, controlled study in patients with gliomas involving pyramidal tracts. Neurosurgery, 2007, 61: 935–948, discussion 948–949

[84] Ohue S, Kohno S, Inoue A, et al. Accuracy of diffusion tensor magnetic resonance imaging-based

tractography for surgery of gliomas near the pyramidal tract: a significant correlation between subcortical electrical stimulation and postoperative tractography. Neurosurgery, 2012, 70: 283–293, discussion 294

[85] Okada T, Mikuni N, Miki Y, et al. Corticospinal tract localization: integration of diffusion-tensor tractography at 3-T MR imaging with intraoperative white matter stimulation mapping—preliminary results. Radiology, 2006, 240: 849–857

[86] Mikuni N, Okada T, Enatsu R, et al. Clinical significance of preoperative fibre-tracking to preserve the affected pyramidal tracts during resection of brain tumours in patients with preoperative motor weakness. J Neurol Neurosurg Psychiatry, 2007, 78: 716–721

[87] Roessler K, Donat M, Lanzenberger R, et al. Evaluation of preoperative high magnetic field motor functional MRI (3 Tesla) in glioma patients by navigated electrocortical stimulation and postoperative outcome. J Neurol Neurosurg Psychiatry, 2005, 76: 1152–1157

[88] Biirgel U, Amunts K, Hoemke L, et al. White matter fiber tracts of the human brain: three-dimensional mapping at microscopic resolution, topography and intersubject variability. Neuroimage, 2006, 29: 1092–1105

[89] Dick AS, Tremblay P. Beyond the arcuate fasciculus: consensus and controversy in the connectional anatomy of language. Brain, 2012, 135: 3529–3550

[90] Saur D, Kreher BW, Schnell S, et al. Ventral and dorsal pathways for language. Proc Natl Acad Sci USA, 2008, 105: 18035–18040

[91] Duffau H, Capelle L, Sichez N, et al. Intraoperative mapping of the subcortical language pathways using direct stimulations. An anatomo-functional study. Brain, 2002, 125: 199–214

[92] Duffau H, Gatignol P, Denvil D, et al. The articulatory loop: study of the subcortical connectivity by electrostimulation. Neuroreport, 2003, 14: 2005–2008

[93] Duffau H, Gatignol P, Mandonnet E, et al. New insights into the anatomo-functional connectivity of the semantic system: a study using cortico-subcortical electrostimulations. Brain, 2005, 128: 797–810

[94] Song X, Dornbos D III, Lai Z, et al. Diffusion tensor imaging and diffusion tensor imaging-fibre tractograph depict the mechanisms of Broca-like and Wernicke-like conduction aphasia. Neurol Res, 2011, 33: 529–535

[95] Quigg M, Geldmacher DS, Elias WJ. Conduction aphasia as a function of the dominant posterior perisylvian cortex. Report of two cases. J Neurosurg, 2006, 104: 845–848

[96] Hayashi Y, Kinoshita M, Nakada M, et al. Correlation between language function and the left arcuate

fasciculus detected by diffusion tensor imaging tractography after brain tumor surgery. J Neurosurg, 2012, 117: 839–843

[97] Nucifora PGPVR, Verma R, Melhem ER, et al. Leftward asymmetry in relative fiber density of the arcuate fasciculus. Neuroreport, 2005, 16: 791–794

[98] Vernooij MW, Smits M, Wielopolski PA, et al. Fiber density asymmetry of the arcuate fasciculus in relation to functional hemispheric language lateralization in both right-and left-handed healthy subjects: a combined fMRI and DTI study. Neuroimage, 2007, 35: 1064–1076

[99] Wan CY, Marchina S, Norton A, et al. Atypical hemispheric asymmetry in the arcuate fasciculus of completely nonverbal children with autism. Ann N Y Acad Sci, 2012, 1252: 332–337

[100] Bernal B, Altman N. The connectivity of the superior longitudinal fasciculus: a tractography DTI study. Magn Reson Imaging, 2010, 28: 217–225

[101] Bernal B, Ardila A. The role of the arcuate fasciculus in conduction aphasia. Brain, 2009, 132: 2309–2316

[102] Li Z, Peck KK, Petrovich Brennan N, et al. Diffusion tensor tractography of the arcuate fasciculus in patients with brain tumors: comparison between deterministic and probabilistic models. J Biomed Sci Engineering, 2013, 6: 192–200

[103] Giannelli M, Cosottini M, Michelassi MC, et al. Dependence of brain DTI maps of fractional anisotropy and mean diffusivity on the number of diffusion weighting directions. J Appl Clin Med Phys, 2010, 11: 2927

[104] Lebel C, Benner T, Beaulieu C. Six is enough? Comparison of diffusion parameters measured using six or more diffusion-encoding gradient directions with deterministic tractography. Magn Reson Med, 2012, 68: 474–483

[105] Gorczewski K, Mang S, Klose U. Reproducibility and consistency of evaluation techniques for HARDI data. MAGMA, 2009, 22: 63–70

[106] Wedeen VJ, Wang RP, Schmahmann JD, et al. Diffusion spectrum magnetic resonance imaging (DSI) tractography of crossing fibers. Neuroimage, 2008, 41: 1267–1277

[107] Cho KH, Yeh CH, Chao YP, et al. Potential in reducing scan times of HARDI by accurate correction of the cross-term in a hemispherical encoding scheme. J Magn Reson Imaging, 2009, 29: 1386–1394

[108] Khare K, Hardy CJ, King KF, et al. Accelerated MR imaging using compressive sensing with no free parameters. Magn Reson Med, 2012, 68: 1450–1457

[109] Nimsky C. Intraoperative acquisition of fMRI and DTI. Neurosurg Clin N Am, 2011, 22: 269–277, ix

[110] Mandelstam SA. Challenges of the anatomy and diffusion tensor tractography of the Meyer loop. AJNR Am J Neuroradiol, 2012, 33: 1204–1210

[111] Nimsky C, Ganslandt O, Buchfelder M, et al. Intraoperative visualization for resection of gliomas: the role of functional neuronavigation and intraoperative 1. 5TMRI. Neurol Res, 2006, 28: 482–487

[112] Nimsky C, Ganslandt O, Cerny S, et al. Quantification of, visualization of, and compensation for brain shift using intraoperative magnetic resonance imaging. Neurosurgery, 2000, 47: 1070–1079, discussion 1079–1080

[113] Nimsky C, Ganslandt O, Merhof D, et al. Intraoperative visualization of the pyramidal tract by diffusion-tensor-imaging-based fiber tracking. Neuroimage, 2006, 30: 1219–1229

[114] Romano A, D'Andrea G, Calabria LF, et al. Pre-and intraoperative tractographic evaluation of corticospinal tract shift. Neurosurgery, 2011, 69: 696–704, discussion 704–705

[115] Nimsky C, Grummich P. Sorensen AG, et al. Visualization of the pyramidal tract in glioma surgery by integrating diffusion tensor imaging in functional neuronavigation. Zentralbl Neurochir, 2005, 66: 133–141

[116] Kleiser R, Staempfli P, Valavanis A, et al. Impact of fMRI-guided advanced DTI fiber tracking techniques on their clinical applications in patients with brain tumors. Neuroradiology, 2010, 52: 37–46

[117] Buchmann N, Gempt J, Stoffel M, et al. Utility of diffusion tensor-imaged (DTI) motor fiber tracking for the resection of intracranial tumors near the corticospinal tract. Acta Neurochir (Wien), 2011, 153: 68–74, discussion 74

[118] Rasmussen IA Jr, Lindseth F, Rygh OM, et al. Functional neuronavigation combined with intra-operative 3D ultrasound: initial experiences during surgical resections close to eloquent brain areas and future directions in automatic brain shift compensation of preoperative data. Acta Neurochir (Wien), 2007, 149: 365–378

[119] Romano A. Ferrante M, Cipriani V, et al. Role of magnetic resonance tractography in the preoperative planning and intraoperative assessment of patients with intra-axial brain tumours. Radiol Med (Torino), 2007, 112: 906–920

[120] Gil-Robles S, Duffau H. Surgical management of World Health Organization Grade II gliomas in eloquent areas: the necessity of preserving a margin around functional structures. Neurosurg Focus, 2010, 28: E8

第 11 章　代谢成像：磁共振波谱

Isabella M. Björkman-Burtscher, Pia C. Sundgren

11.1　引　言

磁共振波谱（magnetic resonance spectroscopy，MRS）能够无创性检测和测定临床相关的脑内代谢物，在儿童和成人脑损伤诊断中发挥着重要的作用。近年来，MRS 为治疗计划的制定和治疗反应的监测提供更多信息，尤其对于脑肿瘤患者。本章介绍了脑肿瘤 MRS 的表现和评估以及该技术方法上的局限性。本章重点关注MRS 作为常规磁共振（MRI）的补充手段在临床实践中的应用，而并非仅仅是一种科学研究工具。

11.2　代谢物

大量的综述和原始研究已经阐明了 MRS检测到的代谢物的功能和物理特性[1]。表 11.1总结了临床对脑肿瘤感兴趣的主要神经代谢物质 [N- 乙酰基天冬氨酸（NAA），胆碱（Cho），肌酸（Cr），肌醇（Myo），乳酸和脂质] 的评估。本章讨论了多种共振峰，由于它们在正常脑组织中浓度较低、共振频率宽或光谱重叠等原因，除非它们明显增加，通常这些峰很难被检测或量化 [如谷氨酰胺（Gln）、谷氨酸（Glu）和各种氨基酸]。

11.3　方法学

11.3.1　数据采集

MRS 的物理学知识在很多教科书中都有叙述[2]，只有一些基本知识需要在这里讨论，即所获数据临床解释相关方法学挑战的理解。MRS 可以采用多种原子核（C13、F19、Na23、P31）成像，但迄今临床上最常采用的是氢核（H1）。H1 不仅在多个神经代谢产物中含量丰富，而且大多数临床应用的扫描仪只能采集该共振频率下波谱。这种特点使得 MRS能够和 MRI 形态学及其他 MR 功能成像技术有效结合，这也是临床 MRS 检查能够成功的先决条件。

MRS 检查根据形态学图像选定一个

表 11.1　磁共振波谱（MRS）代谢物：脑肿瘤临床评估的神经代谢物质

代谢物	信号的主要组成部分	共振频率（/100 万）	主要功能	主要存在部位
NAA	N- 乙酰天冬氨酸（NAA），N-乙酰天冬氨酰谷氨酸（NAAG）	2.02ppm	神经元完整性和功能的标志，渗透调节物质，代谢物前体	神经元
Cr	肌酸（Cr）、磷酸肌酸（PCr）	3.02ppm	能量代谢标志	所有类型的细胞
Cho	胆碱（Cho）、磷脂酰胆碱（PC），甘油磷酸胆碱（GPC）	3.2ppm	细胞膜代谢标志	所有类型的细胞
Myo	肌醇	3.56ppm	神经胶质标记，渗透调节物质	神经胶质细胞 / 髓鞘崩解产物
Lac	乳酸（Lac）	1.33ppm 双峰	在正常组织的浓度非常低	病变的细胞和脑脊液
Lip	脂质	0.9~1.3ppm	膜标记	所有类型的细胞

NAA、Cr 和 Cho 被认为在短（20~35ms）、中（144ms）和长（288ms）回波时间（TE）均可被识别，Myo 仅见于短 TE 波谱。乳酸和脂质浓度在正常脑组织较低或检测不到，除非不恰当的体素定位导致头皮伪影而出现

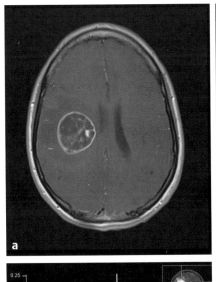

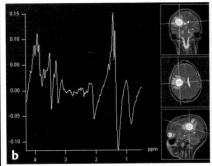

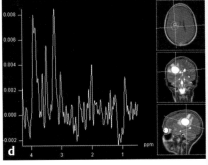

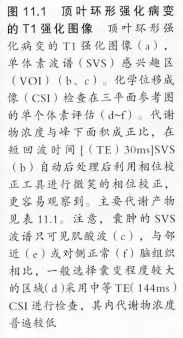

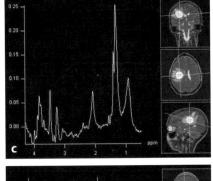

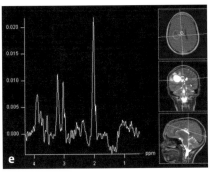

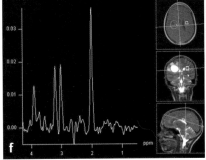

图 11.1　顶叶环形强化病变的 T1 强化图像　顶叶环形强化病变的 T1 强化图像（a），单体素波谱（SVS）感兴趣区（VOI）（b、c）。化学位移成像（CSI）检查在三平面参考图的单个体素评估（d~f）。代谢物浓度与峰下面积成正比，在短回波时间 [（TE）30ms]SVS（b）自动后处理后利用相位校正工具进行微笑的相位校正，更容易观察到。主要代谢产物见表 11.1。注意，囊肿的 SVS 波谱只可见肌酸波（c），与邻近（e）或对侧正常（f）脑组织相比，一般选择囊变程度较大的区域（d）采用中等 TE（144ms）CSI 进行检查，其内代谢物浓度普遍较低

感兴趣区（图 11.1）。通常体素大小为 3~8cm³ 的单体素 [单体素波谱（single voxel spectroscopy，SVS）] 更适合用来描述均质的实性或囊性肿瘤的代谢图（图 11.1b、c），而多个较小的体素 [多体素波谱或化学位移成像（chemical shift imaging，CSI）] 在一个或多层 [单层二维化学位移成像（single-slice two-dimensional chemical shift imaging，2D CSI）；多层三维 CSI（multislice three-dimensional CSI，3D CSI）] 多用来描述不均质肿瘤中的不同部分和（或）周围组织的代谢图（图 11.1d~f）。因此，强调在行 MRS 检查之前回顾既往常规 MR 图像的必要性，使感兴趣区置于 MRS 最感兴趣也最能回答相关临床

问题的病变区域是非常重要的。该感兴趣区不一定与 MRS 技术上最易获得的区域相一致。与其他 MRI 扫描技术中各种各样可用的序列和参数相比，MRS 根据序列的类型和采集参数进行扫描获得标准化数据，不仅使得同一个患者前后结果可比，而且在更大的人群中实现可比性（表 11.2）。短回波时间可以评价弛豫时间短的代谢产物（例如 Myo）。中等回波时间多用来清楚地显示乳酸峰，因为此时共振峰倒置，指向基线下方，而且对主要代谢物 NAA、Cho 和 Cr 弛豫效应影响相对较小，尽管其不及长回波时间。使用长回波时间通常可以得到高质量的谱线，但与短回波时间相比，显示的代谢物数目有限。

表11.2　临床磁共振波谱（MRS）序列，单体素（SVS）和化学位移成像（CSI）的参数建议

MRS 技术	SVS	CSI
体素大小[a]	3~8cm³	1~1.5cm³
频谱采集次数	1	4~100，取决于感兴趣区大小
重复时间（TR, ms）	1500~2000	
回波时间（TE, ms）	短（20~35ms）中等（135~144ms）[b] 长（270~288ms）[b]	
激励次数	96~128	1~2
采集方法[c]	PRESS 或 STEAM	

aSVS 体素大小取决于选层脉冲的宽度，CSI 的体素大小取决于视野（如 16cm×16cm）和相位编码步骤的数目（例如 16×16）以及层厚（如 1.5cm）。CSI 采集的体素数量取决于感兴趣区的大小（ROI；2cm×2cm ~10cm×10cm）和体素的大小。b135ms 或 270ms 回波时间（TE）通常用于 1.5T 系统，144ms 和 288ms 常用于 3T 系统。c早期临床更常采用激励回波采集模式（STEAM），尤其是对于 SVS，因为其选层更加精确且可以使用更短的回波时间，但现在点分辨波谱法（PRESS）常作为临床首选，因为以前的技术问题已经解决，并且其信噪比较 STEAM 提高 2 倍。

11.3.2　数据后处理

获取的 MRS 原始数据需要由制造商开发的软件或后处理工具软件如 LCModel（LCMODEL, Inc. Oakville, Ontraio, Canada）进行后处理[3]。对于脑肿瘤患者的临床检查，使用制造商提供的自动后处理软件就足够了，只需要几个步骤：水参考处理，过滤，零填充，傅立叶变换，频率偏移校正，基线校正，相位校正，曲线拟合。在这些主要步骤中，相位校正可能需要手动调整，如图 11.1b 所示。产生的谱线可以保存在图像存档与传输系统（picture archiving and communication system, PACS）或通过其他可用的途径输出。使用曲线拟合工具所生成的谱线还可以包括一些其他信息，例如以任意单位的半定量代谢物浓度，共振峰位置和共振峰指认。使用自动化曲线拟合，波谱的解读者应该首先确保拟合的基线与实际的波谱基线一致，否则将高估或低估代谢物，然后要确认代谢物共振峰指认正确，且没有代谢物频移。频谱的参考图像应该为读者标识出体素的位置（图 11.1b~f）。共振峰下面积相当于共振信号强度，与体素内代谢物浓度成正比，因为这是能产生信号的核数目功能的代表。然而，除了能产生信号的核数量，所检测信号受到多种因素的影响，如 J- 耦合，弛豫时间，脉冲序列和采集参数，以及波谱的质量和伪影。如果计算绝对代谢物浓度用的方法参照内部信号（主要来自脑相同体素的水信号）或外部信号（幻影），为了获得理想的波谱质量，需要严格控制扫描条件。此外，体素内组织的不均匀性不仅由于脑脊液的部分容积效应，而且也需要考虑肿瘤的不均匀性。一个更有力，在临床上往往更可行的方法是半定量计算或观察代谢物比值。或者是使用个体代谢物与肌酸的规范化比值（例如 NAA：Cr），或者代谢

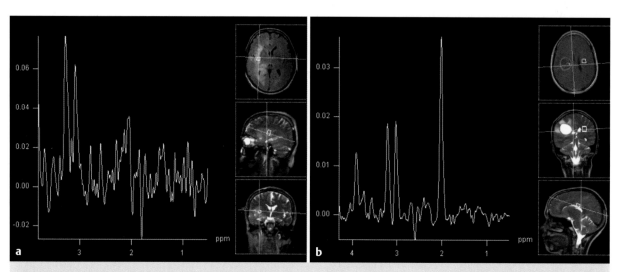

图 11.2　低级别星形细胞瘤患者未达到标准的谱线　低级别星形细胞瘤（a）患者未达到标准的谱线，尽管波谱质量较差，但是代谢物由正常组织 N- 乙酰天冬氨酸（NAA）>胆碱（Cho）（b）变成肿瘤中 Cho > NAA（a）不用复杂的定量评估也很容易识别

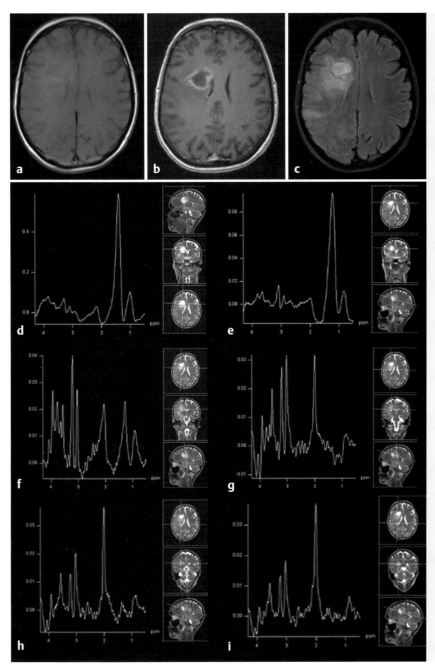

图 11.3 胶质母细胞瘤伴周围水肿的衰减 T1（a）、强化 T1（b）和液体衰减反转恢复（FLAIR）序列（c）图像 胶质母细胞瘤伴周围水肿的 T1（a）、强化 T1（b）和液体反转恢复序列（FLAIR）（c）图像。短 TE（回波时间）（30ms）单体素波谱 SVS（d）和化学位移成像（CSI）（e）在病变囊性区域表现为高浓度的脂质波和乳酸波。多体素覆盖肿瘤和周边更远的区域。病变薄壁环形强化区域的波谱（f）由于邻近组织、肿瘤强化区域、肿瘤坏死区和周边少量浸润区域的部分容积效应，显示胆碱、乳酸和脂质升高及 NAA 降低。邻近水肿区 NAA 降低（g），而 T2 信号未升高区（h）和对侧（i）波谱表现正常

产物直接进行相互比较（例如 NAA：Cho），这使得质量较低的波谱也可满足临床评价（图 11.2）。单独观察某个体素代谢物比值时，如 Cho：NAA，就是存在不知是分子或是分母变化引起波谱发生变化的问题。因此，在多体素 MRS，当肿瘤信号在对侧正常脑组织代谢物信号（例如肿瘤细胞 Cho 比正常对侧脑组织出现的 Cho）中表达时，可以实现进一步的组织特征。这种方法的缺点是，当某种代谢物峰值相比于同体素内其他代谢物显著升高时，由于水肿、组织坏死或伪影等原因造成整体信号下降，会导致低估该代谢物峰值。

11.3.3 数据解释

在解释磁共振图像时，训练有素的放射科医生要考虑伪影因素，而且对伪影相关的解释陷阱保持高度警惕性。影响 MRS 的伪影一般少为人知，但 Kreis 对其进行了很好的描述和解释[4]。在进行临床解释之前首先要对波谱质量进行评估。随后，体素位置应与形态学发现相关联，找到需要从波谱每个体素中找到答案的临床问题。从病灶边缘或中心获取波谱需要从不同角度来看待：肿瘤中心主要用于肿瘤的鉴别诊断或分级，肿瘤边缘及周围组织往往

用于评价肿瘤浸润或参考区域。评估波谱时，读者需要牢记波谱上代谢物浓度随年龄发生变化，主要针对新生儿和婴儿，NAA 浓度升高而胆碱浓度降低。以下是常见脑肿瘤的 MRS 变化（图 11.3）：① NAA 的降低作为单个体素内神经元数量减少和功能减低的标志，不仅仅见于肿瘤内部，而且也可见于瘤周水肿区域；②胆碱作为细胞膜代谢增加的标志物，可能反映了肿瘤生长、坏死或胶质增生；③乳酸和脂质的增加主要是肿瘤坏死的标志物，不仅与治疗反应有关，而且也是一种存活肿瘤能源需求超过供给的自然特征；④所有代谢物的降低代表波谱中整体细胞的破坏和分子降低。

11.4 局限性

尽管 MRS 已经应用于脑肿瘤的诊疗中，但在脑肿瘤成像临床应用中仍存在许多重要的局限性。MRS 数据处理耗时，很大程度依赖于操作者的技术，并且可能需要第三方后处理工具。无论是用何种技术 MRS 体素的大小是有限的，因此，可能不能对整个肿瘤进行评估，

而且肿瘤的异质性可能会造成单体素波谱的部分容积效应，使谱线很难解读。病灶部位及组分如钙化、出血等，可能导致伪影，最终产生有限的波谱质量。此外，没有与肿瘤组织病理学相关的明显的单一谱线，如前所述非特异性波谱是常见的。然而，尽管在该领域有相当多的研究，但对于使用规范化与非规范化的比例或定量数据，该方法的特异性和灵敏度，或临床决策中该方法的价值仍未没有达成共识。将 MRS 在脑肿瘤中应用的科研文章转化为临床指南仍有待完成。

11.5 临床应用

尽管存在一些争议，但 MRS 应用于脑肿瘤检查的临床潜力是有据可查的。MRS 与常规像和其他 MR 新技术一样，已成为脑肿瘤分级、脑内病变鉴别诊断以及区分肿瘤复发和辐射损伤的一个有价值的辅助技术。MRS 还展示了其引导外科脑活检的价值。这里重点关注肿瘤分级、治疗前的肿瘤特征及放射性损伤和坏死与肿瘤复发鉴别代谢物变化。此外，本章

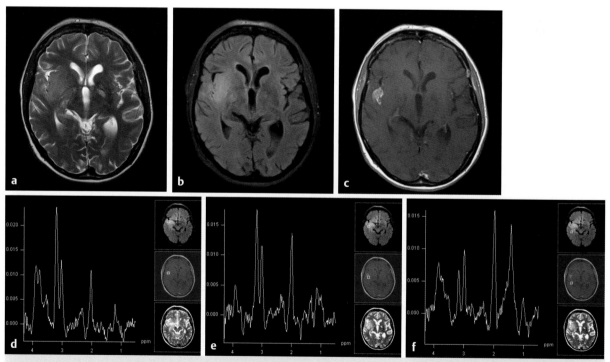

图 11.4 WHO Ⅲ级少突胶质细胞瘤的 T2、液体反转恢复序列（FLAIR）、强化 T1 加权图像（MR） WHO Ⅲ级少突胶质细胞瘤的 T2（a）、液体反转恢复序列（FLAIR）（b）、强化 T1 加权图像（MR）（c）。强化区域的波谱图像 [回波时间（TE）144ms]（d）表现为胆碱（Cho）显著升高和 N- 乙酰天冬氨酸（NAA）降低产生的高 Cho：NAA 和低 NAA：Cr。Cho：NAA 随着与强化区域的距离增大而降低（e、f）。Cho：NAA 显著升高的波谱表现符合高级别肿瘤；然而，鉴别 WHO Ⅲ级和Ⅳ级比较困难

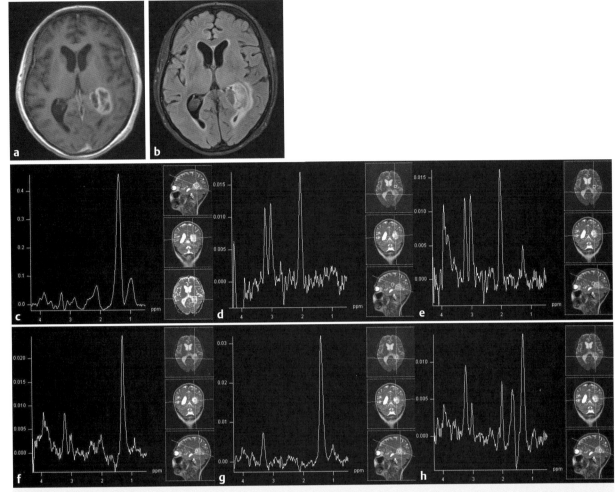

图 11.5 胶质母细胞瘤（WHO Ⅳ级）的强化 T1 加权（a）和液体衰减反转恢复（FLAIR）序列图像（b） 在单体素波谱的感兴趣区（c）和化学位移成像（CSI）检查的单个体素评估在三平面参考图像（d~h）中给出。短回波时间（TE，30ms）SVS 波谱（c）为非特异性坏死表现，主要以乳酸共振峰（1.33ppm）为主，伴右侧宽大的脂质峰和潜在的乳酸峰。相比普通的中等 TE（144ms），邻近强化区域（e）的基底神经节（d）波谱表现为 N- 乙酰天冬氨酸（NAA）（神经元标记）轻度下降和乳酸轻度升高。病灶中心波谱（f、g）显示整体代谢物的降低及 Cho : NAA 和乳酸显著增加。病灶周围强化区域的特点是 Cho : NAA 增加不显著（h），这不意味着该肿瘤为低度恶性肿瘤，而是由邻近正常组织产生的部分容积效应造成的

还介绍了儿童和成人原发性颅内肿瘤与继发性肿瘤的波谱模式，并且叙述了一些常见疾病的鉴别诊断。

11.5.1 肿瘤分级

常规 MRI 对胶质瘤进行准确分级的能力有限。强化后 T1 加权图像是评估胶质瘤分级最常用的方法之一。然而，对比增强对恶性肿瘤的诊断价值有限，根据世界卫生组织（WHO）脑肿瘤分级，Ⅲ级或Ⅳ级并不一定强化，反而低级别的肿瘤可能会强化[5]。一些研究表明，在胶质瘤及瘤周区域中的胆碱信号能够区分肿瘤浸润与非浸润区域，但它不可能成为肿瘤病理分级的替代标志物[6-8]。与正常脑组织相比，恶性胶质瘤常见的 MRS 表现为胆碱增加，NAA 和肌酸浓度降低。很显然，强化的区域与胆碱升高的区域不一致，因为胆碱含量升高区域范围超出了肿瘤强化区域，或者超出了那些虽然没有强化，但是肿瘤在 T2 加权和液体衰减反转恢复（fluid-attenuation inversion recovery，FLAIR）序列呈现高信号的区域[7,9-11]。恶性转化和低级别胶质瘤早期进展的表现是肌酸浓度增加，NAA、Myo 浓度逐步降低，胆碱浓度升高[12]。与正常脑组织相比，高级别肿瘤 Cho : Cr 和 Cho : NAA 显著升高，低级别肿瘤 Cho : Cr 升高或 NAA : Cr 降低不显著。

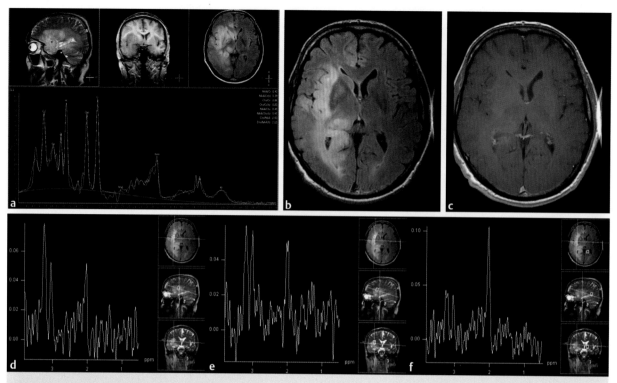

图 11.6 低级别星形细胞瘤的术前单体素波谱（SVS） 病变立体定位活检最初诊断为脑炎，术前 SVS[回波时间（TE，30ms）] 显示 NAA 明显降低，Myo 升高（a），提示为低级别星形细胞瘤。MRI 随访显示水肿减轻，但液体衰减反转恢复（FLAIR）序列（b）和 T1 强化图像（c）显示病灶依然存在。但化学位移成像（CSI）（TE，288ms）显示在一些区域 Cho：NAA 增加（d），再次提示肿瘤性病变。在其他区域行 MRS 检查提示符合非特异性水肿的特征（e）。对侧正常 MRS 图像（f）。第二次立体定向活检结果符合 WHO Ⅱ级星形细胞瘤

图 11.4 展示了 WHO Ⅲ 级少突胶质细胞瘤 Cho 显著升高和 NAA 降低。相比之下，WHO Ⅳ 级的胶质母细胞瘤（GBM）坏死肿瘤的环形强化边缘几乎没有 NAA 峰，Cho 峰显著升高（图 11.5f、g）。

数项 MRS 研究表明，高级别胶质瘤 Cho：Cr 和 Cho：NAA 显著高于低级别胶质瘤（$P<0.001$）[13-14]，而 NAA：Cr 显著低于低级别胶质瘤（$P<0.001$）[13]。以 Cho：Cr2.04 为阈值，MRS 诊断胶质瘤的灵敏度、特异性、阳性预测值（PPV）和阴性预测值（NPV）分别为 84%、83.33%、91.3% 和 71.43%[13]，将 Cho：NAA 阈值设定为 2.2 时，灵敏度、特异性、PPV 和 NPV 分别为 88%、66.67%、84.62% 和 72.73%[13]。MRS 中脂质或乳酸的存在高度提示高级别恶性胶质瘤，主要见于 Ⅳ 级胶质瘤，但与肿瘤浸润的程度无关[8-9]。矛盾的是，恶性 MR 波谱表现也可以出现于毛细胞型星形细胞瘤，因为乳酸在这种类型的肿瘤中经常升高[15]。其他代谢产物如甘氨酸（Gly）和 Myo 分别可见于高级

别或低级别肿瘤。近期一项研究表明，Gly 在 GBM、低级别星形细胞瘤和转移瘤中升高，并且在 GBM 中明显高于低级别星形细胞瘤[16]。同样的研究表明，Myo 在低级别星形细胞瘤和转移瘤中升高，在脑膜瘤和 GBM 中降低[16]。此外，他们发现 Gly：Myo 可以区分 GBM 与转移及低级别星形细胞瘤，表明 Gly 可能是有用的描述肿瘤特性的标志物[16]。

11.5.2 图像引导下脑组织活检

由于脑肿瘤组织的异质性，特别是胶质瘤，许多低级别肿瘤呈弥漫性浸润生长，无法勾勒出确切的边界，可能会导致手术活检取样误差。常规 MRI 引导活检在最具侵袭性部位或病理学家最感兴趣的肿瘤部分取材的能力是有限的，尤其在肿瘤无明显强化时。图 11.6a~f 显示，NAA 降低，Myo 增加，Cho 升高和 Cr 下降不明显，MRS 表现符合低级别星形细胞瘤（图 11.6a）。最初的立体定向活检考虑脑炎。MRS 随访显示病变部分区域虽然没有强化，但 Cho：NAA 显著增加（图 11.6）。其他部分

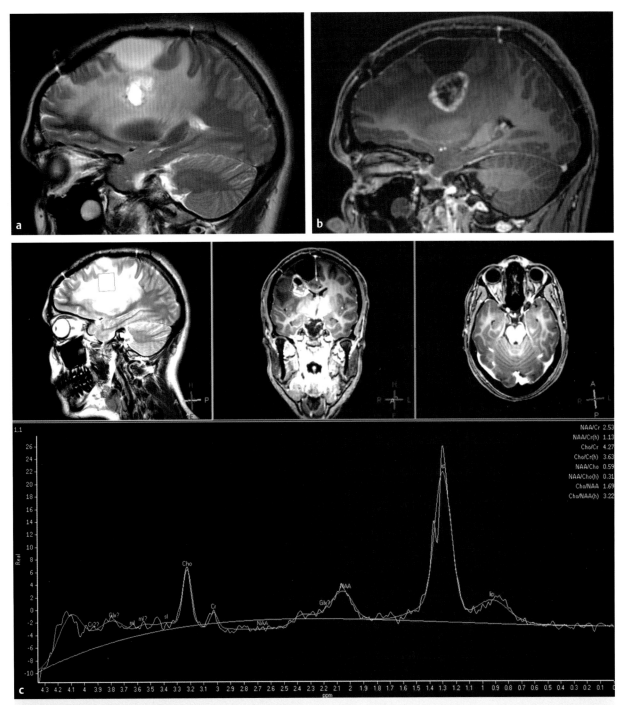

图 11.7　间变型星形细胞瘤 WHO Ⅲ 级肿瘤进展　间变型星形细胞瘤 WHO Ⅲ 级患者，矢状 T2（a）和强化 T1（b）图像显示肿瘤强化程度增加及放射治疗后坏死，提示肿瘤进展。长回波时间（TE 288ms）单体素波谱（SVS）显示 Cho : Cr 明显增加，脂质和乳酸增加（c）。尽管波谱质量未达到最佳标准，仍支持临床和形态学上可以有肿瘤进展和恶性程度增加。肿瘤切除后病理提示高级别胶质瘤 WHO Ⅳ 级

区域显示 NAA 降低及 Cho : NAA 约为 1，符合水肿表现（图 11.6e）。在 Cho : NAA 下降显著区域再次行立体定向活检提示为星形细胞瘤 WHO Ⅱ 级。

利用 MRS 进行图像引导下活检最好使用长回波时间（TE）的 2D 或 3D 的 CSI 方法，

如果需要评估的肿瘤或病变区域较大，可采用点分辨波谱（point resolved spectroscopy，PRESS）序列，如果需要评估彼此比较分散的病灶，则采用短 TE 的单体素波谱（single-voxel spectroscopy，SVS）。选择具有 MRS 特征表现的区域作为合适的活检区时，需要在常规

MRI 进行仔细评估来排除混杂因素，如广泛水肿或者可能会产生伪影的出血区。特别是怀疑细胞密集的区域，需要利用 MRS 对其加以鉴别，表现为 Cho 显著增加及 NAA 降低或缺失[17]。然而，MRS 定义外科治疗的感兴趣区并不总是符合立体定向活检或外科开颅手术，因为这些区域可能是重要的脑功能区，切除后预后不良风险高。

11.5.3 监控脑肿瘤治疗

脑肿瘤治疗随访中往往会出现一个令人担忧的问题：当以前治疗的脑肿瘤附近出现新的强化区时，很难区分是放射性损伤还是肿瘤复发（图 11.7）。这些病变通常位于辐射区，有或没有化疗，通常毗邻手术切除区。多数情况下，常规 MRI 没有特定的特征用来区别肿瘤复发、肿瘤进展、假进展和放射治疗导致的炎症或坏死改变，这些病理表现都有可能出现强化[18]。不幸的是，在许多新出现的强化区域中肿瘤细胞和辐射损伤是同时存在的，此时，与单纯肿瘤或单纯放射性坏死相比，波谱的决定性作用就会减弱[19]。采用 MRS 鉴别放射性坏死和肿瘤复发或进展时，2D-CSI MRS 优于 SVS。2D-CSI 的感兴趣区可以囊括强化的组织、周围组织和对侧半球正常白质区，可以在多个点取样，从而可能辨别出肿瘤复发与放射性坏死之间的细微差别，并识别肿瘤和炎症改变并存的同一强化区域[20]。

既往 2D-CSI MRS 研究通过回顾性分析显示，使用 Cho : NAA 或 Cho : Cr1.8 作为肿瘤复发的临界值区分肿瘤复发与放射性坏死的成功率约为 97%[21]。这些发现与之前一项多体素 MRS 的研究结果一致，该研究将波谱表现与组织学检查对比[22]。当 Cho : Cr>1.79 或 Lip-Lac : Cho<0.75 时，单纯肿瘤病变的可能性比单纯坏死更高。当 Cho : 规范化 Cr（nCr）<0.89 或 Cho : 规范化 Cho（nCho）<0.66 时，活检证实单纯坏死的概率更高[22]。一项多体素 3D 质子 MRS 研究证明肿瘤复发的 Cho : NAA 和 Cho : Cr 明显高于放射性坏死，而 NAA : Cr 低于放射性坏死。当使用受试者操作特性（ROC）分析，将界值定位 Cho : Cr1.71 或 Cho : NAA1.71 或二者共同作为肿瘤的标

准，3D MRS 结果的灵敏度、特异性和诊断准确性分别为 94.1%、100% 和 96.2%[23]。在最近的一项比较 MRS 和 18F 脱氧葡萄糖正电子发射断层扫描（fluorodeoxyglucose positron-emission tomography，FDG-PET）的研究中，MRS 的 PPV 和 NPV 均为 100%，而 FDG-PET 的 PPV 和 NPV 分别为 66.6% 和 60%，显示 MRS 和 MR 灌注成像在鉴别肿瘤复发、恶化及放射性损伤或放射性坏死方面优于 FDG-PET[24]。在另一项研究中研究者发现放射性坏死组 Lac : Cho 明显高于肿瘤复发组[25]。除 MRS 外，还有其他的成像技术也用于此类鉴别诊断。例如，最近的一项研究表明，五价锝 99m 二巯基琥珀酸 [pentavalent technetium-99m dimercaptosuccinic acid，99mTc-（V）DMSA] 颅脑单光子发射计算机断层成像（single photon emission computed tomography，SPECT）与 lH-MRS 相比，能更准确地鉴别肿瘤残留组织或接受过放射治疗的胶质瘤患者肿瘤复发[26]。临床工作中，结合包括 MRS 在内的 MR 表现和其他技术手段，尽可能确保治疗监测的准确性。放射性损伤的波谱表现包括 NAA 的轻微下降和 Cho、Cr 多变[27-29]。此外，放射性坏死可能在 0~2ppm 出现一宽阔的峰，该峰反映细胞碎片中包含脂肪酸、乳酸和氨基酸。完全的放射性坏死和肿瘤坏死不能通过其他影像学方法和波谱区分。二者均表现为 MRI 上的囊性坏死及波谱表现为扁平的谱线和不具有特异性的乳酸峰或脂质峰。

代谢变化的程度很可能取决于辐射剂量。最近的研究频繁报道放射治疗后 NAA 或 NAA : Cr 的降低和 Cho : Cr 的增加与辐射剂量成正比[27-33]。Cho : Lip/Lac 也被尝试用来诊断放射性坏死。一项研究表明，Cho : Lip/Lac<0.3 和 Cho : Cr<2.48 诊断放射性坏死的 PPV 分别为 100% 和 71.4%[34]。作者得出结论，从统计学方面，应用 Cho : Cr 或 Cho : Lip/Lac 有助于区分放射性坏死和转移性脑肿瘤，而难以区分放射性坏死与 GBM[34]。如前所述，肿瘤复发和放射性损伤的鉴别诊断一直都是一个难题。

11.5.4 脑膜瘤和血管外细胞瘤

虽然脑膜瘤通过 CT 和常规 MRI 很容易诊断，然而当肿瘤体积较大、内部不均质时，

MRS 可以对其良恶性进行评估。脑膜瘤的 MRS 特点是高水平胆碱和 NAA 的缺失，除了极少数浸润性生长的病例，或更多的由于邻近脑组织的部分容积效应或伪影产生的异常表现（图 11.8）。丙氨酸可在 TE144ms 波谱上显示为倒置的双峰[35]。在一些很罕见的情况下，可能需要进行脑膜瘤术前分级。最近一项研究对 100 例颅内脑膜瘤患者术前进行了 SVS 1H-MRS 检查，结果显示不同级别脑膜瘤的脂质、乳酸、丙氨酸、NAA 和胆碱类化合物无显著差异[36]，但是恶性脑膜瘤的绝对胆碱浓度明显高于良性脑膜瘤[37]。脑膜瘤瘤周水肿区 NAA 和 NAA ∶ Cho 降低，Chernov 等认为这提示肿瘤具有侵袭性[38]。根据血管外皮细胞瘤的发病部位和共同的影像学特征，需要与脑膜瘤进行鉴别。一般而言，这些肿瘤因常伴出血而导致伪影产生，很难进行波谱分析。最近的一项研究表明血管外皮细胞瘤的 Myo、葡萄糖和谷胱甘肽与谷氨酸的相对比值高于脑膜瘤；而肌酸、谷氨酰胺、丙氨酸、Gly 和胆碱类化合物与谷氨酸的相对比值低于脑膜瘤[39]。早期研究中即有报道 Myo 在血管外皮细胞瘤中升高[40]。然而，想要得出 MRS 在临床中有助于鉴别这两种肿瘤的结论还为时过早。

11.5.5 儿童小脑肿瘤

波谱经常在儿童脑肿瘤诊断及鉴别诊断中存在一定重叠（图 11.9）。研究评估了 MRS 在鉴别儿童最常见的原发性小脑肿瘤——星形细胞瘤、室管膜瘤和髓母细胞瘤——中的应用，主要是基于结合了 MRS 代谢物绝对定量和线性

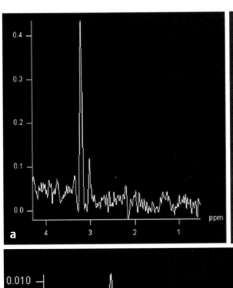
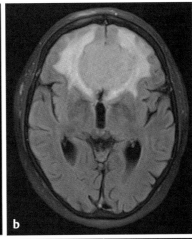
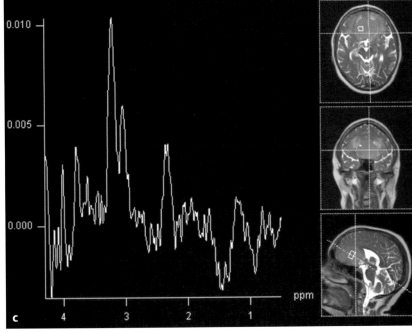

图 11.8 脑膜瘤波谱 脑膜瘤波谱通常表现为 [回波时间（TE）288ms] 胆碱（Cho）明显增加和 N- 乙酰天冬氨酸（NAA）缺失（a），但并非见于所有脑膜瘤。嗅球部位脑膜瘤的 T1 强化 MRI（b）。化学位移成像（CSI）磁共振波谱（MRS）（TE 144ms）显示病变内 Cho（3.2ppm）、肌酸（Cr）增加（3ppm），Cr 右侧未定义的共振波以及 TE 144ms（c）上浓度较低的倒置乳酸波

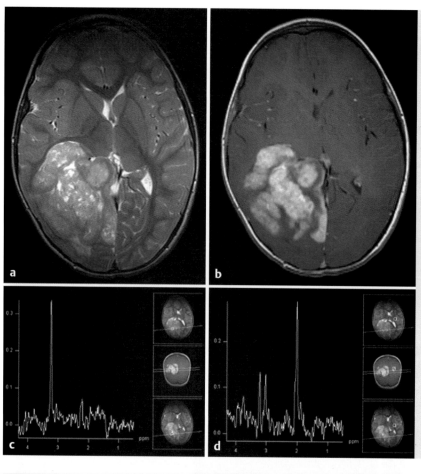

图 11.9　幕上室管膜瘤的 T2（a）和强化 T1（b）轴位图像　5 岁女孩患者幕上室管膜瘤的 T2（a）和强化 T1（b）轴位图像。肿瘤中心（c）胆碱（Cho）（3.2ppm）明显升高，未明确检测到肌酸（Cr）（3.02ppm）和 N-乙酰天冬氨酸（NAA）（2ppm）。该波谱表现并非室管膜瘤的特征性表现，但从该波谱表现为儿童脑膜瘤、髓母细胞瘤和高级别胶质瘤的共同表现判断，应与这些肿瘤进行鉴别，但不太可能是低级别星形细胞瘤。长回波时间（TE 288ms）对侧正常的波谱表现（d）

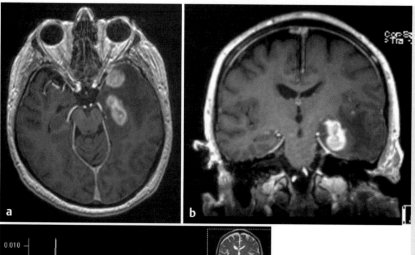

图 11.10　右侧颞叶淋巴瘤　MRI T1 轴位（a）和冠状（b）强化图像。由于病变的位置邻近磁化率差异较大的区域，并不适合做磁共波波谱。然而，尽管图像质量不佳，但化学位移成像（CSI）[回波时间（TE）288ms]（c）显示 Cho：NAA 明显升高，但没有显著升高的乳酸或脂质峰

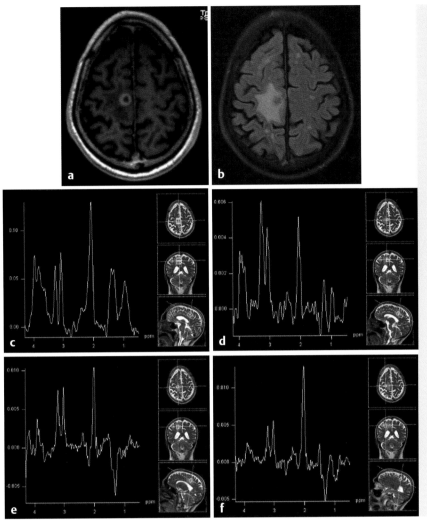

图 11.11　右侧顶叶近中线区小环形强化的肺腺癌转移病灶　右侧顶叶近中线区小环形强化的肺腺癌转移病灶（a），周围伴水肿（b），不易获取 MRI 波谱图像，常规磁共振波谱（MRS）技术只能代表病灶中心或强化边缘的代谢，因此单体素波谱（SVS）[回波时间（TE）30ms]（c）和化学位移成像（CSI）（TE 144ms）（d）波谱代表病变内的混合组织使疾病鉴别诊断复杂化。缺乏高胆碱（Cho）和 NAA：Cho>1 表明强化病灶周围没有组织浸润（e、f），因此支持转移灶的诊断

判别分析、主成分分析、交叉验证方法等统计学方法及其他 MR 技术的复杂的评价方法[41-42]。Davies 等[42] 在研究中提出髓母细胞瘤表现为牛磺酸、胆碱磷酸和谷氨酸升高以及谷氨酰胺降低；室管膜瘤表现为 Myo 和甘油磷酰胆碱升高；星形细胞瘤表现为 Cr 降低和 NAA 变化不明显。Schneider 等[41] 利用弥散加权成像（diffusion-weighted imaging, DWI）和使用水作为内部参考的 MRS 对儿童后颅窝肿瘤进行线性判别分析，结果发现不能单纯依靠代谢物比值或表观弥散系数（apparent diffusion coefficient, ADC）对肿瘤进行鉴别，也不能通过以肌酸作为内部参考值进行鉴别，甚至不能以肌酸结合 ADC 的值进行鉴别。MRS 也曾被尝试用于鉴别儿童低级别和高级别星形细胞瘤。最近的一项研究表明，星形细胞瘤 WHO Ⅲ级中 NAA 的降低和 Cho 的升高比 Ⅱ级星形细胞瘤更为显著，且 NAA：Cho 是鉴别低级别与高级别胶质瘤最好的指标[43]。同一组数据也表明以胆碱单个变量鉴别儿童低级星形细胞瘤是不准确的。MRS 在儿童肿瘤，特别是后颅窝肿瘤的临床应用，需要更多的研究来证实。

11.5.6　淋巴瘤

淋巴瘤细胞高度密集，有限的浸润性生长特性使其在 MRI 上很难分清肿瘤的边界，故淋巴瘤的 MRS 表现介于胶质瘤和转移瘤之间（图 11.10）。与胶质瘤和转移瘤类似，淋巴瘤内 Cho：Cr 升高[45]，但在周围组织非浸润性的 CSI 特点更接近于转移瘤[45-46]。

11.5.7　转移瘤

考虑到肿瘤生长特性不同可能出现的波谱变化，由于高级别胶质瘤起初表现为非浸润性生长模式，所以肿瘤周围胆碱水平并没有升高，加之转移瘤内部缺乏 NAA 峰，故转移瘤应与高级别胶质瘤进行鉴别。强化区域周围的

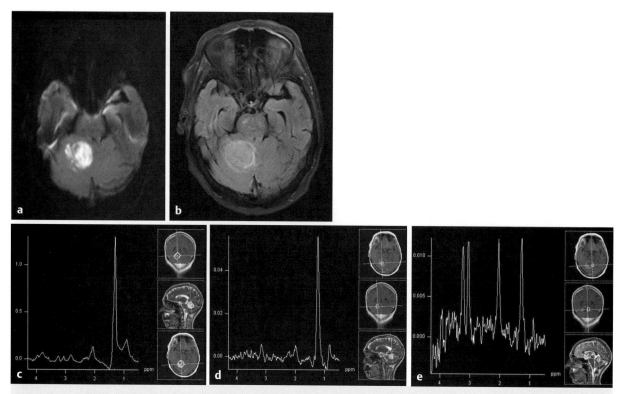

图 11.12 脓肿扩散受限的磁共振弥散成像（DWI）图像和液体衰减反转恢复（FLAIR）序列图像 经过治疗的脓肿患者的扩散受限的磁共振弥散成像（DWI）图像（a）和液体衰减反转恢复序列（FLAIR）图像（b）。单体素（SVS）[回波时间（TE）30ms]（c）和化学位移成像（CSI）（TE 144ms）（d）显示具有非特异性高耸的脂质峰。病变邻近体素（e）表现为典型的水肿波谱并受到病灶内囊性成分的污染

T2 高信号区通常为灶周或瘤旁水肿。在转移瘤中如此，但在高级别胶质瘤中，这些区域经常代表肿瘤浸润（图 11.3、图 11.5）。作为神经元功能和神经元密度程度的标志，NAA 不仅会在肿瘤区减少，同样在瘤周水肿区亦有所减少，因此 NAA 依靠肿瘤的浸润特性在两种肿瘤的鉴别中扮演次要角色。1996 年 Siejens 等 [47] 表明转移瘤不含 NAA。Bendini 等 [46] 证实转移灶内一般含有高浓度的脂质和多变的 Cho：Cr，而肿瘤周围水肿区没有表示肿瘤浸润性生长的高 Cho 水平。Server 等 [48] 的研究也得出了相似的结果，高级别胶质瘤和转移瘤肿瘤强化区域周围的 Cho：Cr、Cho：NAA 及 NAA：Cr 存在显著差异。由于瘤周区域是转移瘤和高级别胶质瘤鉴别诊断的关键区域，使用多体素技术较大范围覆盖肿瘤和瘤周区域是非常重要的。此外，在怀疑可能浸润的区域中小心仔细地定位感兴趣区域是检测浸润性生长的先决条件（图 11.11）。在囊性病变的中心放置 CSI 取样框而忽视偏离中心的疑似浸润区，可能导致波谱不能反映肿瘤的真实生长方式。

11.5.8 非肿瘤病变的鉴别诊断

MRS 可以为临床怀疑肿瘤时提供更多信息。本章着重介绍需要与脑肿瘤鉴别的脑炎、大脑炎和脓肿等的常见代谢模式。脑炎和大脑炎导致局部组织弥漫性损伤、细胞增殖和组织修复。根据不同的病因、病情严重程度和不断更新的修复机制，影像学表现可以包括从细微变化到组织坏死或脓肿形成。这些病变 MRI 表现多种多样，MRS 表现也各不相同，在一些病情较轻的病例中，缺乏明显的坏死和强化，通过常规 MR 和 MRS 区别低级别胶质瘤与脑炎和早期大脑炎是非常困难的。在弥漫性非强化病灶中，应用 MRS 连续监测治疗反应可能是很有价值的。当细菌感染导致病变内脓肿形成时，尽管 DWI 检查显示脓腔内弥散受限对病变的诊断有实质性的帮助，常规 MRI 仍旧很难与其他环形强化病变区分。已证实 MRS 具有检测细菌性脑脓肿的特异性谱线特征，即出现乙酸盐、琥珀酸和不同氨基酸的波峰，如缬氨酸、丙氨酸和亮氨酸等，此外 MRS 还可用于检测病变的囊性区域 [49-51]。

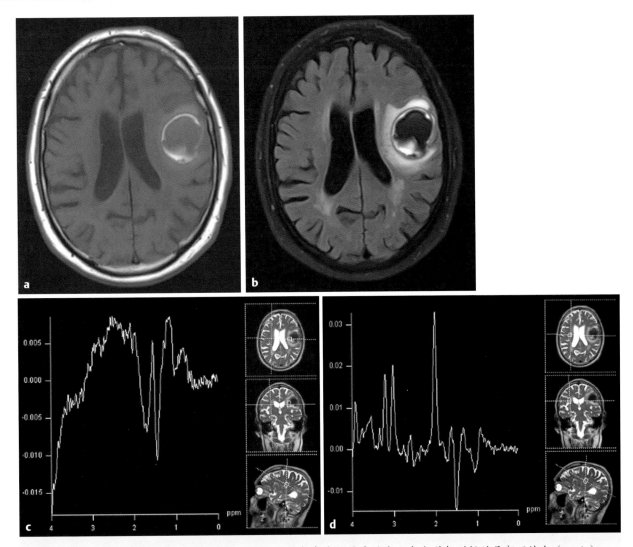

图 11.13 囊性恶性黑色素瘤转移瘤 囊性恶性黑色素瘤转移瘤的出血成分引起磁场的局部不均匀（a、b），导致病变在化学位移成像（CSI）[回波时间（TE）30ms]（c）产生伪影，而对侧正常脑组织的谱线正常（d）

需要注意的是，脓肿抗生素治疗后波谱表现会发生改变，导致出现具有脂质或乳酸的不典型波谱[50-51]（图 11.12）。在评估病变囊性部分时可能会受到出血的影响（图 11.13），或出现异常的共振波，如在某些腺癌脑转移瘤中会出现的唾液酸（2ppm）[17]。病变环形强化部分的波谱并不是总有利于鉴别诊断，因为囊液或者特别是周围组织的部分容积效应会造成谱线与其他环形强化病变的波谱表现重叠。转移瘤和脓肿强化以外部分的 Cho ∶ NAA 均不升高。

11.6 结 论

本章主要关注 MRS 作为常规 MRI 的补充在日常临床工作中的应用以及 MRS 可能的临床应用前景，尽管 MRS 存在一些局限性，如空间分辨率和数据后处理等技术难题以及经常出现非特异性波谱等问题。对于熟练的波谱学家和神经放射学家，联合应用其他功能性磁振技术，MRS 可以提供更多的生物化学信息，从而支持疑似脑肿瘤的诊断，有助于鉴别脑内病变，描述治疗相关的变化并帮助引导立体定向活检。然而众所周知的是，肿瘤波谱表现的特点是 NAA 不同程度的下降及 Cho、乳酸、脂质不同程度的升高，这导致不同肿瘤间的波谱存在很广泛的重叠。

（梁丰丽 闵志刚 译，牛 晨 审校）

参考文献

[1] Govindaraju V, Young K, Maudsley AA. Proton NMR chemical shifts and coupling constants for brain

metabolites. NMR Biomed, 2000, 13: 129–153

[2] Barker PB, Bizzi A, De Stefano N, et al. Clinical MR Spectroscopy: Techniques and Applications. Cambridge: Cambridge University Press, 2009

[3] Provencher SW. Estimation of metabolite concentrations from localized in vivo proton NMR spectra. Magn Reson Med, 1993, 30: 672–679

[4] Kreis R. Issues of spectral quality in clinical 1 H-magnetic resonance spectroscopy and a gallery of artifacts. NMR Biomed, 2004, 17: 361–381

[5] Louis DN, Ohgaki H, Wiestler OD, et al. WHO classification of tumours of the central nervous system. Lyon, France: IARC, 2007

[6] Nelson SJ. Multivoxel magnetic resonance spectroscopy of brain tumors. Mol Cancer Ther, 2003, 2: 497–507

[7] McKnight TR, von dem Bussche MH, Vigneron DB, et al. Histopathological validation of a three-dimensional magnetic resonance spectroscopy index as a predictor of tumor presence. J Neurosurg, 2002, 97: 794–802

[8] Croteau D, Scarpace L, Hearshen D, et al. Correlation between magnetic resonance spectroscopy imaging and image-guided biopsies: semiquantitative and qualitative histopathological analyses of patients with untreated glioma. Neurosurgery, 2001, 49: 823–829

[9] Li X, Lu Y, Pirzkall A, et al. Analysis of the spatial characteristics of metabolic abnormalities in newly diagnosed glioma patients. J Magn Reson Imaging, 2002, 16: 229–237

[10] Vigneron D, Bollen A, McDermott M, et al. Three-dimensional magnetic resonance spectroscopic imaging of histologically confirmed brain tumors. Magn Reson Imaging, 2001, 19: 89–101

[11] Pirzkall A, Li X, Oh J, et al. 3D MRSI for resected high-grade gliomas before RT: tumor extent according to metabolic activity in relation to MRI. Int J Radiat Oncol Biol Phys, 2004, 59: 126–137

[12] Bulik M, Jancalek R, Vanicek J, et al. Potential of MR spectroscopy for assessment of glioma grading. Clin Neurol Neurosurg, 2013, 115: 146–153

[13] Zeng Q, Liu H, Zhang K, et al. Noninvasive evaluation of cerebral glioma grade by using multivoxel 3D proton MR spectroscopy. Magn Reson Imaging, 2011, 29: 25–31

[14] Zou QG, Xu HB, Liu F, et al. In the assessment of supratentorial glioma grade: the combined role of multivoxel proton MR spectroscopy and diffusion tensor imaging. Clin Radiol, 2011, 66: 953–960

[15] Hwang JH. Egnaczyk GF, Ballard E, et al. Proton MR spectroscopic characteristics of pediatric pilocytic astrocytomas. AJNR Am J Neuroradiol, 1998, 19: 535–540

[16] Righi V, Andronesi OC, Mintzopoulos D, et al. High-resolution magic angle spinning magnetic resonance spectroscopy detects glycine as a biomarker in brain tumors. Int J Oncol, 2010, 36: 301–306

[17] Burtscher IM, Skagerberg G, Geijer B, et al. Proton MR spectroscopy and preoperative diagnostic accuracy: an evaluation of intracranial mass lesions characterized by stereotactic biopsy findings. AJNR Am J Neuroradiol, 2000, 21: 84–93

[18] Bonavita S, Di Salle F, Tedeschi G. Proton MRS in neurological disorders. Eur J Radiol, 1999, 30: 125–131

[19] Rock JP, Scarpace L, Hearshen D, et al. Associations among magnetic resonance spectroscopy, apparent diffusion coefficients, and image-guided histo-pathology with special attention to radiation necrosis. Neurosurgery, 2004, 54: 1111–1117, discussion 1117–1119

[20] Sundgren PC. MR spectroscopy in radiation injury. AJNR Am J Neuroradiol, 2009, 30: 1469–1476

[21] Weybright P, Sundgren PC, Maly P, et al. Differentiation between brain tumor recurrence and radiation injury using MR spectroscopy. AJR Am J Roentgenol, 2005, 185: 1471–1476

[22] Rock JP, Hearshen D, Scarpace L, et al. Correlations between magnetic resonance spectroscopy and image-guided histopathology, with special attention to radiation necrosis. Neurosurgery, 2002, 51: 912–919, discussion 919–920

[23] Zeng QS, Li CF, Zhang K, et al. Multivoxel 3D proton MR spectroscopy in the distinction of recurrent glioma from radiation injury. J Neurooncol, 2007, 84: 63–69

[24] Prat R, Galeano I, Lucas A, et al. Relative value of magnetic resonance spectroscopy, magnetic resonance perfusion, and 2-(18F) fluoro-2-deoxy-D-glucose positron emission tomography for detection of recurrence or grade increase in gliomas. J Clin Neurosci, 2010, 17: 50–53

[25] Nakajima T, Kumabe T, Kanamori M, et al. Differential diagnosis between radiation necrosis and glioma progression using sequential proton magnetic resonance spectroscopy and methionine positron emission tomography. Neurol Med Chir (Tokyo), 2009, 49: 394–401

[26] Amin A, Moustafa H. Ahmed E, et al. Glioma residual or recurrence versus radiation necrosis: accuracy of pentavalent technetium-99m-dimercaptosuc-cinic acid [Tc-99 m (V) DMSA] brain SPECT compared to proton magnetic resonance spectroscopy (1H-MRS): initial results. J Neurooncol, 2012, 106: 579–587

[27] Schlemmer HP, Bachert P, Henze M, et al.

Differentiation of radiation necrosis from tumor progression using proton magnetic resonance spectroscopy. Neuroradiology, 2002, 44: 216–222

[28] Chong VF, Rumpel H, Fan YF, et al. Temporal lobe changes following radiation therapy: imaging and proton MR spectroscopic findings. Eur Radiol, 2001, 11: 317–324

[29] Schlemmer HP, Bachert P, Herfarth KK, et al. Proton MR spectroscopic evaluation of suspicious brain lesions after stereotactic radiotherapy. AJNR Am J Neuroradiol, 2001, 22: 1316–1324

[30] Chan YL, Roebuck DJ, Yuen MP, et al. Long-term cerebral metabolite changes on proton magnetic resonance spectroscopy in patients cured of acute lymphoblastic leukemia with previous intrathecal methotrexate and cranial irradiation prophylaxis. Int J Radiat Oncol Biol Phys, 2001, 50: 759–763

[31] Rutkowski T, Tarnawski R, Sokol M, et al. 1H-MR spectroscopy of normal brain tissue before and after postoperative radiotherapy because of primary brain tumors. Int J Radiat Oncol Biol Phys, 2003, 56: 1381–1389

[32] Sundgren PC, Nagesh V, Elias A, et al. Metabolic alterations: a biomarker for radiation-induced normal brain injury-an MR spectroscopy study. J Magn Reson Imaging, 2009, 29: 291–297

[33] Sundgren PC, Cao Y. Brain irradiation: effects on normal brain parenchyma and radiation injury. Neuroimaging Clin N Am, 2009, 19: 657–668

[34] Kimura T, Sako K, Gotoh T, et al. In vivo single-voxel proton MR spectroscopy in brain lesions with ring-like enhancement. NMR Biomed, 2001, 14: 339–349

[35] Cho YD, Choi GH, Lee SP, et al. 1H-MRS metabolic patterns for distinguishing between meningiomas and other brain tumors. Magn Reson Imaging, 2003, 21: 663–672

[36] Chernov MF, Kasuya H, Nakaya K, et al. ^{1}H-MRS of intracranial meningiomas: what it can add to known clinical and MRI predictors of the histopathological and biological characteristics of the tumor? Clin Neurol Neurosurg, 2011, 113: 202–212

[37] Yue Q, Isobe T, Shibata Y, et al. Usefulness of quantitative proton MR spectroscopy in the differentiation of benign and malignant meningioma. Sheng Wu Yi Xue Gong Cheng Xue Za Zhi, 2011, 28: 1103–1109

[38] Chernov MF, Nakaya K, Kasuya H, et al. Metabolic alterations in the peritu-moral brain in cases of meningiomas: 1H-MRS study. J Neurol Sci, 2009, 284: 168–174

[39] Righi V, Tugnoli V, Mucci A, et al. MRS study of meningeal hemangiopericytoma and edema: a comparison with meningo-thelial meningioma. Oncol Rep, 2012, 28: 1461–1467

[40] Barba I, Moreno A, Martinez-Pérez I, et al. Magnetic resonance spectroscopy of brain hemangiopericytomas: high myoinositol concentrations and discrimination from meningiomas. J Neurosurg, 2001, 94: 55–60

[41] Schneider JF, Confort-Gouny S, Viola A, et al. Multiparametric differentiation of posterior fossa tumors in children using diffusion-weighted imaging and short echo-time 1H-MR spectroscopy. J Magn Reson Imaging, 2007, 26: 1390–1398

[42] Davies NP, Wilson M, Harris LM, et al. Identification and characterisation of childhood cerebellar tumours by in vivo proton MRS. NMR Biomed, 2008, 21: 908–918

[43] Porto L, Kieslich M, Franz K, et al. MR spectroscopy differentiation between high and low grade astrocytomas: a comparison between paediatric and adult tumours. Eur J Paediatr Neurol, 2011, 15: 214–221

[44] Porto L, Kieslich M, Franz K, et al. Proton magnetic resonance spectroscopic imaging in pediatric low-grade gliomas. Brain Tumor Pathol, 2010, 27: 65–70

[45] Tang YZ, Booth TC, Bhogal P, et al. Imaging of primary central nervous system lymphoma. Clin Radiol, 2011, 66: 768–777

[46] Bendini M, Marton E, Feletti A, et al. Primary and metastatic intraaxial brain tumors: prospective comparison of multivoxel 2D chemical-shift imaging (CSI) proton MR spectroscopy, perfusion MRI, and histopathological findings in a group of 159 patients. Acta Neurochir (Wien), 2011, 153: 403–412

[47] Sijens PE, Levendag PC, Vecht CJ, et al. 1 H MR spectroscopy detection of lipids and lactate in metastatic brain tumors. NMR Biomed, 1996, 9: 65–71

[48] Server A, Josefsen R, Kulle B, et al. Proton magnetic resonance spectroscopy in the distinction of high-grade cerebral gliomas from single metastatic brain tumors. Acta Radiol, 2010, 51: 316–325

[49] Foerster BR, Thurnher MM, Malani PN, et al. Intracranial infections: clinical and imaging characteristics. Acta Radiol, 2007, 48: 875–893

[50] Lai PH, Ho JT, Chen WL, et al. Brain abscess and necrotic brain tumor: discrimination with proton MR spectroscopy and diffusion-weighted imaging. AJNR Am J Neuroradiol, 2002, 23: 1369–1377

[51] Burtscher IM, Holtås S. In vivo proton MR spectroscopy of untreated and treated brain abscesses. AJNR Am J Neuroradiol, 1999, 20: 1049–1053

第12章 分子成像：PET 和 SPECT

Asim K. Bog, Samuel Almodóvar

12.1 引　言

　　近十年来，继氟 [18F]– 氟代脱氧葡萄糖（^{18}F-fluorodeoxyglucose，^{18}F-FDG）正电子发射断层扫描（positron-emission tomography，PET）成功应用于临床肿瘤学后，目前大家聚焦于肿瘤分子成像的临床应用。虽然 FDG 成功且广泛地应用于不同的肿瘤中，但对于所有肿瘤类型而言，其灵敏度和特异性并不是最佳的。目前许多 PET 示踪剂已经发展到探讨除葡萄糖代谢之外的其他肿瘤的生理学表现中，在肿瘤的早期诊断、分级、预后、疗效观察、治疗方案选择、治疗反应监测和治疗相关改变与肿瘤复发的鉴别中都有较高的临床价值。在美国，许多放射性示踪剂还处于转变为临床应用的不同阶段，而在其他国家已经应用于临床实践中。

　　我们不但要开发新的放射性示踪剂，更要极大地提高分子成像的仪器设备 [单光子发射计算机断层成像（single photon emission computed tomography，SPECT），PET] 及重建算法，使得临床应用的 PET 成像空间分辨率最少达到 3mm[1]。目前，在设备的时间分辨率上已得到了显著提高，从而可以获得动态的 PET 图像。PET 磁共振成像（MRI）已经应用于临床实践中，在肿瘤成像方面具有巨大的潜在价值 [2]。

12.2　分子影像学：概念

　　分子影像学定义为用影像技术在人体及其他生物的活体内进行细胞和分子水平的生物过程的描述和测量 [3]。应用于此的影像技术包括核医学仪器、先进的功能性 MRI 仪器、光学成像、超声波扫描和其他纳米成像技术。分子影像学的目标包括进一步理解肿瘤的生物学特点（癌症的发生、发展，血管生成，转移等）、可视化和无创定量的获得在肿瘤发生过程中明显激活或抑制的不同细胞受体、研究新型抗癌药的药物动力学和药效动力学、应用无创定量的方式来响应这样新疗法的预测结果 [4]。经典的影像诊断（X 线、CT、MR、超声等）主要显示的是一些分子改变的最终效应，具有解剖学改变的疾病，而分子影像则明显不同于传统的解剖学成像，其成像结果与分子改变在细胞和亚细胞水平的结果一致。

12.3　分子影像学：在脑肿瘤中的应用

　　MRI 一直是神经类肿瘤的主要检查方式。在过去的 20 年中，基于 MRI 来评估肿瘤病理生理的仪器发展很快，如扩散加权成像，灌注成像和 MRI 波谱。虽然用这些先进的 MR 设备可以评估肿瘤的很多方面，但临床仍有很多需求 MRI 暂时满足不了，尤其是在准确的界定肿瘤的边界和监测肿瘤治疗方面。随着越来越多的抗肿瘤血管生成药物显示出的临床有效性，MRI 的局限性越来越突出。胶质瘤的抗肿瘤药物靶向作用在分子或基因水平，因此使得准确且精准的分子影像学技术成为必要。

12.4　分子影像学：设备

12.4.1　SPECT

　　从 20 世纪 60 年代早期开始，应用于脑功能的 SPECT 一直是研究的热点。应用于脑的 SPECT 成像可以获得高灵敏度和特异性的三维（3D）脑功能图像。虽然与 PET 相比，

SPECT 灵敏度低，分辨率低，量化的可能性低，并且极少应用于神经肿瘤的临床实践中，但与 PET 相比，SPECT 具有广泛普及和价格便宜等优点。

SPECT 与 CT 的不同之处在于其射线来源为患者，给患者注入放射性药物，放射性药物能够选择性聚集在特定脏器、组织或病变部位，此时的患者作为放射源被 SPECT 的探头捕获。SPECT 数据采集时扫描仪只允许 γ 光子在接近一定角度时（探测器可探测到后）才能采集图像，为了达到高的分辨率，扫描仪必须尽可能近地靠近患者。在脑成像中，这意味着扫描仪必须靠近扫描床和患者的肩膀。扫描时使用头部固定器避免患者移动并且使患者处于相对舒适的状态下进行扫描。

使用不同的算法来重建探头捕获到的图像，常用的图像重建方法是滤波反投影技术（filtered back projection，FBP），其使用不同的滤波方式或 3D 重建方式进行 SPECT 图像的重建。3D 重建算法在控制噪声、减少散射、衰减和控制其他影响图像质量的因素方面优于 FBP，SPECT 图像可以融合到一个单独扫描到的 CT 图像上，或者可以用 SPECT/ CT 扫描仪来获得融合图像[5]。

12.4.2　PET-CT

PET 依赖于正电子及正电子衰变的特性而进行成像，正电子是电子的反粒子，它的质量和电荷量与电子相同，但电荷符号相反[6]。正电子衰变公式可表示为：

$$（P+）\to N+（\beta+）+\nu+E$$

以上公式中，（P+）代表质子，N 代表中子，（β+）代表正电子，ν 代表中微子，E 代表衰变过程中释放的能量。正电子由原子核发射出，从衰变核中发射出的正电子在周围介质中运行一定的距离而减慢速度，一旦静止下来就会俘获一个自由电子而形成正负电子，并发生质能转换，正负电子对消失，它们的质量转变为两个能量相等（511keV）、方向相反的光子。发射出的湮灭光子以 180° 方向在直线上向两个方向发出，同时，PET 的探测器探测由电子对湮灭所产生的 γ 光子进行符合探测然后成像[6]。常规的 PET 扫描仪探头由晶体块组成 360° 的闪烁晶体环构成。符合探测的基本原则是两个相反方向的光子以近乎相同的时间内到达环形的闪烁晶体环，此时探测到的两个光子才能被认为是来自同一湮灭事件。当符合检测到的两个光子被记录在相应的闪烁晶体环内的相反方向，接收到这两个光子的两个探测器之间的连线称为符合线（line of response，LOR），湮灭事件的位置就在这条直线上[6]。当 LOR 组合起来时，代表获得了所有的符合事件，并连接起来可以被描述为一条正弦图。用极其快速而精准的电子电路来鉴定检测到的两个光子来源于同一湮灭事件并进行声像图分析进而进行快速的图像重建。

PET 探测器所记录的事件有真符合、散射符合及随机符合，它们全都被探测器认为是符合事件，即探测到的电子湮灭事件是来自同一条直线相反方向和在符合窗事件间隔内的符合探测。然而，只有真符合事件提供用于临床成像的放射性药物发射的正电子的精确分布信息，这才是期望得到的图像原始数据。这是因为符合成像要求探测到的两个光子来源于同一电子湮灭事件。在光子朝向探测器行进过程中会发生衰变，时间衰减会显著影响最终的原始数据采集。因此，衰减校正，在 PET 成像中是极其重要的一步[6-7]。

衰减校正可以通过计算的方法或者测量的方法进行，目前的使用系统中，不再使用计算的方法进行衰减校正。目前的 PET-CT 扫描仪，在正电子发射成像前先行低剂量 CT 图像的扫描，产生的图像用于建立一个衰减图来提供给 PET 原始数据集的衰减校正信息。低剂量用于定位的 CT 扫描应与正电子发射成像同时进行。考虑可能影响衰减图的因素非常重要，因为这些可能影响数据变化的因素在最后修正图像中非常重要。除了衰减校正，CT 也可用于精确定位示踪剂在组织中的解剖位置[7]。

可以通过二维（2D）或 3D 的技术来获得 PET 探测器的图像，2D 采集是在环与环的探测器之间隔置准直器铅板或钨板，这样符合事件仅发生在相邻环的探测器中，这需要限定一定的平面并可以消除平面之外的散射。2D 成像通常用于成像小的结构或视野有限的成像，如在脑部成像时通常进行 2D 成像。即使由于准直 2D 图像降低了灵敏度，但 2D 成像可以获得很好的图像质量[7]。

3D 成像是基于体素（容积）的方法进行结构较大或者视野范围大的成像，与 2D 成像相比，3D 成像拥有更高的灵敏度，这是因为 3D 成像可接收更多的符合事件，但是因为大量的散射而造成图像的质量降低。3D 成像通常用于成像较小的视野范围内的成像和低散射的区域，例如脑成像通常使用 3D 成像。最终的图像处理，需要将正电子发射数据转换为图像格式，无论是使用 FBP 还是使用迭代重建的方法[7]。

PET 用半定量指标来表示示踪剂积聚在组织特定位置处的活度，这种测量方式被称为标准摄取值（standardized uptake value，SUV），SUV 定义为基于图像的病灶处的正电子放射性浓度除以注射剂量再乘以校正因子。通常最大活度是由组织中放射性药物聚集的最高像素来确定的。半定量测定示踪剂在病变组织中积聚的浓度可以使我们以客观的工具来评价肿瘤的生理特性，同时也可作为观察病变随着时间推移的改变情况以及检测治疗效果的工具。

12.4.3 PET-MRI

目前 PET-MRI 已被引入临床应用，PET-MRI 中主要有两种成像方法，基于顺序依次或同时采集的 PET 和 MRI 数据。顺序依次成像系统简单地依次获得 PET 和 MRI 的数据，然后通过匹配的方式进行融合。执行同步获得 PET 和 MRI 数据存在多个技术难题，但与已经获得的顺序成像数据相比，同步成像具备更多的优势，包括最佳的图像配准，扫描期间校正因运动而变化的 PET 数据和在 MRI 引导下进行数据的重建。同时成像获得的数据显著地提高了成像的空间分辨率，并且为研究这两种方法的瞬态现象提供了特有的机会，成为这种方法独特的优势[8]。

12.5 分子影像学：胶质瘤的应用

12.5.1 肿瘤生理显像

肿瘤增殖评估

不受控制的异常肿瘤增殖是发生癌症的主要病理生理学机制，细胞分裂的比率是恶性肿瘤一个很重要的特性，特别是胶质母细胞瘤（glioblastoma multiforme，GBM）的一个重要特性。即使在最近世界卫生组织（WHO）定义的诊断标准中细胞增殖的百分比并不包含在高级别胶质瘤的诊断标准中，在肿瘤细胞的细胞周期中，高百分比的细胞处于分裂状态（由 MIB-1 评分所确定）是高级别胶质瘤一个重要的生物标志物，并与肿瘤细胞密集度有关，同时与组织学分级的良恶性有关，最重要的是，其与存活时间存在很大的关系[9]。通过无创成像的标志物来评估肿瘤的细胞增殖率的高低可以提高对肿瘤进行诊断、分级、分期的能力以及长期随访和预测肿瘤对抗肿瘤药物的反应能力[10]。最常用的用于评价肿瘤增殖的 PET 示踪剂是：$3'$- 脱氧 $-3'-^{18}$F- 氟代胸腺嘧啶。

细胞分裂的关键前提是 DNA 复制，胸腺嘧啶是 DNA 合成所需的 4 个核苷之一，其可以通过胸腺嘧啶合酶在细胞内通过从头合成途径合成，也可在腺苷激酶（thymidine kinase，TK）作用下通过磷酸化的胸腺嘧啶脱氧核苷酸（phosphorylation of thymine deoxyriboside，TdR）补救合成途径合成。DNA 合成酶的表达是一个高度调节的过程，并且取决于细胞周期。TK1 的表达 G1 期到 S 期转变期比基线水平增加达 10~20 倍，在 S 期、G2 期和 M 仍然持续很高水平，然后在细胞周期的 G0 向 G1 期转变时急剧下降。TK2 是 TK 的另一种异构体，在细胞中持续表达，并且它的表达不依赖于细胞周期变化[10]。

FLT 是最初开发作为抗癌和抗反转录病毒剂的胸腺嘧啶核苷类似物，因为它的副作用很大，一直没有被批准在临床中使用。该化合物作为 PET 示踪剂的背景源于临床试验的经验形成，FLT PET 示踪剂的基本原理是 FLT 可被增殖的肿瘤细胞摄取，特别是在 S 期[11]。在细胞内，FLT 由 TK1 磷酸化到一种中间代谢物，它具有抗降解及磷酸化的特性，因此 FLT 可以停留在增殖细胞内[10]。FLT 积聚的限速步骤是通过 TK1 而磷酸化的步骤。因此，细胞内磷酸化的 FLT 水平可以间接反映 TKI 的活动度，有研究显示，TK1 与腺苷转变为 DNA 的过程显著相关[12-13]。随着时间的推移，由于脱磷酸作用，FLT 缓慢消逝，因此能够相对稳定地作为示踪剂保留在细胞内，用于成像的重要时期。

根据体重决定 FLT 注射的剂量，通常注射剂量为 2.7MBq/kg，并且最大剂量不能超过 185MBq。目前有两种方法分析 FLT PET 成像，第一种方法如 FDG PET 应用中的基于 SUV 的标准方法，另一种方法是用动态成像序列和示踪剂摄取的动态模型来分析。这种方法可以量化 FLT 摄取和保留的时间，并估计潜在的生物学吸收速率，在这个意义上这种方法是很独特的。

肿瘤代谢评估

活细胞的生长需要不间断的必需营养物质的供给，跨膜转运和生物合成形成和维持内部分子新陈代谢的基本内环境。营养物质的运输是受到严格调控的并在很大程度上依赖于细胞在特定时间的需求，因此，无创成像是一种显示营养物质吸收的影像手段，可以洞察细胞真正的实时新陈代谢情况。

葡萄糖代谢

恶性肿瘤的葡萄糖代谢率和糖酵解率均较高，在此基础上，FDG 已经研发并且成功用于评估许多肿瘤的类型。FDG 与葡萄糖的区别仅是其将葡萄糖的羟基氢用放射性氟替换，FDG 需通过同一组载体介导的主动转运分子（葡萄糖转运蛋白 1，GLUT1）进入细胞进而当成葡萄糖进行代谢，与葡萄糖代谢相似，在细胞内，18FDG 在己糖激酶作用下磷酸化为 6- 磷酸 -FDG，其不能加快新陈代谢的速率，最终，6- 磷酸 -FDG 存留于细胞内。因此，FDG 成像能够无创地评估细胞内葡萄糖代谢的摄取率及细胞内葡萄糖的需求量。

肿瘤细胞内的 GLUT1 和己糖激酶处于异常强化的表达状态，因为肿瘤细胞使用大量的葡萄糖作为唯一的能量来源。最终，肿瘤细胞中 FDG 的摄取量增加。大脑正常神经元也极其依赖葡萄糖作为能量来源，以维持高耗能的突触活动，因此预期在正常大脑也存在高 FDG 的摄取，特别是在富神经元的灰质，这就很好地解释了肿瘤与正常脑背景形成的对比度较低，甚至在高级别中枢神经系统肿瘤中也是如此，从而限制了 FDG 在评价脑肿瘤方面的应用。

一些因素可对 FDG 在肿瘤细胞中的摄取量起决定性作用，最重要的因素是将示踪剂传递进细胞内的完整血液供应。肿瘤细胞的数量及细胞的增殖程度也影响 FDG 的摄取量，含氧量低的肿瘤细胞的 FDG 的摄取量取决于肿瘤的微环境和血液供应的相互作用，含氧量低的细胞同时传递给的 FDG 量也较少；然而，由于缺氧诱导因子 α（hypoxia-inducible factor 1-alpha，HIP1-α）加强对 GLUT1 和己糖激酶的表达导致肿瘤细胞中 FDG 的摄取量很高[14]。肿瘤坏死区不摄取 FDG，类固醇类化合物也会干涉 FDG 在肿瘤细胞中的摄取量[15]。

FDG 在评估脑肿瘤方面存在一定的局限性。首先，由于肿瘤细胞与正常脑组织对葡萄糖摄取量的差异相对较小，因此用 FDG 探查低级别胶质瘤的灵敏度较低[16]。其次，增加的 FDG 摄取不是肿瘤细胞所特有的，即使是在肿瘤细胞内，炎症细胞，尤其是巨噬细胞，也能大量摄取 FDG[17]。因此，病变组织 FDG 高摄取不代表肿瘤细胞的特异性。再次，FDG PET 在鉴别胶质瘤疗效与复发方面的灵敏度较低[18-19]。最后，若肿瘤靠近基底节区或者皮质区，由于灰质区正常脑组织高摄取 FDG，FDG PET 很难准确描述肿瘤的边界[20]。

氨基酸代谢

由于 FDG PET 一些固有的局限性，大家提议使用其他供选择的示踪剂来评估脑肿瘤的新陈代谢。就这一点而言，运用放射性标记的氨基酸来进行成像是一个不错的选择。由于正常脑实质对氨基酸的摄取量很低，氨基酸成像时脑肿瘤区与正常脑实质背景有着很好的对比度，与 FDG 成像相比，氨基酸成像更易于发现病灶并更好地描绘肿瘤的边界。氨基酸通过特殊的转运系统转运进细胞，是细胞基本的营养物质，尤其在快速分裂的细胞中[21]。氨基酸的摄取量取决于组织中氨基酸的量、氨基酸转运蛋白的量和氨基酸新陈代谢的速率。动物模型显示，高摄取的氨基酸与肿瘤供血带来的氨基酸转运上调有关，而与细胞周期的期相甚至缺乏血管通透性增加无关[22-23]。这些结果表明，肿瘤摄取的氨基酸不依赖于血脑屏障的破坏[24]。

L- 甲基 -^{11}C- 蛋基酸 [L-（methyl-^{11}C）Methionine，Met]

Met 已最为广泛地应用于脑肿瘤的评价研究，在许多欧洲国家中，Met 是最为普遍的常规用于评估脑肿瘤的氨基酸 PET 示踪剂。Met 的高摄取与 L 型氨基酸转运蛋白的氨基酸转运载体的高表达有关，已有研究显示，其同时与体外细胞的增殖、Ki-67核抗原的表达和最初脑肿瘤微血管密度有关，提示Met可以作为肿瘤增殖与新生血管的生物学标志物[20]。与FDG不同的是，Met通常在活的癌细胞中集聚，在巨噬细胞和其他肿瘤细胞非特异性细胞组件的摄取最低[17]。尽管与高级别肿瘤相比，低级别肿瘤的摄取量低，但低级别肿瘤中Met仍然有很高的摄取。这种示踪剂的主要局限性在于半衰期很短（仅20min）。

O-（2-[18]F-氟代乙基）-L-酪基酸（2-^{18}F-fluoroethyl-L-Tyrosine，FET）

FET是另一个必需氨基酸即L-酪氨酸的氟代烷基化类似物，在最近20年中，越来越多的人开始研究FET PET，主要是因为[18]F与[11]C相比有着更长的半衰期，使得成像甚至不需要现场的加速器，前者半衰期为110min，后者半衰期为20min。正常脑组织中没有FET的摄取，但肿瘤组织中有着很高的摄取。多项研究表明[28-30]，FET PET较FDG PET更具价值，因其在高级别胶质瘤和低级别胶质瘤中均有明显增加的核素摄取，FET PET已经显示出很好的诊断效能，可作为胶质瘤的标志物，在脑转移瘤的诊断效能方面与Met PET相似，FET PET灵敏度高达91%，特异性达100%[28]。

L-6-[18]F-氟代多巴（3,4-dihydroxy-6-^{18}F-fluoro-L-phenylalanine，FDOPA）

即使FDOPA是一种母体化合物，而非一种氨基酸，它是由必需氨基酸L-酪氨酸转变而来的产物，并且被看作氨基酸的类似物。由于恶性肿瘤中氨基酸转运较多，肿瘤与正常脑实质的背景对比度达到很好的效果。

氧化代谢

在活体的生物合成中，乙酸盐是最常见的基础合成材料。在肿瘤细胞中，大部分乙酸盐被转化成脂肪酸合酶并且主要并入细胞内的膜磷脂酰胆碱。由于这个特点，[11]C乙酸（[11]C acetate，ACE）可作为PET示踪剂。

血管新生与肿瘤侵犯的评估

肿瘤新生血管的形成来自于之前已经存在的血管，新血管生成在肿瘤的生长中起着很大的作用，被认为是胶质瘤自然进展中的关键事件[29]。肿瘤新生血管形成是一项非常复杂的肿瘤生理学变化，是数百个亲和血管生成分子与抗血管生成分子相互作用的最终结果。至少已有5种不同的机制用于描述GBM，其中血管生成是主要的机制[30]。

活化的内皮细胞表达$\alpha v \beta_3$，二聚体跨膜整联，与细胞外基质蛋白相互作用，并在血管生成过程中通过细胞外基质调控内皮细胞迁移[31]。此外，$\alpha v \beta_3$和其他不同的整合蛋白在胶质瘤中也有表达，其功能几乎在肿瘤发生的每一个步骤都有体现，包括胶质瘤的发展和恶化过程[32]、肿瘤细胞的移行和侵犯[33-35]。$\alpha v \beta_3$结合精氨酸-甘氨酸-天冬氨酸（RGD），其包括含间质基质蛋白如玻连蛋白、纤连蛋白、血小板反应蛋白[36-37]。基于这个发现，线状和环状RGD化合物均被引入作为成像示踪剂，且研究显示RGD具有高亲和力并对$\alpha v \beta_3$蛋白具有高选择性。多种化学修饰中已经提出了含RGD的分子有更好的药代动力学曲线。与之类似，数个不同的放射性核素也用于标记这些分子从而达到最佳的成像效果。最常用的放射性核素是18F，目前还不知晓RGD成像是否在内皮细胞或神经胶质瘤细胞有$\alpha v \beta_3$的表达的显像。Battle等用人脑胶质瘤细胞系的小鼠模型已经证实，用这种PET示踪剂，18F（含RGD序列的PET显像剂）可以探测在急性抗血管治疗后肿瘤细胞摄取量的改变[38]。

血管内皮生长因子

血管内皮生长因子（vascular endothelial growth factor，VEGF）是胶质瘤新生血管生成很重要的一个调节因子。在血管内皮因子基因家族中，VEGF-A是一个同型二聚体糖蛋白，它有7个不同的亚型和不同数量的氨基酸长度[39]。所有亚型的VEGF-A结合血管内皮生长因子受体VEGFR1和VEGFR2。结合的VEGFR2在血管生成中起着使VEGF-A与受体协调地结合在一起的作用[39]。PET成像探针特异性结合VEGF和VEGFR2可以提供一个肿瘤广泛的血管生成配置结构，可以作为一种更精确评估肿瘤血管生成的方法并且可以用来评估抗血管生成治疗的效果。相对于同是U87MG但VEGF2低表达的细胞系来说，它已被证明可以快速、精准、特异地摄取新的被DOTA-VEGF 121 PET探针（亚型与含121个氨基酸的VEGF-A同工酶）标记的^{64}Cu[40-41]。它也表明，这种特殊的 PET 示踪剂能够显示 VEGFR2 在肿瘤生长的不同阶段的动态表达情况[40]。

缺氧的评估

FMISO

在 GBM 中，肿瘤细胞的生长超过了血管所提供的氧，最终，氧传递在其扩散距离的范围内降低，肿瘤微环境中缺氧[42]。缺氧是高级别胶质瘤微环境的主要特征，特别是在 GBM 中。已经证实了缺氧与肿瘤生长、进展、血管生成、向周围侵犯、增加癌症干细胞群体、基因组不稳定性、抗常规治疗、易复发和降低患者存活期密切相关[43-44]。缺氧诱导因子（hypoxia-inducible factors，HIF）作为一个转录因子，可激活数百个下游基因，是前述肿瘤生物学的主要调节者[45]。目前采用免疫组化、MRI、PET 和 SPECT 进行缺氧的精确成像的研究非常活跃，一些定量分析肿瘤缺氧的 PET 和 SPECT 示踪剂的研究已经启动。

硝基咪唑类药物

3-^{18}F-1-（20-硝基-10-咪唑基）-2-丙醇基 [3-^{18}F-1-（20-nitro-10-imidazolyl）-2-propanol，FMISO]

FMISO 是目前最广泛研究和已验证的对缺氧显像的 PET 示踪剂[46]。FMISO 是硝基咪唑类化合物，在活细胞内经过还原生成活性中间代谢物。吸收的 ^{18}FMISO 与 O_2 含量成反比，传递到肿瘤核心不依赖于肿瘤的灌注，途经分子自由扩散到所有细胞内。在含氧量正常的细胞内（电子转移发生的地方），FMISO 的亚基 NO_2 吸收一个电子形成阴离子自由基还原产物，然后将电子迅速转移到 O_2 并返回其原来的结构。然而，在缺氧细胞内，分子进一步减少，与细胞内的大分子形成共价键，并因此最终停留在细胞内[42,47]。因为坏死组织中没有电子转移，所以坏死组织中没有核素的吸收[47]。一些研究已经证明，摄取 FMISO 量与组织含氧水平直接相关[48-50]。与 FMISO 的结合依赖于缺氧的水平，氧含量 3 ~ 10mmHg 会有 FMISO 的结合[51-52]。更多的缺氧组织更容易结合 FMISO，因为正常的脑细胞不会摄取 FMISO，FMISO PET 在肿瘤组织与正常脑组织背景间有着良好的区分度[42]。

因为较慢的清除动力学、缺氧细胞摄取低和没有任何主动运输 FMISO 的系统，与 FDG 相比，FMISO 从注射药物到扫描需要较长的时间（90~140min）[53]。一般注射剂量为 3.7MBq/kg 且最大剂量为 260MBq[42]。通常情况下，3D 对比增强 MRI 与 PET 数据配准显示肿瘤边缘和确定感兴趣区域，然后进行图像分析。通常情况下，肿瘤的放射性示踪剂摄取程度与静脉血样品的衰减时间校正后比较。一般，校正衰减时间后，肿瘤的放射性示踪剂摄取程度与静脉血样品进行比较。FMISO 图像数据分开成血液放射性水平数据，进而形成以像素为基础的组织/血流量（T/B）水平图[54]。T/B>1.2 认为是显著的缺氧，通常用于生成缺氧体积图。

在较早期的成像阶段，FMISO 分布反映了肿瘤的血流量，而后来核素主要积累在缺氧细胞，因而具有很高的肿瘤与正常脑组织背景对比度。FMISO 的代谢物从血浆中迅速清除，因此不需要对量进行标准化。FMISO 没有蛋白可结合，因此使得相对早期的成像成为可能。此外，FMISO 已在许多动物模型与人类疾病的背景下进行验证，其信号与其他肿瘤相关的因素无关，如区域的葡萄糖消耗、谷胱甘肽水平和局部的 pH 值。

其他硝基咪唑类化合物

其他相关的硝基咪唑类化合物也用于缺氧细胞的成像，包括 ^{18}F 标记的氟代硝基咪唑类其他易变的化合物（^{18}FETNIM）[44,52-53]，1-α-D-（5-脱氧-5-^{18}F 氟代硝基类）-2-硝基咪唑（^{18}F-FAZA）[44,54]，^{18}F-2-（2-硝基咪唑-1H-yl）-（3,3,3-三氟丙基）乙酰胺（^{18}F-EF3）和 ^{18}F-标记的 2-[2-硝基-（1）H-咪唑-l-yl]-N-（2,2,3,3,3-5-氟）-乙酰胺（EFS）^{18}F-EF5]](55-58] 化合物。

非硝基咪唑类药物

Cu ATSM

^{60,62,64}Cu-二乙酰-二（N4-甲基氨基硫脲）

Cu-ATSM 具有低分子量和高的细胞膜通透性（因为这是一种亲脂性化合物），使该分子迅速从血液扩散到组织中。该化合物可被任何放射性铜同位素标记，但最适合的是 ^{64}Cu，Cu-ATSM 是一种很有前景的新型乏氧显像剂，其可显示肿瘤缺氧的范围。与 FMISO 相比，Cu-ATSM 在缺氧细胞中保持高的核素水平。Cu-ATSM 进入和退出含氧量正常细胞而其代谢不会发生改变。在乏氧细胞中，继发于缺氧诱导氧化还原环境的改变，Cu-ATSM 会改变其 3D 结构[62]。与 FMISO 不同，Cu-ATSM 能够对急性和慢性肿瘤缺氧进行成像。Cu-ATSM 的吸收在 GBM 中相对较高，且 T/B 比值和 HIF-1α 的表达有一定的相关性[53]。

细胞膜增殖的评估

胆碱是一种必需磷脂，是一种不可缺少的细胞膜组成成分。增加细胞增殖需要高胆碱的摄取。胆碱由胆碱激酶磷酸化，并最终被并入磷脂中。在肿瘤组织中，胆碱的摄取增加，这一发现与脑肿瘤 MRI 波谱中胆碱峰的增加相一致。在胶质瘤中已经发现摄取增加的 ^{18}F–胆碱（Cho），包括少突胶质细胞瘤中[63-64]。Cho 摄取增加与肿瘤的侵袭性和耐化疗药性相关。Cho PET 也显示在监测抗血管生成治疗方面有用[64]。

与氨基酸 PET 成像类似，Cho PET 不能可靠地鉴别低级别胶质瘤和高级别胶质瘤，不能将炎性病灶和肿瘤性病变区分开，因为炎性细胞也摄取 Cho[65-66]。此外，脑胶质瘤的血脑屏障破坏对 Cho 的摄取也有很大的影响。

表皮生长因子受体表达的评价

研究显示，表皮生长因子受体（epidermal growth factor receptor，EGFR）与多种实体肿瘤有关，包括胶质母细胞瘤。EGFR 是结构相关的 ErbB 受体酪氨酸激酶家族中的一员。EGFR 的激活有助于多种致癌机制的阐述。EGFR 的高表达可作为 GBM 预后的指标之一，预示着生存率较低及处于肿瘤的高级别阶段[39]。目前，已经开发了许多分子抗体用于阻断 EGFR 与细胞外配体在结构域的结合和抑制酪氨酸激酶活性。这一系列的分子家族已经显示出有效的抗癌治疗效果，EGFR 的表达除了 PET 成像外，也可作为一种治疗选择。

西妥昔单抗是第一个针对 EGFR 的单克隆抗体。^{64}Cu–DOTA–西妥昔单抗，新的分子成像探针，已经用来作为一个 PET 成像探针在 GBM 移植瘤[67]中对 EGFR 的表达进行成像，经免疫印迹鉴定分析，成像结果与肿瘤 EGFR 的表达有很好的相关性。

细胞凋亡的评价

细胞凋亡是能量依赖性的，组织会自我分解不需要或衰老的细胞。当触发适当的内部或外部信号时，这些细胞会发生程序性细胞质浓缩、细胞膜破裂、细胞内容物会形成有膜包被的凋亡小体被其他细胞吞噬，并且周围细胞没有任何炎症反应的发生。细胞凋亡的启动会导致半胱氨酸蛋白酶家族（caspases）的激活，caspases 作为细胞凋亡过程调节的主要因素。抗肿瘤治疗会诱导细胞凋亡。治疗后估计细胞凋亡率和细胞凋亡的程度可以较好地评价疗效。

钙结合蛋白或者膜联蛋白 Annexin V 是钙家族中的一员，钙离子活化后可与膜磷脂结合，与磷脂酰丝氨酸残基有很高的亲和力，已经开始研究将其作为 PET 成像的探针使用[68-70]。ML10，细胞凋亡的生物标志物 Aposense 家族中的一个成员，被提出可作为另一个细胞凋亡 PET 显像示踪剂，^{18}F 这种放射性核素可以选择性地与凋亡细胞结合，并且形成良好的生物分布[71-72]。

12.5.2　分子成像在胶质瘤中的临床应用

肿瘤监测

在高级别胶质瘤中 FDG 的摄取小于或接近于正常的脑灰质，使得肿瘤与正常的脑灰质之间的对比度较差[73]。在脑内单个肿瘤同时存在相互靠近的高、低摄取 FDG 的区域时，其肿瘤的检出灵敏度将受到 FDG 摄取易变性影响[73]。用 FDG 进行成像首次诊断胶质瘤会出现很多的问题，关于其对于胶质瘤分级的应用也需要特别谨慎[73]。用 FDG 成像时，肿瘤组织与白质的比值大于 1.5 且肿瘤组织与灰质的比值大于 0.6 能够将高级别和低级别的肿瘤区分开[74]。延迟显像可提高肿瘤与正常脑组织背景的对比度，这是因为正常细胞排泄葡萄糖的速度要比肿瘤细胞快。

Met PET 中肿瘤组织与正常脑组织的对比度高于 FDG，可以检测高级别及低级别的胶质瘤。据报道，Met PET 检出首发脑肿瘤的灵敏度可达 76%～95%。这种变异很大程度上是因为不同的研究设计和不同的研究中评估不同比例的肿瘤所造成的。目前同样有研究显示 Met PET 在非肿瘤病变中有核素的摄取，例如脑脓肿、血肿和急性脑梗死[20]。尽管可能出现假阳性结果，Met PET 检测脑内原发肿瘤的特异性高达 87%～100%。通过肿瘤与脑组织背景比的计算，Met PET 能够提高肿瘤检出的准

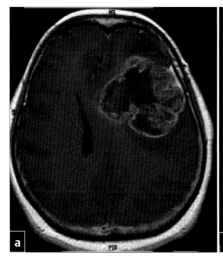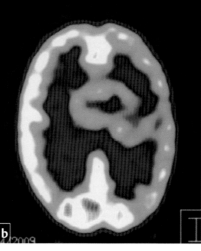

图 12.1　胶质母细胞瘤 T1WI 强化图像　胶质母细胞瘤 T1WI 强化（a）显示左侧额叶不均匀强化的环形病灶，有占位效应，肿块越过中线达胼胝体膝部。在轴位 18F-FDG 图像（b）上，肿瘤边缘 FDG 不均匀摄取，肿瘤内部坏死区无核素摄取。图片由 Juan Manuel isusi, MD, Department of Radiology,Universidad Nacional Autonoma de Mexico(UNAM), Mexico 提供

确性。通常两者比值大于 1.5 就可以作为诊断肿瘤的标志[20]。

与 FDG 相比，由于 FLT 不被正常脑实质摄取，FLT 同样有较好的肿瘤与正常脑实质背景的对比度[75]。与 Met PET 相比，FLT 探查脑肿瘤的灵敏度较低，特别是对于低级别肿瘤的探查[76]。与 FDG 和 FDOPA 相比，FLT 在探查低级别肿瘤方面同样有较低的灵敏度[77]。

预后和分级

胶质瘤中 FDG 的核素摄取与它的组织学分级、细胞密度和低生存率呈正相关[74]。原先摄取 FDG 较低的低级别胶质瘤在之后核素摄取逐渐增加，提示其向高级别胶质瘤转换[78]。然而，由于正常组织会摄取 FDG，因此探测肿瘤就变得困难。在低级别胶质瘤和正常脑白质中，FDG 核素摄取的量基本相似。然而，高级别胶质瘤 FDG 核素摄取量等于、低于或者高于正常脑灰质的可能性都会出现，因此降低了对于病灶检出的灵敏度。由于高级别胶质瘤（WHO Ⅲ 或 Ⅳ 级）中坏死组织的存在，FDG 摄取通常表现为不均匀的核素分布（图 12.1）。低级别肿瘤，例如星形细胞瘤，一般为较低的 FDG 核素摄取。

与 FDG 不同，FLT 能够缓慢地通过完整的血脑屏障。由于这个原因以及 FLT 缓慢向神经元和神经胶质细胞扩散[79]，正常脑实质的背景很低，使得肿瘤组织与正常脑实质背景形成良好的对比度[76]。示踪剂到达肿瘤集聚区的速度可以很快，达到最高集聚水平时，从注射到达到最高水平只需要 5~10min，之后在肿瘤组织中维持很高的水平[75]。随着时间的推移，核

素示踪剂浓度下降极少。FLT 能够被所有高级别的胶质瘤摄取[75]（图 12.2）。与此相反，FLT 在低级别胶质瘤中的核素摄取不能进行评估。肿瘤组织 FLT 的高摄取能够很好地预测肿瘤增殖（ki-67 指数或 MIB 1 分数）、肿瘤进展和总生存率。SUV_{max} 与 ki-67 指数具有明显的相关性[75]。

与 FDG 相比，Met PET 已被证明在大脑胶质瘤中是一个独立的重要预后因子，较高的肿瘤与正常脑组织背景对比度已经级别证明与低生存率相关[80]。Met 摄取与 Ki-67 表达呈显著相关。相同级别的少突胶质细胞瘤较星形细胞瘤 Met 摄取量相对更高[81]。高级别脑肿瘤和低级别脑肿瘤均可以被 FDOPA 清楚地探查到，其探查到肿瘤的灵敏度明显高于 FDG，特别是在探查低级别脑肿瘤方面[82]。FDOPA 探查脑肿瘤的灵敏度高达 96%，特异性高达 100%。但是，FDOPA 不能可靠地鉴别高级别胶质瘤与低级别胶质瘤[82]。

也有研究证明 ACE PET 是胶质瘤成像有用的生物标志物，然而，ACE PET 是否能将高级别胶质瘤与低级别胶质瘤鉴别开仍不明确[83-84]。

多项研究表明，GBM 手术干预后肿瘤组织严重的缺氧负担显著影响整体和无进展生存期[54,85]。

肿瘤范围的划定

研究显示，传统的 MRI 成像低估了肿瘤组织的真正范围，事实上，即使采用最先进的 MRI 设备都不可能准确地显示肿瘤的边界。如上所述，由于 FDG 正常脑组织高的摄取量，使其难以准确描述肿瘤的边缘。在绝大多数病

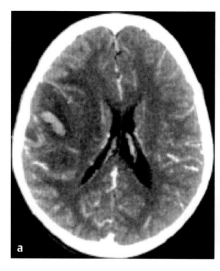
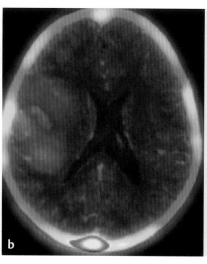

图12.2 星形胶质瘤Ⅲ级 增强CT（a）显示右侧额顶叶一个巨大的等密度肿块，强化呈现局部小斑片状强化，有占位效应，压迫脑室。FLT PET（b）显示与强化CT的病灶位置相同，整个肿瘤呈现高的FLT核素摄取。更重要的是，正常脑组织背景低的摄取量使得我们可以清晰地观察到肿瘤的边缘。图片由Juan Manuel Isusi, MD, Department of Radiology, Universidad Nacional Autonoma de Mexico（UNAM），Mexico 提供

例中发现，Met PET探查到的肿瘤边缘与MRI和FDG均不同，在一批小样本的GBM患者中研究发现，Met PET探查到的肿瘤范围比MRI强化的范围大而比常规T2WI的范围要小[86]。研究同样发现，外科手术后Met PET探查到的高核素摄取的复发面积延伸范围较钆强化显示的肿瘤复发面积大[86]。FLT PET同样能够较MRI强化更正确地显示肿瘤组织的范围[76]。

指导治疗

指导活检

为了避免无肿瘤分期，活检取材的部位应该选在肿瘤侵袭性最强的区域进行。然而，由于胶质瘤的异质性，传统的MRI很难鉴别肿瘤的未分化区域。MRI灌注显像可以正确地显示肿瘤的富血供区域。由于上述原因，FDG不能够可靠地引导活检。在FLT PET和多种先进MRI设备结合的研究中发现，多血管供应与FLT PET探查到的肿瘤高增殖区域相符[87]。活检样品中FLT摄取率（K1）也与MIB1标记指数有着很好的相关性[88]。氨基酸成像也被用来指导取活检的位置。已有研究证明，准备取活检时，有Met PET的指导，可以降低取到正确组织的尝试次数[89]，用Met PET指导取活检的部位要优于用FDG PET指导[90]。

指导手术切除

Pirotte等在一项63例低级别胶质瘤和40例高级别胶质瘤的大型研究中发现，与单独MRI成像相比，PET成像能够较好地提供独立、充分的关于确定肿瘤范围和手术切除范围的信息[91]。该研究显示，高级别肿瘤中FDG高摄取的肿瘤体积较钆-MRI强化体积要小。

指导放疗范围

计算机化的治疗计划是利用多模态的解剖生理影像技术与复杂的放射剂量传输系统（强调放射治疗）相结合成为放射肿瘤学的护理标准，放射剂量传输系统，也就是传输最大剂量到肿瘤且周围正常组织最小或没有剂量[92-93]。剂量图能够使肿瘤放疗医生将不同的剂量传送至肿瘤的不同区域。这种有力的技术运用分子影像学去分析肿瘤的哪些区域需要更高的放射剂量。因为低氧会产生治疗抵抗（放射治疗和化学治疗疗效均降低）并导致更糟的结局，目前强调在准备放疗时运用分子影像学形成低氧影像图。FMISO[94]、FAZA[95]和Cu-ATSM[96]已经用来进行低氧成像，并且引导放射治疗从而避免低氧带来的放射抵抗，目前数个项目已经取得成功。目前这种放射治疗计划的混合成像技术并没有达到标准化，也没有确定何种肿瘤的何种亚型该使用何种低氧显像剂。由美国放射影像网络学院（ACRIN 6684）赞助的关于低氧成像的Ⅱ期多中心研究正在积极展开。

虽然FDG PET已经逐渐用于身体其他部位（头颈部肿瘤和肺部肿瘤）的计划肿瘤放射治疗中，由于正常脑组织FDG的高摄取，其一直未被用于脑肿瘤的计划肿瘤放射治疗的临床应用中来[97]。事实上，Douglas等在40例患者的研究中发现，基于FDG PET成像而增加辐射剂量并未改善整体生存率和无进展生存期[98]。Li等在16例胶质瘤的研究中发现，Cho PET与强化MRI结合对确定以及划定放射治疗靶体积、选择肿瘤切除术后和放射治疗前治疗/化疗方案十分有用[99]。同样，Grosu等

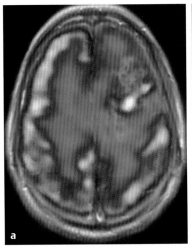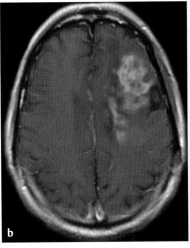

图 12.3　肿瘤复发　63 岁的 WHO Ⅲ 级少突胶质瘤患者，经过手术切除和放化疗治疗。^{18}F-FDG PET 成像与 TIWI 强化显示的病灶相同，与右侧大脑额叶正常的 FDG 摄取相比，左侧额叶较大区域表现为 FDG 的低摄取。后正中区域强化部分 FDG 的高摄取暗示肿瘤的复发（由病理检查证实）（a）。T1WI 强化图像显示左侧大脑额叶不均匀的强化区（b）。明显的是，强化区域的高 FDG 摄取的肿瘤复发区（病灶后部的区域）与治疗相关结果的低 FDG 摄取区（病灶前面的区域）没有明显差异。图片由 Anson Thaggard, MD, University of Mississippi, Jackson, MS 提供

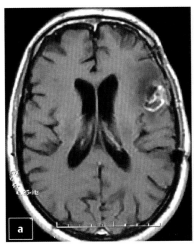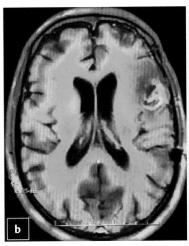

图 12.4　治疗效应　1 例既往接受过治疗的 45 岁恶性胶质瘤患者经过 1 年的放射治疗后进行检查。强化 MRI 显示左侧额叶不均匀强化（a）。^{18}F-FDG PET 成像与 T1WI 强化显示的病灶相同（b），其显示，与剩余的大脑组织相比，左侧大脑额叶显示出减弱了的 FDG 摄取区，暗示左侧额叶大脑强化区是由治疗引起的效应所致而非肿瘤的复发（已由病理检查证实）。图片由 Juan Manuel Isusi, MD, Department of Radiology, Universidad NacionalAutonoma de Mexico（UNAM），Mexico 提供

研究发现 Met PET 对勾画大体肿瘤体积从而识别术后胶质瘤残余肿瘤有用，作者阐述他们研究中 79% 的患者（n=39）Met 核素摄取的区域较 MRI 强化的区域要大[100]。

监测治疗反应和随访

对治疗反应的评估是神经肿瘤患者日常护理工作的关键，通常，肿瘤患者会做 MRI 来对治疗效果进行评估。然而，MRI 成像结果并不能准确及特异地反映肿瘤活动的真实情况。继发于 MRI 的非特异成像，监测对于治疗无应答的发现会被延迟。用 MRI 很难鉴别肿瘤复发和治疗效果所致反应，因为这两种病理学过程均显示出相似的影像学结果。先进的 MRI 技术，例如灌注成像、扩散成像和波谱能够鉴别这两种病理过程，然而，其特异性并未达到 100%。PET 成像能够辅助 MRI 来鉴别这两者。

FLT 是前景很好的用于监测治疗反应的 PET 示踪剂，与 ^{18}FDG 和 MRI 相比，FLT PET 对高级别脑肿瘤的治疗检测是一种更好的技术[101]。早期治疗期间 SUV 值下降且随后一直维持在较低水平是长期存活的一个预测标志。SUV 值早期下降而后恢复至治疗前水平是生存期较短的预测因子[13]。治疗早期的动态 FLT PET 成像在评估治疗方案的疗效方面比较有效[102]，动态 FLT PET 成像同时也可用于鉴别短生存期患者和长生存期患者[102]。

氨基酸 PET 成像显示出了更满意的结果。Popperl 等研究发现肿瘤与正常脑组织对比度 ≥ 2.4 能够鉴别肿瘤复发和治疗相关的效应，灵敏度高达 82%，特异性高达 100%[103]。两次随访扫描期间肿瘤组织 Met 摄取量的增加与肿瘤的进展或复发一致，已有研究证明两次随访扫描期

间肿瘤组织 Met 摄取量增加超过 14.6% 能够将肿瘤进展和疾病稳定状态相鉴别，灵敏度高达90%，特异性高达92.3%[104]。利用 FET PET 成像，Mehrkens 等证实，在综合治疗的胶质瘤患者中，预计其肿瘤复发的阳性预测值为84%，但该阳性预测值仍不足以取代活检[105]。

评估肿瘤放射性坏死和复发

高级别胶质瘤治疗中有关肿瘤放射性坏死与肿瘤复发的鉴别是治疗一项很重要的内容，因为这两种不同的成分需要完全不同的治疗方案。MRI 经常不可能将这两种病理过程鉴别开，因为肿瘤放射性坏死与肿瘤复发表现出相似的影像学特点。即使使用一些先进的 MRI 技术，也不一定可能将这两种成分区分开来，经常需要再次活检。因此迫切希望有一种灵敏度和特异性均较高的无创影像技术将这两种成分区分开来。

用 FDG 来鉴别肿瘤复发和治疗效应存在很多问题，在病例（图 12.3）中，明显的肿瘤复发表现出较高的 FDG 摄取量，相反的，在病例（图 12.4）中，明显的放射性坏死表现出较低的 FDG 摄取量。然而，这种简单的方法在肿瘤复发和放射性坏死混杂的病例中是无效的。同时，重要的是要知道 PET 研究的时间，参照放射治疗和转移至病灶处的放射性核素的类型和数量，因为 FDG 摄取受这些因素的影响。由于这些原因，PET 鉴别肿瘤复发和肿瘤放射性坏死的灵敏度在81%~86%，而特异性在40%~94%[19]。因为 FDG 的应用在不同类型肿瘤中有较大差异，因此基于 SUV 的方法不是特别可信。相对肿瘤摄取（与对侧半球的肿瘤摄取相比）也不是一种有用的方法，这是因为经过治疗的大脑的背景代谢活性（比正常脑组织低）有各种不同的变化。复发性肿瘤同样代谢活性变化较大（比正常脑组织低）。FDG PET 延迟成像提供了一种更好的成像方式来鉴别这两种成分，原因在于，与增殖的肿瘤细胞相比，坏死组织的 FDG 排泄率更高，但是这个结论尚未被大型研究证实[78]。然而，原先诊断的低摄取的低级别胶质瘤间歇性 FDG 摄取的增加可以被诊断为肿瘤进展和间变性转化[106]。缺乏前者所述向高级别胶质瘤分化的特征时，FDG 在发现低级别胶质瘤复发方面灵敏度较低。

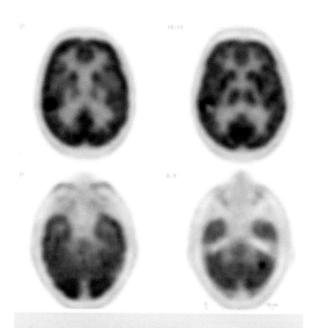

图 12.5　高代谢的肺癌脑转移　多张轴位 ^{18}F FDG PET 脑部成像显示脑部多个高代谢的病灶（右侧顶颞叶、左侧额叶和左侧小脑）与代谢较高的转移相符合

FLT 能够用来鉴别治疗相关改变和肿瘤复发。FLT 流入率和磷酸化的速率能够用来鉴别肿瘤复发和治疗相关作用，而单纯的 SUV 不能[107]。FLT 流入率和磷酸化的速率可以通过动态 FLT PET 成像的分段模型估算[107]。用动力学方法分析治疗复发性脑胶质瘤 FLT PET 图像，能够将患者明显的治疗相关效应与主要的肿瘤复发鉴别开来[108]。

Met PET 在鉴别肿瘤复发和肿瘤治疗相关结果方面是一个很有前景的示踪剂。Ogawa 等研究发现，Met 的高摄取在 10 例患者中均表现为肿瘤的复发，然而没有一个放射性坏死的患者表现为 Met 的高摄取[109]。在另一项研究中，Sonoda 等发现，5 例肿瘤复发的患者均表现为 Met PET 摄取的阳性结果，7 例放射性坏死的患者中，只有 1 例表现为 Met 的高摄取[110]。Met 的高摄取可以在传统 MRI 无任何特异性改变之前发现，甚至在患者没有症状之前发现[111]。采用 Met PET 成像，一些研究者开始使用半定量的方法鉴别肿瘤复发和放射性坏死，以期达到更好的预测价值。肿瘤与背景区的比值高于 1.5~2 通常表明肿瘤残留。在肿瘤与背景比值处于界值的患者中，Crippa 等发现在使用类固醇类化合物后，Met PET 的重复

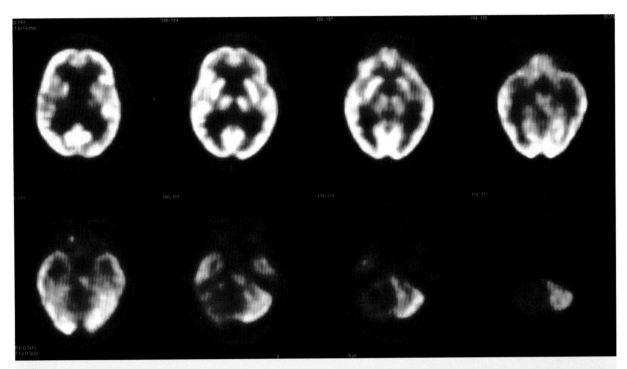

图 12.6　代谢低的肾癌脑转移　多张轴位 18F FDG PET 脑部成像显示在右侧小脑区存在一个较大局灶性代谢减低区（与对侧小脑半球的核素摄取相比）。强化 MRI 上可以看到不均匀的环形强化（未显示）

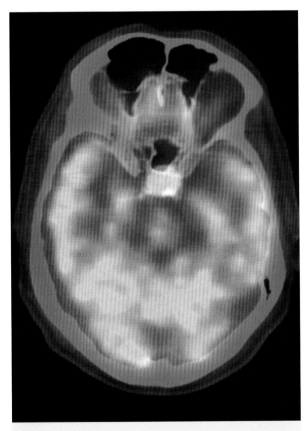

图 12.7　垂体瘤　1 例 48 岁男性用 ^{18}F FDG 行癫痫检查，偶然发现鞍区高的 FDG 摄取，MRI 提示为垂体大腺瘤（未经手术切除，因此患者没有表现为任何与激素有关的异常）

成像会造成核素摄取率降低的现象[20]。因为低级别胶质瘤与放射性坏死均表现为 Met 的低摄取，因此用 Met PET 可能无法鉴别低级别胶质瘤的肿瘤复发与放射性坏死。

在大鼠放射性坏死的研究中发现，与 FDG 和 Cho PET 成像相比，FET 更好地在放射性坏死中显示其摄取的情况，表明 FET PET 在放射性坏死的评估中有着很好的前景[112]。与放射性坏死核素低摄取相比，胶质瘤复发表现为局灶性增加 FET 摄取，并且 FET PET 能够以 100% 的准确度将放射性坏死和肿瘤复发鉴别开来[78]。MRI 鉴别放射性坏死与肿瘤复发的灵敏度为 93.5%，特异性仅为 50%，而 FET PET 鉴别放射性坏死与肿瘤复发的灵敏度高达 100%，特异性高达 92%[113]。

FDOPA，一种氨基酸类似物，同样有助于将肿瘤复发与放射性坏死鉴别开来[82]。肿瘤组织与纹状体的比值为 0.75 或者更高提示肿瘤复发，其鉴别放射性坏死与肿瘤复发的灵敏度高达 98%，准确性高达 95%[78]。

12.5.3　脑胶质瘤的分子影像学：目前的建议

不同于身体其他部位的肿瘤，FDG PET

在脑肿瘤的评估方面，不是一个有益的PET成像示踪剂。Met PET和FET PET似乎在脑胶质瘤中是最佳的影像生物标志物。然而，这些放射性示踪剂同样具有一定的局限性，对于主要的脑肿瘤类型而言，目前还没有一种具有高灵敏度和高诊断准确率及特异性的PET示踪剂，进而可以可信赖地用于肿瘤监测治疗，在最短的时间内可靠地诊断肿瘤的复发。

严谨的分析研究显示，FDG PET和Met PET的结合被认为是胶质瘤评估的金标准[28]。然而，FET PET显示出同样的有效性，FET PET可以更广泛的使用，FET PET和FDG PET的结合能够最终取代FDG PET和Met PET的结合而作为最佳的金标准[28]。随着PET MRI的临床使用，很快可能会实现用多重示踪剂成像结合先进的MRI成像技术评估胶质瘤。

12.6 分子影像学：非胶质瘤的应用

12.6.1 脑转移瘤

脑转移瘤占全身其他系统肿瘤的20%~40%，近乎构成全部脑肿瘤的一半[114]。CT和MRI依然是主要用于评估脑转移瘤的成像方法。在FDG中，取决于肿瘤来源的不同，与正常脑组织相比，脑转移瘤可表现为高代谢反应或低代谢反应（图12.5、图12.6）。

12.6.2 原发性中枢神经系统淋巴瘤

原发性中枢神经系统淋巴瘤（Primary CNS lymphoma，PCNSL）是一种恶性程度很高的肿瘤，具有多细胞性和很高的代谢活性。与预计的一样，PCNSL中FDG的摄取率很高，甚至会高于高级别胶质瘤[117]。研究显示，与高级别胶质瘤相比，PCNSL具有最高的FDG摄取量。SUV_{max}>15高度提示PCNSL[118]。在免疫功能不全的患者中鉴别PCNSL与中枢神经系统弓形虫病是一个非常重要的临床问题，通常无法应用传统的MRI成像准确地将两者鉴别开，而FDG能够鉴别这两种疾病。PCNSL有一个高的SUV比值（与对侧大脑半球相比，PCNSL的SUV_{max}比值），而脑部弓形虫病没有重叠部分的值[119]。这个结果已经在多项研究中被证实[115-116]。在免疫功能不全的患者中，用^{201}TI的SPECT成像同样能够以较高的灵敏度和特异性鉴别PCNSL与中枢神经系统弓形虫病[120]。

12.6.3 脑膜瘤

在脑膜瘤中，FDG的摄取量具有较大的可变性，并且可能与肿瘤的侵袭性和肿瘤复发有关[121]。与其他脑肿瘤相似，更高细胞密度、更高的细胞增殖指数和高级别（WHO Ⅱ级或Ⅲ级）较更低细胞密度、更低的细胞增殖指数和低级别（WHO Ⅰ级）脑膜瘤同样表现出更高的FDG摄取量[122]。现有研究显示，用Met PET和FDG PET评估脑膜瘤，Met表现出核素摄取，而不是FDG，Met与细胞增殖密切相关（Ki-67指数）[123]。

12.6.4 垂体瘤

垂体瘤是脑垂体来源的最常见的肿瘤，目前对垂体瘤的常规评估方法是MRI。然而，多达80%的垂体瘤表现出FDG的高摄取（图12.7），而且SUV_{max}与肿瘤大小的相关性较好[124]。即使目前临床上通过FDG扫描尔也可发现隐匿性垂体瘤，SUV_{max}高于4.1或者更高通常提示病理状态下的核素摄取，因此需要开展进一步的诊断性评估[125]。

（师美娟　译，刘红娟　审校）

参考文献

[1] Rahmim A, Zaidi H. PET versus SPECT: strengths, limitations and challenges. Nucl Med Commun, 2008, 29: 193–207

[2] von Schulthess GK, Kuhn FP, Kaufmann P, et al. Clinical positron emission tomography/magnetic resonance imaging applications. Semin Nucl Med, 2013, 43: 3–10

[3] Mankoff DA. A definition of molecular imaging. J Nucl Med, 2007, 48: 18N–21N

[4] Schoder H, Ong SC. Fundamentals of molecular imaging: rationale and applications with relevance for radiation oncology. Semin Nucl Med, 2008, 38: 119–128

[5] Accorsi R. Brain single-photon emission CT physics principles. AJNR Am J Neuroradiol, 2008, 29: 1247–1256

[6] Turkington TG. Introduction to PET instrumentation. J Nucl Med Technol, 2001, 29: 4–11

[7] Mettler FAGM. Essentials of Nuclear Medicine

Imaging. 6th ed. Philadelphia, PA: Elsevier, 2012

[8] Vaska P, Cao T. The state of instrumentation for combined positron emission tomography and magnetic resonance imaging. Semin Nucl Med, 2013, 43: 11–18

[9] Kiss R, Dewitte O, Decaestecker C, et al. The combined determination of proliferative activity and cell density in the prognosis of adult patients with supratentorial high-grade astrocytic tumors. Am J Clin Pathol, 1997, 107: 321–331

[10] Bading JR, Shields AF. Imaging of cell proliferation: status and prospects. J Nucl Med, 2008, 49 Suppl 2: 64S–80S

[11] Zhang CC, Yan Z, Li W, et al. [(18)F]FLT-PET imaging does not always "light up" proliferating tumor cells. Clin Cancer Res, 2012, 18: 1303–1312

[12] Salskov A, Tammisetti VS, Grierson J, et al. FLT: measuring tumor cell proliferation in vivo with positron emission tomography and 3'-deoxy-3'-[^{18}F]fluorothymidine. Semin Nucl Med, 2007, 37: 429–439

[13] Herholz K, Langen KJ, Schiepers C, et al. Brain tumors. Semin Nucl Med, 2012, 42: 356–370

[14] Marin-Hernandez A, Gallardo-Perez JC, Ralph SJ, et al. HIF-1alpha modulates energy metabolism in cancer cells by inducing over-expression of specific glycolytic isoforms. Mini Rev Med Chem, 2009, 9: 1084–1101

[15] Roelcke U, Blasberg RG, von Ammon K, et al. Dexamethasone treatment and plasma glucose levels: relevance for fluorine-18-fluorodeoxyglucose uptake measurements in gliomas. J Nucl Med, 1998, 39: 879–884

[16] Benard F, Romsa J, Hustinx R. Imaging gliomas with positron emission tomography and single-photon emission computed tomography. Semin Nucl Med, 2003, 33: 148–162

[17] Kubota R, Kubota K, Yamada S, et al. Methionine uptake by tumor tissue: a microautoradiographic comparison with FDG. J Nucl Med, 1995, 36: 484–492

[18] Chao ST, Suh JH, Raja S, et al. The sensitivity and specificity of FDG PET in distinguishing recurrent brain tumor from radionecrosis in patients treated with stereotactic radiosurgery. Int J Cancer, 2001, 96: 191–197

[19] Langleben DD, Segall GM. PET in differentiation of recurrent brain tumor from radiation injury. J Nucl Med, 2000, 41: 1861–1867

[20] Crippa F, Alessi A, Serafini GL. PET with radiolabeled aminoacid. Q J Nucl Med Mol Imaging, 2012, 56: 151–162

[21] Isselbacher KJ. Sugar and amino acid transport by cells in culture—differences between normal and malignant cells. N Engl J Med, 1972, 286: 929–933

[22] Sasajima T, Miyagawa T, Oku T, et al. Proliferation-dependent changes in amino acid transport and glucose metabolism in glioma cell lines. Eur J Nucl Med Mol Imaging, 2004, 31: 1244–1256

[23] Miyagawa T, Oku T, Uehara H, et al. "Facilitated" amino acid transport is upregulated in brain tumors. J Cereb Blood Flow Metab, 1998, 18: 500–509

[24] Roelcke U, Radu EW, von Ammon K, et al. Alteration of blood-brain barrier in human brain tumors: comparison of [^{18}F]fluorodeoxyglucose, [^{11}C] methionine and rubidium-82 using PET. J Neurol Sci, 1995, 132: 20–27

[25] Plotkin M, Blechschmidt C, Auf G, et al. Comparison of F-18 FET-PET with F-18 FDG-PET for biopsy planning of non-contrast-enhancing gliomas. Eur Radiol, 2010, 20: 2496–2502

[26] Pauleit D, Stoffels G, Bachofner A, et al. Comparison of (18)F-FET and (18)F-FDG PET in brain tumors. Nucl Med Biol, 2009, 36: 779–787

[27] Lau EW, Drummond KJ, Ware RE, et al. Comparative PET study using F-18 FET and F-18 FDG for the evaluation of patients with suspected brain tumour. J Clin Neurosci, 2010, 17: 43–49

[28] Gulyas B, Halldin C. New PET radiopharmaceuticals beyond FDG for brain tumor imaging. Q J Nucl Med Mol Imaging, 2012, 56: 173–190

[29] Fischer I, Gagner JP, Law M, et al. Angiogenesis in gliomas: biology and molecular pathophysiology. Brain Pathol, 2005, 15: 297–310

[30] Hardee ME, Zagzag D. Mechanisms of glioma-associated neovascularization. Am J Pathol, 2012, 181: 1126–1141

[31] Eliceiri BP, Cheresh DA. The role of alphav integrins during angiogenesis. Mol Med, 1998, 4: 741–750

[32] Gingras MC, Roussel E, Bruner JM, et al. Comparison of cell adhesion molecule expression between glioblastoma multiforme and autologous normal brain tissue. J Neuroimmunol, 1995, 57: 143–153

[33] Tysnes BB, Larsen LF, Ness GO, et al. Stimulation of glioma-cell migration by laminin and inhibition by anti-alpha3 and anti-beta1 integrin antibodies. Int J Cancer, 1996, 67: 777–784

[34] Kawataki T, Yamane T, Naganuma H, et al. Laminin isoforms and their integrin receptors in glioma cell migration and invasiveness: Evidence for a role of alpha5-laminin(s) and alpha3beta1 integrin. Exp Cell Res, 2007, 313: 3819–3831

[35] Gritsenko PG, Ilina O, Friedl P. Interstitial guidance of cancer invasion. J Pathol, 2012, 226: 185–199

[36] Ruoslahti E, Pierschbacher MD. New perspectives in

cell adhesion: RGD and integrins. Science, 1987, 238: 491–497

[37] Xiong JP, Stehle T, Zhang R, et al. Crystal structure of the extracellular segment of integrin alpha Vbeta3 in complex with an Arg-Gly-Asp ligand. Science, 2002, 296: 151–155

[38] Battle MR, Goggi JL, Allen L, et al. Monitoring tumor response to antiangiogenic sunitinib therapy with 18F-fluciclatide, an 18F-labeled αV beta3-integrin and αV beta5-integrin imaging agent. J Nucl Med, 2011, 52: 424–430

[39] Chen K, Chen X. Positron emission tomography imaging of cancer biology: current status and future prospects. Semin Oncol, 2011, 38: 70–86

[40] Cai W, Rao J, Gambhir SS, et al. How molecular imaging is speeding up antiangiogenic drug development. Mol Cancer Ther, 2006, 5: 2624–2633

[41] Chen K, Cai W, Li ZB, et al. Quantitative PET imaging of VEGF receptor expression. Mol Imaging Biol, 2009, 11: 15–22

[42] Swanson KR, Chakraborty G, Wang CH, et al. Complementary but distinct roles for MRI and 18F-fluoromisonidazole PET in the assessment of human glioblastomas. J Nucl Med, 2009, 50: 36–44

[43] Bar EE. Glioblastoma, cancer stem cells and hypoxia. Brain Pathol, 2011, 21: 119–129

[44] Jensen RL. Brain tumor hypoxia: tumorigenesis, angiogenesis, imaging, pseudoprogression, and as a therapeutic target. J Neurooncol, 2009, 92: 317–335

[45] Yang L, Lin C, Wang L, et al. Hypoxia and hypoxia-inducible factors in glioblastoma multiforme progression and therapeutic implications. Exp Cell Res, 2012, 318: 2417–2426

[46] Vallabhajosula S, Solnes L, Vallabhajosula B. A broad overview of positron emission tomography radiopharmaceuticals and clinical applications: what is new? Semin Nucl Med, 2011, 41: 246–264

[47] Imam SK. Review of positron emission tomography tracers for imaging of tumor hypoxia. Cancer Biother Radiopharm, 2010, 25: 365–374

[48] Koh WJ, Rasey JS, Evans ML, et al. Imaging of hypoxia in human tumors with [F-18] fluoromisonidazole. Int J Radiat Oncol Biol Phys, 1992, 22: 199–212

[49] Rasey JS, Koh WJ, Evans ML, et al. Quantifying regional hypoxia in human tumors with positron emission tomography of [^{18}F]fluoromisonidazole: a pretherapy study of 37 patients. Int J Radiat Oncol Biol Phys, 1996, 36: 417–428

[50] Troost EG, Laverman P, Kaanders JH, et al. Imaging hypoxia after oxygenation-modification: comparing

[^{18}F]FMISO autoradiography with pimonidazole immunohistochemistry in human xenograft tumors. Radiother Oncol, 2006, 80: 157–164

[51] Rasey JS, Nelson NJ, Chin L, et al. Characteristics of the binding of labeled fluoromisonidazole in cells in vitro. Radiat Res, 1990, 122: 301–308

[52] Gross MW, Karbach U, Groebe K, et al. Calibration of misonidazole labeling by simultaneous measurement of oxygen tension and labeling density in multicellular spheroids. Int J Cancer, 1995, 61: 567–573

[53] Tateishi K, Tateishi U, Sato M, et al. Application of ^{62}Cu-diacetyl-bis (N4-methylthiosemicarbazone) PET imaging to predict highly malignant tumor grades and hypoxia-inducible factor-1α expression in patients with glioma. AJNR Am J Neuroradiol, 2013, 34: 92–99

[54] Spence AM, Muzi M, Swanson KR, et al. Regional hypoxia in glioblastoma multiforme quantified with [^{18}F]fluoromisonidazole positron emission tomography before radiotherapy: correlation with time to progression and survival. Clin Cancer Res, 2008, 14: 2623–2630

[55] Yang DJ, Wallace S, Cherif A, et al. Development of F-18-labeled fluoroerythro-nitroimidazole as a PET agent for imaging tumor hypoxia. Radiology, 1995, 194: 795–800

[56] Gronroos T, Bentzen L, Marjamaki P, et al. Comparison of the biodistribution of two hypoxia markers [^{18}F]FETNIM and [^{18}F]FMISO in an experimental mammary carcinoma. Eur J Nucl Med Mol Imaging, 2004, 31: 513–520

[57] Reischl G, Dorow DS, Cullinane C, et al. Imaging of tumor hypoxia with [124I]IAZA in comparison with [^{18}F]FMISO and [^{18}F]FAZA—first small animal PET results. J Pharm Pharm Sci, 2007, 10: 203–211

[58] Mahy P, Geets X, Lonneux M, et al. Determination of tumour hypoxia with [^{18}F]EF3 in patients with head and neck tumours: a phase I study to assess the tracer pharmacokinetics, biodistribution and metabolism. Eur J Nucl Med Mol Imaging, 2008, 35: 1282–1289

[59] Dubois L, Landuyt W, Cloetens L, et al. [^{18}F]EF3 is not superior to [^{18}F]FMISO for PET-based hypoxia evaluation as measured in a rat rhabdomyosarcoma tumour model. Eur J Nucl Med Mol Imaging, 2009, 36: 209–218

[60] Komar G, Seppanen M, Eskola O, et al. ^{18}F-EF5: a new PET tracer for imaging hypoxia in head and neck cancer. J Nucl Med, 2008, 49: 1944–1951

[61] Evans SM, Judy KD, Dunphy I, et al. Hypoxia is important in the biology and aggression of human glial brain tumors. Clin Cancer Res, 2004, 10: 8177–8184

[62] Mendichovszky I, Jackson A. Imaging hypoxia in

gliomas. Br J Radiol, 2011, 84 Spec No 2: S145–S158

[63] Wyss MT, Spaeth N, Biollaz G, et al. Uptake of 18F-Fluorocholine, 18F-FET, and 18F-FDG in C6 gliomas and correlation with 131I-SIP(L19), a marker of angiogenesis. J Nucl Med, 2007, 48: 608–614

[64] Vanpouille C, Le Jeune N, Kryza D, et al. Influence of multidrug resistance on (18)F-FCH cellular uptake in a glioblastoma model. Eur J Nucl Med Mol Imaging, 2009, 36: 1256–1264

[65] Utriainen M, Komu M, Vuorinen V, et al. Evaluation of brain tumor metabolism with [^{11}C]choline PET and 1H-MRS. J Neurooncol, 2003, 62: 329–338

[66] Huang Z, Zuo C, Guan Y, et al. Misdiagnoses of llC-choline combined with 18F-FDG PET imaging in brain tumours. Nucl Med Commun, 2008, 29: 354–358

[67] Cai W, Chen K. He L, et al. Quantitative PET of EGFR expression in xenograft-bearing mice using 64Cu-labeled cetuximab, a chimeric anti-EGFR monoclonal antibody. Eur J Nucl Med Mol Imaging, 2007, 34: 850–858

[68] Blankenberg FG. Recent advances in the imaging of programmed cell death. Curr Pharm Des, 2004, 10: 1457–1467

[69] Koopman G, Reutelingsperger CP, Kuijten GA, et al. Annexin V for flow cytometric detection of phosphatidylserine expression on B cells undergoing apoptosis. Blood, 1994, 84: 1415–1420

[70] Boersma HH, Kietselaer BL, Stolk LM, et al. Past, present, and future of annexin A5: from protein discovery to clinical applications. J Nucl Med, 2005, 46: 2035–2050

[71] Cohen A, Shirvan A, Levin G, et al. From the Gla domain to a novel small-molecule detector of apoptosis. Cell Res, 2009, 19: 625–637

[72] Hoglund J, Shirvan A, Antoni G, et al. ^{18}F-ML-10, a PET tracer for apoptosis: first human study. J Nucl Med, 2011, 52: 720–725

[73] Heiss WD, Raab P, Lanfermann H. Multimodality assessment of brain tumors and tumor recurrence. J Nucl Med, 2011, 52: 1585–1600

[74] Delbeke D, Meyerowitz C, Lapidus RL, et al. Optimal cutoff levels of F-18 fluo-rodeoxyglucose uptake in the differentiation of low-grade from high-grade brain tumors with PET. Radiology, 1995, 195: 47–52

[75] Chen W, Cloughesy T, Kamdar N, et al. Imaging proliferation in brain tumors with 18F-FLT PET: comparison with ^{18}F-FDG. J Nucl Med, 2005, 46: 945–952

[76] Jacobs AH, Thomas A, Kracht LW, et al. ^{18}F-fluoro-L-thymidine and 11C-methylmethionine as markers of increased transport and proliferation in brain tumors. J

Nucl Med, 2005, 46: 1948–1958

[77] Tripathi M, Sharma R, D'Souza M, et al. Comparative evaluation of F-18 FDOPA, F-18 FDG, and F-18 FLT-PET/CT for metabolic imaging of low grade gliomas. Clin Nucl Med, 2009, 34: 878–883

[78] Chen W. Clinical applications of PET in brain tumors. J Nucl Med, 2007, 48: 1468–1481

[79] Stahle L, Borg N. Transport of alovudine (3-fluorothymidine) into the brain and the cerebrospinal fluid of the rat, studied by microdialysis. Life Sci, 2000, 66: 1805–1816

[80] Kim S, Chung JK, Im SH, et al. 11C-methionine PET as a prognostic marker in patients with glioma: comparison with ^{18}F-FDG PET. Eur J Nucl Med Mol Imaging, 2005, 32: 52–59

[81] Kracht LW, Miletic H, Busch S, et al. Delineation of brain tumor extent with [^{11}C]L-methionine positron emission tomography: local comparison with stereotactic histopathology. Clin Cancer Res, 2004, 10: 7163–7170

[82] Chen W, Silverman DH, Delaloye S, et al. ^{18}F-FDOPA PET imaging of brain tumors: comparison study with ^{18}F-FDG PET and evaluation of diagnostic accuracy. J Nucl Med, 2006, 47: 904–911

[83] Liu RS, Chang CP, Chu LS, et al. PET imaging of brain astrocytoma with 1-^{11}C-acetate. Eur J Nucl Med Mol Imaging, 2006, 33: 420–427

[84] Tsuchida T, Takeuchi H, Okazawa H, et al. Grading of brain glioma with 1-^{11}C-acetate PET: comparison with 18F-FDG PET. Nucl Med Biol, 2008, 35: 171–176

[85] Cher LM, Murone C, Lawrentschuk N, et al. Correlation of hypoxic cell fraction and angiogenesis with glucose metabolic rate in gliomas using ^{18}F-fluoromisonidazole, ^{18}F-FDG PET, and immunohistochemical studies. J Nucl Med, 2006, 47: 410–418

[86] Miwa K, Shinoda J, Yano H, et al. Discrepancy between lesion distributions on methionine PET and MR images in patients with glioblastoma multiforme: insight from a PET and MR fusion image study. J Neurol Neurosurg Psychiatry, 2004, 75: 1457–1462

[87] Weber MA, Henze M, Tuttenberg J, et al. Biopsy targeting gliomas: do functional imaging techniques identify similar target areas? Invest Radiol, 2010, 45: 755–768

[88] Price SJ, Fryer TD, Cleij MC, et al. Imaging regional variation of cellular proliferation in gliomas using 3'-deoxy-3'-[^{18}F]fluorothymidine positron-emission tomography: an image-guided biopsy study. Clin Radiol, 2009; 64: 52–63

[89] Pirotte B, Goldman S, Salzberg S, et al. Combined positron emission tomography and magnetic resonance

imaging for the planning of stereotactic brain biopsies in children: experience in 9 cases. Pediatr Neurosurg, 2003, 38: 146–155

[90] Pirotte B, Goldman S, Massager N, et al. Comparison of ^{18}F-FDG and ^{11}C-methionine for PET-guided stereotactic brain biopsy of gliomas. J Nucl Med, 2004, 45: 1293–1298

[91] Pirotte B, Goldman S, Dewitte O, et al. Integrated positron emission tomography and magnetic resonance imaging-guided resection of brain tumors: a report of 103 consecutive procedures. J Neurosurg, 2006, 104: 238–253

[92] Scripes PG, Yaparpalvi R. Technical aspects of positron emission tomography/computed tomography in radiotherapy treatment planning. Semin Nucl Med, 2012, 42: 283–288

[93] Brunetti J, Caggiano A, Rosenbluth B, et al. Technical aspects of positron emission tomography/computed tomography fusion planning. Semin Nucl Med, 2008, 38: 129–136

[94] Hendrickson K, Phillips M, Smith W, et al. Hypoxia imaging with [F-18] FMISO-PET in head and neck cancer: Potential for guiding intensity modulated radiation therapy in overcoming hypoxia-induced treatment resistance. Radiother Oncol, 2011, 101: 369–375

[95] Grosu AL, Souvatzoglou M, Roper B, et al. Hypoxia imaging with FAZA-PET and theoretical considerations with regard to dose painting for individualization of radiotherapy in patients with head and neck cancer. Int J Radiat Oncol Biol Phys, 2007, 69: 541–551

[96] Chao KS, Bosch WR, Mutic S, et al. A novel approach to overcome hypoxic tumor resistance: Cu-ATSM-guided intensity-modulated radiation therapy. Int J Radiat Oncol Biol Phys, 2001, 49: 1171–1182

[97] Gross MW, Weber WA. Feldmann HJ, et al. The value of F-l8-fluorodeoxyglucose PET for the 3-D radiation treatment planning of malignant gliomas. Int J Radiat Oncol Biol Phys, 1998, 41: 989–995

[98] Douglas JG, Stelzer KJ, Mankoff DA, et al. [F-18]-fluorodeoxyglucose positron emission tomography for targeting radiation dose escalation for patients with glioblastoma multiforme: clinical outcomes and patterns of failure. Int J Radiat Oncol Biol Phys, 2006, 64: 886–891

[99] Li FM, Nie Q, Wang RM, et al. ^{11}C-CHO PET in optimization of target volume delineation and treatment regimens in postoperative radiotherapy for brain gliomas. Nucl Med Biol, 2012, 39: 437–442

[100] Grosu AL, Weber WA, Riedel E, et al. L-(methyl-^{11}C) methionine positron emission tomography for target delineation in resected high-grade gliomas before radiotherapy. Int J Radiat Oncol Biol Phys, 2005, 63: 64–74

[101] Chen W, Delaloye S, Silverman DH, et al. Predicting treatment response of malignant gliomas to bevacizumab and irinotecan by imaging proliferation with [^{18}F] fluorothymidine positron emission tomography: a pilot study. J Clin Oncol, 2007, 25: 4714–4721

[102] Wardak M, Schiepers C, Dahlbom M, et al. Discriminant analysis of ^{18}F-fluorothymidine kinetic parameters to predict survival in patients with recurrent high-grade glioma. Clin Cancer Res, 2011, 17: 6553–6562

[103] Popperl G, Gotz C, Rachinger W, et al. Serial 0-(2-[^{18}F]fluoroethyl)-L:-tyrosine PET for monitoring the effects of intracavitary radioimmunotherapy in patients with malignant glioma. Eur J Nucl Med Mol Imaging, 2006, 33: 792–800

[104] Ullrich RT, Kracht L, Brunn A, et al. Methyl-L-^{11}C-methionine PET as a diagnostic marker for malignant progression in patients with glioma. J Nucl Med, 2009, 50: 1962–1968

[105] Mehrkens JH, Popperl G, Rachinger W, et al. The positive predictive value of 0-(2-[^{18}F]fluoroethyl)-L-tyrosine (FET) PET in the diagnosis of a glioma recurrence after multimodal treatment. J Neurooncol, 2008, 88: 27–35

[106] De Witte O, Levivier M, Violon P, et al. Prognostic value positron emission tomography with [^{18}F] fluoro-2-deoxy-D-glucose in the low-grade glioma. Neurosurgery, 1996, 39: 470–476, discussion 476–477

[107] Spence AM, Muzi M, Link JM, et al. NCI-sponsored trial for the evaluation of safety and preliminary efficacy of 3'-deoxy-3'-[^{18}F]fluorothymidine (FLT) as a marker of proliferation in patients with recurrent gliomas: preliminary efficacy studies. Mol Imaging Biol, 2009, 11: 343–355

[108] Schiepers C, Chen W, Dahlbom M, et al. ^{18}F-fluorothymidine kinetics of malignant brain tumors. Eur J Nucl Med Mol Imaging, 2007, 34: 1003–1011

[109] Ogawa T, Kanno I, Shishido F, et al. Clinical value of PET with ^{18}F-fluorodeoxyglucose and L-methyl-^{11}C-methionine for diagnosis of recurrent brain tumor and radiation injury. Acta Radiol, 1991, 32: 197–202

[110] Sonoda Y, Kumabe T, Takahashi T, et al. Clinical usefulness of ^{11}C-MET PET and 201Tl SPECT for differentiation of recurrent glioma from radiation

necrosis. Neurol Med Chir (Tokyo), 1998, 38: 342–347, discussion 347–348

[111] Nariai T, Tanaka Y, Wakimoto H, et al. Usefulness of L-[methyl-^{11}C] methionine-positron emission tomography as a biological monitoring tool in the treatment of glioma. J Neurosurg, 2005, 103: 498–507

[112] Spaeth N, Wyss MT, Weber B, et al. Uptake of ^{18}F-fluorocholine, ^{18}F-fluoroethyl-L-tyrosine, and ^{18}F-FDG in acute cerebral radiation injury in the rat: implications for separation of radiation necrosis from tumor recurrence. J Nucl Med, 2004, 45: 1931–1938

[113] Rachinger W, Goetz C, Popperl G, et al. Positron emission tomography with O-(2-[^{18}F]fluoroethyl)-l-tyrosine versus magnetic resonance imaging in the diagnosis of recurrent gliomas. Neurosurgery, 2005, 57: 505–511, discussion 505–511

[114] Jeong HJ, Chung JK, Kim YK, et al. Usefulness of whole-body ^{18}F-FDG PET in patients with suspected metastatic brain tumors. J Nucl Med, 2002, 43: 1432–1437

[115] Westwood TD, Hogan C, Julyan PJ, et al. Utility of FDG-PETCT and magnetic resonance spectroscopy in differentiating between cerebral lymphoma and non-malignant CNS lesions in HIV-infected patients. Eur J Radiol, 2013, 82: e374–379

[116] Lewitschnig S, Gedela K, Toby M, et al. 18F-FDG PET/CT in HIV-related central nervous system pathology. Eur J Nucl Med Mol Imaging, 2013, 40: 1420–1427

[117] Makino K, Hirai T, Nakamura H, et al. Does adding FDG-PET to MR1 improve the differentiation between primary cerebral lymphoma and

glioblastoma? Observer performance study. Ann Nucl Med, 2011, 25: 432–438

[118] Kosaka N, Tsuchida T, Uematsu H, et al. ^{18}F-FDG PET of common enhancing malignant brain tumors. AJR Am J Roentgenol, 2008, 190: W365–W369

[119] Sathekge M, Goethals I, Maes A, et al. Positron emission tomography in patients suffering from HIV-1 infection. Eur J Nucl Med Mol Imaging, 2009, 36: 1176–1184

[120] De La Pena RC, Ketonen L, Villanueva-Meyer J. Imaging of brain tumors in AIDS patients by means of dual-isotope thallium-201 and technetium-99m sestamibi single-photon emission tomography. Eur J Nucl Med, 1998, 25: 1404–1411

[121] Di Chiro G, HatazawaJ, Katz DA, et al. Glucose utilization by intracranial meningiomas as an index of tumor aggressivity and probability of recurrence: a PET study. Radiology, 1987, 164: 521–526

[122] Lippitz B, Cremerius U, Mayfrank L, et al. PET-study of intracranial meningiomas: correlation with histopathology, cellularity and proliferation rate. Acta Neurochir Suppl, 1996, 65: 108–111

[123] luchi T, Iwadate Y, Namba H, et al. Glucose and methionine uptake and proliferative activity in meningiomas. Neurol Res, 1999, 21: 640–644

[124] Seok H, Lee EY, Choe EY, et al. Analysis of 18F-fluorodeoxyglucose positron emission tomography findings in patients with pituitary lesions. Korean J Intern Med, 2013, 28: 81–88

[125] Hyun SH, Choi JY, Lee KH, et al. Incidental focal 18F-FDG uptake in the pituitary gland: clinical significance and differential diagnostic criteria. J Nucl Med, 2011, 52: 547–550

第 13 章　不仅仅是肿瘤：治疗效应

Brent Griffith, Rajan Jain

13.1　引　言

影像在监测肿瘤中起主要作用，但是，无论基于 Macdonald 标准或者实性肿瘤的治疗评价标准（RECIST）[1]，现阶段评价治疗效应仅限于对病灶对比增强的连续性测量。上述方法将对比增强中肿瘤体积的变化作为治疗反应或者失败的一个标记。然而，因为上述方法依赖于强化改变与疾病治疗反应或疾病进展之间的直接关系，可能无法完全评价肿瘤的非强化成分。更重要的是，这些影像学标记物并不能提供肿瘤生理、血管形成和代谢的准确评价。

脑肿瘤强化，或者缺乏强化，受血脑屏障的存在及其完整性的影响。因此，任何影响血脑屏障的因素都可以影响影像中的强化模式。而且，虽然强化模式的改变可能受到疾病治疗反应或进展的影响，很多额外条件，尤其是与治疗有关的条件，也可以影响强化模式。比如，发作后的改变，术后的梗死等进程；或者治疗相关的炎性反应可以破坏血脑屏障，导致强化增加，因此类似于疾病进展而被称之为假性进展。此外，其他因素，如类固醇治疗和抗血管生成药物，的确可以增加血脑屏障的完整性，在没有很多细胞坏死的情况下导致强化程度减低，进而类似于治疗有效的表现，也被称为假性反应[1-2]。神经肿瘤学疗效评价（RANO）工作组近期更新了标准，并增加了 T2 水平抑制反转恢复（T2/FLAIR）成像中未强化部分的评价，用以针对抗血管介质治疗后的假性反应问题[3]。

在较大的神经肿瘤中心所见到的其他常见治疗副作用通常与放射治疗相关，延迟的放射治疗坏死则是常见的影响因素。单纯基于磁共振形态学特征区别放射治疗坏死和肿瘤进展并不容易[4]。

13.2　临床应用

由于联合治疗领域的进展和快速变化，对脑肿瘤的准确治疗效应评估尤为具有挑战性，系因疾病整体预后差所致。2005 年，Stupp 等的研究发现采用替莫唑胺联合放射治疗发现无进展生存期（PFS）的一个小优势以及显著有效的两年整体生存率[5]。这变成了密切关注肿瘤切除的标准[6]。2009 年，美国食品药品管理委员会承认使用贝伐单抗，一种抗血管药物，用于治疗复发性胶质瘤[7]。尽管新的治疗对于提升惨淡的预后提供了希望，但也产生了新的成像模式，反而混淆了从治疗效应中鉴别治疗反应或失败。能够提供治疗失败早期指征和及时选择替换疗法的机会，或者那些能够准确诊断治疗效果并防止过早中断有效治疗的影像学标记物，在临床上非常具有吸引力。尤其是，许多研究依赖于 PFS 和影像学反应（RR）来确定一个特定治疗方式的有效性。然而，由于这些方法从传统上依赖于强化模式的变化作为鉴别诊断的主要参考因素，对这些改变的不正确分类会导致对于特定治疗的有效性或失败率的假性升高[8]。功能成像模式可以提供额外的信息，用于区别治疗效应和肿瘤进展，并将在本章中进行讨论。

13.3　放射治疗的诱导治疗效应和毒性

放射治疗联合化疗是密切跟踪高级别胶质瘤切除后的标准方案。对恶性胶质瘤治疗的患者，经典的放射治疗会持续 6~7 周，一般由每部分 2Gy 剂量，共 60Gy 剂量的分次局部照射组成[5,9]。尽管这种治疗计划可以提高患者的整体生存率，但是给予高剂量的放射会导致一

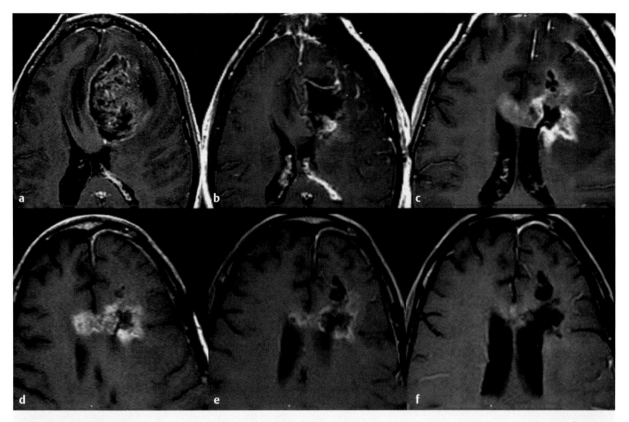

图 13.1　假性进展　术前（a）T1 强化轴位磁共振成像（MRI）示左侧额叶可见一较大不均匀强化的高级别胶质瘤，有占位效应。（b）术后及时基线 MRI 显示沿着手术腔的后部边缘，可见轻度残余强化。（c）替莫唑胺和放射治疗 10 周后系列随访 MRI 可见强化病灶体积增大。（d~f）8 个月的连续随访显示强化在化疗没有任何改变的情况下，强化范围减少，说明放化疗后初始强化体积的增加是假性进展而非肿瘤的真性进展

系列治疗相关反应，进而混淆整体临床和影像的变化。无论从临床还是影像学上来说，了解这些改变的表现，是保证患者适当管理的基础。

放射治疗诱导效应的发生率和严重程度依赖于许多因素，包括患者因素，比如患者的整体健康；与治疗计划相关的因素，比如使用并行化疗；或者与放射治疗本身相关的因素，比如即将接受的放射治疗的量和类型[10]。另外，最近的研究确定了一些可以影响特定放射治疗相关效应的肿瘤特定因素。2008 年 Brandes 等的研究发现假性进展的发生率，即一个众所周知可以导致类似于肿瘤进展的放射治疗后改变，与 O^6- 甲基鸟嘌呤 –DNA 甲基转移酶（一个 DNA 修复酶的甲基化）显著相关，事实上，也可能与生存获益相关[11]。

经典的，放射治疗对于中枢神经系统的效应可以分为 3 大类：急性，早期延迟或亚急性，远期效应[12-13]。

放射治疗的急性效应可以发生在治疗后的数天到 1 周内[10,12-13]。症状上，普遍比较轻微

并且一般可以逆转，包括疲劳、眩晕以及颅内压升高[12-13]。

放射治疗的亚急性或者早期延迟效应一般出现在放射治疗后的几周或者几个月后[10,12]。这个时期的症状，一般是可逆的，包括普遍虚弱和倦怠，可能与暂时的脱髓鞘有关。在放射治疗损伤的亚急性期，可能会出现类似于假性进展的相对新症状。假性进展指的是治疗相关的病灶强化体积和（或）水肿的增加，而无真实肿瘤负担的增加。随访图像显示在治疗计划无变化时异常影像回归或缺乏进展（图 13.1）。尽管很多因素在治疗后可以导致强化或水肿的增加，包括后期变化，术后梗死，类固醇剂量的改变，放射损伤也被认为是一种诱因。假性进展在接受放射治疗和替莫唑胺联合治疗的患者中更常见，尽管也可见于单独接受放射治疗的患者。假性进展一般在放化疗后的 2~6 个月中发生，中位发生时间为 3 个月[15]。报道的假性进展发生率为 15%~30%。假性进展在患者的治疗中有重要的提示意义。首先，

将肿瘤复发的特征错误认为假性进展或反之可能导致治疗中必要改变的延迟或导致无效治疗的持续[3]。其次，假性进展在患者的预后中具有重要提示意义，并且事实上，与生存率的提升有关[11]。

放射治疗的迟发效应一般与延迟出现的放射治疗坏死有关。这些效应一般发生在放射治疗后的3~12个月，尽管也可见于完成治疗后的数十年[12,16]。报道显示，放射坏死发生在3%~24%接受标准放射治疗的成人中[14]。与治疗的迟发效应相关的临床症状包括神经功能障碍，癫痫，认知损伤，以及与肿胀、占位效应、颅内压升高等相关的症状，这些症状比早期症状更加严重，一般也不可逆[13,17]。另外，由于放射治疗坏死的临床表现与肿瘤进展很难区分，所以对于患者管理的决定也很复杂。

13.3.1 放射治疗引起中枢神经系统损伤的病理生理学机制

导致放射损伤的确切的病理生理机制尚在研究中。然而，在基于影像分析鉴别肿瘤复发和治疗效应时，理解局部组织在放射治疗后的改变则非常重要。正常脑组织承受放射损伤的能力依赖多个因素，包括接受的整体剂量、暴露时长、照射的组织体积以及其他的伴随治疗[13]。尽管引起放射所致脑损伤的病理生理有可能是包含很多原因的复杂过程，但已被描述的两类主要因素是：胶质细胞的损伤和大脑血管结构中内皮细胞的损伤[13,18-19]。

研究显示少突胶质细胞对放射敏感，在放射治疗暴露后很快出现细胞死亡[20]。另外，放射治疗导致少突细胞的前体细胞，O-2A祖细胞的丢失。基于少突胶质细胞和其前体细胞对放射治疗的灵敏度，长期以来即怀疑其为放射损伤的潜在原因。有力证据是，少突胶质细胞参与形成髓鞘，且脱髓鞘是早期延迟放射损伤的一个组织学改变[21]。然而，尽管对少突细胞及其前体细胞的放射效应可以解释放射损伤早期的短暂性脱髓鞘，但这种改变的时间过程并不能解释晚期的放射治疗坏死[13,22]。

除了对少突胶质细胞和其前体细胞的放射效应，放射的早期效应也会导致血脑屏障（BBB）的损伤和破坏，可能系内皮密集连接疏松，血管渗漏以及内皮细胞损伤等所致[23-24]。

尽管对BBB的初始效应是短暂的，但内皮细胞已经遭受了显著的染色体损伤并导致细胞数目的下降[23]。最终，一旦功能内皮细胞数目低于一定阈值，BBB的完整性则严重受损，导致血管通透性增加[18,23]。对血管结构的此类损伤将继续导致血管壁的增厚和透明样变，以及纤维蛋白坏死并造成血栓和梗死，最终导致血管周围实质的凝固性坏死[25]。

除了对血管结构和胶质细胞的放射的直接恶化效应，由于反应性氧化产物和损伤组织处通过增加反应性细胞生成其他炎性介质的继发损伤也是导致放射治疗晚期效应的原因[13]。

假性进展

尽管假性进展的确切原因未知，但可能与放射治疗损伤亚急性早期的BBB的改变有关。上述改变导致接受治疗的局部组织炎性反应、水肿和异常血管通透性的联合增加，进而允许液体移动进入间质间隙，导致脑水肿[11]。这种毛细血管通透性的改变，虽然通过允许药物最大摄取提高了化疗效应，但也导致对比增强的增加[11]。强化和水肿的增加导致整体图像表现类似于肿瘤进展而实际反映的是治疗效应，因此命名为假性进展。

13.3.2 放射治疗毒性：影像的作用

急性放射治疗损伤

急性放射治疗损伤的典型图像表现在标准MRI上是局灶性水肿，在T2/液体衰减反转恢复（FLAIR）序列上呈现异常高信号[12]。2009年Cao等的研究发现在放射治疗的过程中，血管体积和BBB通透性一开始表现为上升，在治疗完成后出现缓慢下降[26]。研究同时发现接受最高放射剂量的脑区变化最迅速也最显著[26]。血管体积的变化被认为是继发于应对放射的血管膨胀，而BBB通透性的增加系内皮细胞死亡和坏死所致[26]。Cao等的早期研究也发现，尽管放射治疗后非强化的肿瘤区域可见到钆二乙烯三胺五乙酸（Gd-DTPA）摄取的增加，在放射治疗过程中，其他脑区则未见到类似的表现，这表明放射物的选择效应发生在肿瘤的血屏障而非大脑的血脑屏障上[24]。

亚急性放射治疗损伤（假性进展）

不幸的是，假性进展的形态学特征，包括

强化和 / 或水肿增加，与早期的肿瘤进展相似。导致从形态学上区分两者不太可能。Young 等的研究发现使用常规 MRI 在鉴别假性进展方面的作用非常有限[27]。然而，尽管此项研究没有发现一个充分的阴性预测值用以确定诊断假性进展，但确实发现强化病灶在室管膜下播散是早期进展的一个有用的标记[27]。类似的，最近 Agarwal 等的研究评估了 20 个形态学特征尝试区分假性进展和肿瘤进展，发现唯一有显著统计学意义的是 T2/FLAIR 图像上异常信号体积增加和强化成分的体积增大，上述两个征象的出现都更倾向于诊断早期肿瘤进展[28]。尽管出现室管膜强化，强化成分的边缘不清，胼胝体的累及都更多见于早期肿瘤进展，但这些现象并未达到统计学意义[28]。除了这些发现，现有的能够确定诊断假性进展的唯一方法是基于系列随访图像的回顾性分析。

功能成像技术：灌注成像

假性进展的对比增强，系血管渗透性增加和血脑屏障破坏所致，在 MRI 上与肿瘤进展的血管生成进程难以区别，进而影响了它们之间的鉴别诊断。然而，通过评价微血管水平的改变，灌注成像可以量化特定参数，包括肿瘤血浆体积和血管渗透性，从而提供了可以区别两种进程的可能手段。虽然有很多研究评估了灌注成像在鉴别放射治疗坏死和肿瘤复发进展方面的表现，但很少有研究评估假性进展。然而，虽然放射治疗坏死和假性进展的病理生理机制不同，但两者存在一些相似性，导致其有相似的影像学特征[29]。尤其是，相对于肿瘤复发，与假性进展肿瘤相关的强化病灶表现为血容量和通透性均较低（图 13.2），反映其缺乏血管生成，以及对放射治疗所致的 BBB 破坏具有低级别的渗漏率，而非与复发肿瘤血管生成和肿瘤血管化相对应的明显的渗漏[29]。

Mangla 等的研究也证实了上述发现，显示 1 个月时的相对脑血容量（rCBV）可以区分假性进展和疾病复发，且灵敏度为 77%，特异性为 80%[30]。同样，Young 等的研究发现，与疾病进展相比，假性进展表现为低的中位 rCBV 和低的渗透率（通过信号恢复的百分比测量）[29]。Gahramanov 等也发现假性进展的 rCBV 低，同时发现纳米氧化铁（一种血池对比剂），由于不需要对对比剂的渗漏率进行校正，所以提供了一种测量血容量的简单模型[31]。

由于量化评价肿瘤血容量和渗透性的多室生理模型太复杂，进而限制了其临床应用，无模型的"半定量"指标也在过去被应用于评价组织灌注情况[32]。这些半定量方法，在评价造影剂摄取和退出形态的基础上，除了提供很多非模型依赖的半定量指标，也提供了一种更客观的评价方法。这些指标包括初始血管期的强化最大斜率（MSIVP），主要用于评价每秒的信号强度变化；延迟平衡期的标准化斜率（nSDEP），即最后 25% 样本的拟合曲线的斜率；以及 60s 和 120s（$IAUC_{60}$ 和 $IAUC_{120}$）时的时间密度曲线下的初始面积（IAUC）[32]。使用这些半定量指标，Jain 等发现相比于早期肿瘤进展，假性进展表现为较低的平均 MSIVP，较低的 $nIAUC_{60}$，以及较高的 nSEDP（图 13.3）[32]。

功能成像技术：扩散加权成像

扩散加权成像（DWI）是脑肿瘤患者常规序列图像的一部分，对水分子的微观运动很敏感。连同表观弥散系数（ADC），DWI 可以帮助提供常规 MRI 不可见的肿瘤细胞密集程度的信息。因为肿瘤细胞密集程度的增加导致细胞外空间体积的减少，所以更低的 ADC 值（较多扩散受限）与高的细胞密集程度相关，提示高级别肿瘤或肿瘤复发，而更高的 ADC 值（较少扩散受限）与低的细胞密集程度相关提示低级别肿瘤或治疗效应。

关于采用 DWI 鉴别肿瘤复发和真性进展的文献并不多。Lee 等的研究评价了在首次随访 MRI 上增大的或者新发的强化病灶，DWI 高信号的模式以及平均 ADC 值。研究发现代表真性进展的强化病灶大部分在 DWI 上表现为均匀一致或多灶性的高信号，而代表假性进展的病灶则大部分表现为病灶边缘高信号或未见高信号[33]。研究同时发现，采用 $1200 \times 10^{-6} mm^2/s$ 为阈值，量化分析强化病灶内部平均 ADC 值，能够区分真性进展与假性进展，灵敏度、特异性及准确性分别达到了 80%、83.3% 及 81.2%，表现为真性进展组大部分 ADC 值低于阈值，而假性进展组 ADC 值则高于阈值[33]。

扩散张量成像（DTI），也被作为鉴别假性进展和真性进展的一种方式。DTI，通过在多个方向上施加扩散敏感梯度探测水分子的方

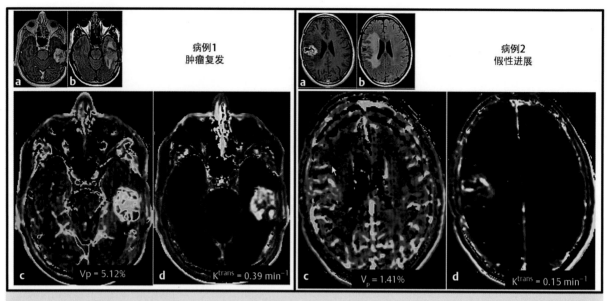

图 13.2　肿瘤复发及假性进展　2 例采用手术和放化疗治疗的高级别胶质瘤患者的 T1 加权强化（a）和液体衰减反转恢复（FLAIR）图像（b）显示 3 个月内复发的进行性强化病灶。动态对比增强磁共振成像（DCE-MRI）显示病例 1 复发肿瘤血浆容量分数（V_p）和 K^{trans} 升高（病例 1：c、d），以及病例 2 假性进展（病例 2：c、d）表现为这些参数的明显降低

向，被用来显示肿瘤所致的白质纤维束改变，鉴别高级别胶质瘤，评价细胞浸润的程度。DTI 中的量化指标可以用来鉴别髓鞘缺失和轴突损伤，并被用来评价儿童和成人的轴突损伤。然而，Agarwal 等的研究发现 DTI 指标在鉴别真性进展和假性进展方面作用不大[28]。

迟发性放射治疗效应（延迟放射治疗坏死）

　　放射治疗坏死，是放射治疗损伤的一种迟发性反应，最常见于最大放射治疗剂量的区域，经常邻近原发肿瘤或手术腔的周围[4]。放射治疗坏死最常见的 MRI 表现是强化肿块出现中心坏死，强化系继发于内皮细胞坏死的 BBB 破坏[4]。典型表现为 T2 低信号的实性成分中可见高信号的中间坏死成分[4]。Kumar 等也描述了放射治疗坏死中所见的多种时间和空间 MRI 模式，包括：①前期未强化的肿瘤中出现强化；②远离原发胶质瘤的位置出现强化；③室周白质区出现强化灶，对放射治疗坏死最敏感的区域；④出现像肥皂泡或瑞士起司模式的新强化病灶[4]。Kumar 等还发现，由于放射治疗坏死是一个动态的过程，结局并非一直一样。他们特别指出，由于细胞毒性水肿和占位效应在病灶生长时很常见，有些病灶最终稳定，而其他病灶则实际上回归[4]。可惜，由于放射坏死和肿瘤复发具有很多相似的特征，包括与原发肿瘤位置接近，对比增强，随着时间生长，水肿，占位效应等，在标准形态学成像中鉴别两者很困难[4,34]。

功能成像技术：灌注成像

　　随着胶质瘤生长，其对血管生成的依赖也在增加——由促血管生成因子促进，比如血管内皮生长因子（VEGF），为肿瘤持续生存和生长提供营养及氧气[35]。这种生长和随后的肿瘤异质性使得常规形态学对肿瘤的评价变得复杂。然而，异常的血管结构和血流动力学参数改变的结果对于区别肿瘤复发和治疗效应提供了潜在的功能成像标记物。前期许多使用动态对比增强灌注成像技术评价肿瘤血流动力学和治疗反应的研究确定了很多与肿瘤级别、侵袭性和预后相关的灌注参数[25]。

　　使用血管结构的改变及其所致的血流动力学变化，MR 和 CT 技术都被用以鉴别迟发性放射坏死和肿瘤复发。最常用的参数，rCBV，可以通过比较通常位于可疑复发区域特定感兴趣区的测量值，和对侧表现正常的白质获得[2]。研究发现 rCBV 的升高倾向于考虑疾病进展，而 rCBV 降低一般提示治疗有效和（或）放射坏死[36-38]。MRI 评价血管渗漏率（K^{trans}）也提供了一种鉴别放射坏死和肿瘤复发的方式，因为与肿瘤复发不同，位于未照射组织内的血

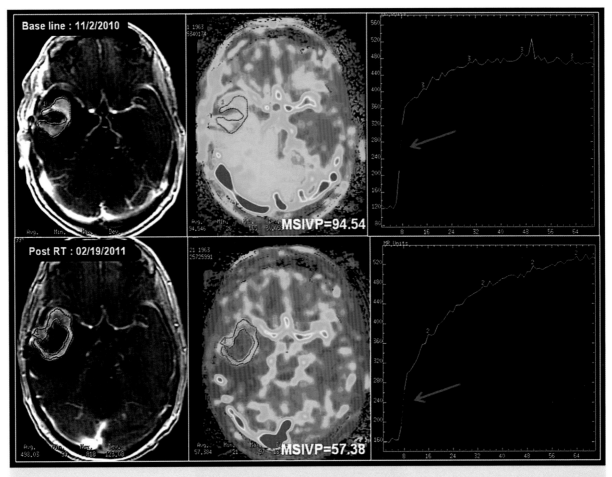

图 13.3　治疗反应　上排：基线图像显示强化肿瘤初始血管期强化最大斜率（MSIVP）为 94.54。下排：放射治疗后图像显示 MSIVP 间隔降低为 57.38，提示治疗反应

管保持了完整的血脑屏障，因此表现为低的 K^{trans}（图 13.4）[25]。同时，对于假性进展，半定量指标也可被用于鉴别放射坏死和复发进展肿瘤，复发肿瘤表现为 MSIVP（图 13.5）、nMSIVP、nIAUC_60，以及 nIAUC_120 的升高[32]。

计算机断层成像（CT）灌注是通过评价 CBV 和渗透表面积产物（PS）评估脑肿瘤对于治疗反应的另一种工具。尽管 CT 灌注可以在同一种检查中同时获得 CBV 和 PS，其缺点是额外的放射暴露以及需要额外的检查，因为对比增强 MRI 和 MR 灌注是脑肿瘤随访的关注标准。对于 MR 灌注成像，基于血容量鉴别复发肿瘤和治疗后改变依赖于两者血管的不同。尽管复发肿瘤因肿瘤血管和血管再生的增加而导致血容量较高，但放射治疗治疗后改变因血管受损和低灌注而血容量较低[18]。2007 年 Jian 等的研究发现相比于放射坏死，复发肿瘤表现为 nCBV 的升高和标准化的脑血流量，以

及标准化平均通过时间的减少（图 13.6）[39]。同组的后续研究也发现 PS 估计增加了 CT 灌注在鉴别肿瘤复发和治疗后放射坏死方面的准确性[18]。

功能成像技术：^1H 磁共振波谱（^1H-MRS）

MR 质子波谱（MRS）通过特征化特定感兴趣区的化学组成在鉴别复发进展肿瘤和放射坏死方面很有前景。假说提出通过检测代谢方面的早期变化，MRS 可以预测放射治疗后脑组织的结构退变[12]。放射治疗坏死的波谱特征是可见 N- 乙酰天冬氨酸（NAA）降低，以及胆碱（Cho）和肌酸（Cr）的差异性改变[25]。此外，放射坏死可见包含脂肪酸、乳酸（Lac）和氨基酸的细胞碎片相应的宽大波峰[25]。

Rock 等的研究[21]发现使用 Cho、Cr、NAA 和脂质 - 乳酸（Lip-Lac）的波谱数据可以在临床上可靠地鉴别波谱正常的脑组织与单纯肿瘤，混合肿瘤与坏死，以及单纯坏死。研

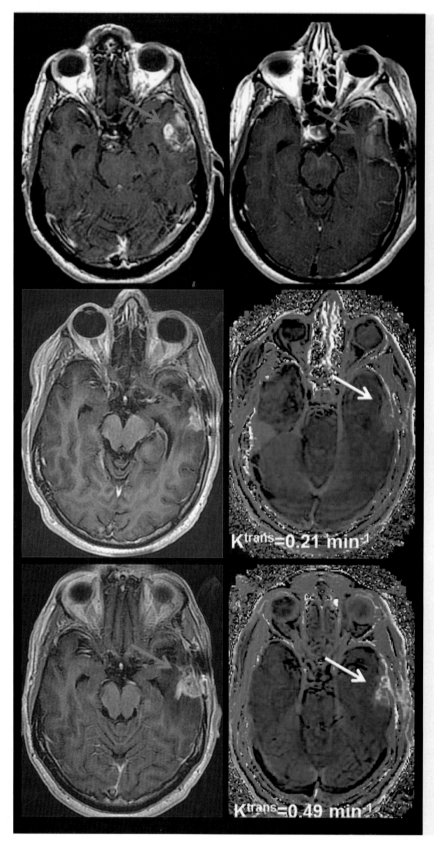

图 13.4 肿瘤复发 上排：术前（左）对比增强 T1 加权轴位磁共振图像（MRI）在左侧颞叶可见一不均匀强化的 Ⅲ 级胶质瘤（红箭头）；（右）术后即刻的基线 MRI 显示沿着手术腔可见轻度残余强化（红箭头）。中排：7 个月随访图像在 T1 加权强化可见病灶体积进行性增大以及动态对比增强（DCE）MRI 上 K^{trans} 为 0.21/min。下排：1 个月后的随访图像显示病灶强化体积增大以及 DCET1 上 K^{trans} 增加，与组织病理学证明的肿瘤复发一致

究发现升高的（>1.79）Cho：正常 Cr（nCr）或降低的（<0.75）Lip-Lac：正常 Cho（nCho）比值提示单纯肿瘤而非单纯坏死（图 13.7）。

类似的，表现为降低的（<0.66）Cho：nCho 或降低的 Cho：nCr（<0.89）的区域提示单纯坏死[21]。然而，这些结果在包含不同程度

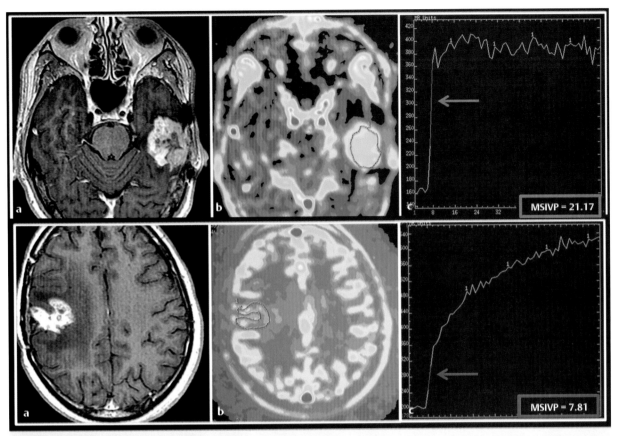

图 13.5　肿瘤复发及治疗所致坏死　上排：（a）接受切除、化疗和外照射治疗的星形细胞瘤磁共振图像（MRI）显示左侧颞叶放射野内强化病灶复发；（b）初始血管期强化最大斜率（MSIVP）参数图和（c）MSIVP曲线显示高的MSIVP（红色箭头），提示肿瘤复发或进展，经组织病理学证实。下排：（a）化疗和外照射治疗（EBR）多形性胶质母细胞瘤的MRI显示右侧顶叶区域复发强化的病灶，（b）MSIVP参数图和（c）MSIVP曲线显示低的MSIVP（蓝色箭头），说明治疗所致坏死，经组织病理学证实。经许可，引自 Narang J, Jain R, Arbab AS, et al. Differentiating treatment-induced necrosis from recurrent/progressive brain tumor using nonmodel-based semiquantitative indices derived from dynamic contrast-enhanced T1-tweighted MR perfusion. Neuro-oncology,2011,13(9):1043

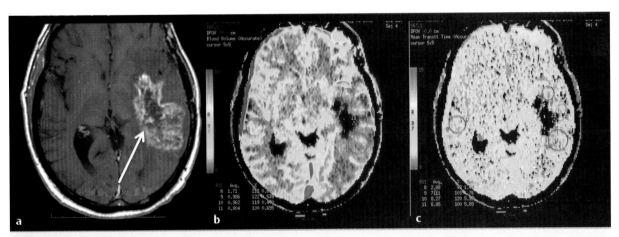

图 13.6　放射治疗坏死　T1加权强化后图像（a）显示"瑞士－起司"样强化模式（箭头）。计算机断层成像灌注显像：脑血容量（CBV）（b），平均通过时间（MTT）图显示低的标准化CBV和高的标准化MTT支持放射治疗坏死（c）

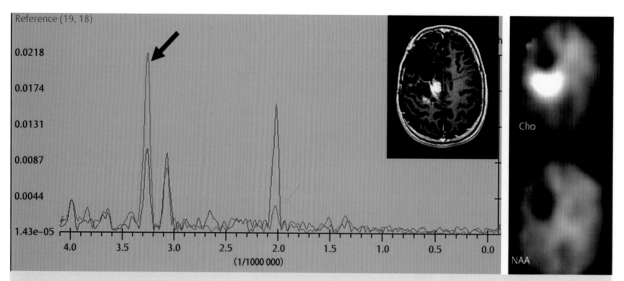

图 13.7　肿瘤复发的磁共振波谱　磁共振波谱（蓝线）复发强化病灶（嵌图，红色箭头）在一高级别胶质瘤治疗的患者显示胆碱（Cho）（黑色箭头）升高和 N- 乙酰天冬氨酸（NAA）（绿色箭头）降低提示肿瘤复发。对侧正常脑白质的谱线（红线）显示正常水平的代谢波。对应的代谢图如右侧所示。经许可，引自 Jain R, Narang J, Sundgren PM, et al. Treatment induced necrosis versus recurrent/ progressing brain tumor: going beyond the boundaries of conventional morphologic maging. J Neurooncol, 2010,100(1):23

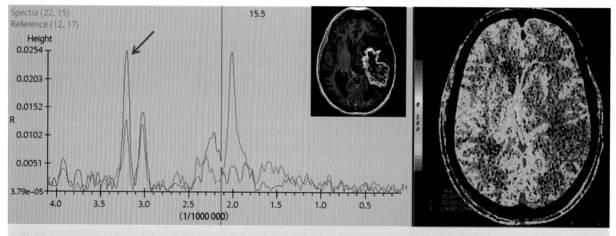

图 13.8　复发强化病灶磁共振波谱　复发强化病灶（嵌图）磁共振波谱（红线）显示胆碱 / 肌酸（Cho：Cr）升高（红色箭头）以及 N- 乙酰天冬氨酸（NAA）降低提示肿瘤复发。对侧正常脑白质的谱线（蓝线）显示正常水平的代谢物。然而，计算机断层灌注成像显示病灶内脑血容量降低，提示治疗反应为主。组织病理学发现单纯的放射治疗坏死而无可见的肿瘤细胞证实 Cho：Cr 比值升高可能系活动性脱髓鞘而非肿瘤所致。经许可，引自 Jain R, Narang J, Sundgren PM, et al. Treatment induced necrosis versus recurrent/progressing brain tumor: going beyond the boundaries of conventional morphologic imaging. J Neurooncol, 2010,100(1):23

混合肿瘤和坏死的组织中，确定性较差。另外，MRS 测量指标相对于治疗的时间必须考虑在内，因为正常脑组织在短期内可表现为 Cho：Cr 升高（图 13.8）[25]。

功能成像技术：扩散加权成像

尽管有研究尝试用 ADC 值鉴别放射坏死和肿瘤复发，但在哪类组织有更高的 ADC 值上，文献报道不一致。尽管 Asao 等的研究发现放射坏死的最大 ADC 值显著高于肿瘤复发的，但 Sundgren 等发现复发肿瘤组对比增强的病灶的 ADC 值显著高于放射损伤组[40-41]。

对于假性进展，DTI 也被用来鉴别放射治疗坏死和肿瘤复发。Sundgren 等在 2006 年的研究发现，肿瘤复发组对比增强病灶的主要本征值（$\lambda_\parallel$）和垂直于主要本征值的本征值均数（$\lambda_\perp$）都高于放射治疗损伤组[41]。

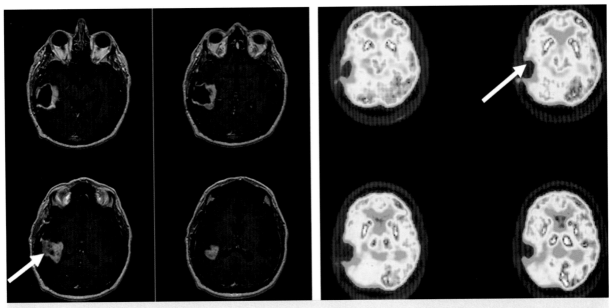

图 13.9　放射治疗所致坏死 PET 表现　T1 加权磁共振图像强化后显示一前期治疗的脑肿瘤患者复发强化病灶（a），（脱氧葡萄糖）(^{18}F）正电子发射断层成像（FDG-PET）可见示踪剂摄取减低（箭头）提示低代谢（b）。组织病理学证实放射坏死。经许可，引自 Jain R,Narang j,Sundgren PM,et al. Treatment induced necrosis versus recurrent/progressing brain tumor: going beyond the boundaries of conventional morphologic imaging. J Neurooncol, 2010, 100(1):25

功能成像技术：正电子发射断层成像

使用脱氧葡萄糖（^{18}F）正电子发射断层成像（FDG-PET）、^{11}C- 蛋氨酸 PET，其他氨基酸类似物示踪剂或 ^{201}T1 单光子发射计算机断层成像（SPECT）评价复发强化病灶的代谢特征的方式，也被用来鉴别复发进展肿瘤和放射坏死。这些技术基于的主要原则是活动的肿瘤会表现出代谢增加并因此增加放射示踪剂的摄取，而放射治疗坏死则表现为代谢减低（图 13.9）[25]。

FDG-PET 成像的一个难点是位于邻近脑组织内的代谢状态的可变性，即相对于正常未治疗的脑组织经常表现为代谢的减低 [42]。因此，在使用 FDG-PET 鉴别肿瘤复发和放射治疗坏死时，很重要的一点就是需要比较强化病灶的代谢和邻近脑组织的背景活动而不是与正常的、未治疗的脑实质对比。Wang 等的研究发现 ^{18}FDG-PET 在鉴别复发肿瘤和放射治疗坏死上灵敏度为 96%，特异性为 77%。研究认为，在病灶表现为相对于邻近脑组织背景活动摄取升高或在对比增强的区域出现摄取时，可疑其为复发肿瘤 [43]。

其他导致 18FDG-PET 在鉴别肿瘤复发和治疗效应方面的难点包括非肿瘤生成过程的代谢增加，比如脓肿，以及在放射治疗后依赖于扫描时间的可变的 FDG 摄取 [42]。尽管首选的放射治疗后采集 18FDG-PET 的时间未定，但一般推荐的是在治疗 6 周后再扫描 [42]。

除过评价葡萄糖代谢的 ^{18}FDG 显像，很多其他分子成像示踪剂也被用来评价肿瘤生理的不同特征，包括细胞增殖，代谢（葡萄糖、氨基酸、氧化应激），以及缺氧和其他方面。这些技术，包括其与治疗效应的鉴别，在 12 章中具体介绍（分子影像：PET 和 SPECT）。

13.3.3　假性反应

假性反应指脑肿瘤患者在接受治疗的情况下出现强化肿瘤和（或）水肿体积的改善，但缺乏真实的抗肿瘤效应。这种情况出现在当 BBB（在高级别的肿瘤中明显渗漏）在特殊治疗后出现有效的正常化时。长期以来假性反应被认为主要见于皮质类固醇治疗后，因其可以稳定 BBB，因此降低了肿瘤的强化和周围的水肿。然而，介绍靶向 VEGF 信号通路的治疗将这一现象提到了早期肿瘤治疗评价的最前沿。

这两种治疗主要包括贝伐单抗及西地尼布，贝伐单抗是一种单克隆抗体，可以结合血管内皮生长因子 -A（VEGF-A）并阻滞其与血管内皮细胞表面受体的交互，西地尼布是一种 VEGF 受体酪氨酸激酶抑制剂[25]。两种药物都靶向 VEGF- 引导的血管生成，而且与皮质类固醇类似，可以导致对比增强和周围水肿的迅速减低[44]。一项评价贝伐单抗联用伊立替康的 I 期研究发现反应率为 57%，6 个月的 PFS 为 46%[45]。明显优于传统化疗小于 10% 的反应率和 15% 的 6 个月 PFS[14]。上述变化同样见于伊立替康，表现为在单次剂量后出现 BBB 的迅速正常化[44]。然而，尽管这些治疗在反应率和 6 个月 PFS 上都显示出改善，但其对整理生存率的影响很小[44]，说明单纯基于对比增强和传统方法得出的反应率高估了这些药物的有效性。

假性反应的病理生理

抗 VEGF 治疗的分歧反应，其特征为对治疗的显著早期反应而对整体生存期只有细微效应，提示早期影像变化反映了 BBB 的稳定而非真性抗肿瘤效应。患者在药物暂停时出现强化和水肿的反弹，以及在重新开始治疗后常出现改善也支持上述说法[2]。

分歧反应背后的原因是，尽管抗血管生成介质能有效地控制肿瘤生长的局部反应，即表现为强化和瘤周水肿的下降，但却无法阻止弥漫性浸润肿瘤的播散[46-47]。通过阻滞 VEGF 受体交互抑制血管生成，抗血管生成介质导致微血管密度和血管通透性的下降，有效地抑制了局部肿瘤的生长[48]。Batchelor 等发现单次剂量的伊立替康可以在 24h 内可以改善肿瘤强化并降低 BBB 通透性（通过 K^{trans} 测量）[44]。

然而，尽管阻滞了新生血管生成，一小部分胶质细胞实际上可能补充已经存在的主血管进而易化持续性生长[49]。小动物模型和大鼠研究也支持这一模型，这些研究发现采用 VEGF 受体抗体的治疗实际上通过已经存在的大脑血管和肿瘤卫星灶推进肿瘤生长[50-51]。因此，尽管导致了肿瘤对比增强在早期的下降，抗 VEGF 治疗可能导致未强化肿瘤通过血管替补出现侵袭性生长[52]。

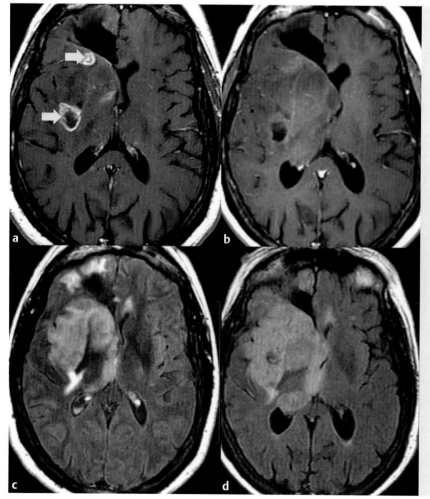

图 13.10 假性反应基线

（a）T1 加权对比增强（c）T2 加权液体反转恢复（FLAIR）轴位磁共振成像（MRI）在一个高级别复发胶质瘤的患者显示右侧大脑半球多发强化病灶合并周围 FLAIR 信号异常。采用抗血管生成介质（替莫唑胺）治疗后 6 周随访图像显示完全反应（CR）以及有对比增强 T1 加权 MRI 强化区域（b）。然而，（d）非强化 FLAIR 信号异常和占位效应显示间期增长这种现象称之为假性反应

影像在确定假性反应中的作用

在抗血管生成治疗后，因新生血管生成受抑制，血管通透性下降导致对比增强的程度和水肿迅速下降是很常见的。然而，尽管可见这种明显的改善，但是也伴随着非强化病灶体积的增长，表现为在非强化 T2 或者 FLAIR 加权上可见异常信号的增加（图 13.10）。

然而，尽管特定的影像学表现（比如占位效应、皮质带浸润以及放射野外的部位）可能提示肿瘤浸润，鉴别由于肿瘤进展和其他原因，比如放射治疗效应、类固醇剂量的下降、脱髓鞘、缺血性改变、癫痫或其他治疗相关效应所致的信号改变仍然很具有挑战性[3]。此外，量化由于肿瘤进展导致的 T2/FLAIR 的信号改变也很困难[3]。

扩散加权成像

DWI，在脑肿瘤患者随访影像学中可常规获得，由于其具有基于评价水分子扩散评估肿瘤细胞密度信息的能力，是常规 MR 序列的重要补充[48]。DWI 和 ADC 的计算已经被用于区别坏死、囊性形成、水肿和实性强化肿瘤和正常脑白质[48]。

Jain 等评价了将 DWI 作为贝伐单抗治疗后复发恶性胶质瘤的随访工具的用处[48]。研究提出，由于贝伐单抗的抗血管生成特性，进展会由于肿瘤细胞密度的升高表现为浸润性未强化病灶体积的升高以及 ADC 值的下降。研究发现进展和非进展在早期都出现对比增强病灶的体积下降，提示对比增强病灶体积在评价用抗血管生成介质治疗的患者中作用有限[48]。此外，非进展者其 ADC 值无显著变化，而进展者表现为对比增强病灶和非强化病灶在 ADC 上的进行性负性改变，说明由于肿瘤细胞密度增长导致弥散受限以及治疗失败[48]。这些发现支持 ADC 值可以作为早期预测治疗失败的潜在作用[48]。

功能扩散图（fDM）是一种通过测量同一个患者随着时间其 ADC 的改变（△ADC）评估局部弥散差异的方式。通过评价扩散的局部变化，这个技术避免了在特定肿瘤部分由于平均了所有的值阻碍了相对 ADC 值变化的可能。

fDM 技术被用来预测位于对比增强病灶区和 FLAIR 信号异常区域的化疗和放射治疗的效应[53]。Moffat 等发现出现间隔 ADC 值增加的区域对应于治疗诱导细胞死亡的区域，而表现为 ADC 值减低的区域则对应于出现快速细胞增殖的肿瘤区[54]。最近，Ellingson 等发现分级 fDM，能够可视化和量化微小的 ADC 改变，对整体生存的预测性优于传统的 fDM[53]。

13.3.4 其他治疗效应

除了与放射治疗和抗血管生成介质相关的问题，很多其他治疗方法可以增加影像的复杂性。手术可以在 48~72h 内导致切除病灶边缘强化的发展[3]。于是，RANO 工作组推荐在手术后 24~28h 获得一个基线 MRI 图像[3]。同时推荐在手术治疗后及时采集 DWI 用以协助鉴别由于手术后缺血或梗死的并发症导致肿瘤复发的强化（图 13.11）[3]。图 13.2 显示了脑肿瘤患者在接受治疗后整合使用传统和功能成像的灵活方式。

另外，许多局部治疗（包括局部化疗）、

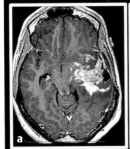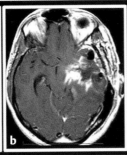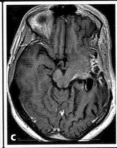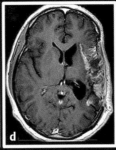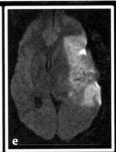

图 13.11 手术后梗死合并假性进展 术前（a）对比增强 T1 加权轴位磁共振成像（MRI）显示一个左侧颞叶可见一不均匀强化的胶质瘤，（b）手术后即刻基线 MRI 显示沿着手术腔的内侧缘可见残余强化。手术 6 周后的司法归你管 MRI 显示在肿瘤初始位置强化减少（c），但是在切除空腔上方可见强化增加（d），对应于即刻手术后 MRI 扫描所见大的梗死（e）

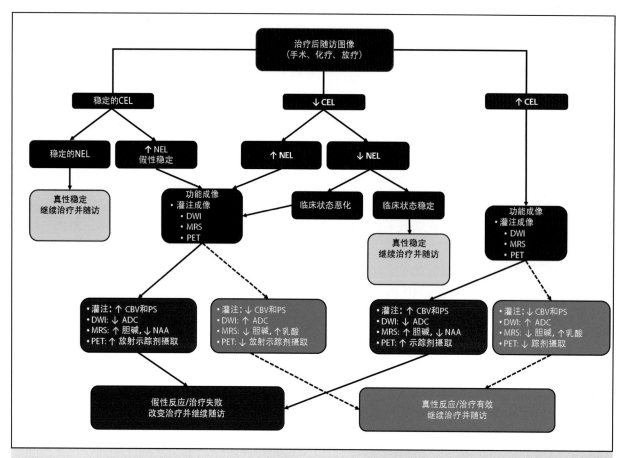

图 13.12　脑肿瘤治疗后随访算法　ADC= 表观弥散系数。CBV= 脑血容量。CEL= 对比增强病灶。DWI= 扩散加权成像。MRS= 磁共振波谱。NAA=N– 乙酰天冬氨酸。NEL= 非强化病灶。PET= 正电子发射成像。PS= 渗透表面积产物。经许可，引自 Jain R, Narang J, Sundgren PM, et al. Treatment induced necrosis versus recurrent/progressing brain tumor: going beyond the boundaries of conventional morphologic imaging. J Neurooncol,2010,100 (1):23

直接接受免疫毒性或基因治疗、免疫治疗以及近程放射治疗的局部照射会进一步使脑肿瘤治疗后的评价复杂化。

（张秋丽　译，张　明　审校）

参考文献

[1] Vogelbaum MA, Jost S, Aghi MK, et al. Application of novel response/progression measures for surgically delivered therapies for gliomas: Response Assessment in Neuro-Oncology (RANO) Working Group. Neurosurgery, 2012, 70: 234–243, discussion 243–244

[2] Clarke JL, Chang S. Pseudoprogression and pseudoresponse: challenges in brain tumor imaging. Curr Neurol Neurosci Rep, 2009, 9: 241–246

[3] Wen PY, Macdonald DR, Reardon DA, et al. Updated response assessment criteria for high-grade gliomas: response assessment in neuro-oncology working group. J Clin Oncol, 2010, 28: 1963–1972

[4] Kumar AJ, Leeds NE, Fuller GN, et al. Malignant gliomas: MR imaging spectrum of radiation therapy- and chemotherapy-induced necrosis of the brain after treatment. Radiology, 2000, 217: 377–384

[5] Stupp R, Mason WP, van den Bent MJ, et al. European Organisation for Research and Treatment of Cancer Brain Tumor and Radiotherapy Groups, National Cancer Institute of Canada Clinical Trials Group. Radiotherapy plus concomitant and adjuvant temozolomide for glioblastoma. N Engl J Med, 2005, 352: 987–996

[6] Hygino da Cruz LC, Jr, Rodriguez I, Domingues RC, et al. Pseudoprogression and pseudoresponse: imaging challenges in the assessment of posttreatment glioma. AJNR Am J Neuroradiol, 2011, 32: 1978–1985

[7] FDA Approval for Bevacizumab. http: //www. cancer. gov/cancertopics/druginfo/fda-bevacizumab. Accessed March 4, 2013

[8] Lutz K, Radbruch A, Wiestler B, et al. Neuroradiological response criteria for high-grade gliomas. Clin Neuroradiol, 2011, 21: 199–205

[9] Buatti J, Ryken TC, Smith MC, et al. Radiation therapy of pathologically confirmed newly diagnosed glioblastoma in adults. J Neurooncol, 2008, 89: 313–337

[10] Rabin BM, Meyer JR, Berlin JW, et al. Radiation-induced changes in the central nervous system and head and neck. Radiographics, 1996, 16: 1055–1072

[11] Brandes AA, Franceschi E, Tosoni A, et al. MGMT promoter methylation status can predict the incidence and outcome of pseudoprogression after concomitant radiochemotherapy in newly diagnosed glioblastoma patients. J Clin Oncol, 2008, 26: 2192–2197

[12] Sundgren PC, Cao Y. Brain irradiation: effects on normal brain parenchyma and radiation injury. Neuroimaging Clin N Am, 2009, 19: 657–668

[13] Kim JH, Brown SL, Jenrow KA, et al. Mechanisms of radiation-induced brain toxicity and implications for future clinical trials. J Neurooncol, 2008, 87: 279–286

[14] Brandsma D, Stalpers L, Taal W, et al. Clinical features, mechanisms, and management of pseudoprogression in malignant gliomas. Lancet Oncol, 2008, 9: 453–461

[15] Fatterpekar GM, Galheigo D, Narayana A, et al. Treatment-related change versus tumor recurrence in high-grade gliomas: a diagnostic conundrum-use of dynamic susceptibility contrast-enhanced (DSC) perfusion MRI. AJR Am J Roentgenol, 2012, 198: 19–26

[16] Giglio P, Gilbert MR. Cerebral radiation necrosis. Neurologist, 2003, 9: 180–188

[17] Shah AH, Snelling B, Bregy A, et al. Discriminating radiation necrosis from tumor progression in gliomas: a systematic review what is the best imaging modality? J Neurooncol, 2013, 112: 141–152

[18] Jain R, Narang J, Schultz L, et al. Permeability estimates in histopathology-proved treatment-induced necrosis using perfusion CT: can these add to other perfusion parameters in differentiating from recurrent/progressive tumors? AJNR Am J Neuroradiol, 2011, 32: 658–663

[19] Hopewell JW. Radiation injury to the central nervous system. Med Pediatr Oncol, 1998, Suppl 1: 1–9

[20] Vrdoljak E, Bill CA, Stephens LC, et al. Radiation-induced apoptosis of oligodendrocytes in vitro. Int J Radiat Biol, 1992, 62: 475–480

[21] Rock JP, Hearshen D, Scarpace L, et al. Correlations between magnetic resonance spectroscopy and image-guided histopathology, with special attention to radiation necrosis. Neurosurgery, 2002, 51: 912–919, discussion 919–920

[22] New P. Radiation injury to the nervous system. Curr Opin Neurol, 2001, 14: 725–734

[23] Remler MP, Marcussen WH, Tiller-Borsich J. The late effects of radiation on the blood brain barrier. Int J Radiat Oncol Biol Phys, 1986, 12: 1965–1969

[24] Cao Y, Tsien CI, Shen Z, et al. Use of magnetic resonance imaging to assess blood-brain/blood-glioma barrier opening during conformal radiotherapy. J Clin Oncol, 2005, 23: 4127–4136

[25] Jain R, Narang J, Sundgren PM, et al. Treatment induced necrosis versus recurrent/progressing brain tumor: going beyond the boundaries of conventional morphologic imaging. J Neurooncol, 2010, 100: 17–29

[26] Cao Y, Tsien CI, Sundgren PC, et al. Dynamic contrast-enhanced magnetic resonance imaging as a biomarker for prediction of radiation-induced neurocognitive dysfunction. Clin Cancer Res, 2009, 15: 1747–1754

[27] Young RJ, Gupta A, Shah AD, et al. Potential utility of conventional MRI signs in diagnosing pseudoprogression in glioblastoma. Neurology, 2011, 76: 1918–1924

[28] Agarwal A, Kumar S, Narang J, et al. Morphologic MRI features, diffusion tensor imaging and radiation dosimetric analysis to differentiate pseudoprogression from early tumor progression. J Neurooncol, 2013, 112: 413–420

[29] Young RJ, Gupta A, Shah AD, et al. MRI perfusion in determining pseudoprogression in patients with glioblastoma. Clin Imaging, 2013, 37: 41–49

[30] Mangla R, Singh G, Ziegelitz D, et al. Changes in relative cerebral blood volume 1 month after radiation-temozolomide therapy can help predict overall survival in patients with glioblastoma. Radiology, 2010, 256: 575–584

[31] Gahramanov S, Muldoon LL, Varallyay CG, et al. Pseudoprogression of glioblastoma after chemo- and radiation therapy: diagnosis by using dynamic susceptibility-weighted contrast-enhanced perfusion MR imaging with ferumoxytol versus gadoteridol and correlation with survival. Radiology, 2013, 266: 842–852

[32] Narang J, Jain R, Arbab AS, et al. Differentiating treatment-induced necrosis from recurrent/progressive brain tumor using nonmodel-based semi-quantitative indices derived from dynamic contrast-enhanced T1-weighted MR perfusion. Neurooncol, 2011, 13: 1037–1046

[33] Lee WJ, Choi SH, Park CK, et al. Diffusion-weighted MR imaging for the differentiation of true progression from pseudoprogression following concomitant radiotherapy with temozolomide in patients with newly diagnosed high-grade gliomas. Acad Radiol, 2012, 19: 1353–1361

[34] Rogers LR, Gutierrez J, Scarpace L, et al. Morphologic magnetic resonance imaging features of therapy-induced cerebral necrosis. J Neurooncol, 2011, 101: 25–32

[35] Jain R, Griffith B, Narang J, et al. Blood-brain-barrier imaging in brain tumors: Concepts and methods. Neurographics, 2012, 2: 48–59

[36] Cha S, Lupo JM, Chen MH, et al. Differentiation of glioblastoma multiforme and single brain metastasis by peak height and percentage of signal intensity recovery derived from dynamic susceptibility-weighted contrast-enhanced perfusion MR imaging. AJNR Am J Neuroradiol, 2007, 28: 1078–1084

[37] Hu LS, Baxter LC, Smith KA, et al. Relative cerebral blood volume values to differentiate high-grade glioma recurrence from posttreatment radiation effect: direct correlation between image-guided tissue histopathology and localized dynamic susceptibility-weighted contrast-enhanced perfusion MR imaging measurements. AJNR Am J Neuroradiol, 2009, 30: 552–558

[38] Barajas RF, Chang JS, Sneed PK, et al. Distinguishing recurrent intra-axial metastatic tumor from radiation necrosis following gamma knife radiosurgery using dynamic susceptibility-weighted contrast-enhanced perfusion MR imaging. AJNR Am J Neuroradiol, 2009, 30: 367–372

[39] Jain R, Scarpace L, Ellika S, et al. First-pass perfusion computed tomography: initial experience in differentiating recurrent brain tumors from radiation effects and radiation necrosis. Neurosurgery, 2007, 61: 778-786, discussion 786–787

[40] Asao C, Korogi Y, Kitajima M, et al. Diffusion-weighted imaging of radiation-induced brain injury for differentiation from tumor recurrence. AJNR Am J Neuroradiol, 2005, 26: 1455–1460

[41] Sundgren PC, Fan X, Weybright P, et al. Differentiation of recurrent brain tumor versus radiation injury using diffusion tensor imaging in patients with new contrast-enhancing lesions. Magn Reson Imaging, 2006, 24: 1131–1142

[42] Chen W. Clinical applications of PET in brain tumors. J Nucl Med, 2007, 48: 1468–1481

[43] Wang SX, Boethius J, Ericson K. FDG-PET on irradiated brain tumor: ten years'summary. Acta Radiol, 2006, 47: 85–90

[44] Batchelor TT, Sorensen AG, di Tomaso E, et al. AZD2171, a pan-VEGF receptor tyrosine kinase inhibitor, normalizes tumor vasculature and alleviates edema in glioblastoma patients. Cancer Cell, 2007, 11: 83–95

[45] Vredenburgh JJ, Desjardins A, Herndon JE, II, et al. Bevacizumab plus irinotecan in recurrent glioblastoma multiforme. J Clin Oncol, 2007, 25: 4722–4729

[46] Norden AD, Young GS, Setayesh K, et al. Bevacizumab for recurrent malignant gliomas: efficacy, toxicity, and patterns of recurrence. Neurology, 2008, 70: 779–787

[47] Narayana A, Kelly P, Golfinos J, et al. Antiangiogenic therapy using bevacizumab in recurrent high-grade glioma: impact on local control and patient survival. J Neurosurg, 2009, 110: 173–180

[48] Jain R, Scarpace LM, Ellika S, et al. Imaging response criteria for recurrent gliomas treated with bevacizumab: role of diffusion weighted imaging as an imaging biomarker. J Neurooncol, 2010, 96: 423–431

[49] Holash J, Maisonpierre PC, Compton D, et al. Vessel cooption, regression, and growth in tumors mediated by angiopoietins and VEGF. Science, 1999, 284: 1994–1998

[50] Kunkel P, Ulbricht U, Bohlen P, et al. Inhibition of glioma angiogenesis and growth in vivo by systemic treatment with a monoclonal antibody against vascular endothelial growth factor receptor-2. Cancer Res, 2001, 61: 6624–6628

[51] Rubenstein JL, Kim J, Ozawa T, et al. Anti-VEGF antibody treatment of glioblastoma prolongs survival but results in increased vascular cooption. Neoplasia, 2000, 2: 306–314

[52] Bergers G, Hanahan D. Modes of resistance to anti-angiogenic therapy. Nat Rev Cancer, 2008, 8: 592–603

[53] Ellingson BM, Cloughesy TF, Lai A, et al. Graded functional diffusion map-defined characteristics of apparent diffusion coefficients predict overall survival in recurrent glioblastoma treated with bevacizumab. Neurooncol, 2011, 13: 1151–1161

[54] Moffat BA, Chenevert TL, Meyer CR, et al. The functional diffusion map: an imaging biomarker for the early prediction of cancer treatment outcome. Neoplasia, 2006, 8: 259–267

第 14 章　不仅仅是肿瘤：中枢神经系统副瘤综合征与脑血管并发症

Prashant Nagpal, Rajan Jain

14.1　引　言

癌症患者常出现各种各样的神经系统并发症和综合征。不同于肿瘤的直接侵犯和（或）远处转移，神经系统综合征主要由与肿瘤直接相关或治疗副作用相关的副肿瘤效应或者卒中和脑血管并发症引起。卒中和脑血管并发症可能是导致癌症患者高发病率和死亡率的主要原因之一，居神经系统病变的第二位，尸检结果中约 15% 的病例会出现卒中和脑血管并发症[1-2]。

副瘤综合征是原发肿瘤的远隔效应，与肿瘤直接侵犯神经系统无关，也与肿瘤及其治疗的间接效应无关，比如感染、凝血障碍、代谢异常或其他治疗副作用等[3-4]。"副肿瘤"一词首先由 Guichard 和 Vignon 提出，描述了一位子宫癌患者出现多颅神经病和根性神经病[5]。但是关于恶性肿瘤累及周围神经系统的报道可追溯到 19 世纪末[6]。副瘤综合征的发病机制不明，但是目前大多数研究表明可能与恶性肿瘤免疫反应有关。这类肿瘤的发病机制与一般人群不同，故判断患者是否伴发副瘤综合征对指导治疗至关重要。很大一部分患者神经系统并发症的出现早于原发灶的发现。因此，这些并发症的识别对于恶性肿瘤的早期诊断尤为重要，能够显著影响患者的治疗和生存率。

神经影像学方法在肿瘤评估中起到重要作用。对于出现神经系统症状的肿瘤患者，神经影像学检查最基本的作用是排除中枢转移可能，CT 检查常被首先用于颅脑检查，MRI 检查用于进一步评估病情。CT 血管造影（CTA）和 MRI 血管造影（MRA 或 MRV）作为非侵入性的检查手段主要用于检查疑似卒中和血管并发症的患者。导管血管造影（数字减影血管造影，digital subtraction angiography）用于进一步详细检查血管或者需要介入治疗的患者。

本章主要介绍几种常见的中枢神经系统副瘤综合征和脑血管并发症，强调特征性的影像表现对于疾病早期诊断的作用。

14.2　中枢神经系统副瘤综合征

14.2.1　小脑变性

副肿瘤性小脑变性（paraneoplastic cerebellar degeneration，PCD）是被大家熟知的一种副瘤综合征，主要与小细胞肺癌、妇科恶性肿瘤、乳腺癌和霍奇金淋巴瘤有关，患者脑脊液中往往出现抗 Yo 抗体、抗 Hu 抗体或抗 Tr 抗体。组织学检查特征性改变为小脑浦肯野细胞的减少。尽管副肿瘤性小脑变性的临床表现（共济失调、复视和构音障碍等）常常很严重，但是早期影像改变并不显著。在某些情况下会表现为小脑半球增大以及小脑皮质和脑膜的异常强化[8]，暴发型小脑变性患者行液体饱和反转恢复（fluid-attenuated inversion recovery，FLAIR）序列可表现为信号异常。正电子发射断层成像（positron-emission tomographic，PET）等功能成像技术有助于早期诊断。发病初期 MRI 表现正常时，氟脱氧葡萄糖 PET（fluorodeoxy-glucose PET，FDG-FET）可显示小脑核素摄取增加，但随着病程延长，CT 和 MRI 可显示小脑萎缩，尤其是在小脑中线部位，PET 反而显示核素摄取下降[9]。

14.2.2　边缘叶脑炎

副肿瘤性边缘叶脑炎（paraneoplastic limbic encephalitis，PLE）是指由恶性肿瘤引

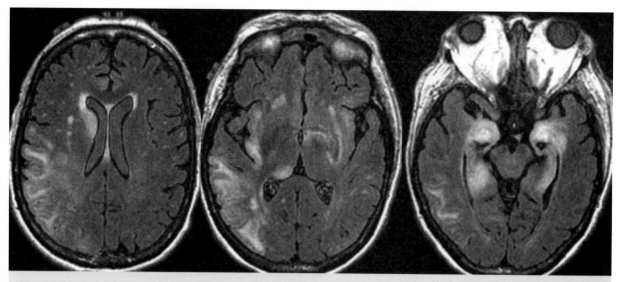

图 14.1　边缘叶脑炎　患者出现记忆力下降和精神异常，轴位 FLAIR 示双侧颞叶内侧、双侧岛叶皮质及右侧大脑皮质受累，进一步检查该患者确诊为小细胞肺癌，抗 Hu 抗体阳性

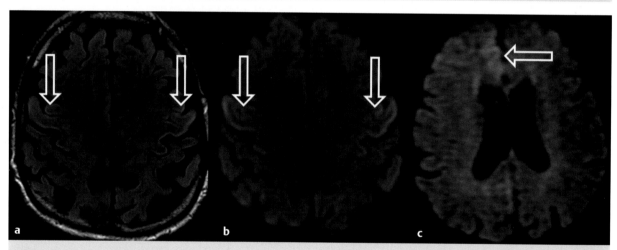

图 14.2　边缘叶脑炎　患者有胰腺癌和癫痫病史，（a）轴位液体反转恢复序列（FLAIR）序列和（b）弥散加权成像序列（DWI）示双侧中央前回可见小片状信号升高区（箭头）；（c）另外一位肺癌患者头颅 DWI 示仅右侧扣带回和内侧前额叶受累

起的自身免疫反应而导致的只累及边缘系统的炎症反应，常见的恶性肿瘤包括小细胞肺癌、睾丸生殖细胞瘤、胸腺瘤、畸胎瘤和霍奇金淋巴瘤[10]。与其他中枢神经系统副瘤综合征不同，绝大多数 PLE 患者影像学检查可发现异常。T2WI 及 FLAIR 表现为双侧杏仁核及双侧颞叶内侧海马结构非对称性高信号（图 14.1）。此外，部分病例也可表现为单侧颞叶受累，有些出现岛叶皮质等其他边缘结构的信号改变[11]。增强检查很少用于该病的检查，常表现为轻微强化。DWI 和高分辨率 FLAIR 序列较常规 MRI 序列更能早期诊断疾病[12]。个别报道显示大脑皮质的受累最先始于颞叶（图 14.2）[13]。一项关于

PLE 的病例报道系列显示双侧颞叶受累占所有病例的 70%，其中 37% 伴颞叶皮质外其他区域受累，增强检查 21% 患者出现异常表现[14]。随着病程的发展，T2WI 信号降低，逐渐出现一过性、局灶性或广泛性脑萎缩改变。FDG-PET 扫描可见受累区域代谢升高。不同肿瘤相关抗体的边缘叶脑炎 MRI 表现没有差异。但是，FDG-PET 示踪剂摄取随着肿瘤相关抗体水平升高而增加，因此可以用示踪剂的摄取水平来评估治疗反应[15]。

　　多种临床症状与 PLE 相似的疾病也可累及颞叶，影像学检查在该病诊断与鉴别诊断中至关重要。传染性脑炎（如单纯疱疹病毒性脑

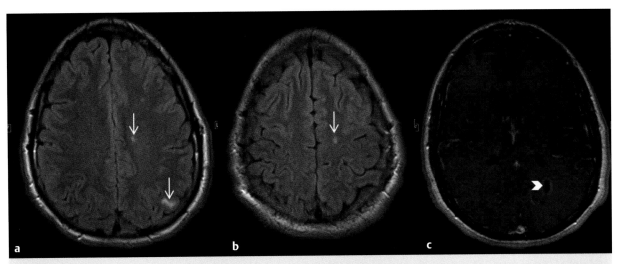

图 14.3　副肿瘤性脑炎　患者表现为行为异常，血清和脑脊液抗 –NMDA 受体抗体阳性，（a、b）轴位 FLAIR 示左侧皮质下白质多发病变（箭头），（c）强化 T1WI 示深部脑白质可见一环形强化病灶（无尾箭头）（Courtesy of Suyash Mohan, MD, University of Pennsylvania）

炎等）、非 PLE 内侧颞叶硬化和大脑胶质瘤病的影像学表现与 PLE 类似。PLE 首先要与单纯疱疹病毒性脑炎鉴别，前者脑内病灶较局限，占位效应轻，MRI 增强检查轻微强化，存在肿瘤相关性抗体以及恶性肿瘤病史有助于 PLE 的诊断[11]。

14.2.3　脑干脑炎

副肿瘤性脑干脑炎常与副肿瘤性边缘叶脑炎、副肿瘤性小脑变性或副肿瘤性脑脊髓炎等其他中枢神经系统副瘤综合征伴随发生[16]。副肿瘤性脑干脑炎常见于小细胞肺癌、睾丸肿瘤、乳腺癌、肾上腺腺瘤样瘤和前列腺癌患者，患者血清或脑脊液中可出现抗 Hu 抗体、抗 NMDAR 抗体或抗 Ma2 抗体[17-18]。MR 显示中脑顶盖、中脑导水管周围灰质、黑质、脑桥、延髓、小脑中脚及小脑上脚出现 T2WI/FLAIR 高信号。该类患者很少行增强 MRI 检查，但也有个别报道增强后出现沿受累部位的结节样强化表现（图 14.3）[19-20]。虽然累及皮质或皮质下白质很少见，但偶可见于肿瘤神经抗体阳性患者。副肿瘤性脑干脑炎的影像诊断需要与传染性脑炎、血管炎、脱髓鞘疾病及低级别神经胶质瘤鉴别。

14.2.4　纹状体脑炎或舞蹈症

副肿瘤相关性纹状体脑炎常见于小细胞肺癌和胸腺瘤患者，目前认为其发病机制与

抗 –CV2/CRMP-5 抗体有关[21]。MRI 常表现为双侧尾状核和壳核 T2WI/FLAIR 信号异常，邻近白质也可出现异常信号。增强 MRI 检查无明显强化，DWI 检查弥散不受限[17]。基底节区 MRI 信号变化与患者临床症状的改善有关。当影像学检查出现以上改变时，需要和病毒性脑炎、散发型克－雅病（Creutzfeldt-Jakob disease, CJD）、急性播散性脑脊髓炎（acute disseminated encephalomyelitis, ADEM）、缺氧性脑损伤及多种代谢性疾病进行鉴别。弥散不受限及邻近脑白质受累有助于副肿瘤性纹状体脑炎与朊病毒病鉴别。MRI 扫描发现的与其他副肿瘤性中枢神经系统疾病相关的信号异常也有助于副肿瘤性纹状体脑炎与其他疾病进行鉴别。

14.2.5　副肿瘤性脊髓炎

副肿瘤性脊髓炎是累及脊髓的严重致残性疾病，可见于肺癌、乳腺癌、肾癌及卵巢癌等多种恶性肿瘤[22-23]。MRI 表现为对称性、沿脊髓纵径分布或仅局限于灰质的 T2WI/FLAIR 高信号，增强扫描可见强化。

14.2.6　肥大性多发性神经病

肥大性多发性神经病是一类以神经根增厚和坏死为特点的罕见的副肿瘤性神经系统疾病，可见于肺癌、类癌、黑色素瘤、恶性淋巴组织增生性疾病及恶性胸腺瘤[24-27]。受累神经

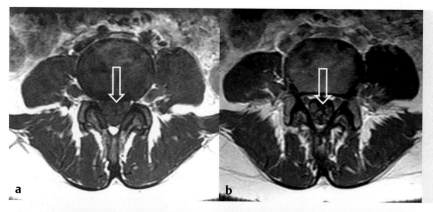

图 14.4　副肿瘤性肥大性多发性神经病　恶性胸腺瘤患者，（a）MRI 轴位 T1WI 平扫和（b）强化示马尾神经根显著增厚和强化（箭头），脑脊液检查未见恶性细胞

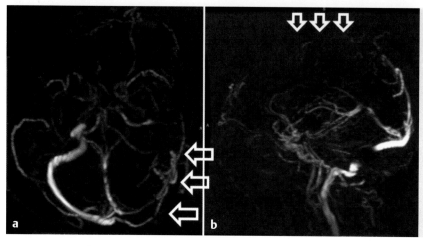

图 14.5　硬脑膜窦血栓形成　乳腺癌患者行 3D 相位对比磁共振静脉造影检查，经最大密度投影处理后，（a）头足位和（b）矢状位像示右侧横窦和乙状窦（a 图箭头所示）及上矢状窦（b 图箭头所示）未显影，影像学表现符合静脉窦血管形成

无炎症细胞及恶性肿瘤细胞浸润，借此可以与其他常见的神经疾病如炎症性脱髓鞘性多发性神经病和转移性病变进行鉴别。肥大性多发性神经病缺乏特异性肿瘤神经抗体，但常可见多种非特异性抗体。该病可累及单个或多个神经根，不同的感觉和运动神经纤维均可受累，也有报道可选择性累及多根马尾神经根[26-28]。MRI 扫描表现为受累的神经根肥厚，增强扫描后有强化（图 14.4）。报道称切除原发肿瘤后异常强化的肥厚神经根可恢复正常[29]。

14.3　肿瘤相关性卒中和脑血管并发症

14.3.1　脑静脉血栓形成

　　脑静脉血栓形成（cerebral venous thrombosis，CVT）可能是由于癌症患者处于高凝状态或者颅内原发性肿瘤或脑膜、颅骨的转移瘤对硬脑膜静脉窦的直接侵犯所致[29]。CVT 患者常出现头痛、惊厥、局灶性神经缺损症状或昏迷等临床表现。中枢神经系统以外的血管内存在血栓是诊断 CVT 的重要线索。

　　CT 平扫（noncontrast CT，NCCT）通常是 CVT 患者首选的影像学检查方法，表现为硬脑膜静脉窦或皮质静脉内高密度的血栓，也可出现与动脉血管分布不一致的出血性或非出血性脑梗死。CT 增强检查可出现硬脑膜窦边缘强化（空三角征）和小脑幕明显强化，出现前者的可能原因是硬脑膜窦内侧支血管强化，出现后者的原因是闭塞部位血液逆流导致静脉淤血[30]，但约 1/3 的患者常规 CT 无异常表现。随着 CT 技术的进一步发展，采用快速扫描和各向同性扫描技术进行快速 CT 静脉造影（CT venography，CTV），并且可以应用采集的数据进行三维重建。CTV 成像速度快，不受流动伪影的影响，当临床高度怀疑 CVT 时，CTV 可作为首选的检查方法。多项研究表明 CTV 的诊断效能与 MRI 静脉造影（MR venography，MRV）相当[31-33]。

　　MRI 更有利于显示脑实质的改变。在常规快速自旋回波序列上 CVT 表现为充盈缺损。在疾病早期（＜5d），硬脑膜窦内血栓在常规 MRI 上表现为 T1WI 等信号、T2WI 低信号，容易与正常硬脑膜窦影像表现混淆。MRV 可

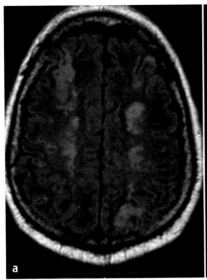
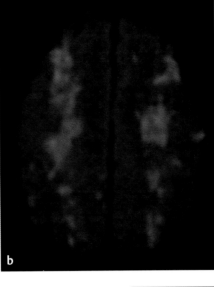

图 14.6　嗜酸性粒细胞增多症（HES）　嗜酸性粒细胞增多症患者出现卒中症状，轴位（a）FLAIR 序列和（b）DWI 序列示双侧大脑半球多发急性梗死灶

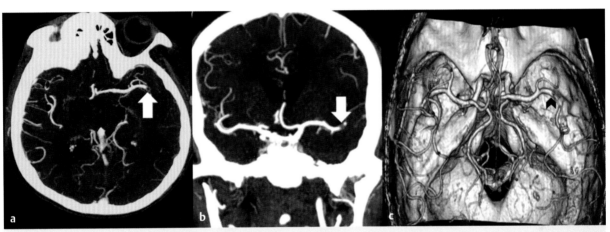

图 14.7　无菌性血栓性心内膜炎（NBTE）　肾细胞癌患者，（a）轴位、（b）冠状位最大密度投影和（c）CT 血管造影三维表面遮盖容积重建图像示左侧大脑中动脉 M1 段远端可见界限清楚的腔内充盈缺损（箭头），伴远端分支减少。超声心动图（图像未提供）示患者心脏瓣膜可见多发小赘生物，提示存在 NBTE

以克服这一缺点，表现为栓塞的硬脑膜窦不显影（图 14.5）。MRI 可很好地显示脑实质的改变，如水肿、出血或非出血性梗死等[34]。DWI 可以用作 CVT 的辅助检查方法，表现为信号不均匀升高，伴或不伴表观弥散系数（apparent diffusion coefficient，ADC）的升高，表明同时存在血管源性和细胞毒性水肿。联合使用上述 MRI 序列有利于 CVT 的检出，但是对于一些模棱两可的病例或孤立性皮质静脉血栓形成患者，应常规行导管造影检查。静脉窦不显影为 CVT 的直接征象，其他中枢神经系统闭塞间接征象包括侧支静脉螺旋样扩张、静脉廓清延迟和侧支循环扩张[35]。脑实质、脑膜或颅骨转移瘤直接侵犯或压迫静脉是引起 CVT 的另外一个原因。CT 和 MRI 都可以显示由于静脉

血栓形成的异常强化肿块。但是它们既可以显示强化的瘤栓，也可以显示亚急性期的血栓，所以并不能有效地鉴别单纯血栓和瘤栓。

14.3.2　缺血性卒中和动脉损害

与脑静脉血栓形成一样，恶性肿瘤患者颅内动脉系统闭塞的主要原因是全身高凝状态或者肿瘤对动脉血管的侵犯或压迫，除此之外，还包括弥散性血管内凝血（disseminated intravascular coagulation，DIC）患者凝血系统异常激活导致的脑动脉内血栓形成以及无菌性血栓性心内膜炎（nonbacterial thrombotic endocarditis，NBTE）血栓赘生物脱落而导致的脑动脉栓塞。恶性肿瘤患者出现急性脑栓塞首先要考虑 NBTE 可能，尤其是当患者伴有全

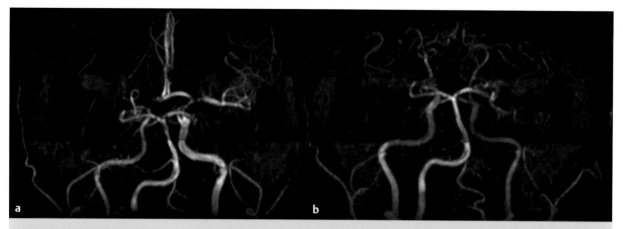

图 14.8 副肿瘤性血管炎 胸腺癌患者，（a）磁共振血管造影（MRA）最大密度投影图示双侧颈内动脉床突上段不规则显著狭窄，以右侧为著；患者对治疗反应不佳，（b）1个月后复查 MRA 示左侧颈内动脉狭窄程度较前加重

身多处或多个器官栓塞时[36]。对于高度怀疑 NBTE 的患者，超声心动图有助于发现心脏瓣膜的赘生物。缺血性卒中患者还可见于嗜酸性粒细胞增多症（hypereosinophilia syndrome, HES），外周血中嗜酸性粒细胞增多导致心内膜和心肌受损，继而形成栓子引起卒中。在疾病早期，HES 引起脑梗死主要在脑动脉分布区域，而在疾病发展到后期主要累及皮质和皮质下区域（图 14.6）[37-38]。根据受累动脉供血部位不同，患者会出现不同的神经功能受损症状和体征。在急性脑栓塞超急性期，CT 平扫一般表现正常，随着病程进展，可出现沿受累脑血管分布的低密度水肿区以及灰白质分界消失征象。利用多排螺旋 CT 扫描可在疾病早期行 CT 血管造影检查，可发现具体的动脉栓塞部位（图 14.7）[39]。MRI 平扫联合 MRA 对急性梗死的诊断更为敏感，DWI 对于缺血性卒中的早期诊断尤为有益。

靠近颅内动脉的肿瘤由于对血管局部包绕、压迫和浸润等作用，偶尔会引起脑梗死。目前所报道的肿瘤包括颅咽管瘤、鞍上生殖细胞瘤、下丘脑肿瘤、垂体腺瘤卒中和星形细胞瘤[40-41]。引起恶性肿瘤患者卒中的原因多种多样，因此详细的临床评估、影像学检查、凝血系统评估和超声心动图检查对于卒中病因的鉴别有重要作用。

14.3.3 副肿瘤性血管炎

恶性肿瘤患者的血管炎可能是由免疫介导的中小血管的炎症反应。副肿瘤性血管炎常见于恶性血液系统肿瘤患者，也可见于小细胞肺癌、肾癌及胃肠道肿瘤等实体瘤。临床上，这些患者常表现为急性或亚急性脑病，而不是神经功能缺损症状。MRI 常无异常表现或者仅发现双侧大脑半球存在梗死灶，血管造影可见管腔狭窄（图 14.8）。影像学检查的主要作用是排除脑内转移、癌性脑膜炎及其他可能引起急性或亚急性脑病的疾病。病理活检发现淋巴细胞性血管炎性损伤伴梗死高度提示该病的诊断。

14.3.4 肿瘤性动脉瘤与瘤栓

肿瘤性动脉瘤（neoplastic aneurysms）是一种罕见疾病，主要见于肺癌、心脏黏液瘤及绒毛膜癌患者[42-44]。该病常累及周围小动脉，主要原因是肿瘤浸润血管壁导致内弹力膜破坏。肿瘤性动脉瘤瘤体很小，影像学表现与系统性坏死性血管炎类似。CT 和 MRI 在动脉瘤引起的脑实质或蛛网膜下腔出血的诊断中发挥重要作用。然而，常规导管造影对于外周微小动脉瘤的诊断更佳[45]，主要表现为动脉远端管壁的小型不规则形或纺锤形膨出。

肿瘤部分脱落进入循环系统也可引起脑栓塞缺血。瘤体或覆盖于肿瘤表面血栓脱落进入体循环后，约 50% 患者会出现脑循环受累表现[46]。瘤栓常来源于心脏黏液瘤或者手术切除术中的肿瘤组织脱落[47-49]。瘤栓常栓塞大脑中动脉等优势血管，引起相应供血区域梗死（图 14.9）。瘤栓可进一步进展为脑内多发转移瘤或肿瘤性动脉瘤。

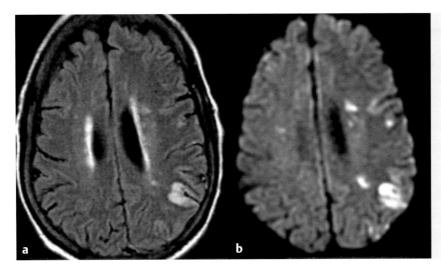

图 14.9　瘤栓　乳腺癌脑转移患者出现卒中症状，轴位（a）FLAIR 序列和（b）DWI 示左侧大脑半球多发急性梗死灶（大脑中动脉供血区域）

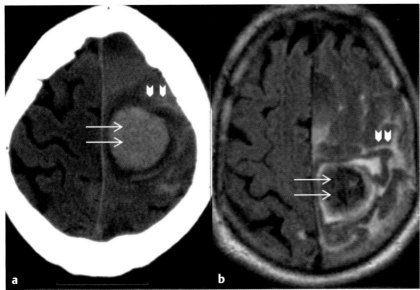

图 14.10　肿瘤相关性出血性卒中　轴位（a）CT 平扫和（b）MRI-FLAIR 序列示脑膜瘤内出血（箭头）及瘤周水肿和邻近脑沟蛛网膜下腔出血（无尾箭头）。由于瘤内出血和蛛网膜下腔出血，患者突发剧烈头痛

14.3.5　出血性卒中

　　肿瘤出血是引起脑实体瘤患者出血性卒中最主要的原因，脑转移瘤多于原发性脑肿瘤[50]。肿瘤内异常增生的血管以及肿瘤内坏死是引起出血的主要原因。原发于甲状腺、肝脏、肾脏和肺脏的肿瘤脑转移更易发生出血。多种脑内原发性肿瘤如垂体腺瘤、胶质瘤、脑膜瘤和原始神经外胚层肿瘤等也和肿瘤的出血性转化（hemorrhagic transformation）有关（图 14.10）[51]。肿瘤的出血性转化可引起新发症状或使原先存在的症状加重。若患者存在未确诊的颅内肿瘤或者单发转移瘤或原发性肿瘤合并出血，影像学诊断存在一定的困难。与单纯脑实质出血相比，对脑肿瘤出血性转化诊断存在具有提示意义的征象包括：不典型部位、形态多样、不成比例的血管源性水肿、早

期强化、先前存在的肿瘤信号发生变化以及在后期随访中缺乏完整的边界清楚的含铁血黄素环。根据肿瘤部位不同，出血范围可超出肿瘤边界而累及周围结构，并可并发蛛网膜下腔出血、硬脑膜下出血、硬脑膜外出血或脑室内出血[52]。当肿瘤引起反复蛛网膜下腔出血，含铁血黄素沉积于软脑膜、软脑膜下脑实质、脊髓及颅神经，可引起表面铁质沉着症（superficial siderosis）[53]。瘤内出血或表面铁质沉着症的出现往往提示良性表现的肿块可能有侵袭性特性。

14.3.6　原发性中枢神经系统血管炎

　　原发性中枢神经系统血管炎（primary angiitis of the central nervous system, PACNS）是由自身免疫、感染、药物和恶性肿瘤等多种原因引起的局限于中枢神经系统的血管炎[54-56]。在众多恶性肿瘤中，PACNS 最常见于霍奇金

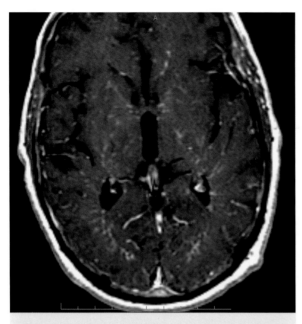

图 14.11　原发性中枢神经系统血管炎（PACNS）
患者有肾移植和淋巴瘤病史，轴位 T1WI 增强检查示脑白质内与血管走行一致的异常强化影，活检证实血管周围肉芽肿性炎症，符合 PACNS 改变

和非霍奇金淋巴瘤。典型的病理学改变为脑和脊髓中小动脉的肉芽肿性炎症。不典型表现还包括小静脉和微静脉的受累。PACNS 患者常出现头痛和脑病症状。PACNS 最主要特征是可逆性脑血管收缩综合征（reversible cerebral vasoconstriction syndrome，RCVS），患者表现为反复急性发作的剧烈头痛，常伴神经功能缺损症状和体征[57]。MRI 检查有助于诊断该病，活检组织病理学检查可以确诊。MRI 表现为 T2WI 累及灰白质的多发局灶性高信号，意味着存在炎症、缺血和梗死等病变。穿支动脉和血管周围脑实质炎症性反应在钆增强 MRI 检查中可表现为分布于脑白质和脑干的线样强化影（图 14.11）。不常见表现包括脑实质出血和出现与肿瘤类似的神经功能缺损症状和体征[58]。MRA 检查可发现常累及前循环近端血管的短节段（< 0.5cm）的血管狭窄、动脉闭塞和动脉瘤[59]。约 40%~50% 的病例 MRA 可发现异常，表现为管腔局限性狭窄，最常见于双侧大脑中动脉及其分支。数字减影血管造影（Digital subtraction angiography，DSA）可显示更多 MRI 不能显示的信息，如显示病变的真正范围，解释 MRI 表现不能解释的症状[60]。

14.4　与肿瘤治疗相关的卒中和脑血管并发症

14.4.1　放射治疗诱发卒中和脑血管并发症

在过去的数十年里，随着放射治疗和化学治疗的发展，脑肿瘤的治疗也发生了很大的变革。放射治疗诱发神经系统并发症包括急性（治疗 2 周内）、早期迟发性（治疗 2 周至 6 个月）和晚期迟发性并发症（治疗 6 个月至数年）[61-62]。

急性脑病

急性脑病常见于接受高剂量放射治疗的患者，常在接受放射治疗 2 周内起病。随着低剂量放射治疗技术（< 3Gy）的发展，近年来急性脑病的发病率有所降低。对于多发脑转移或巨大后颅窝占位的患者，脑病表现尤为严重，主要是由于放射治疗导致的血脑屏障破坏，影像学表现为水肿程度加重。

早期迟发性并发症

脑肿瘤的早期迟发性并发症在放射治疗后 2 周至 4 个月内出现，主要包括嗜睡综合征、伴认知障碍的严重脑白质病和假性延髓性麻痹综合征。脊髓肿瘤的早期迟发性并发症的典型表现为 Lhermitte 征，即颈前屈时产生电击样感觉异常。大多数患者影像学检查无明显异常发现，但约 15% 的患者表现为水肿范围增大或者出现新的异常强化区。Lhermitte 征阳性患者脊髓 MRI 检查一般表现正常。

晚期迟发性并发症

晚期迟发性并发症在接受放射治疗 4 个月之后出现，有报道最迟可在患者行最后一个化疗疗程 30 年后才发生。放射性坏死和脑白质病是主要的晚期迟发性并发症，其他还包括放射性肿瘤、血管异常及内分泌疾病。

放射性坏死

放射性坏死的潜伏期为 1~2 年，患者可表现为新发的局灶性神经缺损症状或与肿瘤复发类似的症状和体征。放射性坏死在增强检查时会出现强化，形态学检查方法在鉴别肿瘤复发和放射性坏死方面能力有限，多种功能影像方法如 PET 有助于二者的鉴别诊断，前者表现为高代谢，后者表现为低代谢。

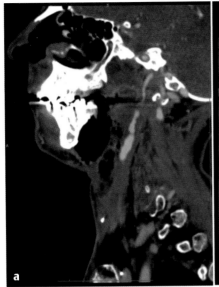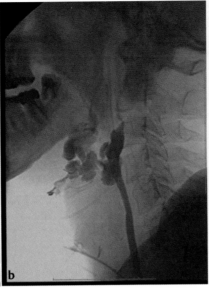

图 14.12　放疗后颈动脉破裂
患者有头颈部恶性肿瘤放疗史，（a）矢状位 CT 血管造影检查示颈内动脉（ICA）管腔显著不规则狭窄，周围可见气体密度影，软组织密度不均匀。（b）1d 后行常规导管血管造影检查示 ICA 前壁完全破裂，造影剂溢出

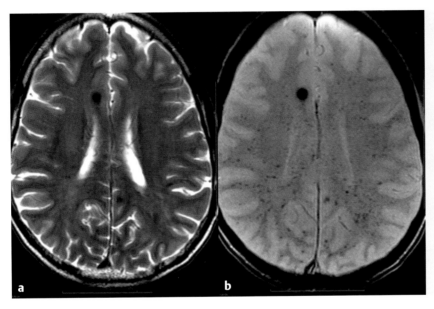

图 14.13　放疗后海绵状血管瘤
轴位（a）T2WI 和（b）梯度回波序列示双侧大脑半球多发小低信号灶，显著散在分布的特点提示海绵状血管瘤可能。患者有儿童时期因髓母细胞瘤行全脑放疗病史

放射治疗后脑白质病

放射治疗后脑白质病是长期接受放射治疗的患者最常见的神经系统并发症，患者常出现认知能力下降和痴呆样症状。尽管该病的诊断属于排除性诊断，应排除引起痴呆的其他疾病，但是 MRI 仍然可以发现脑室周围白质 T2/FLAIR 高信号，伴脑室系统增大和脑沟增宽。

血管性并发症

放射治疗可损害中枢神经系统的大中血管，中等管径血管发生损伤的潜伏期约为 7 年，而大血管发生损伤的潜伏期为 20 年，但是接受组织内放射治疗的患者潜伏期可大大缩短。血管性并发症会长期影响患者的生活质量。颈动脉粥样硬化的速度加快是放射治疗对中枢神经系统血管最主要的影响，可导致短暂性脑缺血发作或卒中。动脉粥样硬化恶化的其他因素包括高血压、糖尿病、高胆固醇血症和肥胖[63]。颈动脉"爆裂"综合征是一类罕见的放射治疗后血管并发症，原因为放射治疗使血管壁过于变薄或完全坏死（图 14.12）[64]。类烟雾病血管病可见，尤其在儿童中较多见。毛细血管扩张症、海绵状血管瘤和动脉瘤等其他中枢神经系统血管畸形主要以放射治疗后迟发性并发症的形式出现（图 14.13）。由于血管畸形出现的潜伏期很长，所以主要见于接受放射治疗的年轻患者。目前脑和脊髓的血管畸形均有报道[62,65]。

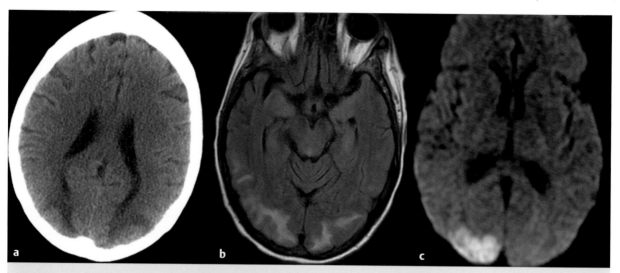

图 14.14　可逆性后部脑白质病综合征（PRES）　正在接受治疗的淋巴瘤患者，轴位（a）CT 平扫、（b）MRI-FLAIR 和（c）DWI 检查示顶枕叶白质密度信号异常，邻近皮质弥散受限

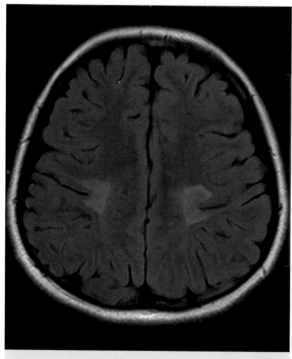

图 14.15　鞘内注射氨甲蝶呤后脑白质病　急性淋巴细胞白血病患者接受鞘内注射氨甲蝶呤治疗，MRI 轴位液体衰减反转恢复（FLAIR）序列图像示双侧额顶叶白质内对称性高信号影

14.4.2　化学治疗相关的卒中和其他血管性并发症

随着多模式治疗方法的应用，化学治疗也越来越多地被用于中枢神经系统和中枢神经系统之外的恶性肿瘤的治疗中。化学治疗药物可诱发多种血管性和非血管性并发症。尽管由化

学治疗药物引起的卒中很罕见，但可由其他多种因素引起。抗 VEGF 药物（贝伐单抗）与动脉性脑梗死及脑出血有关。L- 天冬氨酸消耗体内纤溶蛋白因子，患者可能会出现静脉窦血栓形成。抗凝血酶浓缩剂可有效预防 L- 天冬氨酸治疗引起的血栓形成。除此之外，L- 天冬氨酸还可消耗体内凝血因子而引起脑出血 [66-67]。

可逆性后部脑白质病综合征（reversible posterior leukoencephalopathy syndrome，PRES）是一种被熟知的与化学治疗相关的中枢神经系统并发症，化学治疗药物包括顺铂、阿糖胞苷和氨甲蝶呤等。PRES 确切的病理机制不明，但血管源性水肿是被广泛接受的引起可逆性后部脑白质病的主要原因。CT 表现为双侧大脑半球皮质下对称性分布的低密度影，最常见于顶枕叶。MRI 表现为受累区域皮质下对称性 T2/FLAIR 高信号。受累区域弥散受限为该病不典型表现（图 14.14）。弥散受限代表存在梗死或组织损伤，往往提示预后不良 [68]。

由于氨甲蝶呤等化学治疗药物鞘内给药可运输至脑内，或当大剂量静脉内给药时可通过血脑屏障进入脑内，因此被用于中枢神经系统肿瘤的治疗。氨甲蝶呤可引起中毒性脑白质病（toxic leukoencephalopathy），临床上出现卒中样发作的表现。神经鞘内应用氨甲蝶呤治疗 2 周内即可出现中毒性脑白质病。MRI 表现为深部脑白质或脑室周围白质 T2/FLAIR 高信号（图 14.15），这些区域常出现细胞毒性脑水肿，

DWI 表现为弥散受限。脑白质信号异常可完全消失，也可进展为神经胶质增生或脑软化[62]。

14.5　结　论

　　影像学检查在恶性肿瘤患者神经系统并发症的应用中发挥着各式各样的作用。首要作用是排除结构损伤性病变，如肿瘤性病变、外伤性或自发性颅内出血、脑外肿瘤和缺血性疾病等，这些疾病往往是引起临床症状的主要原因。其次，影像学检查有助于识别和鉴别脑内异常信号改变，并且有助于寻找引起患者亚急性脑病的原因。由于肿瘤相关性脑血管并发症危及患者生命，早期发现和诊断至关重要，任何延误都会显著增加患者的发病率和死亡率。大多数患者在诊断肿瘤前都会出现副肿瘤性中枢神经系统综合征，因此，影像学检查在原发性恶性肿瘤的早期诊断中发挥着重要作用[69]。

　　超声检查、CT、MRI 等多种影像学检查手段的应用有助于恶性肿瘤的早期诊断，并对活组织检查定位有指导意义。FDG-PET 在恶性肿瘤中的应用价值是值得肯定的，由于其可发现常规影像学检查未能发现的肿瘤。FDG-PET 示踪物的摄取与疾病的活动性有关，也能帮助导引穿刺行组织学检查，尤其是当常规影像学检查未能发现肿瘤时[70]。随着 CT、MRI 和 PET 的影像学检查技术的飞速发展，对于伴发神经系统症状的恶性肿瘤患者的评估也在不断演变。

（马雪英　译，刘红娟　审校）

参考文献

[1] DeAngelis LM, Posner JB. Neurologic Complications of Cancer. 2nd ed. New York, NY: Oxford University Press, 2008

[2] Graus F, Rogers LR, Posner JB. Cerebrovascular complications in patients with cancer. Medicine (Baltimore), 1985, 64: 16–35

[3] Posner JB, Furneaux HM. Paraneoplastic syndromes. Res Publ Assoc Res Nerv Ment Dis, l990, 68: 187–219

[4] Darnell RB, Posner JB. Paraneoplastic syndromes involving the nervous system. N Engl J Med, 2003, 349: 1543–1554

[5] Guichard MM A, Vignon G. La polyradiculonévrite cancéreuse métastatique; paralysies multiples des nerfs craniens et rachidiens par généralisation micro-scopique d'un épithélioma du colutérin. J Med Lyon, 1949, 30: 197–207

[6] Auche M. Des nevrites peripheriques chez les cancereux. Rev Med, 1890, 10: 785–807

[7] Dalmau J, Rosenfeld MR. Paraneoplastic syndromes of the CNS. Lancet Neurol, 2008, 7: 327–340

[8] de Andrés C, Esquivel A, de Villoria JG, et al. Unusual magnetic resonance imaging and cerebrospinal fluid findings in paraneoplastic cerebellar degeneration: a sequential study. J Neurol Neurosurg Psychiatry, 2006, 77: 562–563

[9] Choi KD, Kim JS, Park SH, et al. Cerebellar hypermetabolism in paraneoplastic cerebellar degeneration. J Neurol Neurosurg Psychiatry, 2006, 77: 525–528

[10] Gultekin SH, Rosenfeld MR, Voltz R, et al. Paraneoplastic limbic encephalitis: neurologic symptoms, immunological findings and tumour association in 50 patients. Brain, 2000, 123: 1481–1494

[11] Lacomis D, Khoshbin S, Schick RM. MR imaging of paraneoplastic limbic encephalitis. J Comput Assist Tomogr, 1990, 14: 115–117

[12] Thuerl C, Müller K, Laubenberger J, et al. MR imaging of autopsy-proved paraneoplastic limbic encephalitis in non-Hodgkin lymphoma. AJNR Am J Neuroradiol, 2003, 24: 507–511

[13] Brierley JB, Corsellis JA, Hierons R, et al. Subacute encephalitis of later adult life mainly affecting the limbic areas. Brain, 1960, 83: 57–368

[14] Lawn ND, Westmoreland BF, Kiely MJ, et al. Clinical, magnetic resonance imaging, and electroencephalographic findings in paraneoplastic limbic encephalitis. Mayo Clin Proc, 2003, 78: 1363–1368

[15] Scheid R, Lincke T, Voltz R, et al. Serial 18F-fluoro-2-deoxy-D-glucose positron emission tomography and magnetic resonance imaging of paraneoplastic limbic encephalitis. Arch Neurol, 2004, 61: 1785–1789

[16] Dalmau J, Graus F, Rosenblum MK, et al. Anti-Hu-associated paraneoplastic encephalomyelitis/sensory neuronopathy. A clinical study of 71 patients. Medicine (Baltimore), 1992, 71: 59–72

[17] Saiz A, Bruna J, Stourac P, et al. Anti-Hu-associated brainstem encephalitis. J Neurol Neurosurg Psychiatry, 2009, 80: 404–407

[18] Voltz R, Gultekin SH, Rosenfeld MR, et al. A serologic marker of paraneoplastic limbic and brain-stem encephalitis in patients with testicular cancer. N Engl J Med, 1999, 340: 1788–1795

[19] Dalmau J, Graus F, Villarejo A, et al. Clinical analysis of anti-Ma2-associated encephalitis. Brain, 2004, 127:

1831–1844

[20] Saket RR, Geschwind MD, Josephson SA, et al. Autoimmune-mediated encephalopathy: classification, evaluation, and MR imaging patterns of disease. Neurographies, 2011, 1: 2–16

[21] Honnorat J, Cartalat-Carel S, Ricard D, et al. Onco-neural antibodies and tumour type determine survival and neurologic symptoms in paraneoplastic neurologic syndromes with Hu or CV2/CRMP5 antibodies. J Neurol Neurosurg Psychiatry, 2009, 80: 412–416

[22] Taraszewska A, Piekarska A, Kwiatkowski M, et al. A case of the subacute brainstem encephalitis. Folia Neuropathol, 1998, 36: 217–220

[23] Flanagan EP, McKeon A, Lennon VA, et al. Paraneoplastic isolated myelopathy: clinical course and neuroimaging clues. Neurology, 2011, 76: 2089–2095

[24] Kidher ES, Briceno N, Taghi A, et al. An interesting collection of paraneoplastic syndromes in a patient with a malignant thymoma. BMJ Case Rep, 2012, Jul 3: 2012

[25] Flanagan EP, Sandroni P, Pittock SJ, et al. Paraneoplastic lower motor neuronopathy associated with Hodgkin lymphoma. Muscle Nerve, 2012, 46: 823–827

[26] Burton M, Anslow P, Gray W, et al. Selective hypertrophy of the cauda equina nerve roots. J Neurol, 2002, 249: 337–340

[27] Kumar N, Dyck PJ. Hypertrophy of the nerve roots of the cauda equina as a paraneoplastic manifestation of lymphoma. Arch Neurol, 2005, 62: 1776–1777

[28] Lins H, Kanakis D, Dietzmann K, et al. Paraneoplastic necrotizing myelopathy with hypertrophy of the cauda equina. J Neurol, 2003, 250: 1388–1389

[29] RaizerJJ, DeAngelis LM. Cerebral sinus thrombosis diagnosed by MRI and MR venography in cancer patients. Neurology, 2000, 54: 1222–1226

[30] Inhaul KM, Maser F. Cerebral venous and sinus thrombosis-an update. Eur J Neurol, 1994, 1: 109–126

[31] Ozsvath RR, Casey SO, Lustrin ES, et al. Cere-bral venography: comparison of CT and MR projection venography. AJR Am J Roentgenol, 1997, 169: 1699–1707

[32] Rizzo L, Crasto SG, Ruda R, et al. Cerebral venous thrombosis: role of CT, MRI and MRA in the emergency setting. Radiol Med (Torino), 2010, 115: 313–325

[33] Khandelwal N, Agarwal A, Kochhar R, et al. Comparison of CT venography with MR venography in cerebral sinovenous thrombosis. AJR Am J Roentgenol, 2006, 187: 1637–1643

[34] Wasay M, Azeemuddin M. Neuroimaging of cerebral venous thrombosis. J Neuroimaging, 2005, 15: 118–128

[35] Perkin GD. Cerebral venous thrombosis: developments in imaging and treatment. J Neurol Neurosurg Psychiatry, 1995, 59: 1–3

[36] Terashi H, Uchiyama S, Iwata M. Stroke in cancer patients [in Japanese]. Brain Nerve, 2008, 60: 143–147

[37] Lee EJ, Lee YJ, Lee SR, et al. Hypereosinophilia with multiple thromboembolic cerebral infarcts and focal intracerebral hemorrhage. Korean J Radiol, 2009, 10: 511–514

[38] Sethi HS, Schmidley JW. Cerebral infarcts in the setting of eosinophilia: three cases and a discussion. Arch Neurol, 2010, 67: 1275–1277

[39] Rogers LR. Cerebrovascular complications in patients with cancer. Semin Neurol, 2010, 30: 311–319

[40] Mori K, Takeuchi J, Ishikawa M, et al. Occlusive arteriopathy and brain tumor. J Neurosurg, 1978, 49: 22–35

[41] Aoki N, Sakai T, Oikawa A, et al. Dissection of the middle cerebral artery caused by invasion of malignant glioma presenting as acute onset of hemiplegia. Acta Neurochir (Wien), 1999, 141: 1005–1008

[42] Gliemroth J, Nowak G, Kehler U, et al. Neoplastic cerebral aneurysm from metastatic lung adenocarcinoma associated with cerebral thrombosis and recurrent subarachnoid haemorrhage. J Neurol Neurosurg Psychiatry, 1999, 66: 246–247

[43] Tamulevičiūtė E, Taeshineetanakul P, Terbrugge K, et al. Myxomatous aneurysms: a case report and literature review. Interv Neuroradiol, 2011, 17: 188–194

[44] Chang IB, Cho BM, Park SH, et al. Metastatic choriocarcinoma with multiple neoplastic intracranial microaneurysms: case report. J Neurosurg, 2008, 108: 1014–1017

[45] Iihara K, Kikuchi H, Nagata I. Left atrial myxoma with cerebral oncotic aneurysms with special reference to the importance of serial angiography [in Japanese]. No Shinkei Geka, 1991, 19: 857–860

[46] Branch CL Jr, Laster DW, Kelly DL Jr. Left atrial myxoma with cerebral emboli. Neurosurgery, 1985, 16: 675–680

[47] Taccone FS, Jeangette SM, Blecic SA. First-ever stroke as initial presentation of systemic cancer. J Stroke Cerebrovasc Dis, 2008, 17: 169–174

[48] Lee SJ, Kim JH, Na CY, et al. Eleven years'experience with Korean cardiac myxoma patients: focus on embolic complications. Cerebrovasc Dis, 2012, 33: 471–479

[49] Uner A, Dogan M, Sal E, et al. Stroke and recurrent

peripheral embolism in left atrial myxoma. Acta Cardiol, 2010, 65: 101–103

[50] Kondziolka D, Bernstein M, Resch L, et al. Significance of hemorrhage into brain tumors: clinicopathological study. J Neurosurg, 1987, 67: 852–857

[51] Lieu AS, Hwang SL, Howng SL, et al. Brain tumors with hemorrhage. J Formos Med Assoc, 1999, 98: 365–367

[52] Lee CS, Huh JS, Sim KB, et al. Cerebellar pilocytic astrocytoma presenting with intratumor bleeding, subarachnoid hemorrhage, and subdural hematoma. Childs Nerv Syst, 2009, 25: 125–128

[53] Konya D, Peker S, Ozgen S, et al. Superficial siderosis due to papillary glioneuronal tumor. J Clin Neurosci, 2006, 13: 950–952

[54] Zuber M, Blustajn J, Arquizan C, et al. Angiitis of the central nervous system. J Neuroradiol, 1999, 26: 101–117

[55] Volcy M, Toro ME, Uribe CS, et al. Primary angiitis of the central nervous system: report of five biopsy-confirmed cases from Colombia. J Neurol Sci, 2004, 227: 85–89

[56] Birnbaum J, Hellmann DB. Primary angiitis of the central nervous system. Arch Neurol, 2009, 66: 704–709

[57] Hajj-Ali RA, Calabrese LH. Central nervous system vasculitis. Curr Opin Rheumatol, 2009, 21: 10–18

[58] Greenan TJ, Grossman RI, Goldberg HI. Cerebral vasculitis: MR imaging and angiographic correlation. Radiology, 1992, 182: 65–72

[59] Aviv RI, Benseler SM, Silverman ED, et al. MR imaging and angiography of primary CNS vasculitis of childhood. AJNR Am J Neuroradiol, 2006, 27: 192–199

[60] Pomper MG, Miller TJ, Stone JH, et al. CNS vasculitis in autoimmune disease: MR imaging findings and correlation with angiography. AJNR Am J Neuroradiol, 1999, 20: 75–85

[61] Keime-Guibert F, Napolitano M, Delattre JY. Neurologic complications of radiotherapy and chemotherapy. J Neurol, 1998, 245: 695–708

[62] Rollins N, Winick N, Bash R, et al. Acute methotrexate neurotoxicity: findings on diffusion-weighted imaging and correlation with clinical outcome. AJNR Am J Neuroradiol, 2004, 25: 1688–1695

[63] Abayomi OK. Neck irradiation, carotid injury and its consequences. Oral Oncol, 2004, 40: 872–878

[64] Chang FC, Limg JF, Luo CB, et al. Carotid blowout syndrome in patients with head-and-neck cancers: reconstructive management by self-expandable stent-grafts. AJNR Am J Neuroradiol, 2007, 28: 181–188

[65] Greene-Schloesser D, Robbins ME, Peiffer AM, et al. Radiation-induced brain injury: A review. Front Oncol, 2012, 2: 73

[66] Soussain C, Ricard D, Fike JR, et al. CNS complications of radiotherapy and chemotherapy. Lancet, 2009, 374: 1639–1651

[67] Imamura T, Morimoto A, Kato R, et al. Cerebral thrombotic complications in adolescent leukemia/lymphoma patients treated with L-asparaginase-containing chemotherapy. Leuk Lymphoma, 2005, 46: 729–735

[68] Bartynski WS. Posterior reversible encephalopathy syndrome, part 1: fundamental imaging and clinical features. AJNR Am J Neuroradiol, 2008, 29: 1036–1042

[69] Dalmau J, Gonzalez RG, Lerwill MF. Case records of the Massachusetts General Hospital. Case 4-2007. A 56-year-old woman with rapidly progressive vertigo and ataxia. N Engl J Med, 2007, 356: 612–620

[70] Kostakoglu L, Agress H Jr, Goldsmith SJ. Clinical role of FDG PET in evaluation of cancer patients. Radiographics, 2003, 23: 315–340, quiz 533

第 15 章 影像引导的神经外科：术中 MRI

Ian Y. Lee

15.1 引 言

术中磁共振成像（iMRI）自 20 世纪 90 年代末期被开发和推广以来，其在神经外科的治疗中应用越来越广泛，全世界越来越多的研究中心采用了这项技术。以下是 iMRI 的发展史及当前应用的简介。

15.2 历史背景

iMRI 的发展和应用脱胎于神经导航系统的应用。随着框架和无框架导航应用的发展，神经外科医生能够以前所未有的准确度定位颅内深部病变[1-10]。神经导航的应用极大地辅助了病变定位及手术计划制定，使得颅内手术的创伤降至最低。然而，神经导航的准确性依赖于术前扫描。一旦颅骨被打开，手术进行，许多因素（脑脊液外漏、组织切除、局部组织肿胀）会导致高达 5mm 的偏移，这可能导致任何导航系统的准确性降低[6]。

想要进一步提高手术的准确性，需要开发实时术中成像，提供最新信息来指导手术。术中超声即是其中一例；然而由于其无法与其他同时可获得的导航模式融合，应用受到限制[11]。CT 在 20 世纪 80 年代也进行了应用探索，然而主要受限于成本比，始终没有被广泛应用[12-15]。随着 MRI 多维成像能力及图像质量的提高，开发 iMRI 也是顺理成章的事情。

Brigham 和妇女医院的 Peter Black 及其同事与通用电气医疗系统合作，首先报道了 iMRI 的开发和应用经验[16-17]。作为开创性的工作，Brigham 和妇女医院的磁共振治疗设备是主要的合作方式，近十年的工作几乎贯穿整个 20 世纪 80 年代。最初应用是建造在手术室内的开放性低场扫描仪，即所谓的双圈配置。

0.15T 磁体配置提供了直径 30 厘米的球面成像体积，两个磁铁之间可以有 56cm 的空间，允许一个外科医生和助理站着或坐着操作。手术区域需要保留在扫描仪内，以便术中图像采集。这种配置要求与 MRI 相容的设备，这需要另外研发。此外，配备的导航系统也被开发，在术中可随扫描进行实时更新。尽管这种早期的 iMRI 应用因摆放患者增加了手术时间，但在初期使用中没有不良事件报道。报道的手术包括立体定向活检、囊肿引流及开颅肿瘤切除术。

Brigham 和妇女医院发表的经验表明，iMRI 是神经外科医生手中强有力的工具。然而，这样一个系统会带来巨大的安装和维护成本。同期也研发了其他磁体配置，包括高场强的圆柱超导短磁体系统及双平面开放 MRI 设计[18]。Rudolph Fahlbusch 及其同事在埃朗根开发了一个旁开式高场强系统，手术台可以旋转进入 1.5T 闭孔磁体[19]。Moshe Hadani 及其同事联合美敦力导航公司（路易斯维尔）引进了北极星 N-10 iMRI，该系统提供了一个开放配置的 0.12T 轻便磁体[20]。这个特制的系统占用空间很小，可以安放在手术室很小的区域内，并带进手术区域。此外，占用空间小意味着这个系统可以安装在传统的手术室中。

开放配置的 iMRI 系统为低场强磁体所限，不能产生像 1.5T 及 3T 扫描仪器那样用于诊断的高质量高分辨率图像，结果就是使用密闭高场强扫描仪的 iMRI 不断地被开发。这种配置包括一个独立的传统手术室，并与扫描仪房间通过交通走廊连接[21]。这种设计具备一些优势：医疗机构能够应用市售扫描仪而不只是特制的 iMRI 扫描仪；传统手术室的使用也允许使用标准的手术器械；双房间设置也意味着 MRI 不用于手术时可用于传统研究。因此比其他专用术

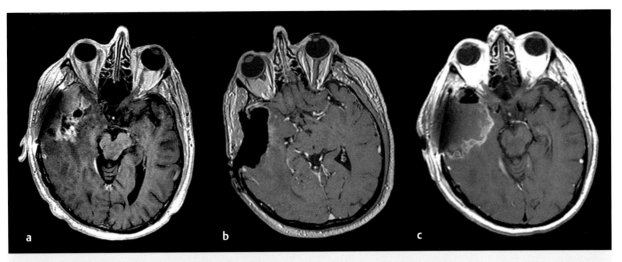

图 15.1　高级别胶质瘤术中磁共振扫描成像获得的切除范围（EOR）图解　（a）术前对比增强 T1 序列显示右颞叶病变。（b）术中对比增强 T1 序列显示切除腔内侧肿瘤残留。（c）术后对比增强 T1 序列显示肿瘤全切

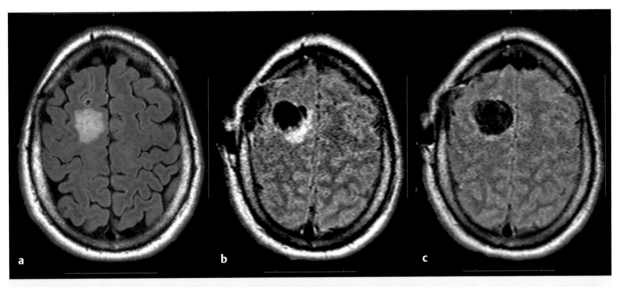

图 15.2　低级别胶质瘤术中磁共振扫描成像获得的切除范围（EOR）图解　（a）术前 T2 液体衰减反转恢复（FLAIR）序列显示右额叶病变。（b）术中 T2 FLAIR 序列显示切除腔后内侧残留 T2 信号。（c）术后 T2 FLAIR 序列显示肿瘤全切没有残留

中扫描仪更经济。另一配置是术中为患者提供扫描仪的轨行系统。1.5T 磁体独立安放在一个房间内，与手术室通过滑动射频和隔音门屏蔽。这种设置也使磁体不在手术室使用的情况下可以有其他应用。操作套件的特点是有一套与 MR 兼容的手术台以及 MR 兼容的头部固定器，以匹配特殊 8 通道术中射频线圈。封闭式磁体系统代表了目前世界上使用的大部分 iMRI 系统。

15.3　颅内肿瘤手术

iMRI 的主要优势是辅助肿瘤切除（图 15.1）。术中脑实质由于脑脊液丢失、水肿、肿瘤切除而变形。手术进行过程中，这种脑组织偏移会使得基于术前扫描的神经导航不准确。iMRI 可通过提供图像引导神经导航的实时更新而协助手术。在 iMRI 引进之前，患者会由于切除不完全而再次手术。有了 iMRI，外科医生可以通过实时图像来评估肿瘤切除范围（the extent of tumor resection，EOTR），在手术结束之前进行必要的再切除，从而降低了由于切除不完全而再次手术的风险。有了这项工具，神经外科医生可以更加完整地切除肿瘤，理论上能够提高胶质瘤患者的生存率。iMRI 最初的经验显示不存在与使用相关的不

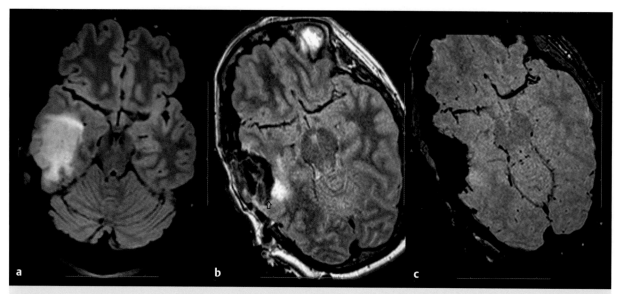

图 15.3　切除范围（EOR）及使用术中标记控制切除图解　（a）术前 T2 FLAIR 序列显示右颞叶低级别病变。（b）术中 T2 FLAIR 序列显示切除腔后内侧肿瘤残留。后方的流空（箭头）代表静脉，对指导进一步切除残留肿瘤有极大帮助。（c）最后术中扫描序列显示肿瘤全切没有信号残留

良后果，大多数作者也认可其协助切除控制的价值[17,22-28]。这些研究的患者群有很大的异质性，混合了低级别及恶性胶质瘤患者。此外，部分肿瘤由于靠近优势或重要的结构，手术不能进行全切。

15.3.1　低级别胶质瘤

低级别胶质瘤患者可能是从 iMRI 协助的手术中获益巨大的一个群体（图 15.2）。从临床角度看，低级别胶质瘤刚开始有惰性的亚临床生长率，但正常的模式是持续性生长及系统性恶变，反过来导致神经功能障碍，最终死亡[29-30]。从治疗角度看，越来越多的证据显示肿瘤的切除范围不仅对肿瘤的进展和总体生存期，而且对间变风险有显著影响[31-38]。不幸的是，由于难以区分肿瘤与脑实质，低级别胶质瘤可能使手术变得极为困难。iMRI 最初引入时，手术在低级别胶质瘤治疗中的作用仍然备受争议。

Brigham 和妇女医院团队发表了应用 iMRI 治疗低级别胶质瘤使生存获益的研究[39]。研究是回顾性的，没有真正的对照组。手术数据被汇总并与国家数据库的生存数据比较。鉴于该结果，此研究首次证实了手术联合 iMRI 切除病变对低级别胶质瘤患者有益处。但是，研究未提供精确的 EOTR 数据，所以很难说明 iMRI 及手术切除在生存期延长中的作用。后

续研究试图通过定量评价 EOTR 来量化 iMRI 的益处。Senft 等发表了利用轻便低场扫描仪的研究[40]。他们发现在低级别胶质瘤患者中，iMRI 切除控制使 47.6% 的肿瘤得到进一步切除。无论如何，该结果使 90.5% 的患者达到了手术目标，在高级别胶质瘤组则是 100%。这种差别是由于低场强 iMRI 图像与术后的高场强扫描仪获得图像差异所致。Hatiboglu 等发表了一项前瞻性研究，特异性的评价使用 iMRI 对 EOTR 的影响[41]。这项研究使用了密闭高场强磁体系统，可由外科医生决定如何进行扫描。EOTR 可以在术中首次扫描及术后扫描时进行测量。他们观察到级别 I 、II 、III 的 EOTR 分别从 63% 增加到 100%，69% 增加到 78%，57% 增加到 71%。

尽管缺乏一级证据，在低级别胶质瘤患者中使用 iMRI 有潜在的临床价值似乎是可信的。研究观察到使用 iMRI 使 EOTR 增加，结合大量的文献支持 EOTR 与总体生存期有关，iMRI 可以提高低级别胶质瘤患者的生存率似乎是很明显的。相比高级别胶质瘤，低级别胶质瘤的发病率较低，因此使用随机对照研究评价 iMRI 的应用——或低级别胶质瘤的一般手术治疗——不太可能得出结论。然而，证据确实表明在治疗低级别胶质瘤时使用 iMRI 有切实的益处。

表 15.1　研究人群与切除参数

研究	N	完全切除 定义	容量分析	计划	首次 iMRI	末次 iMRI	临床表现	并发症	生存期
Knauth 等（1999 年）	41 HGG(38 例患者)	NS	无	100%	37%	未做（在 EPMRI 上 76%GTR）	NS	NS	NS
Wirtz 等（2000 年）	68 HGG(62 个 GBM)含复发	切除 iMRI 上 CE 区，无神经外科医生评价	无	NS	27% 的 HGG 中	66%HGG 继续切除（最后 iMRI 结果无法获得）	亚组人群中 NS	在亚组人群中 NS	中位数：CTR13.3 个月 vs STR9.2 个月（P=0.003 5）
Bohinski 等（2001 年）	30 HGG	神经放射科和神经外科医生的意见	无	亚组人群中 NS（30~40 例胶质瘤）	再次切除的 57%HGG 中	NS	亚组人群中 NS	在亚组人群中 NS	NS
Nimsky 等（2003 年）	32 GBM	评价（由神经外科医生作出？）	无	亚组人群中 NS	亚组人群中 NS 6/32	7/32	亚组人群中 NS	在亚组人群中 NS	NS
Hirschberg 等（2005 年）	32 GBM[a]	神经外科和神经放射科医生的意见	无	NS（可能 19/27）	5/27	NS	好转 16% 无变化 55% 恶化 29%	感染 2 例，视野缺损 3 例	均值：14.5 个月 vs 未使用 iMRI 的匹配对照组 12.1 个月
Schneider 等（2005 年）	31 GBM	切除 T1Gd 上 >95% 的 CE 区，通过分割测量	有：每层肿瘤的总面积 × 层厚（+ 层间隙厚度）	NS	2/31	11/31	恶化 13%	再次出血 1 例，水肿 1 例，新发轻瘫 2 例	中位数：GTR537d vs STR237d(P=0.004)
Busse 等（2006 年）	24 GBM 复发	含 由神经外科和神经放射科医生达成共识	无	NS	NS	4 个全切 GBM	亚组人群中 NS	在亚组人群中 NS	NS
Muragaki 等（2006 年）	30 GBM	切除 T1Gd 上 CE 区，通过分割测量	有：每层肿瘤的总面积 × 层厚	NS	NS	90%EOTR	亚组人群中 NS	在亚组人群中 NS	NS
Nimsky 等（2006 年）	57 GBM	NS	无[b]	在 25/27（最少）患者中无计划	25/27（最少）16/57	23/57	亚组人群中 NS	在亚组人群中 NS	NS

续表

研究	N	完全切除	临床表现	并发症	生存期
Hatibogl 等（2009 年）	27 GBM	>95% EOTR（T1Gd 上 CE 区）；有：两名神经外科医生在 Vitrea 上确定肿瘤面积；NS；12/27；24/27	亚组人群中 NS	NS	NS
Lenaburg 等（2009 年）	35 GBM（29 例患者）	有：$4/3\times\pi a\times b\times c$（a、b、c 为径线）；NS；27/35 切除 >95% 次切除患者中；NS（72% 再次切除患者中）	1/35 恶化	呼吸衰竭 1 例（死亡），伤口感染需修补 2 例，CSF 漏 1 例	NS
Senft 等（2010 年）	41 GBM	神经放射科医生判断无残存 CE 区（屏蔽治疗组）；100%	所有 10 例 iMRI 患者和 19/31 cNN 患者（EPMRI）；NS	NS	中位数：GTR74 周 vs STR46 周（$P<0.001$）；iMRI 88 周 vs cNN68 周（$P=0.07$）

CE=对比增强。cNN=传统神经导航。CSF=脑脊液。EOTR=肿瘤切除范围。EPMRI=早期术后 MRI。GBM=多形性胶质母细胞瘤。GTR=全切。HGG=高级别胶质瘤。iMRI=术中 MRI。N=病例数。NS=未明确。STR=次全切。T1Gd=注射钆剂后 T1WI MRI。如果可能，只应用 GBM 数据（未源于支中、表中、图中）。若不可能，则使用 HGG 数据。a 该研究中最初 32 例 GBM 手术患者，只有 27 例图像质量较好的用于进一步分析。b 胶质瘤切除容量较好地用于进一步分析。b 胶质瘤切除容量评价本研究（排除交叉数据），作者在 VectorVision 工作站运用手工分割，使用配准成像数据库进行容量分析。经评可。引自 Kubben PL, ter Meulen KJ, Schijns OEMG, et al. Intraoperative MRI-guided resection of glioblastoma multiforme: A systemic review. Lancet Oncol,2011,12:1062-1070

15.3.2　高级别胶质瘤

尽管治疗方法不断进步，但高级别胶质瘤患者手术治疗的预后仍然很差[42-43]。治疗模式相对简单：保留神经功能的最大限度的手术切除及后续辅助治疗[44-46]。与在低级别胶质瘤患者中一样，iMRI 通过实时更新 EOTR 来控制肿瘤切除。iMRI 术中扫描也可获得最新神经导航信息，在继续切除前进行再次校正。另外，神经外科医生可通过术中标记识别切除范围内的不同解剖结构（如血管），相关影像学图像也可由术中扫描的神经影像医生识别（图 15.3）。这可以提供有用的定位信息增加切除的可控性。

Kubben 等发表了一篇综述对 iMRI 在高级别胶质瘤和（或）多形性胶质母细胞瘤手术切除中的价值进行评价[47]，使用 iMRI 定量评价 EOTR 是系统评价的纳入标准之一。共确定 12 项非随机研究，总计 439 例患者。全切是 EOTR 的评价内容之一，并经过了定量（通过容量分析）或定性评价（总结在表 15.1）。并非所有研究都提供了术中首次扫描的 EOTR 数据。而所有测量 EORT 的研究都显示，EOTR 在首次及末次 iMRI 扫描间有升高。四个研究提供了生存数据，其中一个有与之匹配的未使用 iMRI 的对照组[48]。在这个研究中，尽管没有达到统计学上显著的 95%CI 水平（P=0.14），但 iMRI 组与未使用 iMRI 的对照组相比平均生存期有增加，分别是 14.5 月及 12.1 月。Senft 等研究对比了使用 iMRI 与使用传统神经导航的两组数据，其中所有患者都计划肿瘤全切[49]。对所有接受手术的患者（使用或不使用 iMRI），全切的中位生存期为 74 周，而次全切的中位生存期为 46 周（$P < 0.001$）。此外，使用 iMRI 的手术切除患者的中位生存期是 88 周，而没有使用 iMRI 的手术切除患者中位生存期是 68 周（P=0.07）。另外的两个研究是全切及次全切的对比。Wirtz 等的研究显示生存期明显改善（P=0.003 5），中位生存期分别是 13.3 月及 9.2 月[50]。Schneider 也证实生存期的明显提高，中位生存期分别是 537d 及 237d（P=0.003）[28]。该综述得出结论，有最高为二级的证据支持高级别胶质瘤患者术中使用 iMRI 优于传统手术方法。

该综述值得注意的一点是归因偏差。高级别胶质瘤预后较差，尤其是胶质母细胞瘤，神经外科医生在切除这些病变时需要格外小心以避免切除不全。随着 iMRI 的使用，外科医生采取更为保守的方法期望术中扫描进一步指导切除。没有 iMRI 时，为了达到最大限度切除的预期，外科医生不得不尽可能地扩大切除范围。这种偏差在首次扫描时会使 EOTR 被低估，比较首末次扫描时会错误的高估 EOTR 的增加。另外，尽管 EOTR 在评价 iMRI 有效性方面是一个有用的替代指标，但 iMRI 对生存期的影响是评价其价值最有意义的指标。

截至作者成文时，只发表有一篇评价 iMRI 对 EOTR 指导价值的随机对照试验。Senft 等发表的研究随机分配 24 例胶质瘤患者到 iMRI 手术组，25 例到传统手术组[51]。肿瘤组织学类型主要是 WHO Ⅳ级胶质瘤（多形性胶质母细胞瘤和胶质肉瘤）、两个 Ⅲ 级及一个 Ⅰ 级胶质瘤。研究纳入的所有患者都计划肿瘤全切。iMRI 组 96% 的患者获得肿瘤全切，而对照组只有 68%。iMRI 组中，33% 的患者在 iMRI 扫描后进行了二次切除。术后 6 个月，iMRI 组 67% 的患者病情稳定，而传统手术组只有 36%（P=0.046）。无进展生存期的 Kaplan-Meier 评估显示，iMRI 组的中位生存期是 226d，而传统组的是 154d；但结果无统计学差异。不管怎样，确实存在一级证据显示 iMRI 对增加 EOTR 及提高生存期有影响。我们期待未来的研究能进一步证实这些发现。

15.3.3　垂体瘤

对垂体腺瘤，现代神经外科优先选用经蝶窦蝶鞍内肿瘤切除术[52]。垂体腺瘤一般进程缓慢，在临床上诊治难度较大。对于无功能腺瘤，切除适应证包括神经功能障碍（通常是视通路受压所致的视野缺损）或进行性增大。功能性腺瘤由于其所产生的内分泌系统症状使临床诊治困难。分泌促肾上腺皮质激素（ACTH）的肿瘤引起库欣综合征严重影响健康，患者寿命缩短[53]。从手术角度来说，肿瘤向上延伸至鞍上区或向外侧延伸至海绵窦都会使手术难度增加。经蝶窦的路径时，使用手术显微镜观察鞍上区受限，很难评价是否有肿瘤残留。任何残留肿瘤都需要放射治疗（如果残留肿瘤与视通路间有足够空间，大多数患者可行立体定位神经手术）或再次手术，但两者分别存在放疗不良反应及脑脊液漏的风险。

与其在胶质瘤中的应用相似，iMRI 可以辅助垂体肿瘤的手术切除。对于手术可治愈的肿瘤（如肿瘤没有侵及海绵窦），完整的切除可以保证患者不需放疗或再次手术。有几项研究探讨了 iMRI 的应用[21,24,54-55]。Bohinski 等介绍了使用 0.3T 磁体进行 30 例垂体瘤手术的经验[21]。1 例患者最初行经蝶窦路径手术，但随后的 iMRI 扫描显示有明显的出血进入第三脑室及侧脑室，需要紧急转换成标准的开颅手术。余下的 29 例患者中，19 例（66%）在术中的首次扫描后进行了再切。通过高级神经外科医生确认，29 例中的 16 例患者计划行全切术，余下的 13 例适合行"最优"次全切术。在全切组内，9 例（56%）有肿瘤残留，并行再探查术。次全切组中，10 例（77%）需要再探查。作者认为这种异常高的再探查率是由于与 iMRI 应用相关的学习曲线及手术台的限制，这种特殊配置与扫描仪固定，不能像标准手术台那样移动。Schwartz 等发表了使用 0.12T 磁体行内镜辅助经蝶窦路径手术的 15 例患者的经验[56]。3 例患者 iMRI 扫描显示肿瘤残留，并被 45°角的内镜证实。4 例患者似乎有肿瘤残留，再探查发现为血液集聚或脑膜折叠。余下的 8 例患者按照术前目标进行了适当的切除。Gerlach 等发表了 40 例使用 0.15T 扫描仪进行手术的研究[57]。在这项研究中，仅 7 例（17.5%）患者在术中扫描后需要再探查；然而值得注意的是，麻醉时间平均延长了 77.4min，手术时间平均增加了 38.7min。

Nimsky 等发表了 106 例患者使用 1.5T 高场强扫描仪行经蝶窦路径手术的结果[59]。85 例患者计划进行完整切除，29 例（34%）需要再探查，其中只有 21 例（72%）患者可进行完整切除。作者认为总切除率由 58% 增加到 82% 是应用 iMRI 的结果。余下的 21 例患者计划部分切除，8 例（38%）在术中扫描后进行了再探查术。研究还指出，将 iMRI 扫描与术后扫描比较时缺乏假阴性结果。目前，没有一级证据表明垂体瘤手术中使用 iMRI 有切实的益处。有一些二级证据表明 iMRI 有助于控制切除。使用 iMRI 增加的成本以及全身麻醉时间是否

改善了垂体瘤的治疗效果尚有待证实。

15.3.4 儿童肿瘤

iMRI 在成人肿瘤手术中的优势（无论是理论上还是实践上的）同样适用于儿童。肿瘤完全切除对儿童肿瘤患者有明显的生存获益[58, 60]。所以，任何有助于最大限度切除肿瘤及减少因肿瘤残留而再次手术的方法都被认为是有益的。儿童病变特点是囊性病变发病率升高，当囊液引流时会导致脑组织明显位移。iMRI 可以提供部分囊液引流后发生改变的最新图像，也可以在手术结束前检查引流管的位置[61-62]。

大量研究已经看到低场 iMRI 对儿童肿瘤的价值[62-67]。Nimsky 等描述了他们在 33 例儿童患者中使用 0.2T 磁体的经验[63]。手术适应证多样，包括 9 例囊肿引流、6 例癫痫灶切除、6 例垂体病变和 12 例脑肿瘤。作者强调了 iMRI 改变了两个肿瘤和 3 个放置导管病例的手术方法。Samdani 等发表了 20 例儿童患者应用 0.12T 磁体进行手术治疗的研究[65]。病理结果多样，3 例皮质发育不良合并混杂的肿瘤组织学类型。作者指出 iMRI 扫描所需的额外麻醉时间方面有一个学习曲线，最初的 10 例平均增加 138min，而最后 10 例平均增加 84min。至于 iMRI 提供的附加价值，他们报道了 4 例额外肿瘤切除及 1 例额外海马切除的病例。此外，研究者还进一步确认了囊肿开窗术，从脑室分离固定的囊肿，以及在 1 例患者中通过 iMRI 观察到肿瘤黏附在视交叉上。

最近，另一些研究报道了高场强 iMRI 扫描仪在儿童中的应用。Levy 等发表了一项研究，在 10 年时间中，98 例患儿接受了 105 次手术[68]，其中包括 5 例脊髓病变手术。余下的 100 例颅脑手术中，肿瘤 55 例，癫痫 27 例，血管病变 12 例，感染（炎症）3 例，脑脊液分流或囊肿引流 3 例。该研究中 iMRI 主要用于 3 种类型的扫描：术前计划扫描、术中扫描及质量控制扫描。80%（n=84）的患者进行了术中扫描，平均需时 30min。55 例肿瘤患者中，49 例行术中扫描，其中 24 例（49%）需要再切。这项研究没有观察 EOTR 及对总体生存期的影响。无论如何，作者提倡让神经外科医生应用 iMRI 以"逐步进阶的方式"进行手术，他们认为应用 iMRI 可以使手术暂停以获得最新成

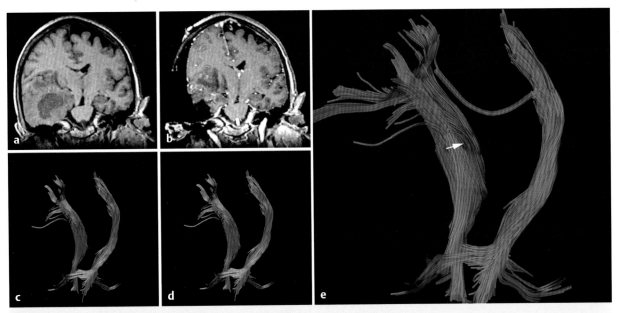

图 15.4　50 岁女性右侧颞叶 WHO Ⅳ 级胶质瘤图像　（a）术前冠状位 T1WI 磁共振扫描成像（诱导后麻醉，头部固定，没有对比度强化）。（b）对应的术中图像，没有可见的肿瘤强化部分。（c、d）对应的锥体束示踪显像。上下走形纤维颜色编码为蓝色，由于术中头部是水平方向成像，所以前后走形颜色编码变为左 / 右方向。（c）术前，（d）术中，（e）术前覆盖区（蓝色），术中（灰色）锥体束示踪显示右侧锥体束内移（白箭头）。经许可，引自 Nimsky C,Ganslandt O,Hastreiter P,et al. Preoperative and intraoperative diffusion tensor imaging-based fiber tracking in glioma surgery. Neurosurgery, 2005, 56: 130–138

像来进一步指导切除，这样的手术过程更为舒适。Shah 等发表了使用 iMRI 引导 42 例儿童患者手术及 103 例未使用 iMRI 引导的传统手术的对比研究[69]。作者指出 iMRI 组手术持续时间明显延长，iMRI 组平均用时 350min，传统组平均用时 243min。此外，iMRI 组平均住院时间为 8.2d，长于传统组的 6.6d。iMRI 组的 18 例（42.9%）术中扫描后需要再切。两组手术目标实现率相似——iMRI 组及传统组分别是 79% 和 80%。然而，传统组在初次手术后的 2 周再手术率是 7.77%（n=8），而 iMRI 没有需要再次手术的病例，该差异没有统计学意义。尽管如此，在权衡了额外住院治疗费用、再次手术及 iMRI 扫描成本后，就总成本而言作者仍提倡使用 iMRI。但安装 iMRI 的总体费用本身没有纳入分析考虑。作者还评论了患者和父母的心理受益，他们认为这可能是重要的，尤其是对儿童。

据文献报道，对于肿瘤手术的其他应用，iMRI 在儿科患者中也有一些益处。但这些缺乏一级证据支持。此外，几乎没有有关这一特殊患者群总体生存期的结局资料，仍需开展更多的研究来确认 iMRI 在儿科患者中的价值及效用。

15.4　与功能成像整合

功能成像方法——识别重要皮质的 fMRI 及脑磁图描记术、显示白质纤维束的扩散张量 MRI 技术 [扩散张量成像（DTI）]——的发展催生了功能神经导航的概念（图 15.4）。据报道，应用 fMRI 与神经导航技术整合可有效辅助肿瘤切除[70-73]。特别是，fMRI 能让神经外科医生设计远离重要结构的安全皮质入路。至于与 iMRI 的应用，fMRI 提供的信息目前只能与术前神经导航计划整合[72-73]。这里的限制在于，患者在术中全身麻醉的情况下不能提供最新的 fMRI 数据。也有研究报道了 DTI 在功能神经导航中的作用[71, 74-76]。DTI 与神经导航的整合可使神经外科医生避免损伤重要的白质纤维束，以免患者出现严重的并发症。此外，也有人对术中扫描获得 DTI 进行了研究[77-81]。

Mamata 等在 2001 年首次发表了 DTI 与 iMRI 整合的报道[77]。该研究使用一台 0.5T 术中扫描仪对接受肿瘤切除的 3 例志愿者进行了扫描。DTI 主要用于识别手术所致的梗死。此外，术中扫描可识别白质纤维束从而避免手术损伤。研究显示使用 iMRI 术中扫描获得 DTI

的可行性。基于 DTI 可与 iMRI 指导手术相结合，其他研究者试图评价 DTI 示踪技术在肿瘤手术患者中的更广泛应用。其中最有趣的是白质束在肿瘤切除时偏移的程度和方向。纽伦堡大学的 Christopher Nimsky 及其团队报道了使用 1.5TMRI 进行术前及术中 DTI 纤维追踪的 37 例胶质瘤患者[78-79]。该研究主要关注锥体束成像。作者指出白质束向内、外的移动范围分别是 8mm 及 15mm。37 例患者中，11 例（29.7%）向内偏移，23 例（62.2%）向外偏移，余下的 3 例患者在术中扫描没有偏移。白质偏移的量与肿瘤的大小有关（$r=0.453$，$P < 0.01$），但偏移的方向似乎是不可预测的。至于扫描时间的增加，作者报道标准的扫描计划需要 21min，DTI 的测量需要额外 5.5min 的扫描时间。纤维束计算和显示也需要时间。作者还报道 37 例患者中有 1 例运动障碍较术前加重，但作者认为其原因是静脉功能不全所致的水肿而不是 DTI 示踪术不准确。

与 Nimsky 的研究相似，Romano 等也试图研究胶质瘤手术中皮质脊髓束的偏移[80]。作者报道了使用 1.5TMRI 进行胶质瘤手术的 20 例患者。他们发现向内、外偏移范围分别是 9.7mm 及 11mm。8 例（40%）患者向内偏移，10 例（50%）患者向外偏移，其余 2 例患者没有偏移。在分析中，他们发现瘤周水肿程度与偏移量密切相关（$r=0.691$，$P=0.001$）。与 Nimsky 等的研究相反，他们认为偏移幅度与肿瘤体积没有相关性。他们的研究也显示偏移的方向是不可预测的。此外，作者还采集了 11 例患者在打开硬脑膜后肿瘤切除前的 DTI 数据，其中 7 例向外偏移。在分析中，他们发现颅骨切开术大小与白质束偏移间有相关性（$r=0.69$，$P=0.05$）。手术患者中没有出现功能障碍加重的情况，相反 18 例术前功能障碍的患者中 15 例术后神经症状改善。

DTI 示踪术及 iMRI 引导的手术也被应用于视辐射。最近的研究中，Sun 等在 44 例脑部病变的患者中进行了术前、术中、术后的视辐射示踪[81]。44 例患者中的 36 例是胶质瘤。在术前扫描中作者可以识别全部 44 例患者的视辐射。这些信息被导入功能神经导航系统，三维图像数据导入手术显微镜。这使得作者可以创建图像，在术中接近视辐射时提醒手术医

生。他们的研究没有提供白质偏移范围的数据，但他们指出 DTI 示踪术可以确定病变与视束间的距离。27 例胶质瘤患者的病灶在视辐射 5mm 范围内，其中 12 例视力正常，15 例有不同程度的视野缺损。术后，4 例患者视野改善，20 例没有变化，3 例加重。病变与视辐射间距离 > 5mm 的 9 例患者术前术后的视野都正常。此外，作者提供了 EOTR 数据并指出，36 例胶质瘤患者中 17 例在术中扫描后进行了再切。这 17 例患者中有 9 例进行了肿瘤全切（52.9%），其余患者为避免视辐射损伤只进行了部分切除。作者发现在 iMRI 首次扫描后，肿瘤与视辐射的距离与肿瘤的残留量显著相关（$r=0.38$，$P < 0.05$），但肿瘤与视辐射的距离与最终切除范围无显著相关性。作者认为，不管是否邻近视辐射，iMRI DTI 扫描所提供的最新信息都有利于病变进一步切除。

功能神经影像已经成功整合进 iMRI 引导的手术中[82]。DTI 示踪技术提供的功能神经导航信息在指导颅内病变切除中的应用越来越广泛。这种趋势很可能继续下去，功能成像辅助神经系统手术的创新应用报道将日益增加。

15.5 iMRI 的其他应用

iMRI 指导手术已经远不止用于肿瘤切除。文献报道其他应用包括实现外科治疗癫痫，脑深部电刺激术（DBS）及在脊髓的一些应用[83]。此外，新序列的应用也可为深部结构提供准确的图像指导（图 15.5）。

15.5.1 癫痫手术

药物难治性颞叶癫痫的治疗包括手术切除特殊结构外的局部癫痫病灶。手术切除内侧颞叶硬化病变或局灶性病变似乎可获得更高的手术治愈率[83-85]。尽管手术成功率较高，但报道的复发率仍有 20%~60%[85-87]。癫痫控制成功与所有患者病变切除的范围是否有直接相关性仍存在争议。有些作者提倡完整切除内侧颞叶结构（即杏仁核和海马），并对使用 iMRI 引导癫痫切除进行评价。早期的一些报道已经阐述了 iMRI 在癫痫切除中的应用[16]。Buchfelder 等观察了 0.2T iMRI 在 58 例药物难治性癫痫患者中的应用[88]。值得注意的是，半数病例没有病变，半数病例存在海绵状血管瘤

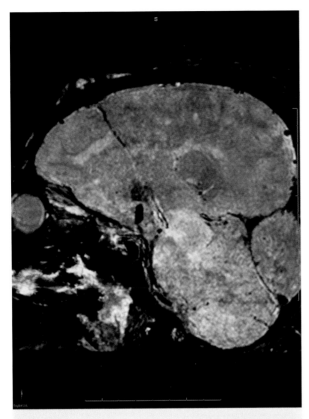

图 15.5　磁敏感加权成像序列显示脑干胶质瘤活检路径

和肿瘤等病变。他们发现术中图像与术后高场强扫描图像是一致的，因此 iMRI 也能提供分辨率足够的图像来评价切除完整与否。

Schwartz 等发表了 5 例内侧颞叶癫痫患者使用 0.5T iMRI 扫描的经验[89]。首次切除之后 5 例患者都进行了术中扫描，作者发现 5 例患者的杏仁核都完整切除。然而，他们也发现所有患者都有小部分的海马残留，需要再探查。5 例中的 4 例患者癫痫控制没有发作，第 5 例患者停用抗癫痫药后有发作。这组患者平均随访 8 个月。Kaibara 等观察了 14 例成年癫痫患者 1.5T iMRI 的应用，术前成像发现内侧颞叶硬化[90]。所有 14 例患者计划靶向切除杏仁核和海马、中脑背侧面或胼胝体压部的后缘。术中扫描显示 14 例患者中的 7 例有海马或杏仁核切除不足，这促使了在手术结束前进行再探查以证实切除是否完整。他们发现 14 例患者中 13 例（93%）在后续的随访中癫痫未发作（平均随访 17 个月，最少 12 个月），其余 1 例患者癫痫发作频率没有改变。iMRI 已经显示了其在癫痫外科手术中的效用，但其价值需要更

大样本随机试验的证实。

15.5.2　脑深部电刺激术

DBS 在治疗运动障碍疾病的应用越来越广泛。DBS 成功与否取决于导线放置的准确性[91]。导线放置一般依赖于术前成像，术前成像用来识别 DBS 靶点及立体定向框架的应用。患者清醒时使用术中微电极记录（MER）精确定位，有助于更好的放置导线。应用 iMRI 放置 DBS 可以避免 MER 的干扰从而保持高保真度。Starr 和 Larson 已经率先应用 iMRI 扫描仪放置 DBS[92-93]。患者在全身麻醉下仰卧于 1.5T 扫描仪的检查床上。扫描仪进行计划扫描，并确定靶点和轨迹。贴在患者头皮的定位阀指导轨迹。使用 MR 透视技术不断调整定位阀直到阀与靶线平行。然后固定阀。剥脱鞘内的陶瓷管植入靶点。术中扫描证实陶瓷管的尖端，然后放入与 MRI 兼容的 DBS 电极。一旦扫描证实导线放置到位，就移除脱下的鞘并将导联固定。29 例患者均未出现脑内出血，2 例因感染需要移除植入物。评价立体定向手术的准确性时，作者发现与之前的报道中实际电极的放置位置与预期位置 3.2mm 的差异相比，此研究获得 29% 的改善[94]。但也有 1 例患者的导线放置不当，需要后续修正。Starr 等也开发和测试了新系统[95]。因此，有证据证实 iMRI 引导的 DBS 植入的可行性和准确性。但仍然需要大规模对比研究来验证近实时 iMRI 引导的 DBS 植入法与更多传统 DBS 植入法何者更优。

（牛　晨 译，张　明 审校）

参考文献

[1] Apuzzo MLJ, Sabshin JK. Computed tomographic guidance stereotaxis in the management of intracranial mass lesions. Neurosurgery, 1983, 12: 277–285

[2] Barnett GH, Kormos DW, Steiner CP, et al. Intraoperative localization using an armless, frameless stereotactic wand. Technical note. J Neurosurg, 1993, 78: 510–514

[3] Bucholz RD, Smith KR, Henderson J. Intraoperative localization using a three-dimensional optical digitizer. SPIE, 1993, 1894: 312–322

[4] Galloway RL, Maciunas RJ. Stereotactic neurosurgery. Crit Rev Biomed Eng, 1990, 18: 181–205

[5] Golfinos JG, Fitzpatrick BC, Smith LR, et al. Clinical

use of a frameless stereotactic arm: results of 325 cases. J Neurosurg, 1995, 83: 197–205

[6] Guthrie BL, Adler JR Jr. Computer-assisted preoperative planning, interactive surgery, and frameless stereotaxy. Clin Neurosurg, 1992, 38: 112–131

[7] Kelly PJ, Kali BA, Goerss S, et al. Present and future developments of stereotactic technology. Appl Neurophysiol, 1985, 48: 1–6

[8] Maciunas RJ, Galloway RL Jr, Fitzpatrick JM, et al. A universal system for interactive image-directed neurosurgery. Stereotact Funct Neurosurg, 1992, 58: 108–113

[9] Roberts DW, Strohbehn JW, Hatch JF, et al. A frameless stereotaxic integration of computerized tomographic imaging and the operating microscope. J Neurosurg, 1986, 65: 545–549

[10] Watanabe E, Mayanagi Y, Kosugi Y, et al. Open surgery assisted by the neuronavigator, a stereotactic, articulated, sensitive arm. Neurosurgery, 1991, 28: 792–799, discussion 799–800

[11] Hammoud MA, Ligon BL, elSouki R, et al. Use of intraoperative ultrasound for localizing tumors and determining the extent of resection: a comparative study with magnetic resonance imaging. J Neurosurg, 1996, 84: 737–741

[12] Lunsford LD. A dedicated CT system for the stereotactic operating room. Appl Neurophysiol, 1982, 45: 374–378

[13] Lunsford LD, Martinez AJ. Stereotactic exploration of the brain in the era of computed tomography. Surg Neurol, 1984, 22: 222–230

[14] Lunsford LD, Parrish R, Albright L. Intraoperative imaging with a therapeutic computed tomographic scanner. Neurosurgery, 1984, 15: 559–561

[15] Shalit MN, Israeli Y, Matz S, et al. Intra-operative computerized axial tomography. Surg Neurol, 1979, 11: 382–384

[16] Black PM, Moriarty T, Alexander E III et al. Development and implementation of intraoperative magnetic resonance imaging and its neurosurgical applications. Neurosurgery, 1997, 41: 831–842, discussion 842–845

[17] Black PM, Alexander E III, Martin C, et al. Craniotomy for tumor treatment in an intraoperative magnetic resonance imaging unit. Neurosurgery, 1999, 45: 423–431, discussion 431–433

[18] Lewin JS. Interventional MR imaging: concepts, systems, and applications in neuroradiology. AJNR Am J Neuroradiol, 1999, 20: 735–748

[19] Mislow JMK, Golby AJ, Black PM. Origins of intraoperative MRI. Neurosurg Clin N Am, 2009, 20: 137–146

[20] Hadani M, Spiegelman R, Feldman Z, et al. Novel, compact, intraoperative magnetic resonance imaging-guided system for conventional neuro-surgical operating rooms. Neurosurgery, 2001, 48: 799–807, discussion 807–809

[21] Bohinski RJ, Warnick RE, Gaskill-Shipley MF, et al. Intraoperative magnetic resonance imaging to determine the extent of resection of pituitary macroadenomas during transsphenoidal microsurgery. Neurosurgery, 2001, 49: 1133–1143, discussion 1143–1144

[22] Knauth M, Wirtz CR, Tronnier VM, et al. Intraoperative MR imaging increases the extent of tumor resection in patients with high-grade gliomas. AJNR Am J Neuroradiol, 1999, 20: 1642–1646

[23] Nimsky C, Fujita A, Ganslandt O, et al. Volumetric assessment of glioma removal by intraoperative high-field magnetic resonance imaging. Neurosurgery, 2004, 55: 358–370, discussion 370–371

[24] Nimsky C, Ganslandt O, Tomandl B, et al. Low-field magnetic resonance imaging for intraoperative use in neurosurgery: a 5-year experience. Eur Radiol, 2002, 12: 2690–2703

[25] Nimsky C, Ganslandt O, Von Keller B, et al. Intraoperative high-field-strength MR imaging: implementation and experience in 200 patients. Radiology 2004; 233: 67–78

[26] Ntoukas V, Krishnan R, Seifert V. The new generation polestar n20 for conventional neurosurgical operating rooms: a preliminary report. Neurosurgery, 2008, 62 Suppl 1: 82–89, discussion 89–90

[27] Schneider JP, Schulz T, Schmidt F, et al. Gross-total surgery of supratentorial low-grade gliomas under intraoperative MR guidance. AJNR Am J Neuroradiol, 2001, 22: 89–98

[28] Schneider JP, Trantakis C, Rubach M, et al. Intraoperative MRI to guide the resection of primary supratentorial glioblastoma multiforme—a quantitative radiological analysis. Neuroradiology, 2005, 47: 489–500

[29] Duffau H. Surgery of low-grade gliomas: towards a 'functional neurooncology'. Curr Opin Oncol, 2009, 21: 543–549

[30] Soffietti R, Baumert BG, Bello L, et al. European Federation of Neurological Societies. Guidelines on management of low-grade gliomas: report of an EFNS-EANO Task Force. Eur J Neurol, 2010, 17: 1124–1133

[31] Keles GE, Lamborn KR, Berger MS. Low-grade hemispheric gliomas in adults: a critical review of extent of resection as a factor influencing outcome. J Neurosurg, 2001, 95: 735–745

[32] McGirt MJ, Chaichana KL, Attenello FJ, et al. Extent of surgical resection is independently associated with survival in patients with hemispheric infiltrating low-grade gliomas. Neurosurgery, 2008, 63: 700-707, author reply 707–708

[33] McGirt MJ, Chaichana KL, Gathinji M, et al. Independent association of extent of resection with survival in patients with malignant brain astrocytoma. J Neurosurg, 2009, 110: 156–162

[34] Sanai N, Berger MS. Glioma extent of resection and its impact on patient outcome. Neurosurgery, 2008, 62: 753–764, discussion 264–266

[35] Sanai N, Berger MS. Operative techniques for gliomas and the value of extent of resection. Neurotherapeutics, 2009, 6: 478–486

[36] Sanai N, Chang S, Berger MS. Low-grade gliomas in adults. J Neurosurg, 2011, 115: 948–965

[37] Sanai N, Polley MY, Berger MS. Insular glioma resection: assessment of patient morbidity, survival, and tumor progression. J Neurosurg, 2010, 112: 1–9

[38] Smith JS, Chang EF, Lamborn KR, et al. Role of extent of resection in the longterm outcome of low-grade hemispheric gliomas. J Clin Oncol, 2008, 26: 1338–1345

[39] Claus EB, Horlacher A, Hsu L, et al. Survival rates in patients with low-grade glioma after intraoperative magnetic resonance image guidance. Cancer, 2005, 103: 1227–1233

[40] Senft C, Seifert V, Hermann E, et al. Usefulness of intraoperative ultra low-field magnetic resonance imaging in glioma surgery. Neurosurgery, 2008, 63 Suppl 2: 257–266, discussion 266–267

[41] Hatiboglu MA, Weinberg JS, Suki D, et al. Impact of intraoperative high-field magnetic resonance imaging guidance on glioma surgery: a prospective volumetric analysis. Neurosurgery, 2009, 64: 1073–1081, discussion 1081

[42] Kowalczuk A, Macdonald RL, Amidei C, et al. Quantitative imaging study of extent of surgical resection and prognosis of malignant astrocytomas. Neurosurgery, 1997, 41: 1028–1036, discussion 1036–1038

[43] Kreth FW, Berlis A, Spiropoulou V, et al. The role of tumor resection in the treatment of glioblastoma multiforme in adults. Cancer, 1999, 86: 2117–2123

[44] Lacroix M. Abi-Said D, Fourney DR, et al. A multivariate analysis of 416 patients with glioblastoma multiforme: prognosis, extent of resection, and survival. J Neurosurg, 2001, 95: 190–198

[45] Laws ER, Shaffrey ME, Morris A, et al. Surgical management of intracranial gliomas—does radical resection improve outcome? Acta Neurochir Suppl (Wien), 2003, 85: 47–53

[46] Nicolato A, Gerosa MA, Fina P, et al. Prognostic factors in low-grade supratentorial astrocytomas: a uni-multivariate statistical analysis in 76 surgically treated adult patients. Surg Neurol, 1995, 44: 208–221, discussion 221–223

[47] Kubben PL, ter Meulen KJ, Schijns OEMG, et al. Intraoperative MRI-guided resection of glioblastoma multiforme: a systematic review. Lancet Oncol, 2011, 12: 1062–1070

[48] Hirschberg H, Samset E, Hoi PK, et al. Impact of intraoperative MRI on the surgical results for high-grade gliomas. Minim Invasive Neurosurg, 2005, 48: 77–84

[49] Senft C, Franz K, Blasel S, et al. Influence of iMRI-guidance on the extent of resection and survival of patients with glioblastoma multiforme. Technol Cancer Res Treat, 2010, 9: 339–346

[50] Wirtz CR, Knauth M, Staubert A, et al. Clinical evaluation and follow-up results for intraoperative magnetic resonance imaging in neurosurgery. Neurosurgery, 2000, 46: 1112–1120, discussion 1120–1122

[51] Senft C, Bink A, Franz K, et al. Intraoperative MRI guidance and extent of resection in glioma surgery: a randomised, controlled trial. Lancet Oncol, 2011, 12: 997–1003

[52] Wilson CB. A decade of pituitary microsurgery. The Herbert Olivecrona lecture. J Neurosurg, 1984, 61: 814–833

[53] Stewart PM, Krone NP. The adrenal cortex. In: Melmed S, Polonsky KS, Larson MD, Kronenberg H. M. eds. Williams Textbook of Endocrinology. 12th ed. Philadelphia, PA: Saunders, 2011: 479–544

[54] Pergolizzi RS, Jr, Nabavi A, Schwartz RB, et al. Intra-operative MR guidance during trans-sphenoidal pituitary resection: preliminary results. J Magn Reson Imaging, 2001, 13: 136–141

[55] Schulder M, Salas S, Brimacombe M, et al. Cranial surgery with an expanded compact intraoperative magnetic resonance imager. Technical note. J Neurosurg, 2006, 104: 611–617

[56] Schwartz TH, Stieg PE, Anand VK. Endoscopic transsphenoidal pituitary surgery with intraoperative magnetic resonance imaging. Neurosurgery, 2006, 58 Suppl: ONS44-ONS51, discussion ONS44-ONS51

[57] Gerlach R, du Mesnil de Rochemont R, Gasser T, et al. Feasibility of Polestar N20, an ultra-low-field intraoperative magnetic resonance imaging system in resection control of pituitary macroadenomas: lessons

learned from the first 40 cases. Neurosurgery, 2008, 63: 272–284, discussion 284–285

[58] Fahlbusch R, Thapar K. New developments in pituitary surgical techniques. Best Pract Res Clin Endocrinol Metab, 1999, 13: 471–484

[59] Nimsky C, von Keller B, Ganslandt O, et al. Intraoperative high-field magnetic resonance imaging in transsphenoidal surgery of hormonally inactive pituitary macroadenomas. Neurosurgery, 2006, 59: 105–114, discussion 105–114

[60] Finlay JL, Wisoff JH. The impact of extent of resection in the management of malignant gliomas of childhood. Childs Nerv Syst, 1999, 15: 786–788

[61] Lancon JA, Killough KR, Dhillon G, et al. Interventional magnetic resonance imaging guided aspiration and biopsy of a cystic midbrain tumor. Pediatr Neurosurg, 1999, 30: 151–156

[62] Vitaz TW, Hushek S, Shields CB, et al. Changes in cyst volume following intraoperative MRI-guided Ommaya reservoir placement for cystic craniopharyngioma. Pediatr Neurosurg, 2001, 35: 230–234

[63] Nimsky C, Ganslandt O, Gralla J, et al. Intraoperative low-field magnetic resonance imaging in pediatric neurosurgery. Pediatr Neurosurg, 2003, 38: 83–89

[64] Roth J, Beni Adani L, Biyani N, et al. Intraoperative portable 0. 12-tesla MRI in pediatric neurosurgery. Pediatr Neurosurg, 2006, 42: 74–80

[65] Samdani AF, Schulder M, Catrambone JE, et al. Use of a compact intraoperative low-field magnetic imager in pediatric neurosurgery. Childs Nerv Syst, 2005, 21: 108–113, discussion 114

[66] Vitaz TW, Hushek SG, Shields CB, et al. Interventional MRI-guided frameless stereotaxy in pediatric patients. Stereotact Funct Neurosurg, 2002, 79: 182–190

[67] Vitaz TW, Hushek S, Shields CB, et al. Intraoperative MRI for pediatric tumor management. Acta Neurochir Suppl (Wien), 2003, 85: 73–78

[68] Levy R, Cox RG, Hader WJ, et al. Application of intraoperative high-field magnetic resonance imaging in pediatric neurosurgery. J Neurosurg Pediatr, 2009, 4: 467–474

[69] Shah MN, Leonard JR, Inder G, et al. Intraoperative magnetic resonance imaging to reduce the rate of early reoperation for lesion resection in pediatric neurosurgery. J Neurosurg Pediatr, 2012, 9: 259–264

[70] Ganslandt O, Fahlbusch R, Nimsky C, et al. Functional neuronavigation with magnetoencephalography: outcome in 50 patients with lesions around the motor cortex. J Neurosurg, 1999, 91: 73–79

[71] Guye M, Parker GJ, Symms M, et al. Combined functional MRI and tractography to demonstrate the connectivity of the human primary motor cortex in vivo. Neuroimage, 2003, 19: 1349–1360

[72] Kober H, Nimsky C, Möller M, et al. Ganslandt O. Correlation of sensorimotor activation with functional magnetic resonance imaging and magnetoencephalography in presurgical functional imaging: a spatial analysis. Neuroimage, 2001, 14: 1214–1228

[73] Nimsky C, Ganslandt O, Kober H, et al. Integration of functional magnetic resonance imaging supported by magnetoencephalography in functional neuronavigation. Neurosurgery, 1999, 44: 1249–1255, discussion 1255–1256

[74] Clark CA, Barrick TR, Murphy MM, et al. White matter fiber tracking in patients with space-occupying lesions of the brain: a new technique for neurosurgical planning? Neuroimage, 2003, 20: 1601–1608

[75] Hendler T, Pianka P, Sigal M, et al. Delineating gray and white matter involvement in brain lesions: three-dimensional alignment of functional magnetic resonance and diffusion-tensor imaging. J Neurosurg, 2003, 99: 1018–1027

[76] Yamada K, Kizu O, Mori S, et al. Brain fiber tracking with clinically feasible diffusion-tensor MR imaging: initial experience. Radiology, 2003, 227: 295–301

[77] Mamata Y, Mamata H, Nabavi A, et al. Intraoperative diffusion imaging on a 0. 5 Tesla interventional scanner. J Magn Reson Imaging, 2001, 13: 115–119

[78] Nimsky C, Ganslandt O, Hastreiter P, et al. Intraoperative diffusion-tensor MR imaging: shifting of white matter tracts during neurosurgical procedures-initial experience. Radiology, 2005, 234: 218–225

[79] Nimsky C, Ganslandt O, Hastreiter P, et al. Preoperative and intraoperative diffusion tensor imaging-based fiber tracking in glioma surgery. Neurosurgery, 2005, 56: 130–137, discussion 138

[80] Romano A, D'Andrea G, Calabria LF, et al. Pre-and intraoperative tractographic evaluation of corticospinal tract shift. Neurosurgery, 2011, 69: 696–704, discussion 704–705

[81] Sun GC, Chen XL, Zhao Y, et al. Intraoperative high-field magnetic resonance imaging combined with fiber tract neuronavigation-guided resection of cerebral lesions involving optic radiation. Neurosurgery, 2011, 69: 1070–1084, discussion 1084

[82] Woodard EJ, Leon SP, Moriarty TM, et al: Initial experience with intraoperative magnetic resonance imaging in spine surgery. Spine, 2001, 26: 410–417

[83] Berkovic SF, McIntosh AM, Kalnins RM, et al. Preoperative MRI predicts outcome of temporal lobectomy: an actuarial analysis. Neurology, 1995, 45:

1358-1363

[84] Spencer DD, Spencer SS, Mattson RH, et al. Access to the posterior medial temporal lobe structures in the surgical treatment of temporal lobe epilepsy. Neurosurgery, 1984, 15: 667-671

[85] Wyler AR, Hermann BP, Richey ET. Results of reoperation for failed epilepsy surgery. J Neurosurg, 1989, 71: 815-819

[86] Awad IA, Nayel MH, Liiders H. Second operation after the failure of previous resection for epilepsy. Neurosurgery, 1991, 28: 510-518

[87] Wiebe S, Blume WT, Girvin JP, et al. Effectiveness and Efficiency of Surgery for Temporal Lobe Epilepsy Study Group. A randomized, controlled trial of surgery for temporal-lobe epilepsy. N Engl J Med, 2001, 345: 311-318

[88] Buchfelder M, Fahlbusch R, Ganslandt O, et al. Use of intraoperative magnetic resonance imaging in tailored temporal lobe surgeries for epilepsy. Epilepsia, 2002, 43: 864-873

[89] Schwartz TH, Marks D, Pak J, et al. Standardization of amygdalohippocampectomy with intraoperative magnetic resonance imaging: preliminary experience. Epilepsia, 2002, 43: 430-436

[90] Kaibara T, Myles ST, Lee MA, et al. Optimizing epilepsy surgery with intraoperative MR imaging. Epilepsia, 2002, 43: 425-429

[91] Papavassiliou E, Rau G, Heath S, et al. Thalamic deep brain stimulation for essential tremor: relation of lead location to outcome. Neurosurgery, 2008, 62 Suppl 2: 884-894

[92] Martin AJ, Larson PS, Ostrem JL, et al. Placement of deep brain stimulator electrodes using real-time high-field interventional magnetic resonance imaging. Magn Reson Med, 2005, 54: 1107-1114

[93] Starr PA, Martin AJ, Ostrem JL, et al. Subthalamic nucleus deep brain stimulator placement using high-field interventional magnetic resonance imaging and a skull-mounted aiming device: technique and application accuracy. J Neurosurg, 2010, 112: 479-490

[94] Starr PA, Christine CW, Theodosopoulos PV, et al. Implantation of deep brain stimulators into the subthalamic nucleus: technical approach and magnetic resonance imaging-verified lead locations. J Neurosurg, 2002, 97: 370-387

[95] Larson PS, Starr PA, Bates G, et al. An optimized system for interventional magnetic resonance imaging-guided stereotactic surgery: preliminary evaluation of targeting accuracy. Neurosurgery, 2012, 70 Suppl Operative: 95-103, discussion 103

第16章 展望：超高场强磁共振

Steffen Sammet, Alexander Radbruch

16.1 引 言

20 世纪 80 年代末期，美国阿拉巴马大学伯明翰分校、马里兰州贝塞斯达的国立卫生研究院和明尼阿波利斯市明尼苏达大学的磁共振中心率先安装了具有 4T 系统的超高场强（ultra-high-field，UHF）磁共振（magnetic resonance imaging，MRI）[1]。早期的系统面临许多工程上的挑战，同时，为了获得具有诊断质量的磁共振扫描，许多技术的发展是必需的[2]。十多年来，这些高场系统主要是用于研究，但是为了临床应用，研发总是聚焦于在超高场强磁共振下的性噪比（signal-to-noise ratio，SNR）增益。1998 年首台人类 8T MRI 系统安装在俄亥俄州立大学哥伦布分校，接下来是在明尼苏达大学的 7T 系统[3]。这两个超高场强系统仍属于临床实验设备，部分建造来自于内部组件。在患者舒适性和梯度性能方面，7T 系统 90cm 的磁体内径较 8T 系统 80cm 的磁体内径更有优势[4]。而在相同的磁体内径下，3T 系统较 4T 系统更有优势，因此，随后的商用磁共振建立在 3T 系统和 7T 系统[5]。超高场强磁共振的时代开始于三大领先的临床磁共振系统厂商西门子医疗、飞利浦医疗和通用电气医疗分别推出了他们的第一款商用 7T 磁共振。这些老牌厂商对 7T 系统的商业利用，为超高场强磁共振注入了新的动力。如今，超过 50 台 7T 磁共振系统已经安装并在全球运行。7T 磁体主动屏蔽技术的发展大大降低了超高场强磁共振系统在医院环境安装的费用，这将使 7T 磁共振最终融入临床工作流程中。最先的结果已经证明了超高场强的优势，特别是在神经影像学的应用，包括 SNR[6] 的增加，功能性脑成像[7] 灵敏度的提高，以及磁共振波谱成像（magnetic resonance spectroscopy，MRS）中光谱分辨率的提高[8]。

16.2 超高场强磁共振的挑战

尽管最早的 7T MRI 取得了令人欣喜的结果，但 UHF 磁共振的挑战随之而来。在较高场强下变化的静磁场 B_0 图像质量降低，特别是在大内径尺寸的系统中[9]。由于扫描中相位误差的积累，中央场强不均匀的灵敏度在快速梯度序列尤为显著。例如，超高速平面回波成像（echoplanar imaging，EPI）的 MRI 脉冲序列使用长的读写和数据采集导致 UHF 下失真伪影的增加[10]。EPI 是功能性磁共振成像（functional magnetic resonance imaging，fMRI）和弥散加权成像（diffusion-weighted imaging，DWI）的基本序列，这些成像技术被广泛应用于大脑功能的评价，因此，解决 UHF 下 B_0 的非均匀性对于神经影像的应用尤为重要。技术研发通过引入至少一个数量级的额外线圈来改善 B_0 场强下的不均匀[11-12]。

UHF 下的变化不仅出现在静磁场 B_0 中，同时也出现在高频（radiofrequency，RF）场强 B_1 下[13]。氢离子在 7T 下的拉摩尔频率（$w_0 = \gamma \cdot B_0$）为 300MHz，组织中的波长缩短到了 14cm。因而，交替的高频场强透过 FOV 出现了相当大的变化，导致了信噪比和图像对比的改变[14]。因此，大量的资金用于提高高频线圈的灵敏度和均匀性。一种被称作双向匀场或 RF 匀场的革新技术被证实具有满意的效果，可能是提高在 UHF 下高频场均匀性的首选方法。行波磁共振成像是针对 UHF 不均匀性的另一个有前途的理论。行波磁共振成像从根本上改变了射频技术的设计。磁体腔被波导耦合器定位在孔的底端或靠近患者磁体腔中一个小的偶极天线上，对于行波而言，磁体腔类似于一个高通滤波器。对于经典的 60cm 内径的 7T 磁体，高通滤波器的截止频率非常接近 298MHz，与氢离子在 7T 的拉摩尔频率一致。人体的高介电常数衍射的射频场的能量在身体表面，因此能量流入体内。磁体腔基本上相当于为一个非常长的射频线圈[15]。

UHF 下更高的静磁场 B_0 在组织中创造出更长的磁化矢量，磁化矢量幅度的增加需要射频场双能量沉积，随后将导致特定吸收率（specific absorption rate，SAR）和患者安全风险的增加[16-17]。增加的静磁场 B_0 也导致自旋 - 晶格弛豫时间 T1 增加，引起自旋扩散和交换导致的自旋 - 自旋弛豫时间 T2 的降低。这些弛豫时间变化导致修改的对比在 UHF 下参照物的改变，需要在序列设计和参数选择时加以考虑[18]。

MRI 腔内的 3 个梯度线圈（Gx，Gy，Gz）的变化取决于其在静磁场 B_0 中的位置。梯度线圈用缠绕电线或蚀刻的铜板在玻璃纤维上建造，并嵌入在环氧树脂中[19]。梯度线圈中的开关电流被用于自旋空间激发和编码。MRI 扫描仪的梯度由梯度强度，梯度上升时间和区域的均匀性决定[20]。主磁体高静电场 B_0 对导线内电流产生的洛伦兹力引起听觉的共振。梯度线圈的噪声可能损害患者的听力，除非采取预防措施如耳塞或降噪耳机。因此，多种方法被考虑用于减少因梯度线圈所产生的噪音和共振，尤其是利用 UHG 的优势将梯度上橡胶支架或真空密封梯度线圈组件直接安装在地板上，这样他们就可以机械地从磁铁中分离[21]。在 UHF 优势下的快速梯度回波序列经常得益于高静磁场强度中。这些序列需要快速的梯度上升时间和快速切换的梯度，这可以引起明显的图像振动，由梯度产生的电场也能引起患者的周围神经刺激和刺痛感[22-24]。

在俄亥俄州哥伦布市进行的第一台 8T MRI 系统安全研究结果，指引美国食品和药物管理局（Food and Drug Administration，FDA）将 8T MRI 归类到非显著风险中[25-26]。这并不适用于金属植入物的患者。在 MRI 检查期间，金属植入物可以与静磁场 B_0，RF 场的 B_1，或者梯度场相互作用，并导致平移或旋转运动、加热、设备故障或组合效应[27]。在 1.5T 和 3T 上，关于临床植入物的影响已经进行了许多研究，导致的结果是，具有 FDA 注册商标的金属植入物可以在特殊条件下用于 MRI 检查。在磁场强度超过 3T 时，只有很少的针对金属植入物安全的评价体系已经建立；因此，当时的金属植入物患者被大多数 UHF MRI 研究机构排除在外[28]。因此，需要设计和完成针对植入物的新的 UHF MRI 测试程序。尽管充满挑战，但像 9.4T、11.7T 甚至是 14T 系统这样更高的磁场强度的人用 MRI 系统，甚至在规划或已经运行[29-30]。

16.3　超高场强磁共振的潜能

16.3.1　更高强度信噪比

UHF MRI 的动力主要通过更高的主磁场强度来提高信噪比而达到的，信噪比随磁场强度呈线性增加[14,31]。MRI 中信噪比增加可以用于执行以下情况：

- 实现更高的空间分辨率（即更小的像素尺寸）。
- 缩短 MRI 在临床中的扫描时间。
- 开放一些含量少于氢原子核的原子（如 ^{13}C、^{17}O、^{19}F、^{23}Na、^{31}P、^{35}Cl、^{39}K）的无创性 MRI 和 MRS 扫描，用于提供在生理学中的病理改变及药物分布[32-33]。
- 提高质子磁共振波谱中低浓度代谢物的检测方法[34]。

以上这些更高强度信噪比的优势为神经 - 肿瘤 MRI 提供了极大的潜能。更小的像素尺寸可以提高小的肿瘤组织及转移的检出率，更快的扫描时间缩短了图像序列和协议，从而减少了焦躁不安的患者所产生的运动伪影[35]。

UHF MRI 的高信噪比也可以被用来弥补并行成像技术中固有的信噪比损失 [如灵敏度编码（sensitivity encoding，SENSE），空间谐调同步采集（simultaneous acquisition of spatial harmonics，SMASH），部分并行成像的局部灵敏度（partially parallel imaging with localized sensitivities，PILS），一般性自动校准部分并行采集（generalized autocalibrating partially parallel acquisitions，GRAPPA）]。这些并行成像技术使用相控阵列线圈被广泛用

于加速磁共振成像采集，增加成像速度，而不需要更快的梯度切换[36]。

16.3.2 强化对比度机制

UHF MRI 在一些神经－肿瘤成像序列为强化对比度机制提供优势。

磁敏感或 T2* 加权成像

磁化率随磁场强度 B_0 呈线性增加，磁化率是一个无量纲的量，它表述了块体材料暴露在外部磁场时是如何被磁化的。磁化率还描述了在生物组织中磁化率的空间变化引起的磁场的失真[37]。磁化率与 T2* 弛豫时间直接相关。在 UHF 中，大脑的功能和生理过程，以及大脑病理性改变的血氧变化，可以更好地被 T2* 对比图像所反映。去氧血液作为脑血管功能的内源性对比剂，被认为可以更好地显示 UHF MRI 下肿瘤微血管情况[38-39]。

血氧水平依赖

氧敏感的成像技术，如血液氧合水平依赖（blood oxygenation level dependent，BOLD），在 UHF 中同样得益于强化磁化率[40]。当氧气的运输蛋白血红蛋白从组织中脱氧时，逆磁性的含氧血红蛋白变成了顺磁性的去氧血红蛋白。因此去氧血红蛋白可以作为固有顺磁性造影剂，增加激活脑区的耗氧量，导致血管扩张，从而增加血流量和血容量。动脉内血流量的增加与局部耗氧量不匹配，因此会出现过量的氧存在于引流静脉，以及反磁性的氧合血红蛋白的增加。在大脑活动的作用下，信号移相所产生的 T2* 衰变在血管附近相应减少，这使得信号强化。在 fMRI 中由于信号强化变化导致的图像对比度增加，可以被用来更好地映射激活的大脑区域[41]。fRMI 可以在治疗过程中定位功能脑区并区分具有必要功能的大脑结构[42]。BOLD 对比度也可以用定量 BOLD（qBOLD）的技术测量氧摄取分数[43]。

磁共振强化血管造影

UHF 磁共振血管造影（MRA）提供了更高分辨率图像的可能性，用于提高区分组织和血管。同时也显示了一种以最小对比吸收血脑屏障的微妙变化的灵敏度的增加。潜在的肿瘤复发可以在更早的时间点被检测，允许用于适应早期的治疗。增加对比增强的灵敏度同 UHF MRI 高空间分辨率一样，可以提高小转移灶的检出率[44]和更好地区分这些病变与正常的大脑结构。更高的分辨率也提高了转移在其他强化结构，如脑膜、大脑镰和静脉附近的检测。当独立的或者多发转移被怀疑时，这些显著增加的病灶可以影响治疗方式。更高的磁场强度，也可以用来更好地显现在肿瘤中的新生血管，这可能会提供额外的信息[45]。

灌注磁共振成像

灌注磁共振成像技术是一种使用内源性或外源性示踪剂评估脑微血管中血液灌注的技术。在神经肿瘤成像方面，灌注磁共振成像技术被用来将活跃肿瘤区和其附近的健康组织，坏死肿瘤区区分出来。由于灌注磁共振成像可以将肿瘤中血管生成视觉化（尤其是在超高频下），使其还被用于肿瘤分期和肿瘤反应评估[46]。

灌注技术动态对比增强（dynamic contrast enhanced，DCE）磁共振成像使用对比剂来缩短共振弛豫时间 T1（纵向弛缓）和 T2（横向弛缓），从而在对比剂通过的过程中产生对比度的变化。T1 加权技术显示信号强度随显影剂浓度增加而强化，而 T2 及 T2 加权技术显示信号强度减弱。T1 加权技术：动态对比增强磁共振成像中的对比度变化不仅为我们提供了一些如 K^{trans}（血浆和血管外的细胞外空间之间的体积转换常量），Kep（血浆和血管外的细胞外空间的比率常量）以及 Ve[单位体积组织中血管外细胞外空间（extravascular extracellular space，EES）的体积] 等的转移常量，同时有助于评估肿瘤内部血管的生成[47]。在活体内动态对比增强（DCE）磁共振成像研究中第一次展现了这种超高频灌注技术的潜力[48]。

T2 加权灌注成像对比度的变化与造影剂的浓度成比例，直接与相对脑血容量（rCBV）相关。血流图包括通过时长均值（MTT）、峰值时间（TTP）、到峰时间、负积分，指数也可以在 T2 加权灌注成像计算。在提高磁场强度的条件下，减低造影剂浓度可以产生相同的 T2 值，这种反比变化产生于超高频下强化磁化率的反比关系[49]。

灌注技术动脉自旋标记（ASL）采用血液作为内源性示踪剂。动脉自旋标记法是在靶组织（所观测的组织或感兴趣的组织）的近端将动脉血的纵向磁量改变（标记），并在血液流

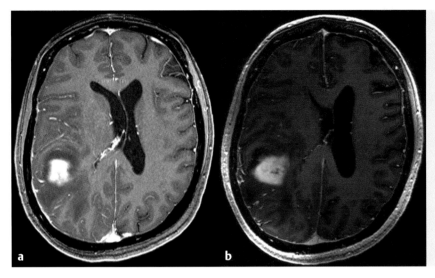

图 16.1　右侧颞叶恶性胶质瘤在 T1 强化扫描上的图像　在 3T 上的图像（a）[重复时间（TR）1.7ms，回波时间（TE）4.64ms，像素间距 0.5 mm×0.5mm] 和在 7T 上的图像（b）（TR2.8ms，TE 3.0ms，像素间距 0.286mm×0.286mm）。7T 图像（b）更好地呈现了肿瘤浸润

经靶组织时进行观测。动脉自旋标记法在超高频磁场强度下带来提高信噪比及增加血液 T1 值的益处。在较高磁场强度下增加血液 T1 值有助于产生一个持久的动脉自旋标记对比值，从而更好地勾画出动脉显影剂穿过毛细血管的路径。尽管如此，超高频 B_0 不均匀性可导致动脉显影剂反转效率的降低。这些缺陷可以用绝热反转脉冲来部分补偿，但这些脉冲是通过增加特异性吸收率（SAR）为代价而得到的[50]。

弥散磁共振成像

弥散加权成像和弥散张量成像是在体内研究人类大脑中水分子的弥散和白质完整性的非侵入性技术[51]。弥散磁共振成像技术得益于信噪比在超高频下的提升所带来的固有灵敏度的效益。弥散加权成像和弥散张量成像都采用单次回波平面成像（sshEPI），这是基于波平面成像的成像速度和强大的运动伪影功能。在超高频下磁共振单次回波平面成像会出现由于 B_0 不均匀性而导致显示严重扭曲失真及由于 T2 快速衰减而产生的图像模糊[52]。并行成像技术通过缩短回波链长度，从而降低易感性引起的扭曲失真和 T2 相关的模糊的方法来提高弥散加权成像（DWI）和弥散张量成像（DTI）在超高频磁场强度下的图像质量[53]。

磁共振波谱

磁共振波谱可无创测量在人脑中化学化合物（代谢物）的浓度。由于能够评估相关代谢物的浓度变化，磁共振波谱（MRS）在神经肿瘤中被用来评估病理进程[54]。如胆碱、肌酸比比值的增加，N- 乙酰 -L- 天冬氨酸、肌酸比比值的降低，肌醇、肌酸比比值的增加，以及脂类或乳酸的存在为恶性肿瘤的前期鉴别提供诊断测量方法。MRS 还在肿瘤分级中显示了临床应用的前景。代谢图可用于肿瘤周围区域的评估以及区分放射性坏死和肿瘤复发区域。在较低磁场强度下低灵敏度和特异性，是使用 MRS 的限制因素。MRS 的灵敏度受到低代谢物浓度的限制，这也影响了多体光谱成像技术的空间分辨率。在高磁场强度下 MRS 可获得更高的信噪比，同时提高频谱分辨率[55]。一个更高的频谱分辨率可以帮助鉴别具有微小化学位移差的化合物，同时较高的信噪比有助于检测低浓度代谢物。高磁场强度还可以提高对于低丰度原子核（如 ^{13}C、^{17}O、^{19}F、^{23}Na、^{31}P、^{35}Cl、^{39}K）的检测[34]。

飞行时间法磁共振血管造影成像

在更高的静磁场强度下，得益于强化的血管内信号以及静态组织更长的 T1 弛缓时间，飞行时间法磁共振成像（TOF-MRA）效果得到改善[56]。较长的 T1 值致使更好的背景抑制，从而得到辨识度更高的血管背景图[57]。由于在超高频下对血流分辨率和灵敏度的提升，使得直接评估肿瘤血管和量化新血管形成程度成为可能[58]。

相位对比磁共振血管造影成像

相位对比磁共振成像通过测量流动血液和周围固定组织之间的相位差来编码血流速度。编码速度最常用的方法是利用激励脉冲和示值读数之间的一个双极梯度变化率来进行计算。在给定强度和时间的条件下，双极梯度变化率

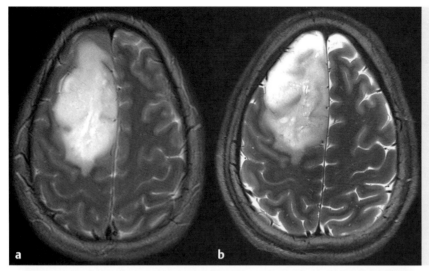

图 16.2　右侧前额叶低级别胶质瘤　在 3T 上的图像（a）[重复时间（TR）12ms，回波时间（TE）57ms，像素间距 0.286mm×0.286mm] 和在 7T 上的图像（b）（TR5.1ms，TE86ms，像素间距 0.599mm×0.599mm）。在 7T 图像下细小结构显示得更清楚

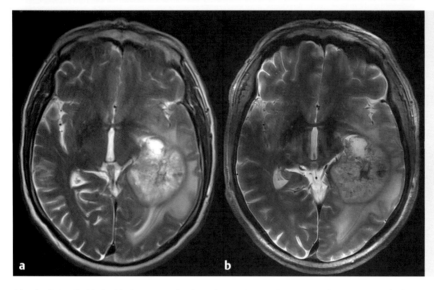

图 16.3　左颞叶恶性胶质瘤　在 3T 上的图像（a）[重复时间（TR）12ms，回波时间（TE）57ms，像素间距 0.286mm×0.286mm] 和在 7T 上的图像（b）（TR5.1ms，TE86ms，像素间距 0.599mm×0.599mm）。两次检查都发生在同一天，在 7T 图像下细小结构显示得更清楚

使移动的自旋与他们的速度成比例失相。编码变化率可以调整以便编码在一定区间内的血流速度或编算多种不同的速度编码值（venc）。周围的固定组织在两次信号采集中会得到相同的信号。这个信号将会被移除，这样只有血管被描绘成图，使它可以被清晰地显示和识别。在超高频下信噪比的增加使得采集更小体素尺寸成为可能，从而更好地识别血管轮廓并更好地解析病理过程[59]。

16.4　超高频磁共振成像在脑肿瘤中的应用

　　神经肿瘤影像学中引入超高频磁共振成像具有克服脑部肿瘤成像中的两个最紧迫的挑战的潜力：鉴别诊断和治疗反应评估。在提高磁场强度的条件下，常规基础上使用磁共振成像系列技术可以使肿瘤内结构的可视化得到进一步改善，例如 T2 或磁敏感加权成像（SWI）。此外更高磁场所产生的频散导致了频谱分辨率强化或是化学位移。而化学位移可以被磁共振波谱（MRS）利用来量化与在低磁场强度下重叠的代谢物高峰[60]。最后增加磁场强度使得在低磁场强度设置下无法临床应用的技术得以利用，例如钠成像[61]或化学交换饱和转移成像[62-63]。这些新技术使我们获得对肿瘤病理生理学的新见解成为可能[64-65]。下面的内容将对常规系列成像技术以及先进成像技术和他们改善脑肿瘤成像的潜在价值进行讨论。由于 7T 还不是被大多数国家批准的常规应用，这里展现的结果仍然是初步的，同时未被大量病例所证实。

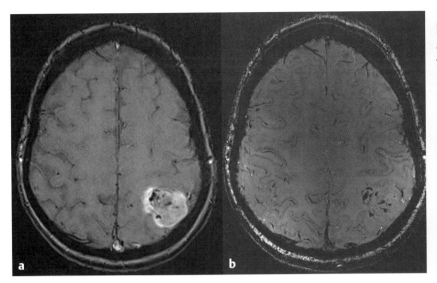

图 16.4　左侧顶叶恶性胶质瘤
磁敏感对比图像在 3T（a）和在 7T（b）。瘤内磁敏感信号（ITSS）显示在 7T 中分辨率更高

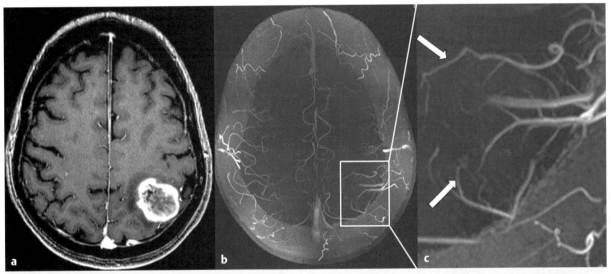

图 16.5　左侧顶叶恶性胶质瘤　3T 中的对比增强 T1 图像（a）和 7T 下飞行时间法造影（b）（放大图 c）。恶性胶质瘤内的肿瘤血管显示（c）（白色箭头）

16.4.1　T1 加权成像

　　对比度强化的 T1 加权图像仍然为高级别胶质瘤影像学在日常临床决策发挥着重要的作用。根据最近推出的关于神经肿瘤（RANO）标准领域的放射评估，高级别胶质瘤的疾病进展是通过在扩大损伤或任何新病灶的面积出现垂直直径的乘积的总和至少增加 25% 来定义[66]。尽管在超高频磁共振成像中，T1 加权图像的对比度由于更短的弛豫时间[60,67] 而有所降低，良好的对比度依然可以在超高频磁共振成像中获得（图 16.1）。

16.4.2　T2 加权成像

　　T2 加权图像的评估对于不存在任何的对比度强化的肿瘤特别重要。在 RANO 领域第一次公认所提及 T2 进展，在这之后甚至在已强化的高级别胶质瘤的 T2 加权图像的评估也获得了重视。根据这些标准，显著的 T2 信号增加已经可以作为判定进行性疾病的依据，即使在 T1 加权图像中没有增加对比增强的肿瘤部分[66,68]。这种方法的主要限制是，T2 信号的增加通常是非特异性的。同时浸润性肿瘤的进展无法从其他 T2 信号的增加原因（如改变类固醇剂量或辐射效应）中可靠地区分出来[69]。因此 RANO 标准建议评估任何有显示浸润肿瘤成像模式的 T2 加权图像，包括质量效应（例如胼胝体增厚或皮质带状区浸润）[66]。

　　收益与空间分辨率的提高，超高频磁共振

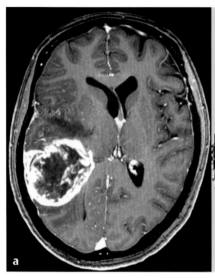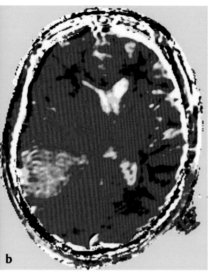

图 16.6　右测颞叶恶性胶质瘤

3T 中的对比增强 T1 加权像（a），在 3.5ppm 的化学交换饱和效应（b）下是可见的。在无造影剂的情况下，CEST 图像中强化可以清楚与坏死区分开。推测 3.5ppm 的对比度主要是由核极化强化效应产生的

成像可以显示出肿瘤微结构中更多的细节，如小血管或微出血（图 16.2、图 16.3）。肿瘤的内部结构在 T2 加权图像上的精确描绘，有可能使评估 T2 进步更加准确，虽然这尚未得到证实。

16.4.3　磁敏感加权成像

脑肿瘤对磁敏感加权成像（SWI）评估的基础是低信号强度结构，就是所提到的瘤内磁敏感信号（ITSS）。一般情况下无法在传统磁共振成像技术下展现出来。Park 等定义瘤内 ITSS 为低信号强度以及优良的线性或点状结构，带或不带聚集，在肿瘤内可观测[70]。人们做了大量的定性和定量努力来定义 ITSS 并利用其对脑肿瘤进行鉴别诊断（图 16.4）[71-72]。瘤内 ITSS 的病理相关因素大多是微出血、血管或钙化[73]。在较低的磁场强度下，通过瘤内磁敏感信号来区分血管或微出血往往是不可能的。而在超高频核磁共振成像下通过增加的灵敏度来提升敏感对比度使微出血与血管之间的差异在某些情况下得以区分。有趣的是，Moenninghoff 等描述了一个曲折的血管，在 1.5T 不是很明显并对应于组织结构上的染色异常血管组织[74]。最后，定量灵敏度映射（QSM），一种先进的相位信号后处理技术，可以在超高频磁共振成像中通过提高磁场强度而受益。可以区分 ITSS 中顺磁性的不同起源，如血红蛋白、高铁血红蛋白、含铁血黄素和铁蛋白，或抗磁性的来源，如钙化[73,75-76]。

16.4.4　飞行时间法血管造影

目前的飞行时间法血管造影最常用于无造影剂的 MRA 成像[77]。尽管飞行时间法血管造影在 3T 中被认为是评估脑血管疾病和无创性探测脑动脉瘤的可靠方法[78-79]，但是却很少应用在肿瘤的临床实践中。这是因为肿瘤血管在 3T 上无法被发现，同时，飞行时间法血管成像也只能提供因为肿瘤增殖而被替换的主要大脑动脉的潜在信息。

一般而言，高级别胶质瘤的特点是肿瘤血管的增殖，其区别于其他脑肿瘤，如低级别胶质瘤[80]。因此，直接观测肿瘤血管有助于对恶性胶质瘤的鉴别诊断。此外，越来越多的抗血管生成剂的使用，如恶性胶质瘤治疗中的贝伐单抗，突出了肿瘤血管可视化对于反映评估的潜力。

飞行时间法血管造影在超高场强磁共振对于高级别胶质瘤潜在的直接观测（图 16.5），打开了直接观测抗血管生成疗法的可能性。

16.4.5　化学交换饱和转移成像

最终，超高频场强 MRI 允许使用的成像技术提供具有高分辨率的代谢信息。也就是从超高频场强 MRI 增加的磁场强度获益的化学交换饱和转移（chemical exchange saturation transfer，CEST）。CEST MRI 是一种非侵入性的 MRI 技术，对内源性移动的蛋白质和肽的组织特异性聚集敏感[62-81]。脑肿瘤内多个代谢产物有可交换的质子，从而成为不同的化学位移的内生剂。这些差异使得 CEST 成像具有分子

频率选择性成像的潜力[81]。最初的结果已经证明了 CEST 鉴别和区分胶质瘤分级的可能[82-85]。

移动蛋白的信号对比与选择性射频辐射中移动蛋白质子交换饱和度相关。饱和状态的质子转移到自由体积水中，导致水质子的局部 Z 磁化降低。这导致允许移动蛋白的水池中间接 MRI 信号的聚集。低饱和功率（如 0.6~0.8T）CEST 信号在 - 2ppm 至 - 5ppm 的主要应该由核极化强化（nuclear overhauser enhancement，NOE）效应介导[63,86-87]。在 7T[87] 对高级别胶质瘤初步检查发现，NOE 介导的 CEST 效应在肿瘤组织中显著下降。然而，pH 值差异在 CEST 效应中具有潜在作用[88]，未来的研究应聚焦于脑肿瘤中病理生理起源的区域呈现出的不同的 CEST 信号（图 16.6）。

（王卓楠 译，张 明 审校）

参考文献

[1] Bomsdorf H, Helzel T, Kunz D, et al. Spectroscopy and imaging with a 4 tesla whole-body MR system. NMR Biomed, 1988, 1: 151-158

[2] Hoult DI, Lee D. Shimming a superconducting nuclearmagnetic resonance imaging magnet with steel. Rev Sci Instrum, 1985, 56: 131-135

[3] Robitaille P-ML, Warner R, Jagadeesh J, et al. Design and assembly of an 8 tesla whole-body MR scanner. J Comput Assist Tomogr, 1999, 23: 808-820

[4] Warner R, Pittard S, Feenan PJ, et al. Design and manufacture of the world's first whole body MRI magnet operating at a field strength above 7. 0 Tesla: initial findings. Proc Int Soc Magn Reson Med, 1998: 254

[5] Robitaille PML, Abduljalil AM, Kangarlu A, et al. Human magnetic resonance imaging at 8 T. NMR Biomed, 1998, 11: 263-265

[6] Hoult DI, Richards RE. The signal-to-noise ratio of the nuclear magnetic resonance experiment. J Magn Reson, 1976, 24: 71-83

[7] Yacoub E, Shmuel A, Pfeuffer J, et al. Imaging brain function in humans at 7 Tesla. Magn Reson Med, 2001, 45: 588-594

[8] Mekle R, Mlynarik V, Gambarota G, et al. MR spectroscopy of the human brain with enhanced signal intensity at ultrashort echo times on a clinical platform at 3T and 7T. Magn Reson Med, 2009, 61: 1279-1285

[9] Asner FM. High-Field Superconducting Magnets. Oxford, England: Oxford University Press, 1999

[10] Stehling MK, Turner R, Mansfield P. Echo-planar imaging: magnetic resonance imaging in a fraction of a second. Science, 1991, 254: 43-50

[11] de Graaf RA, Brown PB, McIntyre S, et al. Dynamic shim updating (DSU) for multislice signal acquisition. Magn Reson Med, 2003, 49: 409-416

[12] Roopchansingh V, Jesmanowicz A, Hyde JS. Magnetic field homogeneity improvement in the lower frontal lobe by combined resistive and passive shims with a user-defined mask. Proc Int Soc Magn Reson Med, 2004, 11: 1650

[13] Roe, mer PB, Edelstein WA, et al. The NMR phased array. Magn Reson Med, 1990, 16: 192-225

[14] Vaughan JT, Garwood M, Collins CM, et al. 7T vs. 4T: RF power, homogeneity, and signal-to-noise comparison in head images. Magn Reson Med, 2001, 46: 24-30

[15] Brunner DO, Paska J, Froehlich J, et al. Traveling-wave RF shimming and parallel MRI. Magn Reson Med, 2011, 66: 290-300

[16] Bottomley PA, Edelstein WA. Power deposition in whole-body NMR imaging. Med Phys, 1981, 8: 510-512

[17] Collins CM, Smith MB. Signal-to-noise ratio and absorbed power as functions of main magnetic field strength, and definition of "90 degrees" RF pulse for the head in the birdcage coil. Magn Reson Med, 2001, 45: 684-691

[18] Bottomley PA, Foster TH, Argersinger RE, et al. A review of normal tissue hydrogen NMR relaxation times and relaxation mechanisms from 1-100 MHz: dependence on tissue type, NMR frequency, temperature, species, excision, and age. Med Phys, 1984, 11: 425-448

[19] Turner R. Gradient coil design: a review of methods. Magn Reson Imaging, 1993, 11: 903-920

[20] Chapman BLW. Gradients: the heart of the MRI machine. Curr Med Imag Rev, 2006, 2: 131-138

[21] Chapman BLW, Mansfield P. Quiet gradient coils: Active acoustically and magnetically screened distribuited transverse gradient designs. Meas Sci Technol, 1995, 6: 349-354

[22] Reilly JP. Peripheral nerve stimulation by induced electric currents: exposure to time-varying magnetic fields. Med Biol Eng Comput, 1989, 27: 101-110

[23] Schmitt F, Stehling MK, Turner R. Physiological side effects of fast gradient switching. In: Echo-Planar Imaging. New York, NY: Springer, 1998: 201-252

[24] Glover PM. Interaction of MRI field gradients with the human body. Phys Med Biol, 2009, 54: R99-R115

[25] Kangarlu A, Burgess RE, Zhu H, et al. Cognitive,

cardiac, and physiological safety studies in ultra high field magnetic resonance imaging. Magn Reson Imaging, 1999, 17: 1407–1416

[26] Chakeres DW, Bomstein R, Kangarlu A. Randomized comparison of cognitive function in humans at 0 and 8 Tesla. J Magn Reson Imaging, 2003, 18: 342–345

[27] Schenck JF. Safety of strong, static magnetic fields. J Magn Reson Imaging, 2000, 12: 2–19

[28] Schenck JF. Physical interactions of static magnetic fields with living tissues. Prog Biophys Mol Biol, 2005, 87: 185–204

[29] Vedrine P, Aubert G, Beaudet F, et al. The whole body 11. 7T MRI magnet for Iseult/INUMAC project. IEEE Trans Appl Supercond, 2008, 18: 868–873

[30] Schild T, Abdel Maksoud W, Aubert G, et al. The Iseult/INUMAC whole body 11. 7T MRI magnet R&D program. IEEE Trans Appl Supercond, 2010, 20: 702–705

[31] Hoult DI, Phil D. Sensitivity and power deposition in a high-field imaging experiment. J Magn Reson Imaging, 2000, 12: 46–67

[32] Twieg DB, Hetherington HP, Ponder SL, et al. Spatial resolution in 31 P metabolite imaging of the human brain at 4. 1 T. J Magn ResonB, 1994, 104: 153–158

[33] Chu WJ, Hetherington HP, Kuzniecky RI, et al. Is the intracellular pH different from normal in the epileptic focus of patients with temporal lobe epilepsy? A 31 P NMR study. Neurology, 1996, 47: 756–760

[34] Pan JW, Mason GF, Vaughan JT, et al. 13C editing of glutamate in human brain using J-refocused coherence transfer spectroscopy at 4. 1 T. Magn Reson Med, 1997, 37: 355–358

[35] Yuh WT, Christoforidis GA, Koch RM, et al. Clinical magnetic resonance imaging of brain tumors at ultrahigh field: a state-of-the-art review. Top Magn Reson Imaging, 2006, 17: 53–61

[36] Pruessmann KP, Weiger M, Scheidegger MB, et al. SENSE: sensitivity encoding for fast MRI. Magn Reson Med, 1999, 42: 952–962

[37] Abduljalil AM, Robitaille P-ML. Macroscopic susceptibility in ultra high field MRI. J Comput Assist Tomogr, 1999, 23: 832–841

[38] Christoforidis GA, Bourekas EC, Baujan M, et al. High resolution MRI of the deep brain vascular anatomy at 8 Tesla: susceptibility-based enhancement of the venous structures. J Comput Assist Tomogr, 1999, 23: 857–866

[39] Christoforidis GA, Kangarlu A, Abduljalil AM, et al. Susceptibility-based imaging of glioblastoma microvascularity at 8 T: correlation of MR imaging and postmortem pathology. AJNR Am J Neuroradiol, 2004, 25: 756–760

[40] Duong TQ, Yacoub E, Adriany G, et al. High-resolution, spin-echo BOLD, and CBF fMRI at 4 and 7T. Magn Reson Med, 2002, 48: 589–593

[41] Lee S-P, Silva AC, Ugurbil K, et al. Diffusion-weighted spin-echo fMRI at 9. 4 T: microvascular/tissue contribution to BOLD signal changes. Magn Reson Med, 1999, 42: 919–928

[42] Olman CA, Ugurbil K, Schrater P, et al. BOLD fMRI and psychophysical measurements of contrast response to broadband images. Vision Res, 2004, 44: 669–683

[43] Yacoub E, Van De Moortele PF, Shmuel A, et al. Signal and noise characteristics of Hahn SE and GE BOLD fMRI at 7T in humans. Neuroimage, 2005, 24: 738–750

[44] Monninghoff C, Maderwald S, Theysohn JM, et al. Imaging of brain metastases of bronchial carcinomas with 7T MRI-initial results. Rofo, 2010, 182: 764–772

[45] Yuh WTC, Christoforidis GA, Mayr NA, et al. Ultrahigh field clinical MR imaging: challenge and excitement. US Radiology, 2011, 3: 16–22

[46] Prabhakaran V, Nair VA, Austin BP, et al. Current status and future perspectives of magnetic resonance high-field imaging: a summary. Neuroimaging Clin N Am, 2012, 22: 373–397, xii

[47] Larsson HB, Courivaud F, Rostrup E, et al. Measurement of brain perfusion, blood volume, and blood-brain barrier permeability, using dynamic contrast-enhanced T(1)-weighted MRI at 3 tesla. Magn Reson Med, 2009, 62: 1270–1281

[48] Liang J, Sammet S, Yang X, et al. Intraindividual in vivo comparison of gadolinium contrast agents for pharmacokinetic analysis using dynamic contrast enhanced magnetic resonance imaging. Invest Radiol, 2010, 45: 233–244

[49] Zwanenburg JJ, Versluis MJ, Luijten PR, et al. Fast high resolution whole brain T2* weighted imaging using echo planar imaging at 7T. Neuroimage, 2011, 56: 1902–1907

[50] Wells JA, Siow B, Lythgoe MF, et al. The importance of RF bandwidth for effective tagging in pulsed arterial spin labeling MRI at 9. 4 T. NMR Biomed, 2012, 25: 1139–1143

[51] Basser PJ, Mattiello J, LeBihan D. MR diffusion tensor spectroscopy and imaging. Biophys J, 1994, 66: 259–267

[52] van Gelderen P, de Vleeschouwer MHM, DesPres D, et al. Water diffusion and acute stroke. Magn Reson Med, 1994, 31: 154–163

[53] Le Bihan D. Looking into the functional architecture of the brain with diffusion MRI. Nat Rev Neurosci,

2003, 4: 469–480

[54] Hetherington HP, Mason GF, Pan JW, et al. Evaluation of cerebral gray and white matter metabolite differences by spectroscopic imaging at 4. 1 T. Magn Reson Med, 1994, 32: 565–571

[55] Pan JW, Mason GF, Pohost GM, et al. Spectroscopic imaging of human brain glutamate by water-suppressed J-refocused coherence transfer at 4. 1 T. Magn Reson Med, 1996, 36: 7–12

[56] von Morze C, Xu D, Purcell DD, et al. Intracranial time-of-flight MR angiography at 7T with comparison to 3T. J Magn Reson Imaging, 2007, 26: 900–904

[57] von Morze C, Purcell DD, Banerjee S, et al. High-resolution intracranial MRA at 7T using autocalibrating parallel imaging: initial experience in vascular disease patients. Magn Reson Imaging, 2008, 26: 1329–1333

[58] Heverhagen JT, Bourekas E, Sammet S, et al. Time-of-flight magnetic resonance angiography at 7 Tesla. Invest Radiol, 2008, 43: 568–573

[59] Stamm AC, Wright CL, Knopp MV, et al. Phase contrast and time-of-flight magnetic resonance angiography of the intracerebral arteries at 1. 5, 3 and 7T. Magn Reson Imaging, 2013, 31: 545–549

[60] Lupo JM, Li Y, Hess CP, et al. Advances in ultra-high field MRI for the clinical management of patients with brain tumors. Curr Opin Neurol, 2011, 24: 605–615

[61] Nagel AM, Laun FB, Weber MA, et al. Sodium MRI using a density-adapted 3D radial acquisition technique. Magn Reson Med, 2009, 62: 1565–1573

[62] Zaiss M, Bachert P. Chemical exchange saturation transfer (CEST) and MR Z-spectroscopy in vivo: a review of theoretical approaches and methods. Phys Med Biol, 2013, 58: R221–R269

[63] Zaiss M, Kunz P, Goerke S, et al. MR imaging of protein folding in vitro employing nuclear-Overhauser-mediated saturation transfer. NMR Biomed, 2013, 26: 1815–1822

[64] Jones CK, Schlosser MJ, van Zijl PC, et al. Amide proton transfer imaging of human brain tumors at 3T. Magn Reson Med, 2006, 56: 585–592

[65] Nagel AM, Bock M, Hartmann C, et al. The potential of relaxation-weighted sodium magnetic resonance imaging as demonstrated on brain tumors. Invest Radiol, 2011, 46: 539–547

[66] Wen PY, Macdonald DR, Reardon DA, et al. Updated response assessment criteria for high-grade gliomas: response assessment in neuro-oncology working group. J Clin Oncol, 2010, 28: 1963–1972

[67] Ladd ME. High-field-strength magnetic resonance: potential and limits. Top Magn Reson Imaging, 2007, 18: 139–152

[68] Radbruch A, Lutz K, Wiestler B, et al. Relevance of T2 signal changes in the assessment of progression of glioblastoma according to the Response Assessment in Neurooncology criteria. Neuro-oncol, 2012, 14: 222–229

[69] Lutz K, Wiestler B, Graf M, et al. Infiltrative patterns of glioblastoma: identification of tumor progress using apparent diffusion coefficient histograms. J Magn Reson Imaging, 2014, 39: 1096–1103

[70] Park MJ, Kim HS, Jahng GH, et al. Semiquantitative assessment of intratumoral susceptibility signals using non-contrast-enhanced high-field high-resolution susceptibility-weighted imaging in patients with gliomas: comparison with MR perfusion imaging. AJNR Am J Neuroradiol, 2009, 30: 1402–1408

[71] Radbruch A, Wiestler B, Kramp L, et al. Differentiation of glioblastoma and primary CNS lymphomas using susceptibility weighted imaging. Eur J Radiol, 2013, 82: 552–556

[72] Radbruch A, Graf M, Kramp L, et al. Differentiation of brain metastases by percentagewise quantification of intratumoral-susceptibility-signals at 3Tesla. Eur J Radiol, 2012, 81: 4064–4068

[73] Deistung A, Schweser F, Wiestler B, et al. Quantitative susceptibility mapping differentiates between blood depositions and calcifications in patients with glioblastoma. PLoS ONE, 2013, 8: e57924

[74] Moenninghoff C, Maderwald S, Theysohn JM, et al. Imaging of adult astrocytic brain tumours with 7T MRI: preliminary results. Eur Radiol, 2010, 20: 704–713

[75] Schweser F, Deistung A, Lehr BW, et al. Differentiation between diamagnetic and paramagnetic cerebral lesions based on magnetic susceptibility mapping. Med Phys, 2010, 37: 5165–5178

[76] Schweser F, Deistung A, Lehr BW, et al. Quantitative imaging of intrinsic magnetic tissue properties using MRI signal phase: an approach to in vivo brain iron metabolism? Neuroimage, 2011, 54: 2789–2807

[77] Miyazaki M, Lee VS. Nonenhanced MR angiography. Radiology, 2008, 248: 20–43

[78] Urbach H, Dorenbeck U, von Falkenhausen M, et al. Three-dimensional time-of-flight MR angiography at 3T compared to digital subtraction angiography in the follow-up of ruptured and coiled intracranial aneurysms: a prospective study. Neuroradiology, 2008, 50: 383–389

[79] Willinek WA, Born M, Simon B, et al. Time-of-flight MR angiography: comparison of 3. 0-T imaging and 1. 5-T imaging-initial experience. Radiology, 2003, 229: 913–920

[80] Wen PY, Kesari S. Malignant gliomas in adults. N Engl J Med, 2008, 359: 492–507

[81] Liu G, Song X, Chan KW, et al. Nuts and bolts of chemical exchange saturation transfer MRI. NMR Biomed, 2013, 26: 810–828

[82] Zhou J, Tryggestad E, Wen Z, et al. Differentiation between glioma and radiation necrosis using molecular magnetic resonance imaging of endogenous proteins and peptides. Nat Med, 2011, 17: 130–134

[83] Wen Z, Hu S, Huang F, et al. MR imaging of high-grade brain tumors using endogenous protein and peptide-based contrast. Neuroimage, 2010, 51: 616–622

[84] Jia G, Abaza R, Williams JD, et al. Amide proton transfer MR imaging of prostate cancer: a preliminary study. J Magn Reson Imaging, 2011, 33: 647–654

[85] Rivlin M. Molecular imaging of tumors and metastases using chemical exchange saturation transfer (CEST) MRI Scientific Reports, 2013, 3: 3045

[86] Zhou J, Hong X, Zhao X, et al. APT-weighted and NOE-weighted image contrasts in glioma with different RF saturation powers based on magnetization transfer ratio asymmetry analyses. Magn Reson Med, 2013, 70: 320–327

[87] Jones CK, Huang A, Xu J, et al. Nuclear Overhauser enhancement (NOE) imaging in the human brain at 7T. Neuroimage, 2013, 77: 114–124

[88] Jin T, Wang P, Zong X, et al. Magnetic resonance imaging of the Amine-Pro-ton Exchange (APEX) dependent contrast. Neuroimage, 2012, 59: 1218–1227

第 17 章　展望：肿瘤基因组学

Rivka R. Colen, Faisal Tai, Pascal O. Zinn

17.1　引　言

影像基因组学是一个新兴领域学科，它将组织或肿瘤的特征性影像表现（也称为影像表型或表型）与自身基因组构成结合起来，例如多形性胶质母细胞瘤（glioblastoma multiforme，GBM）的影像基因组学（图 17.1）[1-2]。经证实，有些肿瘤的影像特点，例如磁共振成像（magnetic resonance imaging，MRI）特点与肿瘤自身病理组织类型有关[3-8]，特别是某些影像特征还与肿瘤 DNA/RNA 及蛋白质水平的全基因组数据有关[1,2,9-14]。肿瘤常规影像表现（如定位、边界、信号强度、强化特点）和目前较先进的成像方法（如磁共振灌注成像以及弥散加权成像等）已在影像基因组学这一领域里开展[1,10-11,15-20]。目前，在许多肿瘤研究中，一些重要影像基因组学关联模型已经建立完成，如肝癌[21]、小细胞肺癌[22]及胶质细胞瘤[9-12,16]。

本章主要回顾当前颅内肿瘤的影像基因组研究工作的进展，这些成就很大程度取决于基因组测序方法的发展。我们通过外科手术活检获取多种肿瘤大量的基因组数据。首先，作为目前全球最大的跨学科生物工程，人类基因组计划旨在通过测序仪绘制人类基因组图谱；其次，微阵技术的出现使数以千计的基因组分析得以同时进行。近年来，由于低成本测序需求不断增加，加快了二代测序技术的出现和发展，也使得成千上万的基因组测序工作可以同时进行。以人类基因组研究和二代测序技术为基础，癌症和肿瘤影像基因组的研究工作取得了极大进展。

17.2　胶质瘤基因组学

17.2.1　多形性胶质母细胞瘤的基因组标记

基因学与基因组学分别是两个不同的学科，基因学研究主要针对染色体，单个基因的功能和构成；而基因组学是多基因研究，着眼于多个基因相互之间的功能及其对生长发育的影响。基因组学研究所有基因及其之间的内在联系，包括大基因家族和基因之间的信号传导。外界对肿瘤刺激和瘤周围微环境可以引起基因异常表达、小分子核糖核酸（micro ribonucleic acid，miRNA）水平改变、启动子甲基化，这种在环境和基因共同作用下引起细胞表型的改变的现象，称为表观遗转学。表观遗传学的修饰作用使细胞呈现多样性和肿瘤的异构性[23-26]，而这些修饰标记可能对疾病具有诊断

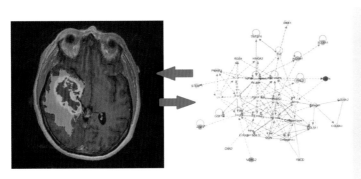

图 17.1　GBM 的影像基因组图谱　GBM 患者的肿瘤分子网络与影像表型图谱，提示肿瘤的影像特征（尤其是特殊序列磁共振成像特点）与肿瘤自身基因组构成（来自 IPA 数据库）有内在联系。经许可，引自 Zinn PO，Mahajan B，Sathyan P，et al. Radiogenomic mapping of edema/cellular invasion MRI-phenotypes in glioblastoma multiforme.PLoS ONE, 2011, 6（10）：e25451

或预测价值。目前有研究认为 O6- 甲基鸟嘌呤 -DNA 甲基转移酶（O6-methylguanine-DNA methyl transferase，*MGMT*）甲基化和异柠檬酸脱氢酶 1（isocitrate dehydrogenase1，*IDH*1）突变可以作为预测性基因生物标记[27-28]。经多项临床研究证实，在表观遗传学中调节基因的一个重要的功能是抑制 *MGMT* 启动子甲基化，可以用来预测无进展生存率和整体生存率，也可以作为重要的生物学标志物预测烷化剂（如替莫唑胺）的治疗效果[27,29-30]。目前，MGMT 检测技术已成为神经系统肿瘤诊断里需求最广的分子检测手段[31]；此外，*IDH*1 基因突变在继发性 GBM 中最常见（可见于 50%~88% 的继发性 GBM），它不仅可以用来区分原发性和继发性 GBM，还提示患者有更好的预后[31-32]。*IDH*1 基因突变的诊断和预测作用有可能改写当前世界卫生组织（WHO）关于 GBM 的分类方案[31]。

miRNA 是重要的癌症相关基因，属于小 RNA 中的非编码 RNA，作为负性调控因子和沉默子通过对目标基因转录以及翻译后的修饰作用强力阻遏基因表达[33]。一个小分子 RNA 可能调控 100 多个信使 RNA（mRNA），因此 miRNA 不仅是细胞增殖分化关键的调控因子，对维系胶质瘤干细胞增殖也有重要作用[34]。在 GBM 中最常见的具有上调作用的 miRNA 是 miRNA-21，干扰肿瘤增殖抑制通路，与胶质瘤的侵袭性、凋亡和迁移有关[35-36]。

17.2.2　GBM 的基因组分类

最早的研究根据 GBM 临床表现将其分为两个亚型，而最近分子 - 基因相关研究把 GBM 分为原发性和继发性两大类[37-38]。这两种亚型在不同年龄段人群中分布不同，各自包含不同的基因组信息和对应的基因转录模式[39-40]。原发性 GBM，又名原位癌，早期既无明确病史也无组织病理学证据，占所有 GBM 的 95%，多见于 50 岁以上的老年人[37]。原发性 GBM 基因组学特点是表皮生长因子（epidermal growth factor receptor，*EGFR*）基因放大或高突变率，而肿瘤蛋白 53（tumor protein 53，*TP53*）突变率很低[42]。继发性 GBM 是由低级别胶质瘤转移所致[37-41]，发生率很低，占所有 GBM 的 5%，小于 50 岁的患者常见[32,37]。TP53 基因

突变率高、*EGFR* 基因放大或突变率低是继发性 GBM 的基因组学特点[42]。最近研究发现，*IDH*1 基因和 *IDH*1 突变是继发性 GBM 最准确的预测因子，含 *IDH*1 突变基因的 GBM 患者整体生存期更长（31 个月 *vs* 15 个月）[28,32-43]，化疗药替莫唑胺治疗效果更好[44]。

癌症和肿瘤基因组图谱（The Cancer Genome Atlas，TCGA）计划的开展极大地促进了人们对相关知识的了解。这是一项美国国家级的研究项目，以广泛、多部门的癌症和肿瘤基因组的大规模测序工作为基础，自 2006 年启动以来，已成功绘制了 20 多种肿瘤相关影像基因组图谱，GBM 是首个被成功绘制的肿瘤类型[38]。GBM 基因组分析结果提示同一个肿瘤或者不同个体间具有相同组织类型的肿瘤的染色体信息和分子结构存在差异，也正是由于这种差异，不同的个体具有其个性化的基因组信息，而这一研究结果对抗癌药物的应用和研发策略产生了深远影响。

根据 TCGA 所提供的肿瘤基因组、临床以及生存期数据，Verhaak 等融合多维度基因组数据和染色体突变建立体细胞突变和 DNA 复制模型，把 GBM 分为 4 个亚型[40]。GBM 主要的亚型包含最常见的染色体变异，如 EGFR、7 号染色体放大、细胞周期蛋白依赖酶抑制酶 2A（cyclin-dependent kinase inhibitor 2A，*CDKN2A*）基因缺失以及 10 号染色体缺失。间质型 GBM 表现为神经纤维瘤蛋白 1（neurofibromin 1，*NF1*）高突变率、壳多糖 -3- 类蛋白 1（chitinase-3-like protein 1，*CHI3L1*）基因和 MET 原癌基因高表达。原神经型 GBM 与继发性 GBM 类似，如年轻人群发病率高、血小板源性生长因子（platelet-drived growth factor receptor alpha，*PDGFRA*）、*IDH*1 和 *TP53* 基因突变。神经型 GBM 与神经元、少突胶质细胞瘤以及星形细胞瘤的基因特点密切相关。与 GBM 的分类工作类似，Phillips 等将高级别胶质瘤分成 3 个亚型[45]：原神经型、增殖型和间质型，这种分型方法独立于 WHO 的肿瘤分类或观察肿瘤是否出现坏死，对疾病转归具有重要预测价值；他们还发现 PDGFRA 基因放大可能提示肿瘤级别较高。针对低级别胶质瘤（low-grade glioma，LGG）的分子水平分析工作目前仍在进行，我们期望未来研究结

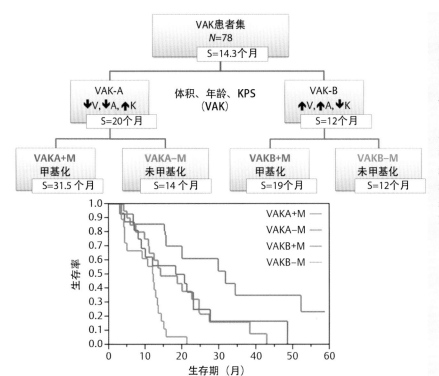

图 17.2　体积 - 年龄 -KPS（VAK）O6- 甲基鸟嘌呤 -DNA 甲基转移酶模型　含甲基化 MGMT 启动子肿瘤患者的 VAK 结果，提示 VAK-A 的患者生存期延长。经许可，引自 Zinn PO, Mahajan B, Sathyan P, et al. A novel volume-age-KPS (VAK) glioblastoma classification identifies a prognostic cognate microRNA-gene signature. PLoS One, 2012, 7(8): e41522

果也支持对 LGG 进行类似的亚型分类。

17.3　影像基因组学——恶性胶质瘤及其他胶质瘤

在所有胶质瘤的影像基因组学研究中，GBM 相关研究最多，这些研究以 MRI 影像表现为基础结合其蛋白网络以及蛋白亚型特点对 GBM 进行了详细的阐述[1]。早期研究主要是把肿瘤典型影像表现与基因数据结合，包括肿瘤的成像特点与某一个基因型突变的内在关系，如 1p 和 19q 染色体缺失[46]、TP53 基因过度表达[47]、EGFR 基因放大以及 MGMT 启动子甲基化[48]。这些基因由成百上千的基因与某种特殊的成像表型进行相关分析而得出[11,16]。近几年，少部分研究已经引用先进的 MRI 成像技术，例如磁共振灌注成像（magnetic resonance perfusion，MRP）、弥散加权成像（diffusion weighted imaging，DWI）和磁共振波谱成像（magnetic resonance spectroscopy，MRS）与基因组特征进行相关分析。

17.3.1　影像基因组学——多形性胶质母细胞瘤

定性成像的基因组相关分析

大多数早期的影像基因组学研究把基因型

与肿瘤的常规 MRI 性质特点（称为表型或影像表型）如强化特点、肿瘤边界一致性进行相关分析[9,49]。Diehn 等发现 EGFR 过度表达与同一肿瘤内部坏死区域的强化率增加有关[9]。Aghi 等[49]证实，与伴有 TP53 基因突变的继发性 GBM 以及不伴有 TP53 突变或 EGFR 过度表达的 GBM 相比，EGFR 过度表达的原发性 GBM 在 T2WI 显示高信号范围与 T1WI 强化扫描后显示范围比例更高，造成这一现象的原因可能是血管内皮生长因子（vascular endothelial growth factor，VEGF）水平升高引发肿瘤血管再生和水肿产生。Aghi 等[49]还发现，与不伴有过度表达 EGFE 的 GBM 相比，EGDR 过度表达的 GBM 在 T2 加权成像上表现出边界模糊的协同效应，提示肿瘤具有高度侵袭性，这种现象提示患者可能出现放疗抵抗[50]。此外，在另外一项研究中，Schlegel 等[51]指出不伴有 TP53 突变的老年 GBM 患者比伴有 TP53 突变患者总体生存率高。Mut 等[47]的研究工作只关注与 GBM 患者 TP53 基因过度表达有关的影像特点，发现在 T1 加权呈现强化扫描后，伴 TP53 低表达（免疫组化染色显示突变率 < 50%）肿瘤表现为不均一强化且边界不清，TP53 基因高表达 GBM 肿瘤边界较为清晰，呈环形强化特点，而这一影像学特征恰

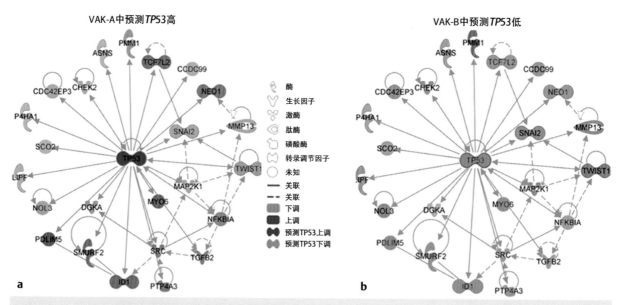

图17.3 体积-年龄-KPS（VAK）的分子水平分类 通过对患者患者VAK-Ah和VAK-B与不同分子网络的调节基因进行类聚分析，展示TP53基因的活化和抑制机制。经许可，引自Zinn PO, Mahajan B, Sathyan P,et al. A noval volume-age-KPS (VAK) glioblastoma classification identifies a prognostic cognate microRNA-gene signature. PLoS One,2012,7(8):e41522

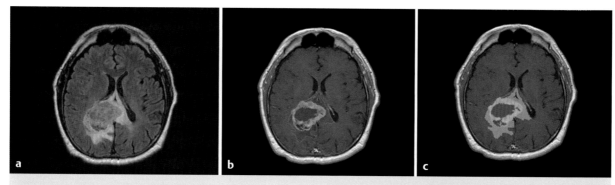

图17.4 肿瘤体积的影像定量分析 1例55岁老年男性患者伴右侧颞叶多形性胶质母细胞瘤。（a）轴位图液体衰减反转恢复（FLAIR）序列，提示FLAIR高信号部分（蓝色）与肿瘤水肿、浸润有关。肿瘤强化和坏死部分在T1WI强化扫描后分别显示为黄色和橘色。（b）T1WI强化扫描，肿瘤水肿浸润部分（蓝色）与强化（黄色）和坏死（橘色）部分相互有重叠。（c）轴位T1WI强化扫描，肿瘤强化（黄色）和坏死（橘色）部分。

恰提示患者预后良好，总体生存期延长。Mut等[47]并未发现TP53基因过表达与肿瘤位置、数量、强化面积、肿瘤周围水肿、占位效应以及肿瘤坏死有关。近期本研究团队通过对转录因子进行分析发现，在男性GBM患者中如果存在TP53基因可提示肿瘤坏死范围较大[52]。IDH1基因如果发生突变，GBM可能多发生在前额叶[53]。然而，有些研究并没有发现基因型与肿瘤发生部位之间存在明显关联[54-56]。

研究表明肿瘤的MGMT启动子甲基化水平与影像特征有关；Drabycz等[57]发现肿瘤表现

出环形强化的特点提示MGMT启动子未甲基化；MRI上肿瘤边界模糊则提示GBM伴有MGMT启动子甲基化[58]。Eoli等提出GBM的MGMT启动子未甲基化可能是17p和TP53基因突变所致，在MRI上主要表现为坏死区环形强化，常常位于颞叶。与此相反的是，伴有MGMT启动子甲基化的GBM表现为不均一强化特点，更多见于额叶，提示患者生存期延长。Zinn等提出"体积-年龄-KPS评分"（volume-age-Karnofsky performance scale score，VAK），他们认为应在MRI扫描之前根据肿瘤总体积的大小、患者

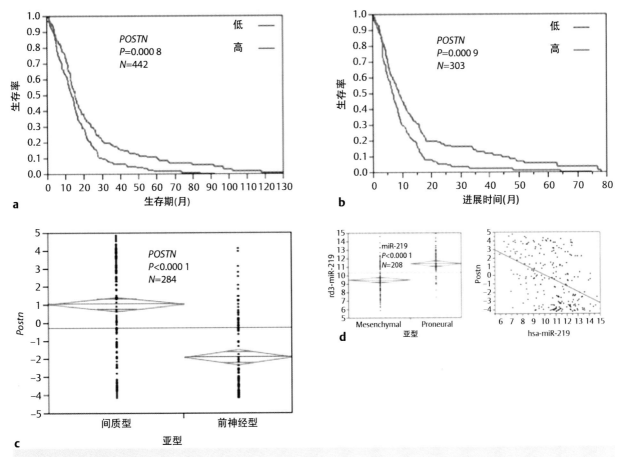

图 17.5　骨膜蛋白基因（*POSTN*）Kaplan-Meier 曲线　（a）整体生存期（b）与无进展生存期；（c）两种最主要 GBM 亚型（间质型和前神经型）的骨膜蛋白基因表达水平；（d）间质型与前神经型 GBM 的 miR-219 表达水平与骨膜蛋白水平呈负相关（R^2=0.204）。经许可，引自 Zinn PO, Mahajan B, Sathyan P, et al. Radiogenomic mapping of edema/cellular invasion MRi-phenotypes in glioblastoma multiforme. PLoS One, 2011, 6(10): e25451

的年龄以及患者的 KPS 评分（图 17.2）先对肿瘤进行归类。MGMT 启动子甲基化联合 *TP53* 过表达还与 VAK 分类中提到的患者生存期差异有关。肿瘤在 T1 强化扫描表现出强化范围减少（< 3000mm³，或直径 < 40mm）的特点与 *TP53* 基因活化显著相关（图 17.3）。

Diehn 等[9] 发现基因过度表达提示肿瘤存在缺氧和血管再生，这又与肿瘤的磁共振强化特点有关；基因过度表达还会使肿瘤细胞过度增殖，从而进一步引发占位效应。Pope 研究团队发现白介素（IL）–8 和 VEGF 过度表达与 GBM 整体强化有关，但与其不完全强化没有关联[11]。通过对颅内 GBM 进行影像引导立体定向活检，Van 等找到了提取强化扫描后 GBM 的核心区以及边缘部位的标本的 623 个基因表达的差异。与肿瘤强化的核心区有关的基因包括 VEGF、血小板源性生长因子（platelet derived growth factor，PDGF）、基质金属蛋白酶（matrix metalloproteinase 1，MMP-1），还有一些基因参与的信号转导途径使肿瘤更具侵袭性，例如细胞迁移、肿瘤血管再生、细胞黏附作用、肿瘤细胞增殖、细胞间信息传递以及细胞的能动性特点。与肿瘤边缘强化特点有关的基因参与中枢神经系统发育和细胞扩增，例如 *EGFR* 基因和 *v-akt* 突变小鼠胸腺瘤病毒致癌基因同系物 1（v-akt murine thymoma viral oncogene homologue 1，AKT-1）mRNA。

影像基因组学定量分析

本实验团队实现了全球首个综合性大样本影像基因组学图谱绘制工作，结果证明 MRI 可以预测 GBM 的基因组构成（图 17.4）[16]。在这项研究中，我们通过 TCGA 得到 GBM 患者影像资料，发现瘤周的液体衰减反转恢复

（fluid-attenuated inversion recovery，FLAIR）序列高信号范围与53种基因型有联系，这些基因参与癌细胞的迁移、侵袭、细胞形态学及信息转导过程。GBM瘤周FLAIR高信号的体积增加也与骨膜蛋白基因（periostin，POSTN）高表达有关，同时其他癌症基因研究还发现POSTN参与肿瘤细胞的侵袭途径。不同于原神经型，POSTN和miR-219不仅提示GBM为间

表 17.1　不同肿瘤亚型在不同异常组织比例中的数量

神经成像特征及分型	0~5%	6%~33%	34%~67%	68%~95%	P
水肿					
经典型	3（4.35%）	4（5.8%）	9（13.04%）	0（0）	0.09
间叶细胞型	4（5.8%）	8（11.59%）	11（15.94%）	2（2.9%）	
神经型	2（2.9%）	9（13.04%）	3（4.35%）	0（0）	
原神经型	7（10.14%）	3（4.35%）	4（5.8%）	0（0）	
总数目	16（23.2%）	24（34.8%）	27（39.1%）	2（2.9%）	
强化					
经典型	0（0）	13（18.57%）	3（4.29%）	0（0）	0.02
间叶细胞型	1（1.43%）	19（27.14%）	5（7.14%）	0（0）	
神经型	0（0）	13（18.57%）	2（2.86%）	0（0）	
原神经型	5（7.14%）	6（8.57%）	2（2.86%）	1（1.43%）	
总数目	6（8.6%）	51（72.9%）	12（17.1%）	1（1.4%）	
坏死					
经典型	1（1.43%）	13（18.57%）	2（2.86%）		0.16
间叶细胞型	7（10%）	13（18.57%）	5（7.14%）		
神经型	3（4.29%）	8（11.43%）	4（5.71%）		
原原神经型	5（7.14%）	4（5.71%）	5（7.14%）		
总数目	16（22.9%）	38（54.3%）	16（22.9%）		
不强化					
经典型	10（14.29%）	4（5.71%）	2（2.86%）	0（0）	< 0.01
间叶细胞型	20（28.57%）	4（5.71%）	0（0）	1（1.43%）	
神经型	4（5.71%）	6（8.57%）	4（5.71%）	1（1.43%）	
原神经型	4（5.71%）	4（5.71%）	3（4.29%）	3（4.29%）	
总数目	38（54.3%）	18（25.7%）	9（12.9%）	5（7.1%）	

P 值通过 Fisher 精确检验获取。经许可，引自 Gutman DA, Cooper LAD, Hwang SN,et al. MR imaging predictors of molecular profile and survival: multi-institutional study of the TCGA glioblastoma data set. Radiology, 2013, 267:560-569

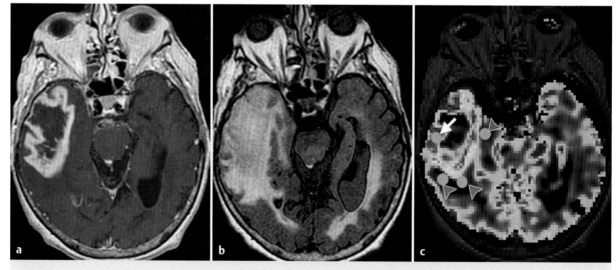

图 17.6　脑灌注成像支持 GBM 分子水平分型　患者右侧颞叶 GBM，同一扫描层面轴位图（a）T1WI 强化扫描结果；（b）液体衰减反转恢复（FLAIR）序列扫描结果以及（c）脑血流量（cBVP）结果。经许可，引自 Jain R, Poisson L, Narang J. Genomic mapping and survival prediction in glioblastoma: molecular subclassification strengthened by hemodynamic imaging biomarkers. Radiology, 2013, 267:212-220

叶细胞亚型，还能预测患者整体生存期和疾病进展时间（图 17.5）[16,40]。CXCR4 是一种趋化因子，参与瘤细胞的扩散和迁移，也与肿瘤在 T2 加权成像呈现信号升高和瘤周信号异常有关 [59-60]。Zinn 等以原位移植模型为研究对象，在全球范围内首次开展了影像基因组学的验证性研究（包括体内及体外实验），证实了肿瘤 FLAIR 高信号范围大小与 POSTN 基因高表达和瘤细胞的侵犯程度的确相关。

近期，Naeini 等指出不同亚型的 GBM 在 MRI 上显示的体积大小不同 [18]，强化扫描后，间质型与非间质型 GBM 的强化范围、肿瘤中央坏死区大小及两者重叠区域、肿瘤在 T2WI 或 FLAIR 上显示范围与强化后大小对比以及瘤细胞坏死类型存在很大差异。特别是与非间质型 GBM 相比，间质型 GBM 及其中央坏死区 T2 呈现高信号的范围在强化扫描后范围明显减小是判断肿瘤预后显著指标 [18]。在另一项研究中，Gutman 等发现 GBM 不同亚型的 MRI 成像特点存在差异（表 17.1）[12]，原神经型 GBM 表现为不明显强化，而间质型在非对比增强 MRI 呈现低信号特点；在 T2 或 FLAIR 成像中，伴有 EGFR 基因突变的 GBM 显示范围较大，而 TP53 基因突变的 GBM 显示范围明显小于野生型 GBM，CDKN24 基因缺失与肿瘤发生坏死也存在微弱的关联 [12]。

先进的磁共振基因组学

现有研究已经提出肿瘤在先进的磁共振成像（如 MRP、MRS、DWI 等）中的表现特点与其潜在的基因组构成有关。研究证明 VEGF 基因参与肿瘤细胞的侵犯转移、氧消耗过度和有丝分裂。Barajas 等 [61] 发现在 GBM 中随着 VEGF 表达水平增加，肿瘤相对血流量增加（high relative cerebral blood volume，rCBV），而表观扩散系数（apparent diffusion coefficient，ADC）降低；Moon 等 [58] 指出伴有 MGMT 启动子甲基化的肿瘤 ADC 值升高，可能与瘤细胞均一性较差、各向异性分数（fractional anisotrogy，FA）减低有关，而 MGMT 启动子未发生甲基化的 GBM 中看不到类似现象。

最近，Jain 等 [10] 独立于 Verhaak 等专家定义的分类标准 [40]，发现 rCBV 水平可以为 GBM 提供重要的预测价值，更加支持对 GBM 进行分子水平分型方法（图 17.6）。Jain 等 [62] 之前已经提出 rCBV 与血管生成相关基因表达水平之间的关系 [62]，他们还发现伴有高 rCBV 的患者比低 rCBV 患者预后更差，2 年总体生存率更低。

近些年来，MRS 在 GBM 中的预测价值逐渐被认可。异柠檬酸脱氢酶 -2（2-hydroxyglutarate，2-HG）是一种肿瘤代谢产物，由 IDH 基因突变产生，有研究认为通过 MRS 探测 2-HG 比值可以预测是否存在 IDH1 和 IDH2 基因突变 [17,63-64]。Choi 等成功地采用无创性 MRS 技术在胶质瘤患者中探测到了 2-HG 水平 [64]；借助高分辨磁角度旋转成像技术（high-resolution magic angle spinning，HR-MAS），Andronesi 等 [63] 在伴有 IDH1 和 IDH2 突变的 GBM 中也成功探测到了 2-HG。研究结果提示，在未来的基因相关研究中以 MRS 技术作为媒介可能成为一种可能，这也许能够帮助临床医生以无创性的检查手段对脑肿瘤患者进行诊断。

17.4 影像基因组学——少突胶质细胞瘤

基于影像基因组学研究思路，Zlatesce 等 [46] 在一项研究中将少突胶质细胞瘤的基因组学改变特点与肿瘤发生部位进行相关分析，发现与非偏侧化生长的肿瘤相比，1p 和 19q 染色体缺失与肿瘤偏侧化生长密切相关，此外具有这两种染色体突变的少突胶质细胞瘤在颞叶、岛叶以及间脑并不常见；Mueller 等 [65] 认为位于颞叶的少突胶质细胞瘤与 TP53 基因突变有关。另外一项研究 [66] 表明具有完整的 1p 染色体的少突胶质细胞瘤可能更多位于颞叶；而 1p 染色体缺失提示肿瘤更有可能位于额叶，同时还会增加对化疗药物的敏感性，延长患者的生存期 [67]。

Megyesi 等 [68] 发现 1p 染色体缺失的少突胶质细胞瘤在 T1WI 成像边界较模糊，T1WI 和 T2WI 成像信号混杂，表现出顺磁性改变及钙化；而具有完整 1p 染色体的肿瘤边界清晰，未呈现顺磁性改变及钙化，他们也未发现 19q 染色体与 1p 染色体缺失的肿瘤影像学特征之间存在明显相关。MRI 质成像（MR image texture）早先用于多发性硬化的组织病理学研究[69]，MRI 质成像图像的空间频率特点可以通过 S- 转换（Stockwell-transform）进行分析，均匀光滑的图像表现为显著低频，而不均匀的图像则表现为显著高频。Brown 等[70] 在一项基于强化后的 T1- 和 T2- 加权成像的少突胶质细胞瘤研究中，通过 S- 转换对其中间频率进行分析，发现 1p/19q 基因缺失肿瘤可以与其等位基因完整的肿瘤的结果存在差异。

先进的影像基因组学相关分析方法也应用在了少突胶质细胞瘤的影像基因组研究中。Jenkinson 等[71] 首次将 rCBV 与 1p/19q 整体进行相关分析，发现与 1p/19q 等位基因完整的肿瘤相比，在 1p/19q 缺失的少突胶质细胞瘤中 rCBV 更高，后续的研究也证实了这一点[72]。Kapoor 等[73] 开展了一项研究，结果提示高 rCBV 与 1p/19q 缺失的相关特点仅见于低级别少突胶质细胞瘤；Law 等[74] 还发现高 rCBV 于 1p 染色体缺失有关，但与 19q 染色体缺失无关。Emblem 等[75] 采用直方图分析法指出与 1p/19q 等位基因完整的肿瘤相比，rCBV 在 1p/19q 缺失的低级别少突胶质细胞瘤中的分布更加不均匀。

应用于正电子发射计算机断层显像（Positron-emission tomography，PET）的放射性示踪剂吸收特征也被认为与肿瘤基因组构成有关。在一项关于少突胶质细胞瘤的单光子发射计算机断层成像（single-photon emission computed tomography，SPECT）研究中，Walker 等[76] 发现 1p/19q 基因缺失的低级别少突胶质细胞瘤具有高 ^{201}TI 和高 $^{18}F-$ 脱氧葡萄糖（^{18}F-fluorodeoxyglucose，FDG）摄取，与强化特点无关。Stockhammer 等[77] 研究结果与其相似，Ⅱ级少突胶质细胞瘤 1p/19q 缺失与 FDG-PET 成像的高葡萄糖摄取有关。

17.5　影像蛋白质组学

Hobbs 等[13] 通过 MRI 引导进行组织活检，将肿瘤的影像学表现与蛋白质组学结果进行相关分析，发现同一个患者活检部位强化与不强化的脑区具有不同蛋白表达谱。此外，尽管不同个体的非强化脑区的蛋白表达有相似之处，但每个人强化脑区的蛋白表达也各不相同。

17.6　结　论

近几年，一些研究机构和研究者已经开始将影像学研究结果与基因组研究相结合，涌现了很多相关的文章和研究项目，促使一个全新研究领域——影像基因组学——逐步建立[1,9-10,15]。影像成像技术的不断发展、新型基因的发现以及基因测序技术的更新换代，积极地推动这一全新研究领域的建立和发展。大多影像基因组学研究针对影像结果开展定性和定量分析，讨论最多的是 MRI 表型，之后将这些影像特点与肿瘤的基因组构成进行相关分析。最初，关于脑胶质瘤的研究仅把单一基因特点与影像表现相结合[9,46-48]，这些基因包括 1p/19q 基因缺失、TP53 基因过度表达、EGFR 基因放大以及 MGMT 甲基化作用，通过 MRI 强化扫描、T1 加权成像、T2 加权成像得到的影像学结果与上百种基因进行相关分析[11,13-14,16,18,78]。然而，直到最近一项研究首次将 GBM 患者大脑的 MRI- 体积改变与大的家族基因组构成和 mRNA 表达谱进行全面综合分析，使影像基因组学在人类无创性诊断领域中处于领先地位，在癌症诊断以及药物研发领域里作用更为突出。目前，第一项应用于动物体内实验并经有体内实验证实的影像基因组学研究工作已经完成。

影像基因组学不仅对脑肿瘤的预防、早期治疗及控制具有长远的研究意义，还对疾病的预测及转归有更深层次的研究价值。如果影像基因组学作为一种无创性手段来诊断肿瘤基因型成为现实，就可以为患者带来更好的治疗并帮助改善患者的病情。与治疗效果和活检诊断相比，肿瘤影像学改变模式及生物学标记与基因组构成相互结合分析更能作为一种无创性诊断方法，为临床上消除反复活检甚至肿瘤切除提供诊断依据。这种非侵入性检查方法可以帮助我们初步判定肿瘤的基因组信息，从而选择针对患者的最佳治疗方案。

17.7　致　谢

感谢 Ginu Thomas，MD 教授对本章严格的审核工作。

（敦旺欢　译，张　明　审校）

参考文献

[1] Zinn PO, Colen RR. Imaging genomic mapping in glioblastoma. Neurosurgery, 2013, 60 Suppl 1: 126–130

[2] JafFe CC. Imaging and genomics: is there a synergy? Radiology, 2012, 264: 329–331

[3] Kelly PJ, Daumas-Duport C, Kispert DB, et al. Imaging-based stereotaxic serial biopsies in untreated intracranial glial neoplasms. J Neurosurg, 1987, 66: 865–874

[4] Pavlisa G, Rados M, Pavlisa G, et al. The differences of water diffusion between brain tissue infiltrated by tumor and peritumoral vasogenic edema. Clin Imaging, 2009, 33: 96–101

[5] Al-Okaili RN, Krejza J, Wang S, et al. Advanced MR imaging techniques in the diagnosis of intraaxial brain tumors in adults. Radiographics, 2006, 26 Suppl 1: S173–S189

[6] Law M, Yang S, Babb JS, et al. Comparison of cerebral blood volume and vascular permeability from dynamic susceptibility contrast-enhanced perfusion MR imaging with glioma grade. AJNR Am J Neuroradiol, 2004, 25: 746–755

[7] Le Bihan D, Turner R, Douek P, et al. Diffusion MR imaging: clinical applications. AJR Am J Roentgenol, 1992, 159: 591–599

[8] Cho YD, Choi GH, Lee SP, et al. (l)H-MRS metabolic patterns for distinguishing between meningiomas and other brain tumors. Magn Reson Imaging, 2003, 21: 663–672

[9] Diehn M, Nardini C, Wang DS, et al. Identification of noninvasive imaging surrogates for brain tumor gene-expression modules. Proc Natl Acad Sci USA, 2008, 105: 5213–5218

[10] Jain R, Poisson L, Narang J, et al. Genomic mapping and survival prediction in glioblastoma: molecular subclassification strengthened by hemodynamic imaging biomarkers. Radiology, 2013, 267: 212–220

[11] Pope WB, Chen JH, Dong J, et al. Relationship between gene expression and enhancement in glioblastoma multiforme: exploratory DNA microarray analysis. Radiology, 2008, 249: 268–277

[12] Gutman DA, Cooper LA, Hwang SN, et al. MR imaging predictors of molecular profile and survival: multi-institutional study of the TCGA glioblastoma data set. Radiology, 2013, 267: 560–569

[13] Hobbs SK, Shi G, Homer R, et al. Magnetic resonance image-guided proteomics of human glioblastoma multiforme. J Magn Reson Imaging, 2003, 18: 530–536

[14] Van Meter T, Dumur C, Hafez N, et al. Microarray analysis of MRI-defined tissue samples in glioblastoma reveals differences in regional expression of therapeutic targets. Diagn Mol Pathol, 2006, 15: 195–205

[15] Zinn PO, Sathyan P, Mahajan B, et al. A novel volume-age-KPS (VAK) glioblastoma classification identifies a prognostic cognate microRNA-gene signature. PLoS ONE, 2012, 7: e41522

[16] Zinn PO, Mahajan B, Sathyan P, et al. Radiogenomic mapping of edema/cellular invasion MRI-phenotypes in glioblastoma multiforme. PLoS One, 2011, 6: e25451

[17] Pope WB, Prins RM, Albert Thomas M, et al. Non-invasive detection of 2-hydroxyglutarate and other metabolites in IDH1 mutant glioma patients using magnetic resonance spectroscopy. J Neurooncol, 2012, 107: 197–205

[18] Naeini KM, Pope WB, Cloughesy TF, et al. Identifying the mesenchymal molecular subtype of glioblastoma using quantitative volumetric analysis of anatomic magnetic resonance images. Neurooncol, 2013, 15: 626–634

[19] Ellingson BM, Lai A, Harris RJ, et al. Probabilistic radiographic atlas of glioblastoma phenotypes. AJNR Am J Neuroradiol, 2013, 34: 533–540

[20] Pope WB, Mirsadraei L, Lai A, et al. Differential gene expression in glioblastoma defined by ADC histogram analysis: relationship to extracellular matrix molecules and survival. AJNR Am J Neuroradiol, 2012, 33: 1059–1064

[21] Rutman AM, Kuo MD. Radiogenomics: creating a link between molecular diagnostics and diagnostic imaging. Eur J Radiol, 2009, 70: 232–241

[22] Gevaert O, Xu J, Hoang CD, et al. Non-small cell lung cancer: identifying prognostic imaging biomarkers by leveraging public gene expression microarray data—methods and preliminary results. Radiology, 2012, 264: 387–396

[23] Burger JA, Kipps TJ. CXCR4: a key receptor in the crosstalk between tumor cells and their microenvironment. Blood, 2006, 107: 1761–1767

[24] Heddleston JM, Hitomi M, Venere M, et al. Glioma stem cell maintenance: the role of the microenvironment. Curr Pharm Des, 2011, 17: 2386–2401

[25] Heddleston JM, Li Z, McLendon RE, et al. The hypoxic microenvironment maintains glioblastoma stem cells and promotes reprogramming towards a cancer stem cell phenotype. Cell Cycle, 2009, 8: 3274–3284

[26] Lathia JD, Heddleston JM, Venere M, et al. Deadly teamwork: neural cancer stem cells and the tumor microenvironment. Cell Stem Cell, 2011, 8: 482–485

[27] Hegi ME, Diserens AC, Gorlia T, et al. MGMT gene silencing and benefit from temozolomide in glioblastoma. N Engl J Med, 2005, 352: 997–1003

[28] Yan H, Parsons DW, Jin G, et al. IDH1 and IDH2

mutations in gliomas. N Engl J Med, 2009, 360: 765–773

[29] Hegi ME, Liu L, Herman JG, et al. Correlation of 06-methylguanine methyl-transferase (MGMT) promoter methylation with clinical outcomes in glioblastoma and clinical strategies to modulate MGMT activity. J Clin Oncol, 2008, 26: 4189–4199

[30] Esteller M, Toyota M, Sanchez-Cespedes M, et al. Inactivation of the DNA repair gene 06-methylguanine-DNA methyltransferase by promoter hypermethylation is associated with G to A mutations in K-ras in colorectal tumorigenesis. Cancer Res, 2000, 60: 2368–2371

[31] von Deimling A, Korshunov A, Hartmann C. The next generation of glioma biomarkers: MGMT methylation, BRAF fusions and IDH1 mutations. Brain Pathol, 2011, 21: 74–87

[32] Parsons DW, Jones S, Zhang X, et al. An integrated genomic analysis of human glioblastoma multiforme. Science, 2008, 321: 1807–1812

[33] Stahlhut Espinosa CE, Slack FJ. The role of microRNAs in cancer. Yale J Biol Med, 2006, 79: 131–140

[34] Cheng L, Bao S, Rich JN. Potential therapeutic implications of cancer stem cells in glioblastoma. Biochem Pharmacol, 2010, 80: 654–665

[35] Papagiannakopoulos T, Shapiro A, Kosik KS. MicroRNA-21 targets a network of key tumor-suppressive pathways in glioblastoma cells. Cancer Res, 2008, 68: 8164–8172

[36] Gabriely G, Wurdinger T, Kesari S, et al. MicroRNA 21 promotes glioma invasion by targeting matrix metalloproteinase regulators. Mol Cell Biol, 2008, 28: 5369–5380

[37] Ohgaki H, Dessen P, Jourde B, et al. Genetic pathways to glioblastoma: a popu-lation-based study. Cancer Res, 2004, 64: 6892–6899

[38] Cancer Genome Atlas Research Network. Comprehensive genomic characterization defines human glioblastoma genes and core pathways. Nature, 2008, 455: 1061–1068

[39] Phillips HS, Kharbanda S, Chen R, et al. Molecular subclasses of high-grade glioma predict prognosis, delineate a pattern of disease progression, and resemble stages in neurogenesis. Cancer Cell, 2006, 9: 157–173

[40] Verhaak RG, Hoadley KA, Purdom E, et al. Cancer Genome Atlas Research Network. Integrated genomic analysis identifies clinically relevant subtypes of glioblastoma characterized by abnormalities in PDGFRA, IDH1, EGFR, and NF1. Cancer Cell, 2010, 17: 98–110

[41] Kleihues P, Ohgaki H. Primary and secondary glioblastomas: from concept to clinical diagnosis. Neurooncol, 1999, 1: 44–51

[42] Robertson T, Koszyca B, Gonzales M. Overview and recent advances in neuropathology. Part 1: Central nervous system tumours. Pathology, 2011, 43: 88-92

[43] Nobusawa S, Watanabe T, Kleihues P, et al. IDH1 mutations as molecular signature and predictive factor of secondary glioblastomas. Clin Cancer Res, 2009, 15: 6002–6007

[44] SongTao Q, Lei Y, Si G, et al. IDH mutations predict longer survival and response to temozolomide in secondary glioblastoma. Cancer Sci, 2012, 103: 269–273

[45] Phillips JJ, Aranda D, Ellison DW, et al. PDGFRA amplification is common in pediatric and adult high-grade astrocytomas and identifies a poor prognostic group in IDH1 mutant glioblastoma. Brain Pathol, 2013, 23: 565–573

[46] Zlatescu MC, TehraniYazdi A, Sasaki H, et al. Tumor location and growth pattern correlate with genetic signature in oligodendroglial neoplasms. Cancer Res, 2001, 61: 6713–6715

[47] Mut M, Turba UC, Botella AC, et al. Neuroimaging characteristics in subgroup of GBMs with p53 overexpression. J Neuroimaging, 2007, 17: 168–174

[48] Eoli M, Menghi F, Bruzzone MG, et al. Methylation of 06-methylguanine DNA methyltransferase and loss of heterozygosity on 19q and/or 17p are overlapping features of secondary glioblastomas with prolonged survival. Clin Cancer Res, 2007, 13: 2606–2613

[49] Aghi M, Gaviani P, Henson JW, et al. Magnetic resonance imaging characteristics predict epidermal growth factor receptor amplification status in glioblastoma. Clin Cancer Res, 2005, 11: 8600–8605

[50] Barker FGI II, Simmons ML, Chang SM, et al. EGFR overexpression and radiation response in glioblastoma multiforme. Int J Radiat Oncol Biol Phys, 2001, 51: 410–418

[51] Schlegel J, Merdes A, Stumm G, et al. Amplification of the epidermal-growth-factor-receptor gene correlates with different growth behaviour in human glioblastoma. Int J Cancer, 1994, 56: 72–77

[52] Colen RR, Wang J, Gutman DA, et al. Imaging genomic mapping reveals gender-specific oncogenic associations of cell death in glioblastoma. Radiology, 2015, 275(1)215–227

[53] Carrillo JA, Lai A, Nghiemphu PL, et al. Relationship between tumor enhancement, edema, IDH1 mutational status, MGMT promoter methylation, and survival in glioblastoma. AJNR Am J Neuroradiol, 2012, 33: 1349–1355

[54] Walker C, du Plessis DG, Joyce KA, et al. Molecular pathology and clinical characteristics of

oligodendroglial neoplasms. Ann Neurol, 2005, 57: 855–865

[55]　van den Bent MJ, Looijenga LH, Langenberg K, et al. Chromosomal anomalies in oligodendroglial tumors are correlated with clinical features. Cancer, 2003, 97: 1276–1284

[56]　Felsberg J, Erkwoh A, Sabel MC, et al. Oligodendroglial tumors: refinement of candidate regions on chromosome arm lp and correlation of lp/19q status with survival. Brain Pathol, 2004, 14: 121–130

[57]　Drabycz S, Roldán G, de Robles P, et al. An analysis of image texture, tumor location, and MGMT promoter methylation in glioblastoma using magnetic resonance imaging. Neuroimage, 2010, 49: 1398–1405

[58]　Moon WJ, Choi JW, Roh HG, et al. Imaging parameters of high grade gliomas in relation to the MGMT promoter methylation status: the CT, diffusion tensor imaging, and perfusion MR imaging. Neuroradiology, 2012, 54: 555–563

[59]　Stevenson CB, Ehtesham M, McMillan KM, et al. CXCR4 expression is elevated in glioblastoma multiforme and correlates with an increase in intensity and extent of peritumoral T2-weighted magnetic resonance imaging signal abnormalities. Neurosurgery, 2008, 63: 560–569, discussion 569–570

[60]　McMillan KM, Ehtesham M, Stevenson CB, et al. T2 detection of tumor invasion within segmented components of glioblastoma multiforme. J Magn Reson Imaging, 2009, 29: 251–257

[61]　Barajas RF Jr, Hodgson JG, Chang JS, et al. Glioblastoma multiforme regional genetic and cellular expression patterns: influence on anatomic and physiologic MR imaging. Radiology, 2010, 254: 564–576

[62]　Jain R, Narang J, Gutierrez J, et al. Correlation of immunohistologic and perfusion vascular parameters with MR contrast enhancement using image-guided biopsy specimens in gliomas. Acad Radiol, 2011, 18: 955–962

[63]　Andronesi OC, Kim GS, Gerstner E, et al. Detection of 2-hydroxyglutarate in IDH-mutated glioma patients by in vivo spectral-editing and 2D correlation magnetic resonance spectroscopy. Sci Transl Med, 2012, 4: 116ra4

[64]　Choi C, Ganji SK, DeBerardinis RJ, et al. 2-hydroxyglutarate detection by magnetic resonance spectroscopy in IDH-mutated patients with gliomas. Nat Med, 2012, 18: 624–629

[65]　Mueller W, Hartmann C, Hoffmann A, et al. Genetic signature of oligoastrocy-tomas correlates with tumor location and denotes distinct molecular subsets. Am J Pathol, 2002, 161: 313–319

[66]　Laigle-Donadey F, Martin-Duverneuil N, Lejeune J, et al. Correlations between molecular profile and radiologic pattern in oligodendroglial tumors. Neurology, 2004, 63: 2360–2362

[67]　Eoli M, Bissola L, Bruzzone MG, et al. Reclassification of oligoastrocytomas by loss of heterozygosity studies. Int J Cancer, 2006, 119: 84–90

[68]　Megyesi JF, Kachur E, Lee DH, et al. Imaging correlates of molecular signatures in oligodendrogliomas. Clin Cancer Res, 2004, 10: 4303–4306

[69]　Zhang Y, Wells J, Buist R, et al. A novel MRI texture analysis of demyelination and inflammation in relapsing-remitting experimental allergic encephalomyelitis. Med Image Comput Comput Assist Interv, 2006, 9: 760–767

[70]　Brown R, Zlatescu M. Sijben A, et al. The use of magnetic resonance imaging to noninvasively detect genetic signatures in oligodendroglioma. Clin Cancer Res, 2008, 14: 2357–2362

[71]　Jenkinson MD, Smith IS, Joyce KA, et al. Cerebral blood volume, genotype and che-mosensitivity in oligodendroglial tumours. Neuroradiology, 2006, 48: 703–713

[72]　Whitmore RG, Krejza J, Kapoor GS, et al. Prediction of oligodendroglial tumor subtype and grade using perfusion weighted magnetic resonance imaging. J Neurosurg, 2007, 107: 600–609

[73]　Kapoor GS, Gocke TA, Chawla S, et al. Magnetic resonance perfusion-weighted imaging defines angiogenic subtypes of oligodendroglioma according to lpl9q and EGFR status. J Neurooncol, 2009, 92: 373–386

[74]　Law M, Brodsky JE, Babb J, et al. High cerebral blood volume in human gliomas predicts deletion of chromosome lp: Preliminary results of molecular studies in gliomas with elevated perfusion. J Magn Reson Imaging, 2007, 25: 1113–1119

[75]　Emblem KE, Scheie D, Due-Tonnessen P, et al. Histogram analysis of MR imag-ing-derived cerebral blood volume maps: combined glioma grading and identification of low-grade oligodendroglial subtypes. AJNR Am J Neuroradiol, 2008, 29: 1664–1670

[76]　Walker C, du Plessis DG, Fildes D, et al. Correlation of molecular genetics with molecular and morphological imaging in gliomas with an oligodendroglial component. Clin Cancer Res, 2004, 10: 7182–7191

[77]　Stockhammer F, Thomale UW, Plotkin M, et al. Association between fluorine-18-labeled fluorodeoxyglucose uptake and lp and 19q loss of heterozygosity in World Health Organization Grade II gliomas. J Neurosurg, 2007, 106: 633–637

[78]　Guccione S, Yang YS, Shi G, et al. Functional genomics guided with MR imaging: mouse tumor model study. Radiology, 2003, 228: 560–568

第18章 展望：超越传统磁共振对比剂

Josep Puig, Wilson B. Chwang

18.1 为什么我们需要更多可用的对比剂

以钆（gadolinium，Gd）元素为基础的造影剂通常应用于对比增强磁共振成像（MRI），对于脑肿瘤患者，强化扫描可以反映病灶的特点和严重程度，对于制订手术计划、确定放射治疗范围、随访观察疾病复发至关重要[1-2]。脑肿瘤患者的有效治疗有赖于病变准确的检出和诊断。钆螯合剂集聚可以在病灶中产生强化效果是由于脑实质内的肿瘤破坏了血脑屏障，或者是血管通透性异常所致[3]。这种对比增强对于病变与正常脑肿瘤之间的划分是有积极作用的。

有若干因素可以影响到钆对比剂对病灶信号强化的程度，包括磁场强度、序列参数、对比剂本身的特性，以及对比剂的剂量和浓度。理想的磁共振对比剂应该能够完整地划定肿瘤组织的边缘，显示出肿瘤的大小和范围，及其与周围其他组织结构的关系，并且能使肿瘤本身的强化与肿瘤治疗相关的强化有所区别。借助功能 MRI 对微血管结构的评估，理想的磁共振对比剂能够对肿瘤分级提供更多可靠的信息。然而，由于一些脑肿瘤浸润生长的特点，如胶质母细胞瘤，很难描绘出肿瘤的边界和范围[4]。

20 世纪 80 年代，钆离子螯合物的对比剂首次应用于 MRI，至今有许多对比剂也仍然在使用[5-6]。中枢神经系统的 MR 扫描中约有 1/3 需要应用对比剂强化扫描[7]，钆对比剂按照浓度和蛋白结合能力进行分类，最常用的对比剂是钆喷酸葡胺（Gd-DTPA）、钆特醇（Gd-HP-D03A）、钆特酸葡胺（Gd-DOTA）、钆双胺、钆喷酸双胺、钆贝葡胺。这些对比剂均是水溶性、细胞外非组织特异性对比剂，并且

是不与蛋白质结合的化合物（除了钆贝葡胺有微弱的蛋白结合力外）[5]。这些血管外对比剂的标准浓度均是 0.5mmol/mL。虽然它们的分子量不同，但是这些小分子量的化合物具有相似的药物动力学特性和物理化学性质，能够从血液中快速扩散到正常和病变组织的细胞外间隙，而且可以通过破坏的血脑屏障集聚在细胞外间隙，从而延长 T1 弛豫时间，实现对比增强效果[8]。

不同的血管外对比剂 T1 弛豫时间基本相同 [4.3~5L/（mmol·s）]，并且通常的标准剂量是 0.1mmol/kg。许多研究表明这些非蛋白结合的对比剂在剂量相同的情况下其强化特点看起来是没有区别的[9-17]。另一种血管外对比剂，钆不醇属于双浓缩型的大环类钆螯合物，在临床应用中有着潜在的优势[18-19]。低的摩尔渗透压浓度和黏度能使钆的结合力翻倍[20]，最近的研究结果也发现与其他非蛋白结合的钆对比剂相比，钆布醇有着较高的弛豫率并且可以通过不同的方式提高强化程度，在注射标准剂量的条件下其 T1 时间缩短更加明显[21-24]。

另一方面，钆对比剂的蛋白结合特性也能在很大程度上影响脑肿瘤的强化效果。由于对比剂蛋白结构度增加，其在血管内停留的时间也延长，这种血管内强化的有效性提高了肿瘤的强化程度。先前已有研究证实即使是弱蛋白结合性质的钆贝葡胺也能够较好地显示肿瘤强化，与非蛋白结合的对比剂相比，Gd-DTPA、钆贝葡胺强化扫描能更加清楚地显示病灶[8-12]。

血管外对比剂在血池内能快速清除，因而在血液内 T1 弛豫时间不能最大限度地缩短，为了克服这种局限性，在 MRI 强化扫描中应用了新型的血管内对比剂（表 18.1）[25]，如与蛋白结合力更强的钆螯合物和其他种类的大分

表 18.1　用于脑肿瘤成像的常规与新型磁共振造影剂

	常规磁共振造影剂	新型磁共振造影剂
名称	钆喷酸葡胺（Gd-DTPA） 钆特醇 (Gd-HP-DO3A) 钆特酸（Gd-DOTA） 钆双胺（DTPA-BMA） 钆布醇（Gd-BT-DO3A-butriol） 钆贝葡胺（Gd-BOPTA）	血池造影剂 白蛋白 -（Gd-DTPA） 右旋糖酐 -（Gd-DTPA） 脂质体 - 钆造影剂 氧化铁纳米颗粒（USPIO）
顺磁剂	钆	钆，铁[a]
分子量（kDa）	<1	>10 ~ 30
分布	间质，血管外	血管内，细胞内[b]
半衰期（h）	1.5	>14
排泄	肾脏	肾脏 /MPS[c]
强化机制	均匀分布，通过破坏的血脑屏障进入血管外间隙，不与血清蛋白[d]结合，非靶向造影剂	血管内及血管外强化，能与血清蛋白结合，靶向造影剂
剂量（mmol/kg 体重）	0.1~0.3	0.03[e]
T1 弛豫率（R1；mmol/s）	<5	>19
MR 灌注成像	首过成像	首过成像，平衡期成像
优点	疾病程度界定，帮助手术切除计划制定，放射性的描述	更高的肿瘤强化程度，持续的血管内强化，更好地描述微血管，长窗宽成像，更低剂量，利用脂质体对药物的显像
缺点	半衰期短；强化持续数分钟	大多数处于临床前期

a 氧化铁颗粒和脂质颗粒。b 超顺磁氧化铁粒子（USPIO）。c 氧化铁纳米颗粒累及单核巨噬细胞系统（MPS）。d 钆贝葡胺能短暂微弱地与蛋白结合。e 钆磷维塞三钠

子对比剂，包括超顺磁性氧化铁纳米颗粒。试验研究和前期的临床试验已经表明血管内造影剂的优势在于提高了病变检出的灵敏度和诊断的准确率。

钆磷维塞三钠是一种可与血清白蛋白可逆非共价结合形成的血管内对比剂，在未与白蛋

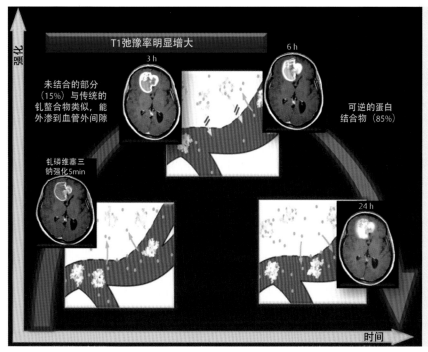

图 18.1　血管内造影剂钆磷维塞在脑组织强化的机制

白结合的情况下有相对较低的弛豫率，但是在血液中未结合的游离钆磷维塞成分仅占 15%，还有 85% 与血清蛋白相结合（图 18.1）[26]。这种高的蛋白结合率使得对比剂在血液内解离较慢，与其他血管外对比剂相比，1.5T 的磁场弛豫率提高了 4~5 倍[27]。此外，与其他大分子对比剂类似，钆磷维塞的半衰期较长，而且在血池中的滞留时间较长，而且，在胶质瘤的内部存在较高浓度的蛋白成分，因此作者认为钆磷维塞除了与血清中的白蛋白结合外还能与肿瘤内的蛋白结合，从而表现出病灶较高的强化程度[28]。最近的研究结果也表明，与血管外对比剂相比，钆磷维塞三钠在很多脑肿瘤中的强化程度更加明显[29-30]。

对肿瘤内部血管细节特征的掌握有助于了解肿瘤生长的复杂机制，尤其重要的是有助于对肿瘤治疗后的监测评估。在这个方面，不论是基础实验还是临床研究都已表明，通过评估微血管的渗透性和部分血浆容积，大分子对比剂动态磁共振强化扫描在显示肿瘤微血管生成方面有潜在的优势。尽管大多数大分子对比剂仍在研究中，还没有应用到临床，但是在定性和定量评估肿瘤微血管和对血管生成抑制剂的反应，以及在脑肿瘤成像的应用方面，这类对比剂还是很有前景的。

本章回顾了几类最新的脑肿瘤成像的磁共振对比剂。本章列举了每一类对比剂的优势和不足，通过经验总结和文献学习，作者认识到在临床工作中需要新型的对比剂来克服现在的不足，从而提高诊断能力。

18.2 血池对比剂

含钆对比剂的可按照摩尔浓度和蛋白结合量分类，典型的血管外对比剂都有相似的药代动力学和物理化学特性，表现为在异常的血脑屏障区可短暂聚集。不同的血管外对比剂 T1 弛豫时间基本相同 [（4.3~5）L/（mmol·s）]，并且通常的标准剂量是 0.1mmol/kg，由于能从血池中迅速清除，因此 T1 弛豫时间的缩短不大理想。为了克服这个问题，我们需要应用一种新型的非离子型血池内造影剂。

尽管目前在美国钆磷维塞还未被批准用于脑肿瘤成像，但是钆磷维塞是第一个应用于临

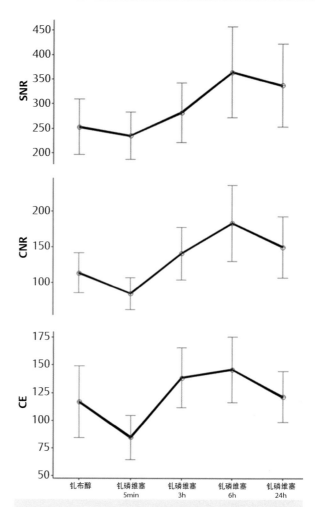

图 18.2 钆布醇与钆磷维塞三钠强化特点的定量比较 误差线反映了在不同时间点的标准差。SNR＝信噪比。CNR＝对比噪声比。CE＝对比增强。经许可，引自 Blasco G, EssigM, et al. Albumin-binding MR blood pool contrast agent improves diagnostic performance in human brain tumour: comparison of two contrast agents for glioblastoma. Eur Radiol, 2013,23(4):1093-1101

床的血池内造影剂，在欧洲、加拿大、美国都被批准进行磁共振血管造影的临床应用。钆磷维塞可与血浆白蛋白紧密而可逆的结合，这样可以保证较高的弛豫率（比其他造影剂高 4~5 倍），而且在血管内滞留时间较长，有着较长的半衰期（16h vs 90min）。在血管狭窄和腹部血管动脉瘤的诊断中，钆磷维塞 MR 强化扫描与传统血管造影的诊断准确率基本一致[31]。最新的研究报道指出钆磷维塞 MR 强化扫描在颅内动脉瘤的随访中也很有应用价值[32]。

最近，有研究评估了钆磷维塞三钠在胶质瘤成像应用中的有效性。Puig 等[30] 对经病理

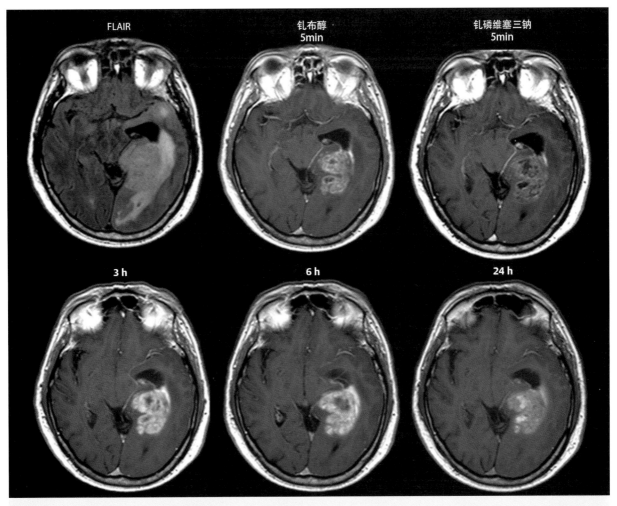

图 18.3　血池型造影可能清晰描绘肿瘤的边界　图中显示的是一位证实为胶质母细胞瘤的 63 岁的男性患者的影像，分别为 FLAIR 图像和钆布醇与钆磷维塞三钠分别行 T1WI 强化扫描后 5min 的图像，显示病灶位于左侧颞叶、枕叶中的图像。在 3h 和 6h 后，血池型造影剂可以更清楚地显示出肿瘤的强化特点和肿瘤的生长程度。钆磷维塞三钠强化扫描显示的肿瘤体积更大，而且可以显示出肿瘤内壁的渐进强化，这反映出肿瘤坏死中残留的肿瘤细胞。FLAIR＝液体衰减反转恢复

证实的胶质母细胞瘤进行研究发现，与钆布醇相比，钆磷维塞对肿瘤的诊断更有优势。有趣的是，在注射对比剂 6h 后，由其他阅片者再次分析发现钆磷维塞对病灶的显示更加良好，通过强化后的定量参数值证实了这一结果（图 18.2）。在注射钆磷维塞 6h 之后病灶强化效果更佳，这可能是由于对比剂分子的阻滞效应使得肿瘤内部的间质液集聚，钆磷维塞穿过血脑屏障与肿瘤内部的白蛋白结合，导致间质液回流减少，在磁场中的弛豫率升高。这些结果与之前的大鼠胶质瘤模型的亚临床试验结果相符，也进一步证实对比剂与白蛋白结合的药效学效应增加了对比剂的弛豫率，强化了磁共振信号强度。Adzamli 等[33]发现与无蛋白结合能力的血管外对比剂相比，血池内对比剂在每摩尔单位浓度下的强化效果是前者的 2~3 倍。此外，Wintersperger 等[34]也通过对大鼠胶质瘤的试验证实，与非蛋白结合的 Gd-DTPA 或弱结合的钆贝葡胺相比，应用蛋白结合力强的钆对比剂（结合部分 50%~90%）能够提高对比度信噪比和强化程度。这是非常重要的，因为钆贝葡胺在脑肿瘤的评估中应用广泛，与其他血管外对比剂相比，在多个临床试验中证实钆贝葡胺显示脑内病灶的能力较好[7,35-37]。

使用 1.5T 磁共振扫描时，钆磷维塞三钠较钆布醇能更好地显示病灶，有更长的强化时间，主要是由于前者 T1 弛豫率较高 [（9±1）L/（mmol·s），（4.7±0.2）L/（mmol·s）][18,33]。

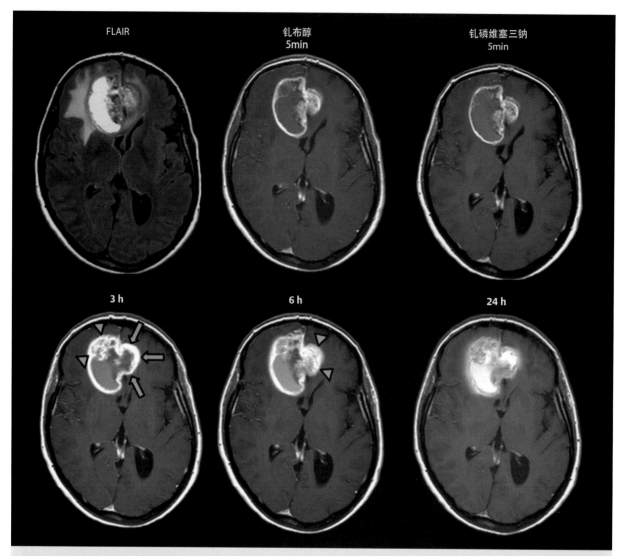

图18.4　额叶肿瘤钆磷维塞强化扫描　病灶的强化特点显示得清楚、均匀，尤其是病灶内血管的显示（箭头）。经许可，引自 Puig J, Blasco G, Essig M, et al. Albumin-binding MR blood pool contrast agent improves diagnostic performance in human brain tumour: comparison of two contrast agents for glioblastoma. Eur Radiol,2013,23(4):1093-1101

钆磷维塞的弛豫率大幅度提高是因为与蛋白结合，降低了分子的反转率，复合物中有对比效应的一部分结构内部的瞬时相互作用降低了分子的反转率（受体诱导的磁化效应），延长了其在血液内的持续时间[27]。血管外对比剂在血液中的半衰期是90min，对比剂在肿瘤内迅速扩散，仅在注射后开始的数分钟强化最显著[5]。相反，血管内对比剂在血液中的半衰期长达16h，而且直到注射几小时后强化效果才最显著[26]。在注射后的瞬间，未结合的钆磷维塞（约15%分子量）能够通过血脑屏障，并且可以增加肾小球滤过率。然后仅仅在几个血液循环后，钆磷维塞中剩余的85%的分子量以蛋白结合状态分布在整个血液中（图18.1）[38]。

由于血脑屏障被破坏，血管通透性增加，血清蛋白如白蛋白能从血液中渗入肿瘤内（通过血管内皮破口或胞饮）[28,39]。既往研究表明，钆磷维塞的结合部分比非结合部分有更强的弛豫效应，因为前者的分子量更大，旋转相关时间更长[27,33,38,40]。在注射钆磷维塞6h后评价脑胶质母细胞瘤效果最好（图18.3、图18.4、图18.5、图18.6）。

脑肿瘤的磁共振强化扫描应该提供好的T1对比增强图像，脑肿瘤的对比增强扫描有赖于肿瘤内部和相邻脑组织的复杂病理生理学改变，主要在于血脑屏障的破坏和血管通透性

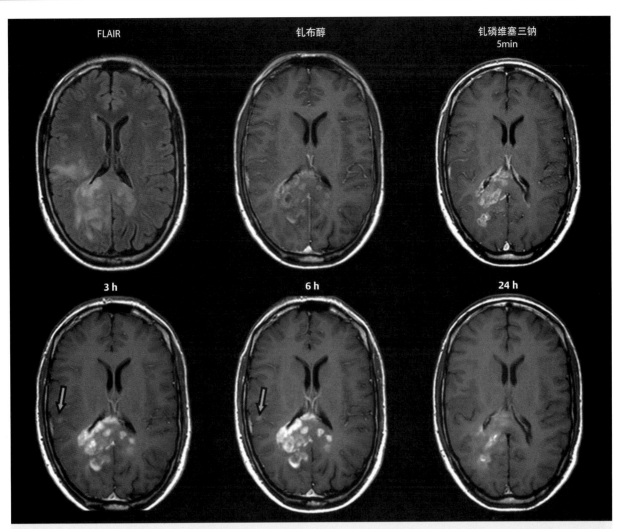

图18.5 血池型造影剂可以检出更多病灶 1例43岁男性胶质母细胞瘤患者，应用钆布醇强化扫描后病变可见，而应用钆磷维塞强化扫描3~6h后，病灶边缘显示更加清晰，而且能够观察到肿瘤范围向枕叶扩大，而且在右侧顶叶可以看到一个强化结节（箭头）。经许可，引自 Puig J, BlascoG, Essig M, et al.Albumin-binding MR blood pool contrast agent improves diagnostic performance in human brain: comparison of two contrast agents for glioblastoma. Eur Radiol, 2013,23(4):1093-1101

的增加[3]。两种类型的脑肿瘤强化非常重要。血管外强化方式是指对比剂透过血管壁并在血管周组织液中集聚，而血管内强化是指当肿瘤体积增大或肿瘤血管增多导致血流量增加，对比剂的强化与肿瘤内血流量或体积成正比，这主要反映的是肿瘤内血管组成或生成情况。钆磷维塞与血管内或溢出的白蛋白结合，延长了半衰期，提高了弛豫率，组织中微血管形成或组织液溢出增多，使得其在T1强化图像上对病灶浸润显示更清楚（图18.4、图18.5、图18.6）。胶质瘤的边界常常延伸超过T2WI或传统钆对比剂T1强化上所显示的区域，因此清晰显示肿瘤的边界和浸润程度有助于外科手术切除或放射治疗的计划制订，而且能够更加

精准地了解肿瘤[41-42]。

能够反映肿瘤侵袭性的一个肿瘤生理学机能是血管外渗，血管外渗反映的是血管的增多、血脑屏障的破坏，血管外渗起始于一些含有血管畸形的区域或者血管本身有异常的区域，并且向没有强化的异常区域渗透（瘤周水肿区）[43]。瘤周水肿被认为是瘤周的浸润区域，这个区域内肿瘤细胞与肿瘤分泌的血管通透性因子共同存在，在传统对比剂T1强化扫描图像这个区域上是不强化的[44]。高的血管通透性提示血脑屏障的异常，同时也反映内皮细胞连接的中断或间隙增大[45]。因此血脑屏障开放的大小似乎是肿瘤浸润的标志。最近，Cao等[43,46]发现在动态强化扫描过程中，血管外造影剂如

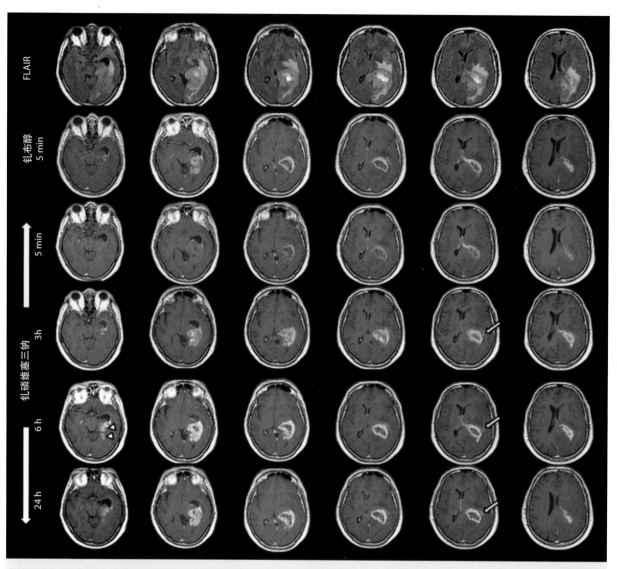

图 18.6　1 例 63 岁的男性胶质母细胞瘤　1 例 63 岁的男性胶质母细胞瘤病理证实为左枕叶及颞叶的胶质母细胞瘤。应用钆磷维塞强化扫描后 6h 观察肿瘤的边界更加清晰，而且在 24h 的延迟强化中能观察到另一个小病灶。经许可，引自 Puig J, BlascoG,Essig M, et al.Albumin-binding MR blood pool contrast agent improves diagnostic performance in human brain: comparison of two contrast agents for glioblastoma. Eur Radiol, 2013,23(4):1093-1101

Gd-DTPA 从血浆进入组织内，在这个过程中，通过造影剂转运计算出的常数值确定了血管外渗量；他们也发现通过血管外渗量预测生存率比水抑制成像和 T1 强化后的肿瘤体积更准确，这说明血管外渗可能是高级别胶质瘤浸润生长的替代标记物。Puig 等[30] 的研究结果显示，在半数以上的恶性胶质瘤中，在注射钆磷维塞三钠 24h 后，强化图像能够把瘤周水肿区域区分出来。

这种瘤周强化可能是由于瘤周水肿内存在血清蛋白成分，将大鼠原发肿瘤的肿瘤细胞克隆移植到猫的脑组织内，猫的脑肿瘤瘤周水

肿中血清蛋白浓度高达 19.2mg/mL[47]。近期，Pronin 等[48] 对 11 个脑肿瘤患者注射 Gd-DTPA 开展队列研究，观察在注射后的 5min 至 6h 内造影剂扩散的情况，发现在注射 6h 后造影剂的平均增长容积最高。另一方面，动物胶质瘤模型也验证了肿瘤强化范围随着时间的延长而扩大，尽管这种变化可能与肿瘤浸润或水肿形式无关，或者与瘤周水肿并非密切相关[49]。考虑到通过 Gd-DTPA 转运常数确定的血管外渗量能帮助预测高级别胶质瘤患者肿瘤的浸润程度和远期生存率[43]，未来的研究应该解决的问题是随着强化时间的延长，钆磷维塞强化扫描

从肿瘤强化到外周强化是否能有助于预测患者的生存率。

此外，绝大多数的肿瘤伴有中央坏死或囊变，在注射钆磷维塞 24h 后可以观察到囊腔的强化[30]，在应用 Gd-DTPA 和钆贝葡胺脑肿瘤强化扫描的试验中也报道了同样的结果[7,50]，这反映出造影剂从糟糕的血管坏死区域进入或退出都存在延迟[51-52]。这种现象的出现可能是由于坏死的肿瘤细胞溶解后，血管内蛋白外漏到血管外间隙与造影剂结合所致。

与传统的钆造影剂相比，钆磷维塞的另一个与高弛豫率相关的优势是可以按照钆离子数目降低其使用剂量（可以降至 1/4），这一点非常重要，因为肾脏系统性纤维化的进展不仅取决于钆造影剂的稳定性，还与钆剂的浓度有关[53]。尽管钆布醇是一种相对安全的造影剂，因为它是大环类的造影剂，相比线性结构的造影剂有更高的动力稳定性[22,54-55]，但是钆磷维塞用于强化时的剂量为 0.03mmol/kg，强化效果还优于 0.1mmol/kg 的钆布醇。因此在不损失图像质量的前提下，应用钆磷维塞强化发生肾脏系统性纤维化的风险更低。

迄今为止的试验都表明应用钆磷维塞三钠强化扫描有着重要的临床意义，尤其是在肿瘤切除术的实时评价中。一般而言，胶质瘤患者多模态治疗的第一步就是手术，目的是在还没有引起神经系统损害的情况下尽可能完全地切除肿瘤。尽管没有一级证据能够表明[56-60]，但是在低级别和高级别胶质瘤中，肿瘤切除后，无强化的肿瘤残留与总体生存和无进展生存有关（中位生存期超过 7 个月）。对于神经外科医生而言，术中精确评估肿瘤边缘是很困难的，而且为了保留周边脑组织的功能，肿瘤都会扩大切除。

为了最佳地显示切除范围，在手术室设置了各种术中影像学检查方法，包括 CT、超声、5- 氨基乙酰丙酸、MRI 等，这些均能帮助神经外科医生更好地观察病灶的边缘以及更加准确地切除。在这些检查方法中，高场强的术中 MRI 扫描分辨率最高，在对比增强软组织肿瘤残留的检出以及对恶性胶质瘤的手术切除方面是非常必要的[58]。在 10%~70% 的病例中，术中 MRI 扫描通过额外的切除影响了手术进程，而且能够使肿瘤的切除达到 100%[58,60]。在单

次注射钆磷维塞第 1 个 5h 后进行观察，更强的强化效果可帮助肿瘤切除得更加干净，这样也提高了肿瘤的安全切除率。然而，在注射钆磷维塞 24h 后造影剂向周边扩散，长时间的延迟强化可能过多地估计了肿瘤的边缘，导致没有强化的白质被切除。

血池造影剂如钆磷维塞有可能对肿瘤血管生成的评估起到核心作用。血管生成对肿瘤的生长至关重要，当一个肿瘤的直径超过 1~2mm，仅依靠肿瘤周围的血管为远离肿瘤中心的细胞提供营养是远远不够的；肿瘤诱导新的血管生长来供应营养，并且通过癌细胞快速分裂来去除生物的终产物。血池内造影剂可以导致与血流量有关的血管内强化和与血管通透性相关的间质强化。血管内造影剂的持续强化可在稳定状态下获得高分辨率的图像，能更好地界定肿瘤快速生长相关的血管的病理学、异常血管床和血管分布的增多（图 18.7）。目前临床上迫切需要准确、无创的成像生物标记物量化肿瘤血管生成，监控肿瘤对治疗的反应。此外，如果血管池造影剂作为治疗结果的替代标记物，将非常有益于肿瘤血管生成抑制剂的发展。因此，磁共振血池造影剂成像技术的应用能够揭示肿瘤微血管生成的变化情况，促进抗血管生成药物的监测、试验和发展。

总之，血池造影剂的前景是光明的。然而，尽管应用钆磷维塞强化能提供有用的诊断信息，图像可能对提高治疗效果有帮助，尤其是对放疗后效果的评估有更大的意义，但是更全面地了解诊断信息准确度有助于改善患者的管理，应用血池造影剂可能会最终证明这一点，未来对充分探索钆磷维塞的潜在临床价值的研究是必须的，它应用的将优于当前的钆对比剂强化 MRI 扫描在脑肿瘤的诊断和随访。

18.3　大分子造影剂

大分子造影剂（Macromolecular Contrast Agents，MMCA）是指重量超过 10kDa 或 30kDa 的顺磁性或超顺磁性造影剂[61-63]。现在有很多种 MMCA，如白蛋白 -（Gd-DTPA）复合物、钆磷维塞（上文已有描述）、右旋糖酐 -（Gd-DTPA）复合物、脂质体和铁氧化物纳米颗粒。这些造影剂在很大程度上能滞留于正常组织的

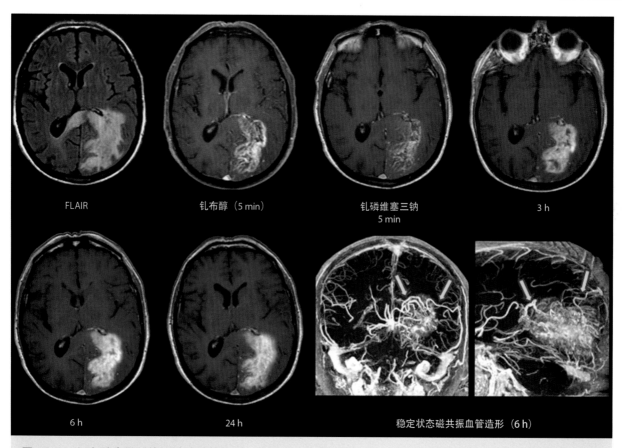

图 18.7　血池型造影剂检测肿瘤血管生成　左侧枕叶可见一明显强化的胶质母细胞瘤病灶，虽然在钆布醇强化图像上清晰可见，但是钆磷维塞强化扫描后能够明显提高病变内部的空间分辨率，使肿瘤的边界显得更清晰。由于钆磷维塞在血管内半衰期较长，通过磁共振血管成像能获得更高分辨率的图像来显示肿瘤内部血管。FLAIR＝液体衰减反转恢复

血管内，但是也能从破坏的或者高渗的微血管溢出并集聚在间质中 [64-66]。许多种类肿瘤中的大分子物质能够表明肿瘤微血管具有高渗性[67]。一些临床前试验研究表明 MMCA 在监测和衡量恶性肿瘤的大分子漏出方面是有帮助的 [68]。

　　应用 MMCA 的动态强化磁共振扫描可以基于正常和病变组织中造影剂的分布不同，评估肿瘤的脉管系统。形态学和功能特性的定量分析都可以提供对组织血管的生成有用的信息。应用 MMCA 磁共振强化扫描可以描述不同恶性肿瘤的微血管特征。动态强化扫描数据的动力学分析能够用来估计微血管的通透性和肿瘤血管容积（图 18.8）。通过测量这些肿瘤的功能特性，能够准确、无创、定量地描述肿瘤内微循环，提高了诊断、治疗及体内监测抗肿瘤治疗的影像学检查方法的特异性。

白蛋白与钆螯合物共价结合而成，这些水溶性的 MMCA 分子量为 90kDa [61,64]。应用白蛋白－（Gd-DTPA）复合物进行磁共振动态强化扫描可以定量分析肿瘤微血管特征，如内皮穿透性和血浆容积分数，这些特征在很多癌症模型如乳腺癌、前列腺癌、卵巢癌等试验中体现出来 [61,69]。白蛋白－（Gd-DTPA）复合物强化扫描还能用于抗 VEGF 的抗血管新生治疗后的肿瘤监测。乳腺癌和卵巢癌经抗 VEGF 治疗后微血管通透性显著降低 [70-71]。然而，由于白蛋白－（Gd-DTPA）复合物的免疫原性属性和在机体内滞留时间长（2 周内残留 17%），目前还未批准用于临床 [72]。白蛋白－（Gd-DTPA）复合物强化扫描使用低剂量的钆，获得相对比较低的肿瘤的信噪比，而且造影剂扩散较慢，需要相对较长的扫描时间 [61]。

18.3.1　白蛋白－（Gd-DTPA）复合物

　　白蛋白－（Gd-DTPA）复合物由体内

18.3.2　右旋糖酐–Gd-DTPA 复合物

　　右旋糖酐–Gd-DTPA 复合物是一种线性葡

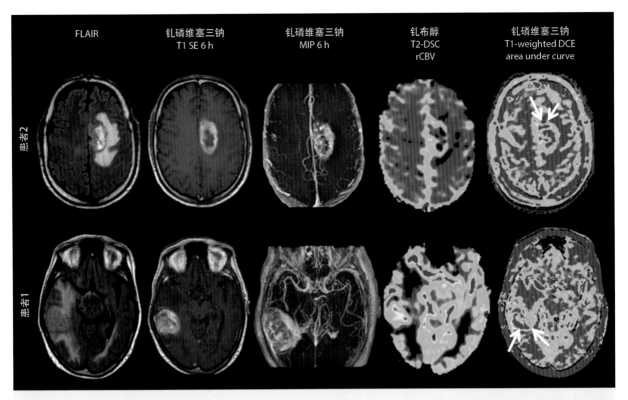

| | FLAIR | 钆磷维塞三钠
T1 SE 6 h | 钆磷维塞三钠
MIP 6 h | 钆布醇
T2-DSC
rCBV | 钆磷维塞三钠
T1-weighted DCE
area under curve |

图 18.8　胶质母细胞瘤治疗前应用血池造影剂评价血脑屏障破坏　T2* 动态敏感对比增强图像应用血管外造影剂显示出患者 1 的病灶强化区域局部 CBV 升高，患者 2 的肿瘤内部 CBV 升高。T1 动态强化扫描显示肿瘤内显著强化，与血脑屏障严重破坏程度一致。2 例病例都低估了 CBV 值。DCE= 动态对比增强。DSC= 动态磁化率强化。MIP= 最大密度投影。SE= 自旋回波

萄糖聚合物，Gd-DTPA 与每个葡萄糖分子通过水溶性紧密共价结合 [73]。Wang 等 [74] 第一次把右旋糖酐 –Gd-DTPA 复合物判定为大分子造影剂，通过给每个葡萄糖分子配位 15 个 Gd-DTPA 螯合物，他们制成了分子量约 75kDa 的大分子复合物，这种复合物注射后在肝脏、脾脏、肾脏、心肌中的强化时间至少为 1h。葡萄糖的生物半衰期短（43min），因此比蛋白质容易分解。右旋糖酐 –Gd-DTPA 复合物的分解和清除有赖于本身的分子量和注射的剂量 [75]，可用于磁共振血管造影成像 [76-77]、急性心肌梗死成像 [78] 和心肌灌注的研究 [79]。Sirlin 等 [80] 把右旋糖酐 –Gd-DTPA 复合物与小分子造影剂应用于 VX2 兔的大腿肿瘤中，发现前者的过敏反应发生率增加，因此目前认为不适合应用于临床 [75]。

18.3.3　脂质体 –Gd 对比剂

脂质体是一种人工合成的球形囊泡状磷脂双分子层，这种脂质层能从外界媒质提供内部水核。脂质体 –Gd 对比剂的作用在动物模型中

被证实，钆螯合物能够被密封在脂质体内部，即结合在脂质双层结构的内外表面中间 [81]。这种微泡结构表面的聚乙二醇涂层可以使其在血液循环中的半衰期延长。为了应用于磁共振血管造影，长效循环型的脂质构型能够在较长时间的成像过程中表现出均一的信号强度和长时稳定的强化效果 [82]。与传统的血管外造影剂相比，脂质体提供了独特的纳米颗粒平台，因为造影剂具有与靶向、药代动力学、治疗监测、信号放大相关的特殊属性 [81]。在前期临床试验中，磁共振脂质体造影剂对神经脉管系统的显像较好 [83]，而且还能实时监测脑肿瘤的药物灌注情况 [84]。

脂质体 –Gd 对比剂的 T1 弛豫率是由 Gd 原子间的相互作用和大量的水分子决定的。与常规对比剂相比，Gd 螯合物的核心包封会造成较低的 T1 弛豫特性，这是水分子缓慢穿过脂质双层的结果 [85]。Ghaghada 等 [86] 研究表明脂质体 –Gd 对比剂在血管内停留时间较长，能够使小鼠脊柱的微血管获得良好的显示，而血管外造影剂会从血管内快速外渗到血管外间隙

表 18.2　可用的超顺磁性氧化铁纳米颗粒用作磁性共振造影剂

名称	开发者	涂层剂	大小（nm）[a]	临床剂量（µmol Fe/kg）	弛豫率（mM^{-1}·sec^{-1}）[b]
Ferumoxides AMI-25 FeridexfEndorem	法国加柏制药	右旋糖酐 T10	120~180（SPIO）	30	r_1=10.1 r_2=120
Ferucarbotran SH U 555 A Resovist	拜耳先灵医药	羧基化右旋糖酐	60（SPIO）	8~12	r_1=9.7 r_2=189
Ferumoxtran-10 AMI-227 CombidexfSinerem	法国加柏制药	右旋糖酐 T10，T1	15~30（USPIO）	45	r_1=9.9 r_2=65
Ferumoxytol Code 7228	AMAG 制药公司	聚葡萄糖山梨糖醇或者羧甲醚	30（USPIO）	18~74	r_1=15 r_2=89
SH U 555 C Supravist	拜耳先灵医药	羧基化右旋糖酐	21（USPIO）	40	r_1=10.7 r_2=38
Feruglose NC-100150 Clariscan	GE 药业	聚乙二醇淀粉	20（USPIO）	36	na
VSOP-C184	Ferropharm 公司	柠檬酸盐	7（VSPIO）	15~75	r_1=14 r_2=33.4
Gadoteridol (ProHance)	博莱科信谊药业	NA	1（GBCA）	100[µmol（Gd）/kg]	r_1=4 r_2=6

GBCA= 钆对比剂。Na= 不适用。SPIO= 超顺磁氧化铁粒子。USPIO= 超小超顺磁氧化铁粒子。VSPIO= 非常小的超顺磁氧化铁粒子。经自然出版集团许可，引自 Weinstein JS,Varallyay CG, Dosa E, et al. Superparamagnetic iron oxide nanoparticles: diagnostic magnetic resonance imaging and potential therapeutic applications in neurooncology and central nervous system inflammatory pathologies, a review. J Cereb Blood Flow Metab,2010,30(1):15-35。a 流体动力学直径，激光散射。b 1.5T 磁场，37℃水或血浆下的弛豫度量属性 (mM^{-1}·sec^{-1})/mM Gd 或 Fe

中。此外，高 T1 弛豫率能够显示出极高分辨率的脑底动脉环和穿支血管。

血脑屏障是大分子造影剂进入颅内的最大障碍，对流强化交付（CED）使用静脉压力梯度，使治疗药物绕过血脑屏障直接进入颅内。在亚临床研究中，脂质体可以用来与药物结合，通过 CED 的途径进入颅内治疗脑肿瘤[87]。而且，脂质体可以被用来系统监测脑肿瘤新辅助治疗后的疗效。脂质体造影剂在血液循环中长时间停留的特性可以用来衡量脑肿瘤中基于纳米颗粒的血管通透性和抗血管新生治疗期间的血容积分数[88]。

这些亚临床研究结果都令人鼓舞，临床试验即将开展。MMCA 在脑肿瘤成像中的应用可能在肿瘤诊断和定位、监测治的反应方面发挥辅助作用。

18.4　氧化铁纳米颗粒

超顺磁纳米颗粒被用作磁共振造影剂已经超过 20 年了，近期其在脑肿瘤成像中应用比较热门。大多数钆造影剂分子直径约 1nm，这种造影剂分子远大于前者，直径约 20~180nm。根据它们的大小可以分为标准的超顺磁性氧化铁颗粒（SPIO）、超小超顺磁性氧化铁颗粒（USPIO）以及非常小的超顺磁性氧化铁颗粒（VSPIO）。它们有着非常长的半衰期和高弛豫率，因此非常适合作为磁共振造影剂[89]。很多种类的氧化铁颗粒用于临床和试验研究的成像中（表 18.2）。大多数都属于超小的范畴（10~50nm），因此通常简单称之为 USPIO。

USPIO 是由亲水性的单体或聚合体包绕氧化铁颗粒（Fe_3O_4）或者磁性氧化铁颗粒（γFe_2O_3）而成的复合物，外层的包绕物可以保证造影剂分子的血液循环时间和组织的吸收[90]。根据需求，可以添加不同的表面修饰成分，如氯毒素应用于动物模型[91]胶质瘤细胞或者是各种单克隆抗体。不同的配方组成影响了造影剂分子的表面电荷和外形尺寸。因为 USPIO 相对较大，与传统的 Gd 造影剂相比在血液循环中停留时间较长，尤其是在注射后较早的时间点，而且它们可以被用作血池型造影剂和细胞内成像造影剂[92-93]。USPIO 可以被肝脏内的库普弗细胞、大脑内的单核细胞、巨噬细胞、神经胶质细胞和树突状细胞摄取，因此目前已开发用于肝脏成像和颅脑成像。

初始应用于神经显像的 USPIO 是纳米氧化铁和 ferumoxtran-10。后者属于第一代纳米

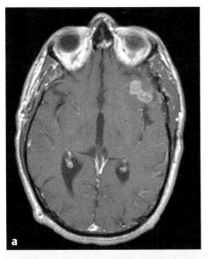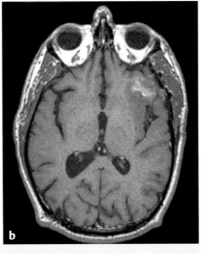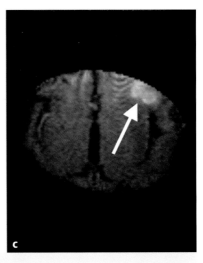

图 18.9　间变少突胶质细胞瘤　1 例 41 岁的间变少突胶质细胞瘤，术前钆对比剂扫描（a），ferumoxtran-10 强化扫描（b），超小超顺磁性造影剂强化扫描（c），箭头所指为肿瘤强化区域。经许可，引自 Hunt MA, Bagó AG,Neuwelt EA. Single-dose contrast agent for intraoperative MR imaging of intrinsic brain tumors by using ferumoxtran-10.AJNR Am J Neuroradiol,2005,26(5):1084-1088

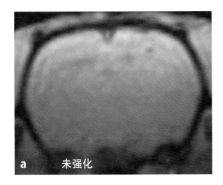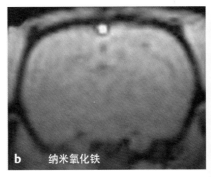

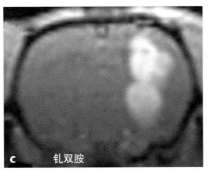

图 18.10　大鼠神经胶质瘤图像比较　未强化（a），纳米氧化铁－强化扫描（b），钆双胺强化扫描（c）。在注射造影剂 60s 后，作为血池造影剂的纳米氧化铁强化扫描未见强化，而钆双胺强化扫描迅速填充。经许可，引自 Varallyay CG, Muldoon LL, Gahramanov S, et al. Dynamic MRI using iron oxide nanoparticles to assess early vascular effects of antiangiogenic versus corticosteroid treatment in a glioma model. J Cereb Blood Flow Metab,2009,29(4):853-860

氧化铁颗粒，由于它必须通过缓慢静脉注射来控制毒性，因此不能被用作磁共振血管造影或弹丸式团注的动态强化扫描研究。然而，在注射 Ferumoxtran-10 后脑肿瘤强化的峰值时间在 24h 后，而且在接下来的几天强化程度缓慢下降。与传统的 Gd 造影剂相比，Ferumoxtran-10 能被肿瘤细胞摄取，而且扩散较慢，可以更好地显示肿瘤边缘，极大提高了对肿瘤的细节描述[94]。因此，类似其他血池内造影剂，Ferumoxtran-10 有利于肿瘤的切除，也降低了

肿瘤残留的发生率。Hunt 等[95]指出在手术前进行一次剂量的 Ferumoxtran-10 注射，在术中就可以提供稳定的影像学标记。这样就避免了在术中行 Gd 造影剂强化扫描时血脑屏障破坏导致非肿瘤组织强化的问题（图 18.9）。

另一方面，纳米氧化铁颗粒是第一个 USPIO 纳米颗粒，它能够用于静脉团注而无任何毒性作用[96]。也有学者进行了纳米氧化铁颗粒与钆造影剂的比较研究，发现前者有很高的弛豫率，尽管最终会通过血脑屏障渗漏出

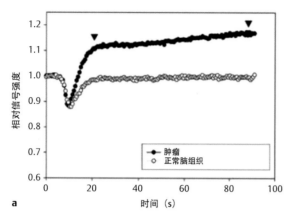

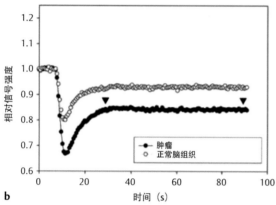

图18.11 钆双胺强化扫描与纳米氧化铁–强化扫描 钆双胺强化扫描相对高信号（a），纳米氧化铁–强化扫描（b），这是由于与钆双胺相比，后者停留在血管内，而前者外渗过快。经许可，引自 Varallyay CG, Muldoon LL, Gahramanov S, et al. Dynamic MRI using iron oxide nanoparticles to assess early vascular effects of antiangiogenic versus corticosteroid treatment in a glioma model. J Cereb Blood Flow Metab,2009,29(4):853–860

去，但很少外渗到细胞间隙。脑肿瘤通过注射纳米氧化铁强化后，强化峰值时间也接近注射后24h，而且强化时间可以持续约72h[92]。纳米氧化铁颗粒的半衰期约14h，目纳米氧化铁颗粒从中枢神经系统清除的机制尚未被研究清楚，而其集聚在大脑中的远期后果也不得而知。然而，没有发现它从肾脏清除，因此对于那些不能接受钆造影剂检查的慢性肾衰竭患者，纳米氧化铁是有利的。

研究人员已经观察到了USPIO在脑肿瘤的磁敏感动态强化扫描中的效果，这种成像方法能够依据脑血流容积（CBV）、脑血流量、平均通过时间等参数描绘出肿瘤血管生成的特征，在人类U87 MG胶质细胞肿瘤模型中，纳

米氧化铁估算出的CBV值比钆双胺更加准确，后者很容易外渗，因此会低估了肿瘤的CBV值（图18.10、图18.11）[97]。USPIO在评价肿瘤对抗血管新生疗法反应中也起到重要作用。小鼠研究结果显示，采用凡德他尼治疗后，在胶质瘤的检出方面，Ferumoxtran-10比钆造影剂效果更好[98]，feruglose可用于评估泌乳素瘤经抗血管新生药物ZD6126治疗后的血容量分数[99]。与CBV和远期生存率相关的结果是混杂的，可能由CBV测量不准确导致[100-101]。USPIO的应用可能使CBV测量更加准确，这样就有利于更好地鉴别是肿瘤的浸润还是假性进展，也有利于更好地预测生存率。

除了应用于脑肿瘤成像，USPIO还能显示血脑屏障的破坏，有可能用于感染、卒中、癫痫和外伤等其他方面[102-105]。而且，像其他血池造影剂一样，USPIO能用来显示动脉血管的狭窄[106]。然而，应用USPIO的不足之一是无法鉴别出是内源性的铁还是急性出血。总之，USPIO之于钆造影剂至少是互补的，不仅在肿瘤的检出和特征描述方面优于钆造影剂，而且由于它们不通过肾脏清除，可以用于肾衰竭的患者，这一方面USPIO也优于钆造影剂。

18.5 结 论

在脑肿瘤患者的成像中，需要描述出疾病的特点和严重程度，以便于制订准确的治疗计划和评估治疗后的疗效。对比增强MRI是很重要的方法，然而，造影剂的不断进步和发展需要发挥出现有技术的潜能，以及我们对脑肿瘤病理生理学的进一步理解。

（丁 墩 译，刘红娟 审校）

参考文献

[1] Albert FK, Forsting M, Sartor K, et al. Early postoperative magnetic resonance imaging after resection of malignant glioma: objective evaluation of residual tumor and its influence on regrowth and prognosis. Neurosurgery, 1994, 34: 45–60, discussion 60–61

[2] Kondziolka D, Patel A, Lunsford LD, et al. Stereotactic radiosurgery plus whole brain radiotherapy versus radiotherapy alone for patients with multiple brain metastases. Int J Radiat Oncol Biol Phys, 1999, 45: 427–434

[3] Smirniotopoulos JG, Murphy FM, Rushing EJ, et al. Patterns of contrast enhancement in the brain and meninges. Radiographics, 2007, 27: 525–551

[4] Jensen TR, Schmainda KM. Computer-aided detection of brain tumor invasion using multiparametric MRI. J Magn Reson Imaging, 2009, 30: 481–489

[5] Essig M, Weber MA, von Tengg-Kobligk H, et al. Contrast-enhanced magnetic resonance imaging of central nervous system tumors: agents, mechanisms, and applications. Top Magn Reson Imaging, 2006, 17: 89–106

[6] Giesel FL, Mehndiratta A, Essig M. High-relaxivity contrast-enhanced magnetic resonance neuroimaging: a review. Eur Radiol, 2010, 20: 2461–2474

[7] Cavagna FM, Maggioni F, Castelli PM, et al. Gadolinium chelates with weak binding to serum proteins. A new class of high-efficiency, general purpose contrast agents for magnetic resonance imaging. Invest Radiol, 1997, 32: 780–796

[8] Colosimo C, Manfredi R, Tartaglione T. Contrast enhancement issues in the MR evaluation of the central nervous system. Eur Radiol, 1997, 7 Suppl 5: 231–237

[9] Grossman RI, Rubin DL, Hunter G, et al. Magnetic resonance imaging in patients with central nervous system pathology: a comparison of OptiMARK (Gd-DTPA-BMEA) and Magnevist (Gd-DTPA). Invest Radiol, 2000, 35: 412–419

[10] Oudkerk M, Sijens PE, Van Beek EJ, et al. Safety and efficacy of dotarem (Gd-DOTA) versus magnevist (Gd-DTPA) in magnetic resonance imaging of the central nervous system. Invest Radiol, 1995, 30: 75–78

[11] Yuh WTC, Fisher DJ, Engel ken JD, et al. MR evaluation of CNS tumors: dose comparison study with gadopentetate dimeglumine and gadoteridol. Radiology, 1991, 180: 485–491

[12] Colosimo C, Knopp MV, Barreau X, et al. A comparison of Gd-BOPTA and Gd-DOTA for contrast-enhanced MRI of intracranial tumours. Neuroradiology, 2004, 46: 655–665

[13] Myhr G, Rinck PA, Børseth A. Gadodiamide injection and gadopentetate dimeglumine. A double-blind study in MR imaging of the CNS. Acta Radiol, 1992, 33: 405–409

[14] Baleriaux D, Matos C, De Greef D. Gadodiamide injection as a contrast medium for MRI of the central nervous system: a comparison with gadolinium-DOTA. Neuroradiology, 1993, 35: 490–494

[15] Valk J, Algra PR, Hazenberg CJ, et al. A double-blind, comparative study of gadodiamide injection and gadopentetate dimeglumine in MRI of the central nervous system. Neuroradiology, 1993, 35: 173–177

[16] Brugières P, Gaston A, Degryse HR, et al. Randomised double blind trial of the safety and efficacy of two gadolinium complexes (Gd-DTPA and Gd-DOTA). Neuroradiology, 1994, 36: 27–30

[17] Akeson P, Jonsson E, Haugen I, et al. Contrast-enhanced MRI of the central nervous system: comparison between gadodiamide injection and gadolin-ium-DTPA. Neuroradiology, 1995, 37: 229–233

[18] Tombach B, Heindel W. Value of 1. 0-M gadolinium chelates: review of pre-clinical and clinical data on gadobutrol. Eur Radiol, 2002, 12: 1550–1556

[19] Le Due G, Corde S, Charvet AM, et al. In vivo measurement of gadolinium concentration in a rat glioma model by monochromatic quantitative computed tomography: comparison between gadopentetate dimeglumine and gadobutrol. Invest Radiol, 2004, 39: 385–393

[20] Cheng KT. Gadobutrol. 2006 Molecular Imaging and Contrast Agent Database (National Center for Biotechnology Information [US] Web site). 2004–2010 http: //www. ncbi. nlm. nih. gov/books/NBK23589. Accessed January, 24, 2012

[21] Giesel FL, Mehndiratta A, Risse F, et al. Intraindividual comparison between gadopentetate dimeglumine and gadobutrol for magnetic resonance perfusion in normal brain and intracranial tumors at 3 Tesla. Acta Radiol, 2009, 50: 521–530

[22] Attenberger UI, Runge VM, Jackson CB, et al. Comparative evaluation of lesion enhancement using 1 M gadobutrol vs. 2 conventional gadolinium chelates, all at a dose of 0. 1 mmol/kg, in a rat brain tumor model at 3T. Invest Radiol, 2009, 44: 251–256

[23] Rohrer M, Bauer H, Mintorovitch J, et al. Comparison of magnetic properties of MRI contrast media solutions at different magnetic field strengths. Invest Radiol, 2005, 40: 715–724

[24] Morelli JN, Runge VM, Vu L, et al. Evaluation of gadodiamide versus gadobutrol for contrast-enhanced MR imaging in a rat brain glioma model at 1. 5 and 3T. Invest Radiol, 2010, 45: 810–818

[25] Mohs AM, Lu ZR. Gadolinium(III)-based blood-pool contrast agents for magnetic resonance imaging: status and clinical potential. Expert Opin Drug Deliv, 2007, 4: 149–164

[26] Farooki A, Narra V, Brown J. Gadofosveset (EPIX/Schering). Curr Opin Investig Drugs, 2004, 5: 967–976

[27] Caravan P. Protein-targeted gadolinium-based magnetic resonance imaging (MRI) contrast agents: design and mechanism of action. Acc Chem Res, 2009,

42: 851–862

[28] Seitz RJ, Wechsler W. Immunohistochemical demonstration of serum proteins in human cerebral gliomas. Acta Neuropathol, 1987, 73: 145–152

[29] Essig M, Rohrer M, Giesel F, et al. Human brain tumor imaging with a protein-binding MR contrast agent: initial experience. Eur Radiol, 2010, 20: 218–226

[30] PuigJ, Blasco G, Essig M, et al. Albumin-binding MR blood pool contrast agent improves diagnostic performance in human brain tumour: comparison of two contrast agents for glioblastoma. Eur Radiol, 2013, 23: 1093–1101

[31] Goyen M, Edelman M, Perreault P, et al. MR angiography of aortoiliac occlusive disease: a phase III study of the safety and effectiveness of the blood-pool contrast agent MS-325. Radiology, 2005, 236: 825–833

[32] Kau T, Gasser J, Celedin S, et al. MR angiographic follow-up of intracranial aneurysms treated with detachable coils: evaluation of a blood-pool contrast medium. AJNR Am J Neuroradiol, 2009, 30: 1524–1530

[33] Adzamli K, Yablonskiy DA, Chicoine MR, et al. Albumin-binding MR blood pool agents as MRI contrast agents in an intracranial mouse glioma model. Magn Reson Med, 2003, 49: 586–590

[34] Wintersperger BJ, Runge VM, Tweedle MF, et al. Brain tumor enhancement in magnetic resonance imaging: dependency on the level of protein binding of applied contrast agents. Invest Radiol, 2009, 44: 89–94

[35] Knopp MV, Runge VM, Essig M, et al. Primary and secondary brain tumors at MR imaging: bicentric intraindividual crossover comparison of gadobenate dimeglumine and gadopentetate dimeglumine. Radiology, 2004, 230: 55–64

[36] Colosimo C, Demaerel P, Tortori-Donati P, et al. Comparison of gadobenate dimeglumine (Gd-BOPTA) with gadopentetate dimeglumine (Gd-DTPA) for enhanced MR imaging of brain and spine tumours in children. Pediatr Radiol, 2005, 35: 501–510

[37] Kuhn MJ, Picozzi P, Maldjian JA, et al. Evaluation of intraaxial enhancing brain tumors on magnetic resonance imaging: intraindividual crossover comparison of gadobenate dimeglumine and gadopentetate dimeglumine for visualization and assessment, and implications for surgical intervention. J Neurosurg, 2007, 106: 557–566

[38] Lauffer RB, Parmelee DJ, Dunham SU, et al. MS-325: albumin-targeted contrast agent for MR angiography. Radiology, 1998, 207: 529–538

[39] Hossmann KA, Hiirter T, Oschlies U. The effect of dexamethasone on serum protein extravasation and edema development in experimental brain tumors of cat. Acta Neuropathol, 1983, 60: 223–231

[40] Caravan P, Cloutier NJ, Greenfield MT, et al. The interaction of MS-325 with human serum albumin and its effect on proton relaxation rates. J Am Chem Soc, 2002, 124: 3152–3162

[41] Johnson PC, Hunt SJ, Drayer BP. Human cerebral gliomas: correlation of postmortem MR imaging and neuropathologic findings. Radiology, 1989, 170: 211–217

[42] Giese A, Westphal M. Treatment of malignant glioma: a problem beyond the margins of resection. J Cancer Res Clin Oncol, 2001, 127: 217–225

[43] Cao Y, Nagesh V, Hamstra D, et al. The extent and severity of vascular leakage as evidence of tumor aggressiveness in high-grade gliomas. Cancer Res, 2006, 66: 8912–8917

[44] Halperin EC, Bentel G, Heinz ER, et al. Radiation therapy treatment planning in supratentorial glioblastoma multiforme: an analysis based on post mortem topographic anatomy with CT correlations. Int J Radiat Oncol Biol Phys, 1989, 17: 1347–1350

[45] Kelly PJ, Daumas-Duport C, Scheithauer BW, et al. Stereotactic histologic correlations of computed tomography-and magnetic resonance imaging-defined abnormalities in patients with glial neoplasms. Mayo Clin Proc, 1987, 62: 450–459

[46] Nagesh V, Chenevert TL, Tsien CI, et al. Quantitative characterization of hemodynamic properties and vasculature dysfunction of high-grade gliomas. NMR Biomed, 2007, 20: 566–577

[47] Hossmann KA. Hemodynamic and metabolic disturbances in experimental peritumoral edema. In: Johansson BB, Owman C, Widner H, eds. Pathophysiology of the Blood-Brain Barrier. New York, NY: Elsevier Science, 1990: 369–380

[48] Pronin IN, McManus KA, Holodny Al, et al. Quantification of dispersion of Gd-DTPA from the initial area of enhancement into the peritumoral zone of edema in brain tumors. J Neurooncol, 2009, 94: 399–408

[49] Farace P, Tambalo S, Fiorini S, et al. Early versus late GD-DTPA MRI enhancement in experimental glioblastomas. J Magn Reson Imaging, 2011, 33: 550–556

[50] Els T, Bockhorst K, Hoehn-Berlage M. NMR contrast enhancement of brain tumours: Comparison of the blood brain barrier tracer GdDTPA and tumour-selective contrast agent MnTPPS. MAGMA, 1993, 1: 126–133

[51] Baxter LT, Jain RK. Transport of fluid and macromolecules in tumors. II. Role of heterogeneous perfusion and lymphatics. Microvasc Res, 1990, 40: 246–263

[52] Goldacre RJ, Sylven B. On the access of blood-borne dyes to various tumour regions. Br J Cancer, 1962, 16: 306–322

[53] Fries P, Runge VM, Bücker A, et al. Brain tumor enhancement in magnetic resonance imaging at 3 tesla: intraindividual comparison of two high relaxivity macromolecular contrast media with a standard extracellular gd-chelate in a rat brain tumor model. Invest Radiol, 2009, 44: 200–206

[54] Hahn G, Sorge I, Gruhn B, et al. Pharmacokinetics and safety of gadobutrol-enhanced magnetic resonance imaging in pediatric patients. Invest Radiol, 2009, 44: 776–783

[55] Hammerstingl R, Adam G, Ayuso JR, et al. Comparison of 1. 0 M gadobutrol and 0. 5 M gadopentetate dimeglumine-enhanced magnetic resonance imaging in five hundred seventy-two patients with known or suspected liver lesions: results of a multicenter, double-blind, interindividual, randomized clinical phase-lll trial. Invest Radiol, 2009, 44: 168–176

[56] Lacroix M, Abi-Said D, Fourney DR, et al. A multivariate analysis of 416 patients with glioblastoma multiforme: prognosis, extent of resection, and survival. J Neurosurg, 2001, 95: 190–198

[57] Sanai N, Berger MS. Glioma extent of resection and its impact on patient outcome. Neurosurgery, 2008, 62: 753–764, discussion 264–266

[58] Kuhnt D, Becker A, Ganslandt O, et al. Correlation of the extent of tumor volume resection and patient survival in surgery of glioblastoma multiforme with high-field intraoperative MRI guidance. Neurooncol, 2011, 13: 1339–1348

[59] Senft C, Bink A, Franz K, et al. Intraoperative MRI guidance and extent of resection in glioma surgery: a randomised, controlled trial. Lancet Oncol, 2011, 12: 997–1003

[60] Senft C, Franz K, Blasel S, et al. Influence of iMRI-guidance on the extent of resection and survival of patients with glioblastoma multiforme. Technol Cancer Res Treat, 2010, 9: 339–346

[61] Preda A, van Vliet M, Krestin GP, et al. Magnetic resonance macromolecular agents for monitoring tumor microvessels and angiogenesis inhibition. Invest Radiol, 2006, 41: 325–331

[62] Daldrup-Link HE, Brasch RC. Macromolecular contrast agents for MR mammography: current status. Eur Radiol, 2003, 13: 354–365

[63] Padhani AR. MRI for assessing antivascular cancer treatments. Br J Radiol, 2003, 76: S60–S80

[64] Brasch RC. New directions in the development of MR imaging contrast media. Radiology, 1992, 183: 1–11

[65] Demsar F, Roberts TP, Schwickert HC, et al. A MRI spatial mapping technique for microvascular permeability and tissue blood volume based on macromolecular contrast agent distribution. Magn Reson Med, 1997, 37: 236–242

[66] Shames DM, Kuwatsuru R, Vexler V, et al. Measurement of capillary permeability to macromolecules by dynamic magnetic resonance imaging: a quantitative noninvasive technique. Magn Reson Med, 1993, 29: 616–622

[67] Jain RK. Barriers to drug delivery in solid tumors. Sci Am, 1994, 271: 58–65

[68] Brasch R, Turetschek K. MRI characterization of tumors and grading angiogenesis using macromolecular contrast media: status report. Eur J Radiol, 2000, 34: 148–155

[69] Su MY, Miihler A, Lao X, et al. Tumor characterization with dynamic contrast-enhanced MRI using MR contrast agents of various molecular weights. Magn Reson Med, 1998, 39: 259–269

[70] Pham CD, Roberts TP, van Bruggen N, et al. Magnetic resonance imaging detects suppression of tumor vascular permeability after administration of antibody to vascular endothelial growth factor. Cancer Invest, 1998, 16: 225–230

[71] Turetschek K, Preda A, Novikov V, et al. Tumor microvascular changes in anti-angiogenic treatment: assessment by magnetic resonance contrast media of different molecular weights. J Magn Reson Imaging, 2004, 20: 138–144

[72] White D, Wang S-C, Aicher K, et al. Albumin-(Gd-DTPA)l5-20: whole body clearance, and organ distribution of gadolinium. In: Proceedings of the Society of Magnetic Resonance in Medicine, 8th Annual Meeting; Amsterdam, August12–18, 1989: 807

[73] Barrett T, Kobayashi H, Brechbiel M, et al. Macromolecular MRI contrast agents for imaging tumor angiogenesis. Eur J Radiol, 2006, 60: 353–366

[74] Wang SC, Wikstrom MG, White DL, et al. Evaluation of Gd-DTPA-labeled dex-tran as an intravascular MR contrast agent: imaging characteristics in normal rat tissues. Radiology, 1990, 175: 483–488

[75] Mehvar R. Dextrans for targeted and sustained delivery of therapeutic and imaging agents. J Control Release, 2000, 69: 1–25

[76] Kroft LJ, Doornbos J, Benderbous S, et al. Equilibrium phase MR angiography of the aortic arch and abdominal vasculature with the blood pool contrast

agent CMD-A2-Gd-DOTA in pigs. J Magn Reson Imaging, 1999, 9: 777–785

[77] Loubeyre P, Canet E, Zhao S, et al. Carboxymethyl-dextran-gadolinium-DTPA as a blood-pool contrast agent for magnetic resonance angiography. Experimental study in rabbits. Invest Radiol, 1996, 31: 288–293

[78] Wikström M, Martinussen HJ, Wikstrom G, et al. MR imaging of acute myocardial infarction in pigs using Gd-DTPA-labeled dextran. Acta Radiol, 1992, 33: 301–308

[79] Casali C, Janier M, Canet E, et al. Evaluation of Gd-DOTA-labeled dextran polymer as an intravascular MR contrast agent for myocardial perfusion. Acad Radiol, 1998, 5 Suppl 1: S214–S218

[80] Sirlin CB, Vera DR, Corbeil JA, et al. Gadolin-ium-DTPA-dextran: a macromolecular MR blood pool contrast agent. Acad Radiol, 2004, 11: 1361–1369

[81] Ghaghada KB, Colen RR, Hawley CR, et al. Liposomal contrast agents in brain tumor imaging. Neuroimaging Clin N Am, 2010, 20: 367–378

[82] Ayyagari AL, Zhang X, Ghaghada KB, et al. Long-circulating liposomal contrast agents for magnetic resonance imaging. Magn Reson Med, 2006, 55: 1023–1029

[83] Howies GP, Ghaghada KB, Qi Y, et al. Johnson GA. High-resolution magnetic resonance angiography in the mouse using a nanoparticle blood-pool contrast agent. Magn Reson Med, 2009, 62: 1447–1456

[84] Krauze MT, ForsayethJ, Park JW, et al. Real-time imaging and quantification of brain delivery of liposomes. Pharm Res, 2006, 23: 2493–2504

[85] Ghaghada K, Hawley C, Kawaji K, et al. T1 relaxivity of core-encapsulated gadolinium liposomal contrast agents—effect of liposome size and internal gadolinium concentration. Acad Radiol, 2008, 15: 1259–1263

[86] Ghaghada KB, Bockhorst KH, Mukundan S Jr, et al. High-resolution vascular imaging of the rat spine using liposomal blood pool MR agent. AJNR Am J Neuroradiol, 2007, 28: 48–53

[87] Mehta Al, Choi BD, Ajay D, et al. Convection enhanced delivery of macromolecules for brain tumors. Curr Drug Discov Technol, 2012, 9: 305–310

[88] Persigehl T, Bieker R, Matuszewski L, et al. Antiangiogenic tumor treatment: early noninvasive monitoring with USPIO-enhanced MR imaging in mice. Radiology, 2007, 244: 449–456

[89] Weinstein JS, Varallyay CG, Dosa E, et al. Superparamagnetic iron oxide nano-partides: diagnostic magnetic resonance imaging and potential therapeutic applications in neurooncology and central nervous system inflammatory pathologies, a review. J Cereb Blood Flow Metab, 2010, 30: 15–35

[90] Thorek DL, Chen AK, Czupryna J, et al. Superparamagnetic iron oxide nanoparticle probes for molecular imaging. Ann Biomed Eng, 2006, 34: 23–38

[91] Lyons SA, O'Neal J, Sontheimer H. Chlorotoxin, a scorpion-derived peptide, specifically binds to gliomas and tumors of neuroectodermal origin. Glia, 2002, 39: 162–173

[92] Neuwelt EA, Várallyay CG, Manninger S, et al. The potential of ferumoxytol nanoparticle magnetic resonance imaging, perfusion, and angiography in central nervous system malignancy: a pilot study. Neurosurgery, 2007, 60: 601–611, discussion 611–612

[93] Metz S, Bonaterra G, Rudelius M, et al. Capacity of human monocytes to phagocytose approved iron oxide MR contrast agents in vitro. Eur Radiol, 2004, 14: 1851–1858

[94] Enochs WS, Harsh G, Hochberg F, et al. Improved delineation of human brain tumors on MR images using a long-circulating, superparamagnetic iron oxide agent. J Magn Reson Imaging, 1999, 9: 228–232

[95] Hunt MA, Bagó AG, Neuwelt EA. Single-dose contrast agent for intraoperative MR imaging of intrinsic brain tumors by using ferumoxtran-10. AJNR Am J Neuroradiol, 2005, 26: 1084–1088

[96] Neuwelt EA, Hamilton BE, Varallyay CG, et al. Ultrasmall superparamagnetic iron oxides (USPIOs): a future alternative magnetic resonance (MR) contrast agent for patients at risk for nephrogenic systemic fibrosis (NSF)? Kidney Int, 2009, 75: 465–474

[97] Varallyay CG, Muldoon LL, Gahramanov S, et al. Dynamic MRI using iron oxide nanoparticles to assess early vascular effects of antiangiogenic versus corticosteroid treatment in a glioma model. J Cereb Blood Flow Metab, 2009, 29: 853–860

[98] Claes A, Gambarota G, Hamans B, et al. Magnetic resonance imaging-based detection of glial brain tumors in mice after antiangiogenic treatment. Int J Cancer, 2008, 122: 1981–1986

[99] Robinson SP, Howe FA, Griffiths JR, et al. Susceptibility contrast magnetic resonance imaging determination of fractional tumor blood volume: a noninvasive imaging biomarker of response to the vascular disrupting agent ZD6126. Int J Radiat Oncol Biol Phys, 2007, 69: 872–879

[100] Lev MH, Ozsunar Y, Henson JW, et al. Glial tumor grading and outcome prediction using dynamic spin-echo MR susceptibility mapping compared with conventional contrast-enhanced MR: confounding

effect of elevated rCBV of oligodendrogliomas [corrected]. AJNR Am J Neuroradiol, 2004, 25: 214–221

[101] Oh J, Henry RG, Pirzkall A, et al. Survival analysis in patients with glioblastoma multiforme: predictive value of choline-to-N-acetylaspartate index, apparent diffusion coefficient, and relative cerebral blood volume. J Magn Reson Imaging, 2004, 19: 546–554

[102] Muldoon LL, Varallyay P, Kraemer DF, et al. Trafficking of superparamagnetic iron oxide particles (Combidex) from brain to lymph nodes in the rat. Neuropathol Appl Neurobiol, 2004, 30: 70–79

[103] Rausch M, Sauter A, Fr?hlich J, et al. Dynamic patterns of USPIO enhancement can be observed in macrophages after ischemic brain damage. Magn Reson Med, 2001, 46: 1018–1022

[104] Akhtari M, Bragin A, Cohen M, et al. Functionalized magnetonanoparticles for MRI diagnosis and localization in epilepsy. Epilepsia, 2008, 49: 1419–1430

[105] Hoehn M, Wiedermann D, Justicia C, et al. Cell tracking using magnetic resonance imaging. J Physiol, 2007584: 25–30

[106] Tang TY, Howarth SP, Miller SR, et al. Correlation of carotid atheromatous plaque inflammation using USPIO-enhanced MR imaging with degree of luminal stenosis. Stroke, 2008, 39: 2144–2147

[107] Corot C, Robert P, Idee JM, et al. Recent advances in iron oxide nanocrystal technology for medical imaging. Adv Drug Deliv Rev, 2006, 58: 1471–1504

第19章　展望：分子影像

Sanath Kumar, Meser M. Ali, Ali S. Arbab

19.1　引　言

　　大多数脑肿瘤是转移瘤，其中半数为肺癌脑转移。最常见的原发脑肿瘤有胶质瘤、脑膜瘤、垂体瘤及神经鞘瘤。其中胶质瘤占50%以上，并且根据细胞类型、基因组成及侵袭性不同将胶质瘤分为不同的类型和级别，其中胶质母细胞瘤（GBM）因血供丰富、异型性明显及血管的高度渗透性而被认为是侵袭性最强、破坏性最大的肿瘤类型。目前治疗方式主要包括手术切除肿瘤灶、放疗和化疗，但都未能将患者的治疗后存活率提高到令人满意的程度。尽管胶质母细胞瘤的总发病率低于乳腺癌、宫颈癌、肺癌等其他恶性肿瘤，但其不良预后使得胶质母细胞瘤成为科学研究中最具挑战性的恶性肿瘤之一。临床医生及基础研究的科学家都在寻求治疗失败以及胶质母细胞瘤复发的原因，目前阻止胶质母细胞瘤复发的机制已经研究到基因及分子水平。然而，要在分子及基因水平上理解这些改变可能就需要预测治疗无效相应改变的在体技术的支持，而目前临床上广泛应用的在体成像方式仍不能解释肿瘤在初期对治疗的抵抗性或耐受性而引起的问题。最近，美国食物和药品管理局（FDA）指出，任何成像方式及技术都不能对所用疗法的效果或失败达到早期预测的目的。包括美国学者在内的研究者们都在尽力寻找一个靶点，预测对疗法的抵抗性和耐受性的发展，这种疗法可以通过体内成像所检测。这些靶点可以是分子标志物、受体、蛋白质-蛋白质交互作用、新血管形成、新生血管的表征、药物抵抗、祖细胞和免疫细胞的聚集及肿瘤干细胞等等。美国FDA批准的方法或临床前期成像方法可被用于研究肿瘤抵抗和复发的机制以及对治疗失败

的早期预测。为了研究胶质母细胞瘤复发的分子机制，临床及临床前期研究中广泛应用了分子影像技术。为了分子影像技术的成功实现，化学家的加入对研制各种不同成像方式的对比剂以及靶向受体或配体的制剂是必不可少的。这一章节将讨论分子影像目前的研究进展，也包括不同分子造影剂以及细胞作为成像探针的使用情况。

19.2　何为分子影像

　　广义上，分子影像应该包括研究分子机制或细胞内外功能的体内和体外成像技术。细胞功能包括信号传导，蛋白质-蛋白质交互作用，基因表达及蛋白质表达，受体-配体交互作用，细胞代谢等；分子机制包括组织损伤，氧化或任何组织的pH状态，肿瘤发展，肿瘤与周围组织的相互关系，新血管形成、肿瘤内皮细胞和其他细胞间的相互作用。不同于传统成像技术，分子影像用探针或生物标志物标记感兴趣区的特定路径或机制。许多体内外成像方式已经被用于分子影像。美国FDA批准的临床相关成像方式如磁共振成像（MRI）、单光子发射计算机断层成像（SPECT）、正电子发射断层成像（PET）甚至光学成像，都已经被用作研究恶性肿瘤及其他疾病分子事件的成像方式。

19.3　分子成像用于胶质母细胞瘤的原因

　　传统上，胶质母细胞瘤（或者高级别胶质瘤）有手术、放疗和辅助化疗三种疗法。目前，外科医生和肿瘤放疗师在治疗原发或复发的胶质母细胞瘤时尚不能以分子机制或基因突变为

基础。然而，对于化疗和辅助化疗，肿瘤科医生更多地关注胶质母细胞瘤可能的分子特征，或者通过调整恰当的辅助化疗治疗原发性或复发性胶质母细胞瘤[1-4]。目前，在临床工作中，这些变化通常通过穿刺活检或切除的肿瘤标本来确定。为发现相关的小 RNA、释放的细胞因子或生长因子而进行的血液测试距离投入临床使用为时尚早。因此，基于在复发的胶质母细胞瘤中发现的对所用疗法的抵制和或新的基因突变的影像发现，分子影像在必要的时候可以帮助肿瘤学家改变治疗策略。所有临床批准的成像方式，如 MRI、SPECT 及 PET 都可用于判断肿瘤组织或细胞，以及原发性和复发性胶质母细胞瘤所涉及的不同分子机制。然而，SPECT 和 PET 在研究基础分子机制方面优于 MRI。现在有大量临床批准的放射性药物可以通过 SPECT 和 PET 等核医学技术去判断胶质母细胞瘤的复发，其作用机制包括：探测肿瘤对酪氨酸、蛋氨酸等氨基酸的摄取，肿瘤对葡萄糖的摄取，DNA 的修复和增殖，蛋白质间交互作用，肿瘤细胞不同受体的表达，肿瘤细胞相关的血管生成。不同的临床和临床前成像方式和探针都能被用于研究分子影像在患者治疗中的优势和应用前景。

19.4　MRI 作为分子影像在原发性和复发性胶质瘤中应用

MRI 是一个功能多样的成像方式，它可以通过使用不同的成像序列辨别组织特点而被用于分子成像。例如，可以通过 T1 和 T2 弛豫成像确定组织内部的弛豫特性，进而鉴别正常和异常的脑组织。弥散加权成像（DWI）通过检测水分子的运动可以鉴别高级别胶质瘤和低级别胶质瘤，也可以鉴别治疗后肿瘤和未经治疗的肿瘤[5-7]。临床可用的以及正在开发的序列都可被用于临床及临床前研究，以明确原发性胶质母细胞瘤相关的分子机制，以及在应用或不应用特定分子探针的复发性胶质瘤治疗中的疗效和分子改变。相关详细内容及各种临床相关序列的应用不在本章讨论范围之内，本书的第 4 ~ 7 章描述了不同的序列及技术，这章对其他章节未讨论的成像序列做一简要描述。

19.4.1　MRI 的临床应用

质子密度

质子密度（自旋密度）加权成像选择可以使 T1 和 T2 弛豫效应最小化的扫描参数成像，所得图像只反映所成像组织内单位体积的质子密度，因此质子密度成像可以看作是对单位组织内质子数量的大致定量。所测组织内质子数量越多，磁化的横向弛豫分量就越大，质子密度对比图像信号就越强，图像就越亮。相反，所测组织内质子数量越少，磁化的横向弛豫分量就越小，质子密度对比图像的信号就越弱，图像就越暗。由于脑脊液（CSF）在重 T2 加权成像中可能显示为相似的高信号区域而与肿瘤、水肿难以区分，因此质子密度成像对于鉴别三者非常有用，并且质子密度 MRI 成像已经被用于研究胶质母细胞瘤患者的治疗反应及后续的抗肿瘤血管生成的辅助治疗 [8]。在胶质母细胞瘤患者中，肿瘤信号强度的改变可以预测长期无进展存活率和贝伐单抗治疗后的总体存活率[8]。

电解质（Na^+）

钠 MRI（即以 ^{23}Na 标记的 MRI）作为预测抗肿瘤治疗后的治疗反应标记物的潜力日益增加。肿瘤中高度的有丝分裂必须在稳定的去极化细胞膜上进行[9]，这就导致包括神经胶质细胞在内的肿瘤细胞内钠离子浓度增加[10-12]。众所周知，总钠离子浓度的改变是预测包括细胞溶解在内的肿瘤治疗效果的良好标志物[13]，并且总钠离子浓度的增加可以用超短回波时间的钠标记性 MRI 轻易地测量。与其他成像方式不同的是，钠离子浓度的改变常常受到血脑屏障（BBB）的影响，据此可将其用于胶质母细胞瘤的疗效评价[13]。除此之外，此项技术似乎在肿瘤进展和疗效评价方面提供了非常有价值的信息，尤其是在与 PET 扫描联用时意义更大[13]。

肽　类

MRI 波谱成像和蛋白组学研究已经显示，相对于正常脑组织而言，人类脑肿瘤具有极高的大分子蛋白浓度，并且其浓度随着肿瘤级别的增加而增加[14]。酰胺类蛋白质转运成像（APT）是一种基于内源性细胞内蛋白和肽类的酰胺类质子信号的新型 MRI 成像技术，并且基于 APT 的 MRI 最大的优势之一就在于其不需要引入外源性对比剂。目前 APT 已经用于临床前期模型中，可以准确鉴别脑肿瘤复发和放射性坏死 [15]。此外，它也已经用于脑肿瘤患者的成像，研究显示相对于传统 MRI，APT 在从肿瘤周围水肿区中检出肿瘤组织方面更具优势 [16]，并且临床研究也已经揭示了 APT 在肿瘤级别的无创性诊断中的应用潜力 [17]，以及其在无创性鉴别高级别脑肿瘤的异型性方面的潜在临床价值 [18]，这些潜在的用途在制订胶质母细胞瘤等异质性肿瘤的手术切除和放射治疗方案中非常有价值。

基于超顺磁性氧化铁（USPIO）的对比剂

磁性纳米粒子具备特有的磁共振特性，同时具备在生物学交互作用的细胞水平进行作用的能力，因此具有作为 MRI 对比剂的潜力。研究显示静脉内注射 ferumoxtran（一种 USPIO 粒子）可以产生与钆在恶性脑肿瘤中类似的对比增强效果 [19]。Neuwelt 等在 7 例病例中研究对比了 ferumoxtran 成像及钆强化成像的效果，结果显示 ferumoxtran 强化的病灶即使在较低场强（0.15T）时也可以被检测到，并且其信号检测时间可以长至 2 ~ 5d[20]，此外，ferumoxtran 也可以检测到没有被钆强化的肿瘤区域。氧化铁粒子显示出的较多和持久的 MRI 信号改变机制归因于其在血浆中的半衰期，以及如胶质细胞、巨噬细胞等反应活性细胞而非肿瘤内部及瘤周细胞对其的摄取。因此，磁性纳米粒子似乎可以被用作恶性脑肿瘤患者肿瘤切除术中和术后随访的理想对比剂，但遗憾的是，ferumoxtran 对比剂还没有完全获得 FAD 的批准。然而另一种基于氧化铁的纳米粒子 - 纳米氧化铁已经获批在临床终末期肾衰竭患者中应用 [21]，俄勒冈州健康与科学大学的 Neuwelt 博士研究组正在招募通过 MRI 技术用纳米氧化铁评估胶质母细胞瘤早期反应的肿瘤患者。该组研究结果显示采用氧化铁纳米 –USPIO 的动态灌注 MRI 测量脑血容量对准确检测抗血管生成治疗的反应是大有前景的 [22]。

19.4.2　MRI 的临床前应用

代谢物

MRI 波谱成像已经在临床上用于检测胶质母细胞瘤治疗前后不同代谢物的改变情况，超极化的 ^{13}C MRI 代谢成像技术在检测肿瘤内代谢状态方面已经势不可挡，并且此种成像方式可以用于胶质瘤及其他肿瘤中的多种代谢产物，如丙酮酸盐、醋酸盐、琥珀酸盐、延胡索酸盐、胆碱及果糖，但其缺点在于需要特定的硬件装置，而且其临床方面的优势还未能得到充分发挥。

基因表达

胶质瘤内在基因表达的检测还未曾被 MRI 检测到，然而，为了研究肿瘤生长动力学，研究者们已经将对胶质瘤细胞的研究转换到可以聚集对比剂或铁离子胶质瘤细胞基因的研究 [29-31]。Weissleder 等首次报道了其设计的转铁蛋白受体转导肿瘤细胞能富集铁离子，这使得植入这种蛋白的细胞很容易在体内被 MRI 检测到 [32]。研究者们也在尝试通过转导细胞使摄取内源性铁离子的铁蛋白基因可以在体内被 MRI 检测，并且具有受体基因的细胞通常被用于肿瘤治疗前后侵袭性和转移动力学的研究，然而，此项技术还不能为肿瘤动力学研究提供切实可行的方案。这一目标的实现受多种因素的限制：①必须确保 100% 的细胞被转导并在后期细胞分裂过程中仍保持转导状态；②受体基因或感兴趣基因的表达应该产生足以被检测到的 MRI 信号（如铁蛋白中聚集的铁应该产生可以被检测到的 MRI 信号）；③这个被转导的基因应该对细胞的功能不产生影响。研究显示，铁标记的干细胞表现出缓慢的迁移特性 [33]，因此在植入胶质瘤细胞内聚集的铁可能改变其迁移和侵袭能力。

MRI 的化学转化饱和传递（CEST）及顺磁性化学转化饱和传递

在过去的十年里，MRI 对比剂已经发展到可以通过 CEST 作用达到选择性检测的目的 [11]。这些对比剂包含有可以与水分子周围的质子发生化学位移的质子，如造影剂含共价结构的胺基或酰胺基中的质子，或造影剂中非共价结合的水分子中的质子 [34-35]。在用于 CEST 的对比剂中，可转化质子的化学位移的窄频带射频可以选择性饱和质子的 MRI 信号，导致这部分 MRI 信号被消除。随后含有水分子的 CEST 对比剂中被饱和质子的化学位移传递为

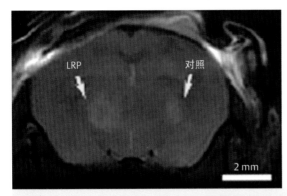
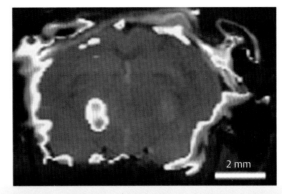

图 19.1　植入表达富含赖氨酸的蛋白质（LRP）的胶质瘤细胞的大鼠脑和胶质瘤细胞　左图为解剖图像，右图为显示化学转化饱和传递（CEST）区域的不同彩色图像与解剖图像的叠加图。LRP 对水信号强度产生了显著影响，使得转基因细胞可以通过 CEST 成像很容易地鉴别和追踪。颅骨周围的 CEST 信号区域是由于场强不均一性所致。经许可，引自 Gilad AA, McMahon MT, Walczak P. Artificial reporter gene providing MRI contrast based on proton exchange.Nat Biotechnol,2007,25(2):217-219

水的饱和，进而导致可检测水分子中信号的减低。Balaban 等首次提出这一方法，他们采用的是低分子量含可传递的羟基（–OH）或氨基（–NH–）基团的抗磁性分子[11]，研究显示，通过使用激发饱和脉冲，MRI 对比作用能被启动或关闭，因为这些基团和体内水之间的化学位移是 pH 依赖性的，所以这种检测系统具有组织 pH 成像的潜力。尽管一些抗磁性 CEST 对比剂的化学位移在 1 ~ 4ppm，但这限制了此类对比剂在一些慢转化基团的设计，如氨基、胺基、亚胺基、胍基、吲哚、嘧啶、咪唑以及醇类化学基团[36]。顺磁性化学转化饱和传递（PARACEST）对比剂包含镧系离子，该粒子可以将氨基、胺基及酒精的化学位移增加到50ppm，进而使得 PARACEST 对比剂可以用那些具有较快化学转化率的基团设计[34,37]。此外，PARACEST 对比剂可以设计成以非共价键结合水分子的优势，进而使得这部分水分子和周围水的化学转化率足够低而可以产生 CEST 效应[35]。对镧系粒子的结合可以使结合水在CEST 可检测的化学位移处发生共振，位移大致 580ppm，这进一步扩展了 CEST 对比剂的化学设计[38]。因此，多种多样的 CEST 对比剂可以被设计成不同化学位移的易变质子的多种类型，这可以达到在同一 MRI 研究中选择性检测的目的。

内生性 CEST 用于胶质瘤检测

胶质瘤细胞已经用各种类型的氧化铁粒子标记，使其在不损失生物功能的情况下改变

T2 弛豫时间[39-41]。然而，这些对比剂因细胞渗漏或细胞分裂而使其强化程度减弱。Gilad及其同事报道了一种克服这些问题的方法，此方法通过转染胶质瘤细胞产生可以被 CEST成像检测的富含赖氨酸的蛋白质（LRP）而实现[42]。富含赖氨酸的蛋白质中氨基化合物质子的化学位移为 3.76ppm，在这个化学位移范围内选择性饱和可以诱发 CEST 效应[43]。以基因方式转染胶质瘤细胞然后植入到大鼠脑中，随后通过 CEST 成像选择性饱和 LRP 中氨基化合物共振峰频率可以很容易地鉴别出对照细胞（图 19.1）。在 CEST 对比图像上仅显示那些工程细胞植入的区域，说明这种独特的 CEST激发系统可能对细胞追踪有益。因为 LRP 由细胞的特定基因产生，原则上，在多次细胞分裂以后 LRP 的浓度应该仍可以保持而且编码不同的细胞需要不同激发频率的 CEST 标记。这可以使得两种或多种细胞类型被自发地追踪，并且可以通过采用合适的频率选择预饱和脉冲去追踪感兴趣的细胞。这个例子显示 CEST 成像及 CEST 对比剂的一个主要优势是可以通过简单地施加一个成像序列的预饱和脉冲而开启选择性饱和。在这个过程中 CEST 激活所产生的明显的负像对比并不是不足之处，因为对照组 CEST 图像必须使用不同激活频率来采集，以便显示正像、负像或彩色图像[44]。这加大了选择性激发组织的 CEST 对比剂的难度，因为该组织中含有大量而广泛的水信号。无论如何，Gilad 等已经证明 CEST 作用可以通过使用外

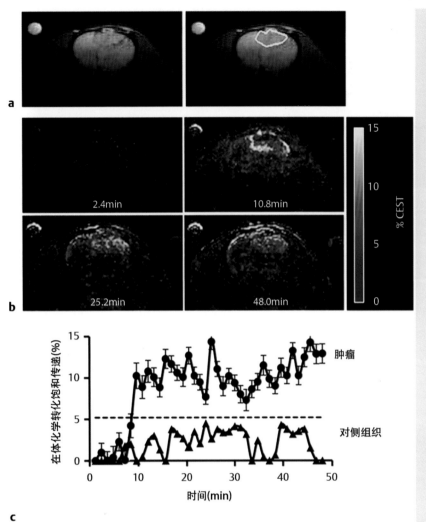

图 19.2　在体化学转化饱和传递（CEST）磁共振成像　左图显示在注射对比剂之前确定肿瘤部位的解剖图像，右图着重显示肿瘤位置（a）。基于注射后时间而得到的 CEST 参数图，显示在 U87 胶质瘤中可以检测到对比剂，但在两侧脑组织中未检测到（b）。颞叶的 CEST 图，显示 U87 肿瘤中对比剂的快速聚集和持续性作用，U87 肿瘤的 CEST 超过 95%CI 但低于双侧脑组织的可能阈值（c）

源性大分子、大量转化位点、内源性蛋白或多肽类被放大[42]。要是有足够的理论知识能在肿瘤治疗前后去调控和使用不同具有 CEST 效应的蛋白质的话，这一技术就可以转化为临床应用。

PARACEST 对比剂

相对于 T1、T2 弛豫的 MRI 对比剂而言，基于 PARACEST 的 MRI 对比剂具有更大的优势。许多年来，对 PARACEST MRI 方法批判者反对 PARACEST 对比剂在动物模型中的使用，这阻碍了该方法转化为临床应用的发展。因此，很有必要用新型 PARACEST 成像探针开展活体研究。

为了改善在体检测的灵敏度，PARACEST 对比剂已经螯合了纳米载体，包括大分子物质、线性聚合物和其他如腺病毒样高分子量物质[45-47]。例如，Eu-DOTA-Gly4 PARACEST 对比剂已经通过 1-（3- 二甲氨基丙基）-3- 乙基碳二

亚胺或 N- 羟基二琥珀酰胺（EDC/NHS）耦合方法螯合了 G5PAMAM 大分子。矩阵辅助的激光去电离作用（MALDI）物质谱分析显示，DOTA-Gly 耦合 G5PAMAM 大分子预示着 34 ~ 51 个配位基被以共价键的形式结合在 G5PAMAM 大分子表面，每个大分子平均约 41 个配位基[48]。Eu-G5-DL680 在 55ppm 处显示出 CEST 峰，证实 Eu-G5-DL680 上存在的荧光显像剂（DL680）确实未影响造影剂产生 CESTR 的能力[49]。有报道指出 1.62mM 和 1.43mM 的 Eu-DOTA-Gly 和 Yb-DOTA-Gly 需要在溶液中产生 3% 的 CEST 效应，这可能限制其在体内的应用[50]。对溶液的研究显示 45μM G5-Eu 需要产生 3% 的 CEST 效应，因此，对大分子耦合 41 个配位基的 PARACEST 对比剂使其灵敏度改善了 36 倍（在一个大分子的基础上），这显示 CEST 效应可以准确衡量大分子造影剂的浓度[48]。

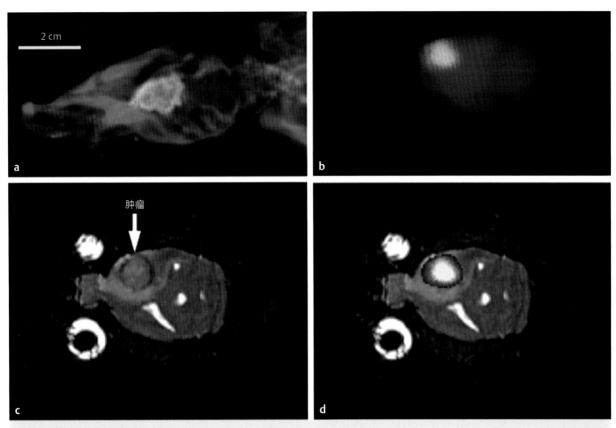

图 19.3　荧光显微镜成像　与 X 线成像叠加的大鼠头部的体内荧光成像显示脑组织中 U87 肿瘤中存在荧光显像剂（a）。全脑体外荧光成像也检测到了脑组织中的荧光显像剂（图为荧光图像和 X 线图像叠加的全脑图，b）。MRI 冠状图像显示 U87 肿瘤的部位。d. 叠加有 MRI 图像的体外荧光成像也显示荧光显像剂位于 U87 胶质瘤中。脑的解剖图与 MRI 及 X 线图像相关联（c）

PARACEST 对比剂对胶质瘤的检测

　　图 19.2a 显示的是人脑 U87 胶质瘤部位的 MRI 解剖图像。图 19.2b 显示的是在 PARACEST 对比剂使用前后肿瘤 CEST 动态改变率的 CEST MRI 强化图像。在影像噪声存在的前提下，高达 5.2%CEST 效应提示有 95% 的可能性说明 CEST 效应是真实的。注射对比剂前的 MRI 图像未见明显的 CEST 效应，但在注射对比剂后 CEST 效应迅速超过阈值。注射对比剂后 2.8min 首次在肿瘤边缘发现明显的 CEST 效应，因肿瘤的富血管化作用而在恶性胶质瘤的肿瘤边缘观察到典型的 CEST 效应[51]。由于渗透性增加和清除效应的存在，使得在 MRI 研究的整个过程中 CEST 效应持续存在，并且典型的清除作用可以在使用纳米粒子的胶质瘤中观察到[49]。相比较而言，在整个 MRI 扫描过程中，双侧脑组织 CEST 效应无显著的统计学差异。颞叶结果（图 19.3）显示在注射之前基线的测量结果是不稳定的，这种变异

来源于脉冲的不稳定性。在注射对比剂之后，这种变化更加显著，可能原因在于使用立体定位仪下仍不能避免的人为运动与脉冲的不稳定性。图 19.2 所示的是在体内 MRI 研究中也同样可以观察到噪声[48,50,52-53]，结果表明 CEST MRI 可以作为检测胶质瘤的双模态对比剂，且这种双模态对比剂在探测胶质瘤方面灵敏度更佳。相对于多个饱和频率采集而言，该实验要求仅在一个饱和频率下采集到 CEST MRI 图像，并且这种单频率采集方式简化了数据采集方法，也解释了影响单饱和频率 MRI 图像对比的静态效应，即内源性磁化转移，水的直接饱和以及主磁场 B0 和梯度磁场 B1 的场强不一致性。然而，一个饱和频率的使用也与对比剂引起的其他动态改变有关。例如，大环的镧系元素 Eu 螯合物已经表明显著的 T2 回波转换可以引起图像逐渐变暗[54]，尽管 Eu 螯合物具有极低的 T1 弛豫，每个大分子具有的较高的 Eu 螯合率可能弥补低 T1 弛豫而可能导致图像对

比度的改变。统计学上的显著差异和注射对比剂后图像对比的改变仍不能保证对比剂在MRI上的可检测性。

宏观的荧光成像已经证实了由胶质瘤中的双模态对比剂产生的CEST MRI结果[49]，图19.3a显示的是在体荧光成像中脑组织对比剂的聚集，图19.3b是作为对照的体外荧光成像及MRI解剖图像，进一步证实了胶质瘤区域出现对比剂的聚集（图19.3c）。体外研究同样可以通过检测Eu螯合物中荧光而实现，然而，Eu螯合物显示出典型的微弱荧光，导致基于Eu螯合物的体内荧光成像很难实现[55]，因此，为了确保体内外研究的一致性，实验中选择荧光剂Dylight 680（Thermo Fisher Scientific, Inc., Rockford, IL）来成像[49]。

19.5 用于原发性和继发性胶质瘤的分子成像的核医学药物

就成熟的放化疗技术、肿瘤细胞受体或肿瘤细胞相关神经血管生成技术、细胞代谢检测等宽广的化学配体靶向治疗应用前景而言，核医学技术较其他在体成像方式具有巨大优势。核医学药物的优势在于通过β-发射器连接可用的化学同位素建立配体-受体反应进而达到治疗的可能性。靶向治疗原发性或复发胶质瘤及其相关神经血管生成的放射性药物，都罗列在由国家卫生研究所（NIH http://www.ncbi.nlm.nih.gov/books/NBK22999/）开发的分子影像和对比剂数据库（MICAD）中。

尽管放射性药物已经得到非常充分的开发，但可用的放射性药物以及核医学技术仍然未能全面地应用在原发性和复发性胶质母细胞瘤的检测方面。该技术不能得到最佳使用的原因可能与单独使用核医学显像较低的解剖分辨率、放射性药物、相关设备的价格及放射性元素使用的严格管理均有关。

19.5.1 单光子发射计算机断层成像（SPECT）

单光子发射计算机断层成像（SPECT）已经使用铊201（^{201}TI）、^{99}mTc-替曲膦、^{99}mTc-甲氧基异丁基异腈（MIBI）及^{131}I-碘代-酪氨酸（IMT）作为评估胶质瘤增殖及治疗反应的示踪剂[56]。研究显示，在SPECT检

测过程中，肿瘤对示踪剂的摄取与其增殖程度及侵袭性呈线性相关[57]。并且也证明SPECT可用于鉴别肿瘤复发和放射性坏死[58]。^{201}TI是第一个被研究的示踪剂，与现有的对正常脑实质细胞的追踪摄取相比，它在肿瘤和正常脑细胞之间提供了更好的对比[59]。^{201}TI的摄取取决于细胞膜的潜力和Na^+-K^+-ATP酶的活性，而相对于已经死亡的或无代谢活性的细胞，恶性细胞和具有代谢活性的细胞被认为具有更大的细胞膜潜能和Na^+-K^+-ATP酶活性[60-62]，因此，^{201}TI可以鉴别肿瘤复发和放射性坏死[63-64]。与之相似，细胞对Tc-99-替曲膦和Tc-99m-MIBI的摄取取决于细胞的线粒体功能和相关Na^+-K^+-ATP酶活性、Na^+/H^+转运体及Na^+-K^+-Cl^-转运系统[60,62]。恶性细胞及心肌细胞较邻近正常细胞具有更多的线粒体。Tc-99m-MIBI也有助于评价恶性细胞中p-糖蛋白的存在及对化疗的抵抗性[65-67]。这3种示踪剂（^{201}TI、Tc-99m-MIBI和99mTc-替曲膦）均可用于预测细胞膜功能、粒子转运系统及瘤细胞对药物抵抗的分子机制。

氨基酸类似物IMT在SPECT研究中已被用于胶质瘤复发的临床诊断[68-70]。胶质瘤细胞对IMT的摄取机制和对3氢-甲基-左旋-蛋氨酸（3H-MET）的摄取机制类似[71]。3H-MET的摄取涉及Na^+-依赖性左旋氨基酸转运系统，然而IMT的摄取与非Na^+依赖的左旋氨基酸转运系统有关，没有一种示踪剂涉及α氨基酸转运系统。研究者得出结论，基于示踪剂类似的摄取机制，IMT SPECT和（11）-C-MET正电子成像（PET）可以被用于临床上与胶质瘤类似的肿瘤的诊断评估。

与PET扫描不同，SPECT的功能代谢图像更便宜且使用更广泛。因此，SPECT成像更是一种物美价廉和无创性的成像方法，有助于胶质瘤的疗效评价和诊断。

19.5.2 正电子发射断层成像（PET）

相对于MRI或CT扫描等提供解剖信息的成像方法而言，PET扫描是独一无二的，因为它可以提供肿瘤的代谢信息[72]，而且大多数肿瘤都以葡萄糖的摄取和糖酵解的增加为特征[73]。临床PET研究以基于葡萄糖的探针[^{18}F]FDG（氟脱氧葡萄糖）作为载体，[^{18}F]FDG可

以被葡萄糖转运体（葡萄糖转运体 1 和 3）转运进癌细胞，与葡萄糖类似，它也被已糖激酶磷酸化成为 6- 磷酸化 –[^{18}F]FDG 而参与慢代谢，因此可以有效地被肿瘤细胞摄取[74]。正因为葡萄糖是脑组织唯一的能源物质，因此脑肿瘤患者 PET 检查过程中正常脑细胞周围的瘤细胞 [^{18}F]FDG 摄取必定会增加。然而，因为高级别胶质瘤显示出比正常脑组织更高的葡萄糖摄取，所以 [^{18}F]FDG 有助于鉴别高级别胶质瘤[75]。Delbeke 等报道，当肿瘤与白质摄取率之比超过 1.5 及肿瘤和灰质摄取率之比超过 0.6 时，高级别胶质瘤的诊断具有高度特异性和灵敏度[76]。

遗憾的是，[^{18}F]FDG-PET 对低级别胶质瘤、术后残余肿瘤及复发性肿瘤的预测诊断价值并不理想[77-79]，这是基于这些病变对 FDG 的摄取与临近正常脑组织类似或较低这一事实[80]。同时，FDG 摄取的假阴性和假阳性可以在阿尔茨海默病和治疗后一段时间观察到。为了提高 [^{18}F]FDG-PET 对低级别胶质瘤、术后参与病灶及复发肿瘤的诊断正确性，研究者已经做了很多努力，结果显示将 PET 图像和 MRI 图像进行配准或延迟显像，都有助于提高正常脑灰质、残余病灶和复发肿瘤的对比度[81-82]。

[^{11}C] 蛋 氨 酸（MET）、[^{18}F]FET 及 [^{18}F]FDOPA 等基于氨基酸的探针，已经在临床 PET 成像中应用，这些探针具有低的脑组织摄取，因此在检出低级别胶质瘤方面有所改善。与 MRI 对比剂不同的是，肿瘤对 [^{11}C]MET 的摄取不依赖于血脑屏障的破坏[83]，肿瘤细胞对蛋氨酸摄取的增加导致左旋氨基酸转运体转运的增加，蛋白质的合成增加，对多肽类的需求增加，进而引起甲基化和硫酸化反应率的增加[84]。使用 [^{11}C]MET-PET 的临床研究显示其有助于鉴别高级别胶质瘤、低级别胶质瘤，残余病变和复发肿瘤[85-86]。^{18}F 标记的氨基酸，如 O- (2-^{18}F 氟代乙基）– 左旋 – 酪氨酸（FET）目前正在研究、制备并用到临床当中。这种必需氨基酸不在蛋白质中合成，而由于左旋和右旋氨基酸转运系统转运的增加在肿瘤细胞中高度摄取[87]，并且 [^{18}F]FET-PET 已经在鉴别肿瘤复发和良性病变方面显示出了可靠性[88]。研究显示，在评价低级别胶质瘤复发、鉴别肿瘤复发及放射性坏死方面，[^{18}F] 氟化的左旋二羟基苯丙氨酸类似物 [^{18}F]FDOPA 较 [^{18}F]FDG-PET 更具灵敏度和特异性[89]。在哺乳动物细胞中，L-DOPA 由酪氨酸羟化酶催化左旋酪氨酸合成，L-DOPA 是神经转运体多巴胺、去甲肾上腺素和肾上腺素的前体物质，并通过由神经氨基酸转运体调节的血脑屏障而被脑组织摄取。

治疗反应通常由 CT 或 MRI 检查的解剖学改变评价，而解剖学改变常需要数月或数年才能发生。检测肿瘤细胞的增殖度可以在发生解剖学改变之前尽早地监测治疗后效应。目前已经开发了多种用于体内外检测肿瘤细胞增殖状态的放射性治疗药物，L-[1-^{11}C] 酪氨酸（TYR）PET 试剂已经开发并用于检测脑肿瘤中蛋白质合成率[90]。研究者在 20 例患者中利用该 PET 试剂比较它与活检样本中增殖标志物（Ki-67），结果显示蛋白质合成率和细胞增殖度是独立的过程，并不适用于判定体内肿瘤细胞的增殖[90]，而脱氧腺苷和氟化乙基尿嘧啶已经用作 PET 试剂去检测肿瘤增殖度[91]。然而，这些试剂目前还未在临床中应用。氟化脱氧尿苷（FdUrd）曾在临床前和临床中被用于检测肿瘤细胞增殖，并和 FDG-PET 进行比较[92-93]，结果显示 FDG-PET 效果较 FdUrd-PET 更佳[93]。基于氟化胸苷酸（FLT）的 PET 扫描已经用于活体监测治疗导致的肿瘤增殖[94-96]，而且据说 FLT 是目前评价肿瘤细胞增殖更合适的 PET 试剂。

19.6 细胞作为胶质瘤的成像探针

19.6.1 用干细胞标记心血管系统

胶质母细胞瘤是富血供并具有治疗抵抗性的中枢神经胶质瘤，新血管的形成涉及血管生成和血管再生两种机制。血管生成是成血管细胞等原始祖细胞在原地重新分化为成熟的内皮细胞进而形成血管的过程，这个过程被认为是只发生在胚胎发展过程中[97]。相比较而言，血管再生发生于胚胎时期和出生后，被定义为由细胞增殖和已分化的上皮细胞形成新血管的过程[98-99]。一般认为，出生后的血管形成仅限于血管再生机制。数十年来，肿瘤的血管形成一直被认为是从已有血管产生新血管的独有结果。然而，最近研究指出，额外的血管再生和血管生成机制与肿瘤生长密切相关，如肠套叠血管生成、血管增补、血管伪装，淋巴管生成以及上皮祖细胞的再生[100-105]。

最近一些研究结果提示血管生成和血管再生过程都与肿瘤生长有关[101-102,105]，肿瘤血管再生是通过邻近现存血管的增补和新生内皮细胞的方式形成[106-108]，也可能与骨髓来源的上皮祖细胞的调动和合并有关，如前文所述，这种上皮样祖细胞也见于淋巴瘤转移、肺癌和其他肿瘤[109-113]。随着血管生成新观点的出现，研究者们正在研究骨髓从祖细胞和上皮样祖细胞起源、迁移和形成肿瘤血管方式的可能机制[103]。其中一个机制指出其涉及 4 型基质细胞导出因子（SDF）-1-趋化因子受体（CXCR4）轴[114-116]。SDF-1α 是在伴有 HIF-1α 降解的肿瘤中表达并在组织缺氧时释放在血液中的一种趋化因子[117-119]。在实验中，Heissig 等[120]研究了骨髓来源的造血干细胞及上皮祖细胞的释放机制，在稳定状态下，c-kit 阳性的休眠造血干细胞或上皮样内皮细胞停留在与基质细胞密切相关的骨髓腔中。细胞膜黏附趋化因子，如细胞膜黏附 Kit 多肽（mKitL）不仅传达存活信号而且协助干细胞向基质细胞的黏附。增加的趋化因子或细胞因子，如 SDF-1α 和血管内皮生长因子（VEGF）导致 MMP 的降解，进而导致溶解性 Kit 多肽（sKitL）的释放。sKitL 传导信号将 c-kit 阳性的造血干细胞或上皮样内皮细胞从休眠态转化为激活态，将 VEGF2$^+$ 的造血干细胞和 LinaSca-1 及 c-kit 阳性的新生细胞转导到富血管的髓腔中，支持周围血的分化和迁移，SDF-1α 是转运 CXCD4 阳性细胞的强有力的化学转运体。

活体实验结果使得宿主骨髓造血干细胞或上皮样内皮细胞在肿瘤血管形成过程中的作用受到了巨大挑战。为了能通过活体成像方法检测，宿主的骨髓细胞应该携带受体，如荧光蛋白或能在后期被标记的基因（如荧光素酶），然而，这些报告基因应该在骨髓造血干细胞而非其他细胞中显示。在制作转基因动物模型中，很难有这样的基因表达，而在嵌合体动物模型中，受体动物的骨髓细胞应该用表达绿色荧光蛋白等不同报告蛋白的动物骨髓细胞替换[102,121-122]。近期，一个嵌合体动物模型已经在实验室开发出来，并用于检测胶质瘤中肿瘤血管生成的相关骨髓造血干细胞，实验中对无胸腺的小鼠进行亚致死的辐射，在辐射 24h 后

将绿色荧光蛋白阳性小鼠来源性骨髓细胞转入体内[123]，当流式细胞仪分析有约 70% 的绿色荧光蛋白嫁接的阳性细胞时的第 28 天将肿瘤移植入体内。在转导过骨髓细胞的鼠内植入胶质瘤的迁移和聚集用光学成像检测纽约罗切斯特，瑞克医疗公司生产的柯达牌瑞克医疗多光谱照相机（Kodak, Carestream multispectral system, Carestream Health, Inc., Rochester, NY），检测时选取合适的激发和发射波。光学成像显示肿瘤内的绿色荧光蛋白浓度逐渐增加，在荧光显微镜下观察血管周围多个成行排列的绿色荧光蛋白阳性细胞和肿瘤的其他成分（图 19.4）。

另一方面，EPC 的外源性调控可以用于检测胶质瘤的血管生成过程。因为在鉴别胶质母细胞瘤和放射性坏死过程中，在放射性坏死中血管生成活性的减慢可以用 EPC 成像探针检测。我们已经在使用 EPC 细胞的动物模型中采用不同的成像方式去检测植入的胶质瘤[124-125]，EPC 细胞可以被氧化铁纳米粒子标记。这些标记过的细胞中磁性的聚集可以通过 MRI 在植入肿瘤部位检测到（图 19.5）。EPC 细胞也可以用 FDA 替代物 In-111-羟基喹啉标记。In-111-羟基喹啉标记的细胞可以常规用于临床中检测潜在的感染或 T 细胞活性。我们也使用 In-111-羟基喹啉标记的脐血 EPC 去检测植入的胶质瘤的血管形成。SPECT 图像显示 In-111-羟基喹啉标记的 EPC 细胞在胶质瘤部位出现早期迁移和聚集（图 19.5）。基于肿瘤中有血管形成活性而在放射性坏死不出现这一事实，In-111-羟基喹啉标记的 EPC 细胞也可以用于鉴别胶质母细胞瘤的复发和放射性坏死。

基于血管形成活性，外源性标记的 EPC 可以被使用，并且经转导的 EPC 也可以被用于检测植入的胶质瘤、信息追踪和基因传递或治疗载体。最近，我们采用携带有人类钠离子同向转运体基因的慢病毒载体将 EPC 转导到脐血中。人类钠离子同向转运体（hNIS）是调节碘粒子进入甲状腺滤泡细胞的固有跨膜糖蛋白[126-127]。此转运系统也转导 Tc-99m 高锝酸盐（Tc-99m），这个过程可以用 γ 照相机显像[128-129]。转导细胞调控的感兴趣区中 Tc-99m 活性的可视化和定量化将为外源性 hNIS 基因在转导细胞中的定位、生存及表达提供证据。基因调控的 EPC 活体的使用要求编码的转基

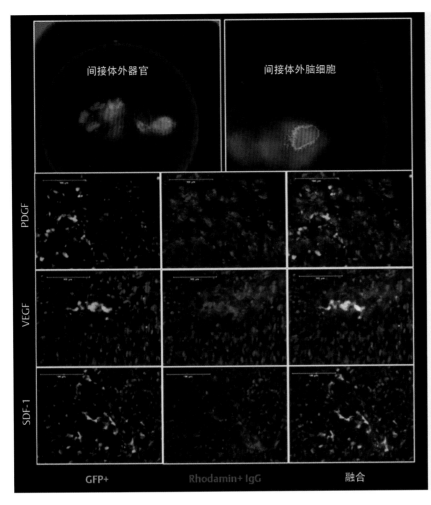

图 19.4 胶质瘤中骨髓造血干细胞（BMPCs）的迁移和聚集

在人类胶质瘤的嵌合体小鼠模型中显示的绿色荧光蛋白阳性（GFP+）的骨髓细胞。光学成像显示移植胶质瘤部位可见 GFP+ 信号的增加。免疫组化图像显示胶质瘤中 GFP+ 细胞（左侧绿色柱状部分）的血小板源性生长因子（PDGF）、血管内皮生长因子（VEGF）及基质细胞源性因子 SDF-1α（中间红色柱状部分）的表达情况

因的表达时间和程度应该被调控。理想状态下，调节系统应能调节细胞定位、生存，并在活体内表现出部位特异性基因表达。有 Tc-99m 摄取的 hNIS 的表达可以用可检测 hNIS 体内表达的 SPECT 或 γ 照相显像，这预示着 EPC 携带感兴趣基因进入肿瘤位置的有效性。因所收集的 EPC 被培养或转导成有 hNIS 的细胞，因此细胞生存能力、分化能力及 Tc-99m 摄取能力就可以被检测。静脉注射 5 万 ~10 万 EPC 后，Tc-99m-SPECT 图像要求在第 8 天检测肿瘤中 EPC 的聚集和 Tc-99m 活性增加的转基因的表达。经转导的 EPC 也可以被磁化，使得细胞的聚集可以通过 MRI 和组织化学方法检测（图 19.6）。SPECT 结果显示经转导 EPC 的肿瘤中 Tc-99m 的活性增加，预示着转基因 hNIS 的表达。肿瘤中 Tc-99m 的活性依赖于经转导的 EPC 的数量。MRI 可以显示经标记的 EPC 聚集的磁性。免疫组化分析可显示肿瘤中的铁、hNIS 阳性、人 CD31 和血管性假血友病因子（vWF）阳性细胞。

19.6.2 毒性 T 细胞作为靶向肿瘤抗原

长期以来肿瘤免疫学着眼于基于细胞的接种治疗研究，树突状细胞、T 细胞被作为开展该疗法的最佳选择。作为对抗胶质瘤复发的疗法之一，基于树突状细胞（DC）的接种疗法采用源于患者自身的胶质瘤溶解产物或凋亡胶质瘤细胞并活体外处理的 DC，并迅速应用于临床治疗中[131-134]，研究者已经辨认了几种可以用于脉冲 DC 的几种特定胶质瘤相关抗原（GAA）[135-137]。目前已有 10 余个国家肿瘤中心（NCI）支持、并使用 DC 相关疫苗治疗原发性和复发性胶质瘤的临床治疗方法。凋亡的肿瘤细胞和肿瘤细胞溶解产物以及 GAA 等多肽类已经用作这些临床疗法的主要成分。研究显示这些肿瘤细胞溶解产物激发 DC 产生免疫活性，进而抵抗胶质瘤细胞，延缓肿瘤的复发，和或降低肿瘤复发率[133-134,138-139]。动物研究显示在使用细胞溶解产物激发 DC 治疗的胶质瘤实验中，与对照或接种水平比较 CLT 数量有所增加，

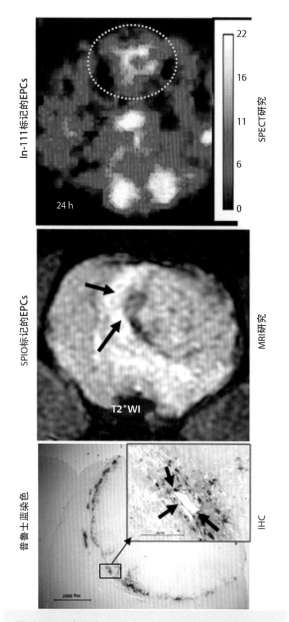

图 19.5　肿瘤内 In-111- 羟基喹啉和超顺磁性氧化铁离子（SPIO）标记的上皮样内皮细胞（EPC）的迁移和聚集　500 万 In-111 标记的 EPC 以及 500 万磁性标记的 EPC 依次注入同一只大鼠。分别在注射前、注射后 1d 和 3d 获取单光子发射计算机断层成像（SPECT）。24h 获得的肿瘤的 SPECT 图像显示肿瘤部位活性增加，预示着标记有 In-111 的 EPC 的聚集。在最后一次 SPECT 后第 7 天通过临床 3T 的磁共振成像（MRI）系统采集得到 MRI 图像。T2*WI 图中低信号区表明铁离子阳性细胞聚集于此（黑色箭头所示），苯二胺（DAB）强化的普鲁士蓝染色图证实了该结果。插图显示血管内膜的铁离子阳性细胞

这预示着 T 细胞对活体胶质瘤细胞的活性很大程度上来源于主要成分 DC 的作用[140-142]。研究描述了 DC 和 CLT 在肿瘤部位的聚集，预示着

针对肿瘤的免疫反应的开始[143-144]。此外，正如 Merchant 等报道的一样，离体状态下由 DC 激活的 CLT 的体内效果在大鼠胶质瘤模型中予以证实[145]。由我们研究小组开展的动物实验也显示了基因 Fisher 大鼠中细胞免疫的开始[146]。在这些实验中，我们使用磁性标记并对 T 细胞敏感的活性脾细胞通过 MRI 去检测肿瘤细胞。在体外我们已经可以通过采用胶质瘤细胞溶解产物激发的 DC 去设计胶质瘤特异性 CLT，并通过 MRI 的方法在大鼠模型中用于鉴别植入的人胶质瘤细胞和放射性坏死[147]。

基于 DC 的肿瘤相关抗原（TAA）法比基于所有肿瘤细胞溶解产物的 TAA 更有特异性。在调节物质性质时，研究者已经明确指出用于激发 DC 产生抗原特异性 CLT 的肿瘤特异性抗原（属于肽类）。Zhang 等已经发现人类胶质瘤细胞系的 20 多种抗原并指出，所有这些细胞都具有多个可用于修饰 DC 进而产生 CLT 的 TAA[137]。作者发现了一些重要的抗原，如黑色素 –1（Aim-2）、B– 细胞周期素、EphA2、GP100、h1、6-N– 乙酰氨基葡萄糖转移酶 V（GnT-V）、IL13Ra2、Her2/neu、hTert、Mage、Mart-1、Sart-1 及存活素。基于以上结果，匹兹堡大学医学中心的 Okada 博士小组和其他研究者已经研究出激发 DC 的 EphA2、IL13Ra2 和存活素 3 种重要抗原，并作为疫苗用于胶质瘤治疗[148-149]。NCI 支持的临床试验也在胶质瘤复发患者中开展 GAA 激发性 DC 作为疫苗的研究。在这些提议中，研究者组装具有特定肽类的 DC 类似物，进而通过简单孵育的方法可以将附着的外周血单核细胞转化为成熟 DC。

淋巴细胞用于鉴别不同疾病已经有数十年了，如啮齿类动物的移植瘤、肾脏同种异体移植，自身免疫性甲状腺疾病，转移性黑色素瘤[150-153]。自体淋巴细胞已经用具有放射活性的同位素标记，并通过核医学显像可以探测特定部位的细胞聚集[154-155]。随着对患者的管理，具有放射活性同位素标记的自体淋巴细胞，如 In-111- 羟基喹啉，已经获 FAD 批准用于诊断性使用。Chin 等报道使用了取自切除肿瘤标本的有肿瘤浸润的淋巴细胞，通过 In-111- 羟基喹啉标记的重组白细胞介素（IL-2）作为成像探针进行体外扩增[156]，然而，作者没有留意

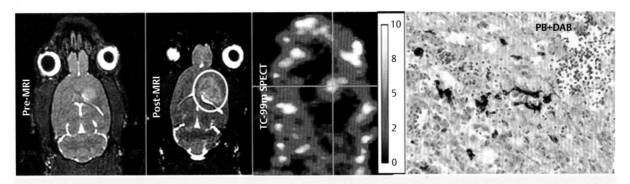

图 19.6　肿瘤中用超顺磁性氧化铁粒子（SPIO）标记的上皮样内皮细胞（EPC）的迁移和聚集　携有 EPC（其中半数被 SPIO 标记）的 1 亿转基因钠离子同向转运体（hNIS）被静脉注射进荷胶质瘤的大鼠体内，分别在注射后第 7 天和第 8 天进行磁共振 MRI 和 Tc-99m 单光子发射计算机断层成像（SPECT）。注意 MRI 图像上肿瘤内部的低信号区域是静脉注射 SPIO 标记的 EPC 的部位（post-MRI 图中圆圈标记部分）。SPECT 图像显示肿瘤中 Tc-99m 聚集的增加。DAB 强化普鲁士蓝染色图显示铁离子阳性细胞

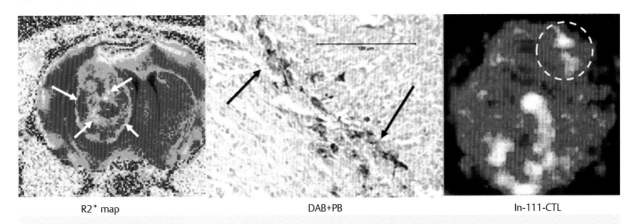

图 19.7　采用细胞毒性 T 细胞（CLT）检测所植入胶质瘤的 MRI 和单光子发射计算机断层成像（SPECT）
磁性标记的 CLT 采用静脉注射的方式注入肿瘤内，同时获去重 T2 加权成像（T2*WI），由此产生的 R2*map 显示肿瘤周边和肿瘤中心（白色箭头所示）均有 CLT 的聚集。DAB 强化普鲁士蓝（PB）染色图显示铁离子阳性细胞（黑色箭头所示）。肿瘤在静脉注射 24h 后也显示 In-111- 羟基喹啉标记的 CTL 的聚集（白色圆圈所示）

到经标记的淋巴细胞在转移瘤部位的聚集。淋巴细胞也可用氧化铁标记并用 MRI 对细胞进行追踪，然而，还没有报道显示体外肿瘤特异性 CLT 在体内用于肿瘤的检测。早先，我们组报道通过将活体激活的脾细胞（CLT）通过移植 9L 脂肪肉瘤细胞转到同源基因的 Fisher-344 大鼠体内，这些 CLT 从脾脏中收集并用作成像探针在另一组荷载有 9L 脑胶质瘤的移植瘤上进行检测[146]。通过收集移植瘤内部和周围的 CLT，体内试验表明产生的 CLT 具有特异性，然而从对照组大鼠脾脏中收集的 CLT 在移植瘤中无明显的聚集。CLT（激活的脾细胞）也用于鉴别移植瘤和放射性坏死，因为在放射性损伤或坏死区域无 CLT 的聚集。在激活脾细胞研究结果的基础上，研究人员着手在体外构建

CLT 以激活对抗 U-251 胶质瘤的 T 细胞。通过在体外收集脐血中的 CD14+ 和 CD2/3+ 细胞构建了一种细胞毒性 T 细胞[147]，也用胶质瘤细胞溶解产物去组建 DC，这些细胞毒性 T 细胞通过用氧化铁纳米粒子或 In-111- 羟基喹啉标记也用作成像探针。我们已经采用这些经标记的 T 细胞检测移植在动物模型中的胶质瘤（图 19.7）。

19.7　光学成像用于原发性和复发性胶质瘤的分子成像

19.7.1　临床应用

包括生物发光显像和荧光成像在内的光学成像技术已经成为胶质瘤分子成像方面强有力

的工具。生物显像指机制中的荧光素通过酶促反应产生荧光的过程。在荧光显像中，适当波长的外源性光被用于激发靶向荧光分子，随之多数分子可以释放较长的波长及用于成像的低能量光源。荧光成像的靶向分子可能是胶原蛋白或血红蛋白等内源性分子，绿色荧光蛋白及相关分子等荧光蛋白，或者具有荧光分子的光学对比剂。光学成像已经用于临床前胶质瘤模型中以评估病变边界和手术切除范围[157]。在啮齿类模型实验中，静脉注射荧光物质和局部吖啶黄染料，术中共聚焦显微镜可以检测到胶质母细胞瘤的组织学特点和肿瘤渗透性[158]。然而，采用光学成像技术的术中显微镜可提供体内组织的高分辨率实时图像。此项技术已经转化为神经外科医生的手持刚性探针，可以在外接显示器上实时显示放大 1000 倍的图像，也用于各种脑肿瘤患者中，以明确病变边界、指导肿瘤的手术切除过程[159-160,162]。

19.7.2　临床前应用

光学成像逐渐成为临床前胶质瘤研究和治疗强有力的光学显像方式。荧光成像和生物显像探针的广泛使用可以使研究者在不干扰治疗前后背景的情况下识别感兴趣区。并且，近红外荧光探针的激发和发射成像装置使得研究者们去精确判定肿瘤微环境改变的部位，并且光学成像已经成为检测治疗后肿瘤负荷的备选成像方式。研究显示从移植胶质瘤的生物荧光显像中得到的肿瘤体积与 MRI 测得的肿瘤体积具有相关性[162]。同时，这一研究组也采用标记有脱氧葡萄糖的近红外染料探测颅内胶质瘤对脱氧葡萄糖的摄取[162]。这一进步易于转化到临床工作中，患者可以在术前 24h 注射这种标记有类似于 FDG-PET 试剂的 2- 脱氧葡萄糖探针，外科医生可以通过近红外荧光成像装置确定肿瘤边界。Zhao 等[163] 人已采用标记有抗磷脂酰丝氨酸（PS）的人类单克隆抗体的近红外染料去检测胶质瘤治疗前后的效果。磷脂酰丝氨酸（PS）是紧密存在于包括血管内皮细胞在内的正常细胞脂质双分子层内侧，在细胞坏死和凋亡时 PS 失去原有极性，导致 PS 暴露于细胞膜外表面。研究者已经研究了胶质瘤细胞的内源性荧光特性以通过光学成像检测肿瘤。胶质瘤具有显著的来源于原卟啉 IX（PpIX）

的内源性荧光，并且该荧光可以在氨基乙酰丙酸（ALA）存在的情况下强化。Kepshire 等[164] 通过在微型 CT 的界面上探测移植胶质瘤而显示了荧光断层成像的优势。光学成像是一项新兴技术但具体内容不在本章范围之内，读者可以参考最近的综述获得更多的信息[165-168]。

19.8　总结与展望

毋庸置疑，在胶质瘤的诊断、治疗及随访方面，分子成像技术较传统成像方法具有独特的优势。优势包括以下几点：①对肿瘤治疗前后的微环境进行无创性成像，以便优化治疗方案；②在 CT 和 MRI 等传统成像方法发现明显改变之前，对治疗反应做出评价；③通过实时显像方法在细胞水平研究细胞间的相互作用；④精准确定肿瘤轮廓以便提高给药准确性。最近，分子影像的实现面临着诸多挑战，如较低的分辨率，设计新型对比剂及高昂的费用妨碍了其在临床的应用。然而，分子影像在胶质瘤方面具有广阔前景。当我们向基于患者个体基因组的个体化治疗方案迈进的过程中，分子影像在胶质瘤治疗中发挥着重要作用。与此同时，我们应该竭尽全力去完善成像试剂的设计、研发及相关临床技术的开发。

（郭丽萍　译，张　明　审校）

参考文献

[1] Liu X, Shi Y, Maag DX, et al. Iniparib nonselectively modifies cysteine-containing proteins in tumor cells and is not a bona fide PARP inhibitor. Clin Cancer Res, 2012, 18: 510–523

[2] Wick W, Weller M, Weiler M, et al. Pathway inhibition: emerging molecular targets for treating glioblastoma. Neurooncol, 2011, 13: 566–579

[3] Sasine JP, Savaraj N, Feun LG. Topoisomerase I inhibitors in the treatment of primary CNS malignancies: an update on recent trends. Anticancer Agents Med Chem, 2010, 10: 683–696

[4] Carrillo JA, Lai A, Nghiemphu PL, et al. Relationship between tumor enhancement, edema, IDH1 mutational status, MGMT promoter methylation, and survival in glioblastoma. AJNR Am J Neuroradiol, 2012, 33: 1349–1355

[5] Tien RD, Felsberg GJ, Friedman H, et al. MR imaging of high-grade cerebral gliomas: value of diffusion-

weighted echoplanar pulse sequences. AJR Am J Roentgenol, 1994, 162: 671–677

[6]　Van Cauter S, Veraart J, Sijbers J, et al. Gliomas: diffusion kurtosis MR imaging in grading. Radiology, 2012, 263: 492–501

[7]　Hein PA, Eskey CJ, Dunn JF, et al. Diffusion-weighted imaging in the follow-up of treated high-grade gliomas: tumor recurrence versus radiation injury. AJNR Am J Neuroradiol, 2004, 25: 201–209

[8]　Ellingson BM, Cloughesy TF, Lai A, et al. Quantification of edema reduction using differential quantitative T2 (DQT2) relaxometry mapping in recurrent glioblastoma treated with bevacizumab. J Neurooncol, 2012, 106: 111–119

[9]　Cone CD, Jr. The role of the surface electrical transmembrane potential in normal and malignant mitogenesis. Ann N Y Acad Sci, 1974, 238: 420–435

[10]　Nagy I, Lustyik G, Lukacs G, et al. Correlation of malignancy with the intracellular Na + : K +ratio in human thyroid tumors. Cancer Res, 1983, 43: 5395–5402

[11]　Ward KM, Aletras AH, Balaban RS. A new class of contrast agents for MRI based on proton chemical exchange dependent saturation transfer (CEST). J Magn Reson, 2000, 143: 79–87

[12]　Ignelzi RJ. An analysis of the nuclear sodium content of human normal glia as well as tumors of glial and nonglial origin. Neurol Res, 1983, 5: 79–84

[13]　Laymon CM, Oborski MJ, Lee VK, et al. Combined imaging biomarkers for therapy evaluation in glioblastoma multiforme: correlating sodium MRI and F-18 FLT PET on a voxel-wise basis. Magn Reson Imaging, 2012, 30: 1268–1278

[14]　Howe FA, Barton SJ, Cudlip SA, et al. Metabolic profiles of human brain tumors using quantitative in vivo 1 H magnetic resonance spectroscopy. Magn Reson Med, 2003, 49: 223–232

[15]　Zhou J, Tryggestad E, Wen Z, et al. Differentiation between glioma and radiation necrosis using molecular magnetic resonance imaging of endogenous proteins and peptides. Nat Med, 2011, 17: 130–134

[16]　Jones CK, Schlosser MJ, van Zijl PC, et al. Amide proton transfer imaging of human brain tumors at 3T. Magn Reson Med, 2006, 56: 585–592

[17]　Zhou J, Blakeley JO, Hua J, et al. Practical data acquisition method for human brain tumor amide proton transfer (APT) imaging. Magn Reson Med, 2008, 60: 842–849

[18]　Wen Z, Hu S, Huang F, et al. MR imaging of high-grade brain tumors using endogenous protein and peptide-based contrast. Neuroimage, 2010, 51: 616–622

[19]　Varallyay P, Nesbit G, Muldoon LL, et al. Comparison of two superparamagnetic viral-sized iron oxide particles ferumoxides and ferumoxtran-10 with a gadolinium chelate in imaging intracranial tumors. AJNR Am J Neuroradiol, 2002, 23: 510–519

[20]　Neuwelt EA, Várallyay P, Bagó AG, et al. Imaging of iron oxide nanoparticles by MR and light microscopy in patients with malignant brain tumours. Neuropathol Appl Neurobiol, 2004, 30: 456–471

[21]　Landry R, Jacobs PM, Davis R, et al. Pharmacokinetic study of ferumoxytol: a new iron replacement therapy in normal subjects and hemodialysis patients. Am J Nephrol, 2005, 25: 400–410

[22]　Varallyay CG, Muldoon LL, Gahramanov S, et al. Dynamic MRI using iron oxide nanoparticles to assess early vascular effects of antiangiogenic versus corticosteroid treatment in a glioma model. J Cereb Blood Flow Metab, 2009, 29: 853–860

[23]　Wiesinger F, Weidl E, Menzel MI, et al. IDEAL spiral CSI for dynamic metabolic MR imaging of hyperpolarized [l-13C]pyruvate. Magn Reson Med, 2012, 68: 8–16

[24]　Chaumeil MM, Ozawa T, Park I, et al. Hyperpolarized 13C MR spectroscopic imaging can be used to monitor Everolimus treatment in vivo in an orthotopic rodent model of glioblastoma. Neuroimage, 2012, 59: 193–201

[25]　Sasao A, Hirai T, Iriguchi N, et al. 13C MR imaging of methionine-rich gliomas at 4. 7T: a pilot study. Magn Reson Med Sci, 2011, 10: 139–142

[26]　Park I, Bok R, Ozawa T, et al. Detection of early response to temozolomide treatment in brain tumors using hyperpolarized 13C MR metabolic imaging. J Magn Reson Imaging, 2011, 33: 1284–1290

[27]　Park I, Larson PE, Zierhut ML, et al. Hyperpolarized 13C magnetic resonance metabolic imaging: application to brain tumors. Neurooncol, 2010, 12: 133–144

[28]　Day SE, Kettunen MI, Cherukuri MK, et al. Detecting response of rat C6 glioma tumors to radiotherapy using hyperpolarized [1-13C]pyruvate and 13C magnetic resonance spectroscopic imaging. Magn Reson Med, 2011, 65: 557–563

[29]　Cohen B, Dafni H, Meir G, et al. Ferritin as an endogenous MRI reporter for noninvasive imaging of gene expression in C6 glioma tumors. Neoplasia, 2005, 7: 109–117

[30]　Ono K, Fuma K, Tabata K, et al. Ferritin reporter used for gene expression imaging by magnetic resonance. Biochem Biophys Res Commun, 2009, 388: 589–594

[31] Wang J, Xie J, Zhou X, et al. Ferritin enhances SPIO tracking of C6 rat glioma cells by MRI. Mol Imaging Biol, 2011, 13: 87–93

[32] Weissleder R, Moore A, Mahmood U, et al. In vivo magnetic resonance imaging of transgene expression. Nat Med, 2000, 6: 351–355

[33] Janic B, Iskander AS, Rad AM, et al. Effects of ferum-oxides-protamine sulfate labeling on immunomodulatory characteristics of macrophage-like THP-1 cells. PLoS ONE, 2008, 3: e2499

[34] Zhang S, Michaudet L, Burgess S, et al. The amide protons of an ytter-bium(III) dota tetraamide complex act as efficient antennae for transfer of magnetization to bulk water. Angew Chem Int Ed Engl, 2002, 41: 1919–1921

[35] Zhang S, Winter P, Wu K, et al. A novel europium(IH)-based MRI contrast agent. J Am Chem Soc, 2001, 123: 1517–1518

[36] Liu G, Li Y, Pagel MD. Design and characterization of a new irreversible responsive PARACEST MRI contrast agent that detects nitric oxide. Magn Reson Med, 2007, 58: 1249–1256

[37] Woods M, Woessner DE, Zhao P, et al. Europium(III) macrocyclic complexes with alcohol pendant groups as chemical exchange saturation transfer agents. J Am Chem Soc, 2006, 128: 10155–10162

[38] Terreno E, Castelli DD, Cravotto G, et al. Ln(III)-DOTAMGly complexes: a versatile series to assess the determinants of the efficacy of paramagnetic chemical exchange saturation transfer agents for magnetic resonance imaging applications. Invest Radiol, 2004, 39: 235–243

[39] Bernas LM, Foster PJ, Rutt BK. Magnetic resonance imaging of in vitro glioma cell invasion. J Neurosurg, 2007, 106(2): 306–313

[40] Zhang F, Xie J, Liu G, et al. In vivo MRI tracking of cell invasion and migration in a rat glioma model. Mol Imaging Biol, 2011, 13(4): 695–701

[41] Mamani JB, Malheiros JM, Cardoso EF, et al. In vivo magnetic resonance imaging tracking of C6 glioma cells labeled with superparamagnetic iron oxide nanoparticles. Einstein (Sao Paulo), 2012, 10(2): 164–170

[42] Gilad AA, McMahon MT, Walczak P, et al. Artificial reporter gene providing MRI contrast based on proton exchange. Nat Biotechnol, 2007, 25: 217–219

[43] Goffeney N, Bulte JW, Duyn J, et al. Sensitive NMR detection of cationic-polymer-based gene delivery systems using saturation transfer via proton exchange. J Am Chem Soc, 2001, 123: 8628–8629

[44] Sherry AD, Woods M. Chemical exchange saturation transfer contrast agents for magnetic resonance imaging. Annu Rev Biomed Eng, 2008, 10: 391–411

[45] Pikkemaat JA, Wegh RT, Lamerichs R, et al. Dendritic PARACEST contrast agents for magnetic resonance imaging. Contrast Media Mol Imaging, 2007, 2: 229–239

[46] Wu Y, Zhou Y, Ouari O, et al. Polymeric PARACEST agents for enhancing MRI contrast sensitivity. J Am Chem Soc, 2008130: 13854–13855

[47] Vasalatiy O, Gerard RD, Zhao P, et al. Labeling of adenovirus particles with PARACEST agents. Bioconjug Chem, 2008, 19: 598–606

[48] Ali MM, Yoo B, Pagel MD. Tracking the relative in vivo pharmacokinetics of nanoparticles with PARACEST MRI. Mol Pharm, 2009, 6: 1409–1416

[49] Ali MM, Bhuiyan MP, Janic B, et al. A nano-sized PARACEST-fluorescence imaging contrast agent facilitates and validates in vivo CEST MRI detection of glioma. Nanomedicine(Lond), 2012, 7: 1827–1837

[50] Ali MM, Liu G, Shah T, et al. Using two chemical exchange saturation transfer magnetic resonance imaging contrast agents for molecular imaging studies. Acc Chem Res, 2009, 42: 915–924

[51] Tovi M. MR imaging in cerebral gliomas analysis of tumour tissue components. Acta Radiol Suppl, 1993, 384: 1–24

[52] Sheth VR, Liu G, Li Y, et al. Improved pH measurements with a single PARACEST MRI contrast agent. Contrast Media Mol Imaging, 2012, 7: 26–34

[53] Sheth VR, Li Y, Chen LQ, et al. Measuring in vivo tumor pHe with CEST-FISP MRI. Magn Reson Med, 2012, 67: 760–768

[54] Soesbe TC, Togao O, Takahashi M, et al. SWIFT-CEST: a new MRI method to overcome T2 shortening caused by PARACEST contrast agents. Magn Reson Med, 2012, 68: 816–821

[55] Josan JS, De Silva CR, Yoo B, et al. Fluorescent and lanthanide labeling for ligand screens, assays, and imaging. Methods Mol Biol, 2011, 716: 89–126

[56] Alexiou GA, Fotopoulos AD, Tsiouris S, et al. 99mTc-tetrofosmin SPECT for the evaluation of cerebral lesions. EurJ Nucl Med Mol Imaging, 2010, 37: 2403–2404

[57] Alexiou GA, Tsiouris S, Goussia A, et al. Evaluation of glioma proliferation by 99mTc-Tetrofosmin. Neuro-oncol, 2008, 10: 104–105

[58] Alexiou GA, Fotopoulos AD, Papadopoulos A, et al. Evaluation of brain tumor recurrence by (99m)Tc-tetrofosmin SPECT: a prospective pilot study. Ann Nucl Med, 2007, 21: 293–298

[59] Oriuchi N, Tamura M, Shibazaki T, et al. Clinical

evaluation of thallium-201 SPECT in supratentorial gliomas: relationship to histologic grade, prognosis and proliferative activities. J Nucl Med, 1993, 34: 2085–2089

[60] Arbab AS, Koizumi K, Toyama K, et al. Uptake of technetium-99m-tetrofos-min, technetium-99m-MIBI and thallium-201 in tumor cell lines. J Nucl Med, 1996, 37: 1551–1556

[61] Arbab AS, Koizumi K, Toyama K, et al. Ion transport systems in the uptake of 99Tcm-tetrofosmin, 99Tcm-MIBI and 201T1 in a tumour cell line. Nucl Med Commun, 1997, 18: 235–240

[62] Arbab AS, Koizumi K, Toyama K, et al. Technetium-99m-tetrofosmin, technetium-99m-MIBI and thallium-201 uptake in rat myocardial cells. J Nucl Med, 1998, 39: 266–271

[63] Slizofski WJ, Krishna L, Katsetos CD, et al. Thallium imaging for brain tumors with results measured by a semiquantitative index and correlated with histopathology. Cancer, 1994, 74: 3190–3197

[64] Tomura N, Izumi J, Anbai A, et al. Thallium-201 SPECT in the evaluation of early effects on brain tumors treated with stereotactic irradiation. Clin Nucl Med, 2005, 30: 83–86

[65] Andrews DW, Das R, Kim S, et al. Technetium-MIBI as a glioma imaging agent for the assessment of multidrug resistance. Neurosurgery, 1997, 40: 1323–1332, discussion 1333–1334

[66] Vergote J, Moretti JL, de Vries EG, et al. Comparison of the kinetics of active efflux of 99mTc-MIBI in cells with P-glycoprotein-mediated and multidrug-resistance protein-associated multidrug-resistance phenotypes. Eur J Biochem, 1998, 252: 140–146

[67] Sun SS, Hsieh JF, Tsai SC, et al. Expression of mediated P-gly-coprotein multidrug resistance related toTc-99m MIBI scintimammography results. Cancer Lett, 2000, 153: 95–100

[68] Kuwert T, Woesler B, Morgenroth C, et al. Diagnosis of recurrent glioma with SPECT and iodine-123-alpha-methyl tyrosine. J Nucl Med, 1998, 39: 23–27

[69] Riemann B, Kopka K, Stögbauer F, et al. Kinetic parameters of 3-[(123)I]iodo-L-alpha-methyl tyrosine ([(123)I]IMT) transport in human GOS3 glioma cells. Nucl Med Biol, 2001, 28: 293–297

[70] Samnick S, Bader JB, Hellwig D, et al. Clinical value of iodine-123-alpha-methyl-L-tyrosine single-photon emission tomography in the differential diagnosis of recurrent brain tumor in patients pretreated for glioma at follow-up. J Clin Oncol, 2002, 20: 396–404

[71] Langen KJ, Mühlensiepen H, Holschbach M, et al. Transport mechanisms of 3-[123I]iodo-alpha-methyl-L-tyrosine in a human glioma cell line: comparison with [3H]methyl-L-methionine. J Nucl Med, 2000, 41: 1250–1255

[72] Basu S, Alavi A. Molecular imaging (PET) of brain tumors. Neuroimaging Clin N Am, 2009, 19: 625–646

[73] Warburg O. On the origin of cancer cells. Science, 1956, 123: 309–314

[74] Spence AM, Muzi M, Graham MM, et al. Glucose metabolism in human malignant gliomas measured quantitatively with PET, l-[C-ll]glucose and FDG: analysis of the FDG lumped constant. J Nucl Med, 1998, 39: 440–448

[75] Di Chiro G. Positron emission tomography using [^{18}F] fluorodeoxyglucose in brain tumors. A powerful diagnostic and prognostic tool. Invest Radiol, 1987, 22: 360–371

[76] Delbeke D, Meyerowitz C, Lapidus RL, et al. Optimal cutoff levels of F–18 fluorodeoxyglucose uptake in the differentiation of low-grade from high-grade brain tumors with PET. Radiology, 1995, 195: 47–52

[77] Olivero WC, Dulebohn SC, Lister JR. The use of PET in evaluating patients with primary brain tumours: is it useful? J Neurol Neurosurg Psychiatry, 1995, 58: 250–252

[78] Ricci PE, Karis JP, Heiserman JE, et al. Differentiating recurrent tumor from radiation necrosis: time for re-evaluation of positron emission tomography? AJNR Am J Neuroradiol, 1998, 19: 407–413

[79] Kawai N, Kagawa M, Miyake K, et al. Use of 11 F-fluorothymidine positron emission tomography in brain tumor. No Shinkei Geka, 2009, 37: 657–664

[80] Chao ST, Suh JH, Raja S, et al. The sensitivity and specificity of FDG PET in distinguishing recurrent brain tumor from radionecrosis in patients treated with stereotactic radiosurgery. Int J Cancer, 2001, 96: 191–197

[81] Wang SX, Boethius J, Ericson K. FDG-PET on irradiated brain tumor: ten years'summary. Acta Radiol, 2006, 47: 85–90

[82] Spence AM, Muzi M, Mankoff DA, et al. 18F-FDG PET of gliomas at delayed intervals: improved distinction between tumor and normal gray matter. J Nucl Med, 2004, 45: 1653–1659

[83] Roelcke U, Radü EW, von Ammon K, et al. Alteration of blood-brain barrier in human brain tumors: comparison of [^{18}F]fluorodeoxyglucose, [^{11}C] methionine and rubidium-82 using PET. J Neurol Sci, 1995, 132: 20–27

[84] Leskinen-Kallio S, Någren K, Lehikoinen P, et al. Uptake of HC-methionine in breast cancer studied by PET. An association with the size of S-phase fraction.

Br J Cancer, 1991, 64: 1121–1124

[85] Herholz K, Hölzer T, Bauer B, et al. 11C-methionine PET for differential diagnosis of low-grade gliomas. Neurology, 1998, 50: 1316–1322

[86] Sonoda Y, Kumabe T, Takahashi T, et al. Clinical usefulness of 11C-MET PET and 201T1 SPECT for differentiation of recurrent glioma from radiation necrosis. Neurol Med Chir (Tokyo), 1998, 38: 342–347, discussion 347–348

[87] Wester HJ, Herz M, Weber W, et al. Synthesis and radiopharmacology of 0-(2-[18F]fluoroethyl)-L-tyrosine for tumor imaging. J Nucl Med, 1999, 40: 205–212

[88] Pöpperl G, Götz C, Rachinger W, et al. Value of O-(2-[18F]fluoroethyl)-L-tyrosine PET for the diagnosis of recurrent glioma. Eur J Nucl Med Mol Imaging, 2004, 31: 1464–1470

[89] Chen W, Silverman DH, Delaloye S, et al. 18F-FDOPA PET imaging of brain tumors: comparison study with 18F-FDG PET and evaluation of diagnostic accuracy. J Nucl Med, 2006, 47: 904–911

[90] de Wolde H, Pruim J, Mastik MF, et al. Proliferative activity in human brain tumors: comparison of histopathology and L-[1-(11) C]tyrosine PET. J Nucl Med, 1997, 38: 1369–1374

[91] Kim CG, Yang DJ, Kim EE, et al. Assessment of tumor cell proliferation using [18F]fluorodeoxyadenosine and[18F]fluoroethyluracil. J Pharm Sci, 1996, 85: 339–344

[92] Carnochan P, Brooks R. Radiolabelled 5-iodo-2-deoxyuridine: a promising alternative to [18F]-2-fluoro-2-deoxy-D-glucose for PET studies of early response to anticancer treatment. Nucl Med Biol, 1999, 26: 667–672

[93] Buchmann I, Vogg AT, Glatting G, et al. [18F]5-fluoro-2-deoxyuridine-PET for imaging of malignant tumors and for measuring tissue proliferation. Cancer Biother Radiopharm, 2003, 18: 327–337

[94] Eckel F, Herrmann K, Schmidt S, et al. Imaging of proliferation in hepatocellular carcinoma with the in vivo marker 18F-fluorothymidine. J Nucl Med, 2009, 50: 1441–1447

[95] Buck AK, Herrmann K, Shen C, et al. Molecular imaging of proliferation in vivo: positron emission tomography with [18F] fluorothymidine. Methods, 2009, 48: 205–215

[96] Barwick T, Bencherif B, Mountz JM, et al. Molecular PET and PET/CT imaging of tumour cell proliferation using F-18 fluoro-L-thymidine: a comprehensive evaluation. Nucl Med Commun, 2009, 30: 908–917

[97] Risau W, Flamme I. Vasculogenesis. Annu Rev Cell Dev Biol, 1995, 11: 73–91

[98] Folkman J, Shing Y. Angiogenesis. J Biol Chem, 1992, 267: 10931–10934

[99] Folkman J. Seminars in Medicine of the Beth Israel Hospital, Boston. Clinical applications of research on angiogenesis. N Engl J Med, 1995, 333: 1757–1763

[100] Hillen F, Griffioen AW. Tumour vascularization: sprouting angiogenesis and beyond. Cancer Metastasis Rev, 2007, 26: 489–502

[101] Döme B, Hendrix MJC, Paku S, et al. Alternative vascularization mechanisms in cancer: Pathology and therapeutic implications. Am J Pathol, 2007, 170: 1–15

[102] Yu L, Su B, Hollomon M, et al. Vasculogenesis driven by bone marrow-derived cells is essential for growth of Ewing's sarcomas. Cancer Res, 2010, 70: 1334–1343

[103] Patenaude A, Parker J, Karsan A. Involvement of endothelial progenitor cells in tumor vascularization. Microvasc Res, 2010, 79: 217–223

[104] El Hallani S, Boisselier B, Peglion F, et al. A new alternative mechanism in glioblastoma vascularization: tubular vasculogenic mimicry. Brain, 2010, 133: 973–982

[105] Folkins C, Shaked Y, Man S, et al. Glioma tumor stem-like cells promote tumor angiogenesis and vasculogenesis via vascular endothelial growth factor and stromal-derived factor 1. Cancer Res, 2009, 69: 7243–7251

[106] Zhang ZG, Zhang L, Jiang Q, et al. Bone marrow-derived endothelial progenitor cells participate in cerebral neovascularization after focal cerebral ischemia in the adult mouse. Circ Res, 2002, 90: 284–288

[107] Tomanek RJ, Schatteman GC. Angiogenesis: new insights and therapeutic potential. Anat Rec, 2000, 261: 126–135

[108] Hotfilder M, Nowak-Göttl U, Wolff JE. Tumorangiogenesis: a network of cytokines. Klin Padiatr, 1997, 209: 265–270

[109] Asahara T, Murohara T, Sullivan A, et al. Isolation of putative progenitor endothelial cells for angiogenesis. Science, 1997, 275: 964–967

[110] Reyes M, Dudek A, Jahagirdar B, et al. Origin of endothelial progenitors in human postnatal bone marrow. J Clin Invest, 2002, 109: 337–346

[111] Rafii S, Lyden D, Benezra R, et al. Vascular and haematopoietic stem cells: novel targets for anti-angiogenesis therapy? Nat Rev Cancer, 2002, 2: 826–835

[112] Lyden D, Hattori K, Dias S, et al. Impaired recruitment of bone-marrow-derived endothelial

and hematopoietic precursor cells blocks tumor angiogenesis and growth. Nat Med, 2001, 7: 1194–1201

[113] Jiang Y, Jahagirdar BN, Reinhardt RL, et al. Pluripotency of mesenchymal stem cells derived from adult marrow. Nature, 2002, 418: 41–49

[114] Shichinohe H, Kuroda S, Yano S, et al. Role of SDF-1/CXCR4 system in survival and migration of bone marrow stromal cells after transplantation into mice cerebral infarct. Brain Res, 2007, 1183: 138–147

[115] Jin DK, Shido K, Kopp HG, et al. Cytokine-mediated deployment of SDF-1 induces revascularization through recruitment of CXCR4 + hemangiocytes. Nat Med, 2006, 12: 557–567

[116] Petit I, Jin D, Rafii S. The SDF-1-CXCR4 signaling pathway: a molecular hub modulating neo-angiogenesis. Trends Immunol, 2007, 28: 299–307

[117] Ceradini DJ, Kulkarni AR, Callaghan MJ, et al. Progenitor cell trafficking is regulated by hypoxic gradients through HIF-1 induction of SDF-1. Nat Med, 2004, 10: 858–864

[118] Arbab AS, Janie B, Knight RA, et al. Detection of migration of locally implanted AC133 +stem cells by cellular magnetic resonance imaging with histological findings. FASEBJ, 2008, 22: 3234–3246

[119] Moore MA, Hattori K, Heissig B, et al. Mobilization of endothelial and hematopoietic stem and progenitor cells by adenovector-mediated elevation of serum levels of SDF-1, VEGF, and angiopoietin-1. Ann N Y Acad Sci, 2001, 938: 36–45, discussion 45–47

[120] Heissig B, Hattori K, Dias S, et al. Recruitment of stem and progenitor cells from the bone marrow niche requires MMP-9 mediated release of kit-ligand. Cell, 2002, 109: 625–637

[121] Sheikh AY, Lin SA, Cao F, et al. Molecular imaging of bone marrow mononuclear cell homing and engraftment in ischemic myocardium. Stem Cells, 2007, 25: 2677–2684

[122] Sengupta N, Caballero S, Mames RN, et al. The role of adult bone marrow-derived stem cells in choroidal neovascularization. Invest Ophthalmol Vis Sci, 2003, 44: 4908–4913

[123] Schaefer BC, Schaefer ML, Kappler JW, et al. Observation of antigen-dependent CD8+T-cell/dendritic cell interactions in vivo. Cell Immunol, 2001, 214: 110–122

[124] Varma NR, Janic B, Iskander AS, et al. Endothelial progenitor cells (EPCs) as gene carrier system for rat model of human glioma. PLoS ONE, 2012, 7: e30310

[125] Janic B, Jafari-Khouzani K, Babajani-Feremi A, et al. MRI tracking of FePro labeled fresh and cryopreserved long term in vitro expanded human cord blood AC133 + endothelial progenitor cells in rat glioma. PLoS ONE, 2012, 7: e37577

[126] Dai G, Levy O, Carrasco N. Cloning and characterization of the thyroid iodide transporter. Nature, 1996, 379: 458–460

[127] Smanik PA, Liu Q, Furminger TL, et al. Cloning of the human sodium Iodide symporter. Biochem Biophys Res Commun, 1996, 226: 339–345

[128] Barton KN, Xia X, Yan H, et al. A quantitative method for measuring gene expression magnitude and volume delivered by gene therapy vectors. Mol Ther, 2004, 9: 625–631

[129] Chen L, Altman A, Mier W, et al. 99mTc-pertechnetate uptake in hepatoma cells due to tissue-specific human sodium iodide symporter gene expression. Nucl Med Biol, 2002, 2006: 575–580

[130] Janic B, Arbab AS. Cord blood endothelial progenitor cells as therapeutic and imaging probes. Imaging Med, 2012, 4: 477–490

[131] Van Gool S, Maes W, Ardon H, et al. Dendritic cell therapy of high-grade gliomas. Brain Pathol, 2009, 19: 694–712

[132] Yamanaka R. Dendritic-cell-and peptide-based vaccination strategies for glioma. Neurosurg Rev, 2009, 32: 265–273, discussion 273

[133] Yamanaka R, Abe T, Yajima N, et al. Vaccination of recurrent glioma patients with tumour lysate-pulsed dendritic cells elicits immune responses: results of a clinical phase I/II trial. Br J Cancer, 2003, 89: 1172–1179

[134] Yamanaka R, Yajima N, Abe T, et al. Dendritic cell-based glioma immunotherapy (review). Int J Oncol, 2003, 23: 5–15

[135] Saka M, Amano T, Kajiwara K, et al. Vaccine therapy with dendritic cells transfected with Il13ra2 mRNA for glioma in mice. J Neurosurg, 2010, 113: 270–279

[136] Hatano M, Eguchi J, Tatsumi T, et al. EphA2 as a glioma-associated antigen: a novel target for glioma vaccines. Neoplasia, 2005, 7: 717–722

[137] Zhang JG, Eguchi J, Kruse CA, et al. Antigenic profiling of glioma cells to generate allogeneic vaccines or dendritic cell-based therapeutics. Clin Cancer Res, 2007, 13: 566–575

[138] Ni HT, Spellman SR, Jean WC, et al. Immunization with dendritic cells pulsed with tumor extract increases survival of mice bearing intracranial gliomas. J Neurooncol, 2001, 51: 1–9

[139] Yang L, Ng KY, Lillehei KO. Cell-mediated immunotherapy: a new approach to the treatment of

malignant glioma. Cancer Contr, 2003, 10: 138–147

[140] Yu JS, Wheeler CJ, Zeltzer PM, et al. Vaccination of malignant glioma patients with peptide-pulsed dendritic cells elicits systemic cytotoxicity and intracranial T-cell infiltration. Cancer Res, 2001, 61: 842–847

[141] Yu JS, Liu G, Ying H, et al. Vaccination with tumor lysate-pulsed dendritic cells elicits antigen-specific, cytotoxic T-cells in patients with malignant glioma. Cancer Res, 2004, 64: 4973–4979

[142] Fields RC, Shimizu K, Mule JJ. Murine dendritic cells pulsed with whole tumor lysates mediate potent antitumor immune responses in vitro and in vivo. Proc Natl Acad Sci USA, 1998, 95: 9482–9487

[143] Smithers M, O'Connell K, MacFadyen S, et al. Clinical response after intra-dermal immature dendritic cell vaccination in metastatic melanoma is associated with immune response to particulate antigen. Cancer Immunol Immunother, 2013, 2003: 41–52

[144] Dembic Z, Schenck K, Bogen B. Dendritic cells purified from myeloma are primed with tumor-specific antigen (idiotype) and activate CD4+T cells. Proc Natl Acad Sci USA, 2000, 97: 2697–2702

[145] Merchant RE, Baldwin NG, Rice CD, et al. Adoptive immunotherapy of malignant glioma using tumor-sensitized T lymphocytes. Neurol Res, 1997, 19: 145–152

[146] Arbab AS, Rad AM, Iskander AS, et al. Magnetically-labeled sensitized spleno-cytes to identify glioma by MRI: a preliminary study. Magn Reson Med, 2007, 58: 519–526

[147] Arbab AS, Janic B, Jafari-Khouzani K, et al. Differentiation of glioma and radiation injury in rats using in vitro produce magnetically labeled cytotoxic T-cells and MRI. PLoS ONE, 2010, 5: e9365

[148] Okano F, Storkus WJ, Chambers WH, et al. Identification of a novel HLA-A*0201-restricted, cytotoxic T lymphocyte epitope in a human glioma-associated antigen, interleukin 13 receptor alpha2 chain. Clin Cancer Res, 2002, 8: 2851–2855

[149] Hatano M, Kuwashima N, Tatsumi T, et al. Vaccination with EphA2-derived T cell-epitopes promotes immunity against both EphA2-expressing and EphA2-negative tumors. J Transl Med, 2004, 2: 40

[150] Pontes JE, Frost P, Pokorny M, et al. Gamma camera imaging of renal allografts using 111-InOx labelled autologous lymphocytes. Invest Urol, 1980, 17: 451–453

[151] Clark DC, Morton ME, Dettman GL. Localization of 99mTc-labeled immune splenocytes at tumor site and detection by gamma camera imaging. Invest Radiol, 1978, 13: 121–126

[152] Pozzilli P, Pozzilli C, Pantano P, et al. Tracking of indium-111-oxine labelled lymphocytes in autoimmune thyroid disease. Clin Endocrinol(Oxf), 1983, 19: 111–116

[153] Fisher B, Packard BS, Read EJ, et al. Tumor localization of adoptively transferred jndium-111 labeled tumor infiltrating lymphocytes in patients with metastatic melanoma. J Clin Oncol, 1989, 7: 250–261

[154] Milgram R, Goodwin DA. Human scanning with In-111 oxine labeled autologous lymphocytes. Clin Nucl Med, 1985, 10: 30–34

[155] Grimfors G, Schnell PO, Holm G, et al. Tumour imaging of indium-111 oxine-labelled autologous lymphocytes as a staging method in Hodgki's disease. Eur J Haematol, 1989, 42: 276–283

[156] Chin Y, Janssens J, Bleus J, et al. In vivo distribution of radio-labeled tumor infiltrating lymphocytes in cancer patients. In Vivo, 1993, 7: 27–30

[157] Haglund MM, Hochman DW, Spence AM, et al. Enhanced optical imaging of rat gliomas and tumor margins. Neurosurgery, 1994, 35: 930–940, discussion 940–941

[158] Sankar T, Delaney PM, Ryan RW, et al. Miniaturized handheld confocal microscopy for neurosurgery: results in an experimental glioblastoma model. Neurosurgery, 2010, 66: 410–417, discussion 417–418

[159] Eschbacher J, Martirosyan NL, Nakaji P, et al. In vivo intraoperative confocal microscopy for real-time histopathological imaging of brain tumors. J Neurosurg, 2012, 116: 854–860

[160] Sanai N, Snyder LA, Honea NJ, et al. Intraoperative confocal microscopy in the visualization of 5-aminolevulinic acid fluorescence in low-grade gliomas. J Neurosurg, 2011, 115: 740–748

[161] Sanai N, Eschbacher J, Hattendorf G, et al. Intraoperative confocal microscopy for brain tumors: a feasibility analysis in humans. Neurosurgery, 2011, 68 Suppl Operative: 282–290, discussion 290

[162] Zhou H, Luby-Phelps K, Mickey BE, et al. Dynamic near-infrared optical imaging of 2-deoxyglucose uptake by intracranial glioma of athymic mice. PLoS ONE, 2009, 4: e8051

[163] Zhao D, Stafford JH, Zhou H, et al. Near-infrared Optical Imaging of Exposed Phosphatidylserine in a Mouse Glioma Model. Transl Oncol, 2011, 4: 355–364

[164] Kepshire DS, Gibbs-Strauss SL, O'Hara JA, et al. Imaging of glioma tumor with endogenous

fluorescence tomography [published correction available in J Biomed Opt. 2009 May-Jun; 14(3): 039802. Gibbs-Strauss, Summer L corrected to Gibbs-Struass, Summer L]. J Biomed Opt, 2009, 14: 030501

[165] Wen PY, Kesari S. Malignant gliomas in adults. N Engl J Med, 2008, 359: 492–507

[166] James ML, Gambhir SS. A molecular imaging primer: modalities, imaging agents, and applications. Physiol Rev, 2012, 92: 897–965

[167] Luker GD, Luker KE. Optical imaging: current applications and future directions. J Nucl Med, 2008, 49: 1-4

[168] Ntziachristos V, Yoo JS, van Dam GM. Current concepts and future perspectives on surgical optical imaging in cancer. J Biomed Opt, 2010, 15: 066024